Bayerische Verwaltung der
staatlichen Schlösser, Gärten und Seen
Kataloge der Kunstausstellungen
Herausgegeben von Gerhard Hojer

---

*Der Himmel
auf Erden*

TIEPOLO
in
Würzburg

Herausgegeben von
Peter O. Krückmann

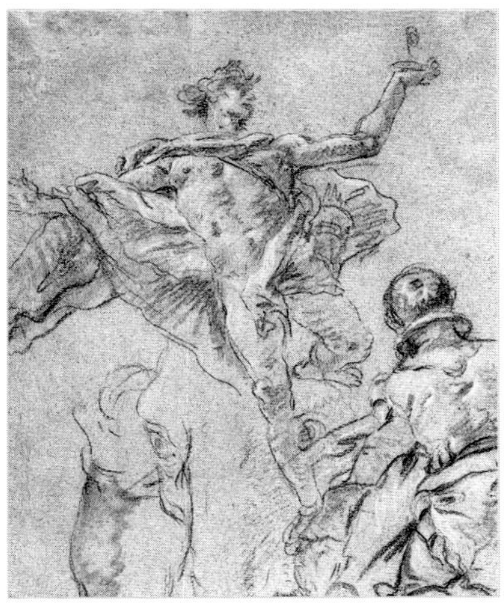

Ausstellung in der Residenz Würzburg

15. Februar – 19. Mai 1996

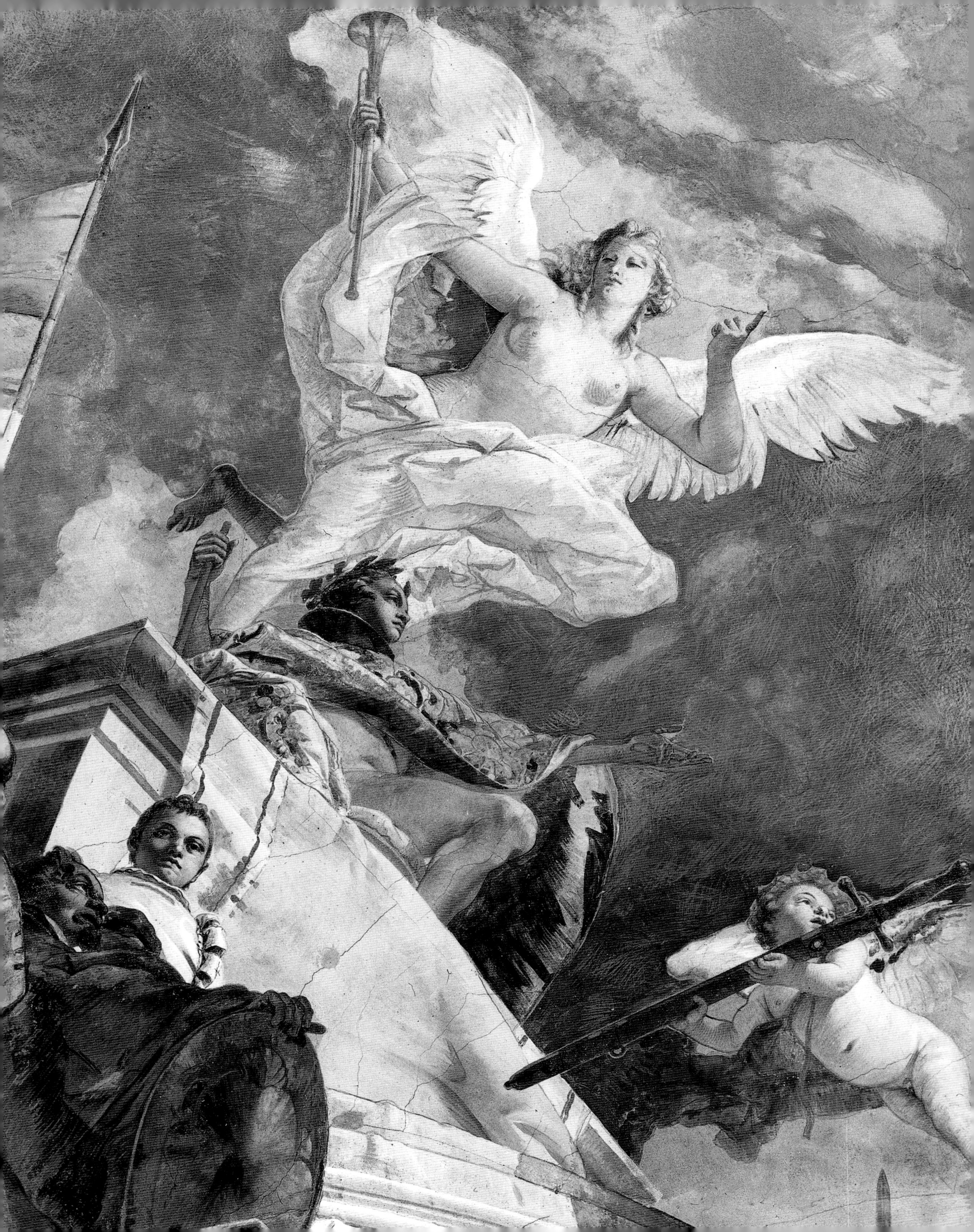

Der Himmel auf Erden

TIEPOLO in Würzburg

II

Aufsätze

Herausgegeben von Peter O. Krückmann

Mit Beiträgen von
Frank Büttner, Andreas Burmester, Florian Fiedler, Francis Haskell,
Gerhard Hojer, Rudolf Edwin Kuhn, Stefan Kummer,
Christian Lenz, Carla Th. Mueller, August Bernhard Rave, Steffi Roettgen,
Bettina Schwabe, Sonja Seidel, Matthias Staschull, Ingrid Stümmer,
Cornelia Syre, Christel Thiem, Gunther Thiem, Helene Trottmann,
Ralf Weingart, Catherine Whistler
sowie einem Quellenanhang von Tilman Kossatz

Prestel

München · New York

Dieses Katalogbuch erschien anläßlich der Ausstellung
Der Himmel auf Erden. Tiepolo in der Residenz Würzburg
der Bayerischen Verwaltung der staatlichen Schlösser, Gärten und Seen
in der Residenz Würzburg
vom 15. Februar bis zum 19. Mai 1996

Auf dem Umschlag
Vorderseite: Figur der Asia, Ausschnitt aus dem Treppenhausfresko
der Würzburger Residenz
Rückseite: Giovanni Domenico Tiepolo, Figur der Asia, Bd. I, Kat. 43
Buchrücken: Kopf eines Pagen, Ausschnitt aus dem Belehnungsfresko
im Kaisersaal der Würzburger Residenz

Seite 1: Giovanni Domenico oder Lorenzo Tiepolo, Apollo,
Ausschnitt aus Bd. I, Kat. 31
Frontispiz: Allegorie des ›Genius Imperii‹, Ausschnitt aus dem Deckenfresko
im Kaisersaal der Würzburger Residenz

Die Deutsche Bibliothek – CIP-Einheitsaufnahme:

Tiepolo in Würzburg : der Himmel auf Erden ;
[anläßlich der Ausstellung *Der Himmel auf Erden*
– Tiepolo in der Residenz Würzburg
der Bayerischen Verwaltung der staatlichen Schlösser,
Gärten und Seen in der Residenz Würzburg
vom 15. Februar bis zum 19. Mai 1996] /
hrsg. von Peter O. Krückmann. – München ; New York : Prestel
(Kataloge der Kunstausstellungen / Bayerische Verwaltung
der staatlichen Schlösser, Gärten und Seen)
ISBN 3-7913-1660-5
NE: Krückmann, Peter Oluf [Hrsg.]; Tiepolo, Giovanni Battista [Ill.];
Ausstellung Der Himmel auf Erden –
Tiepolo in der Residenz Würzburg <1996>;
Bayern / Verwaltung der staatlichen Schlösser, Gärten und Seen

2. / Mit Beitr. von Frank Büttner... – 1996
ISBN 3-7913-1640-0
NE: Büttner, Frank

Photonachweis siehe Seite 192

Prestel-Verlag · Mandlstraße 26 · D-80802 München
Telefon (089) 3817 09-0 · Telefax (089) 3817 09-35

Lektorat: Doris Kutschbach, München
Register: Eva Beyer, München

Lithographie: eurocrom 4, Villorba (TV), Italien (Farbe)
Wilhelm Vornehm, München (Schwarzweiß)
Satz: Max Vornehm, München
Schrift: Janson-Text
Druck und Bindung: Passavia Druckerei GmbH Passau

Printed in Germany

ISBN 3-7913-1639-7 (Buchhandelsausgabe Bd. I)
ISBN 3-7913-1640-0 (Buchhandelsausgabe Bd. II)
ISBN 3-7913-1660-5 (Buchhandelsausgabe Bd. I und II im Schuber)

Inhalt

Vorwort

Innerhalb der umfangreichen Literatur über Leben und Werk des Giovanni Battista Tiepolo nehmen die Würzburger Jahre nicht ohne Grund eine herausragende Stellung ein. Als Künstler befand sich Tiepolo auf dem Höhepunkt seiner Schaffenskraft, und das Werk, das er in jenen drei Jahren hervorgebracht hat, ist nicht nur in Quadratmetern sein größtes, sondern auch das komplexeste und tiefste, was Erfindung, Komposition und Zusammenspiel von Malerei und Architektur angeht. Am Anfang der Spezialabhandlungen darüber stehen die beiden Namen Theodor Hetzer und Max von Freeden. Sie haben die Würzburger Fresken zu einem eigenständigen Feld der kunsthistorischen Forschung gemacht, dessen Bestellung sich zuletzt so namhafte Wissenschaftler wie Frank Büttner oder Svetlana Alpers und Michael Baxandall zur Aufgabe gemacht haben.

Daß nunmehr ein weiteres Werk zu diesem Thema erscheint, war zunächst eine reine Jubiläumsangelegenheit. Die bayerische Schlösserverwaltung hat den 300. Geburtstag Giambattistas zum Anlaß einer Ausstellung über das Würzburger Werk der Tiepolo genommen. Aus praktischen Gründen entschloß man sich, die sie begleitende Publikation in zwei Bände aufzuteilen, die jeder für sich genommen werden können, zusammen aber doch ein Ganzes bilden.

Der erste Band beinhaltet neben einführenden Textbeiträgen einen üppigen, neu photographierten Farbteil mit Abbildungen aller – darunter auch bisher unveröffentlichter – Fresken in Würzburg sowie einen ebenfalls farbig illustrierten Katalog der Ölbilder, Zeichnungen und Druckgraphiken. Er bietet einen nahezu vollständigen Überblick über die Würzburger Jahre Giambattista Tiepolos und seiner Söhne sowie weitere Arbeiten für Auftraggeber nördlich der Alpen.

In neunzehn Aufsätzen wird im zweiten Band das Würzburger Werk von verschiedenen Seiten beleuchtet. International anerkannte Wissenschaftlerinnen und Wissenschaftler schreiben nicht nur über die Architektur der Würzburger Residenz und vor allem die Ikonographie, den Stil oder die Farbe der malerischen, zeichnerischen und druckgraphischen Werke der Tiepolo, sondern stellen die Fresken auch in den Kontext der süddeutschen Deckenmalerei. Drei Beiträge sind darüber hinaus maltechnischen Fragen gewidmet. Im Anhang sind die erhaltenen Quellen größtenteils neu transkribiert und kommentiert. Ein umfangreiches Personen- und Werkregister dient der Erschließung beider Bände.

Weit über die Tagesaktualität der Ausstellung hinaus möchte diese Publikation als Handbuch zu einem der glücklichsten Momente der europäischen Kunstgeschichte verstanden werden. Wenn sie diesem Anspruch gerecht wird, dann dürfen alle Beteiligten, die Autoren wie die Photographen, die Mitglieder der Schlösserverwaltung wie des Verlages, mit begründetem Stolz auf dieses Werk blicken.

Peter O. Krückmann

FRANCIS HASKELL

Der Künstler und sein Auftraggeber

1762, nur neun Jahre nachdem Giambattista Tiepolo seine Fresken in Würzburg vollendet hatte, griff Francesco Algarotti, der einflußreichste seiner italienischen Bewunderer, in eine Diskussion ein, die seit fast einem Jahrhundert die Kunstliebhaber in weiten Teilen Europas beschäftigte: War der Grund für den Niedergang der Malerei – ein Verfall, dessen sich alle schmerzlich bewußt waren – der Mangel an Auftraggebern, oder ließen sich solche nur deshalb nicht mehr finden, weil die Malerei jetzt so zweitklassig war? Algarotti hatte keinen Zweifel daran, daß die Künstler selbst die Verantwortung für den Verfall ihrer Kunst trugen: »Es standen einmal ein Apelles, ein Raffael und ein Tizian an der Spitze der Künstlerschaft; und es fehlten nicht ein Alexander, ein Carlo und ein Leoni.« Nicht jeder war sich jedoch dessen so sicher: »Wo soll man in unserem Jahrhundert einen Gönner suchen?«, fragte ein französischer Dichter. »Es gibt große Geister und gelehrte Männer; aber es gibt keine Mäzene mehr.« Und es lassen sich noch viele Variationen dieses Themas finden, das man letztlich bis in das Silberne Zeitalter der römischen Literatur zurückverfolgen kann. Schon Martial hatte trotzig formuliert, was Algarotti bestritt: »Solange es Gönner wie Maecenas gibt, wird es keinen Mangel an Virgils geben.«

Daß diese Streitfrage in der Mitte des 18. Jahrhunderts mit solcher Vehemenz wieder aufgegriffen wurde, mag überraschend, vielleicht sogar widersinnig erscheinen angesichts der Fresken Tiepolos und von Johann Balthasar Neumanns Residenz, die für uns so selbstverständlich Höhepunkte des europäischen Kunstschaffens darstellen. Trotzdem waren selbst die sensibelsten Zeitgenossen dieser zwei großen Künstler davon überzeugt, daß die Malerei in den vorangegangenen einhundert Jahren sich in einem fast ununterbrochenen Niedergang befunden habe, die Architektur bereits seit noch längerer Zeit. Und da man der Rolle des Auftraggebers noch immer größte Bedeutung für die Existenz von hoher Kunst beimaß, war das erneute Aufkommen einer diesbezüglichen Diskussion unvermeidbar, obwohl die dafür übernommenen Begriffe schwer zu fassen und irreführend waren.

So verband man mit dem Wort ›Gönnerschaft‹, wie es in diesen Debatten gebraucht wurde, oft kaum mehr als einen eleganten Euphemismus für finanzielle Angelegenheiten; und obwohl Maecenas, der rücksichtslose politische Helfer Kaiser Augustus', seinerzeit lediglich als Förderer der Literatur gefeiert worden war, war sein Name seit dem 16. Jahrhundert zu einem Synonym für die Unterstützung aller Künste geworden. Denn es ist offensichtlich, daß Geld eher für die ›bildenden Künste‹ und musikalische Aufführungen erforderlich ist als für das Schreiben (oder sogar die Veröffentlichung) von Poesie. Während der fruchtbarsten Zeiten der ›Patronage‹ war das Geld allerdings keineswegs der einzige Streitpunkt, weil sich die Reichen und Mächtigen gewöhnlich nicht damit

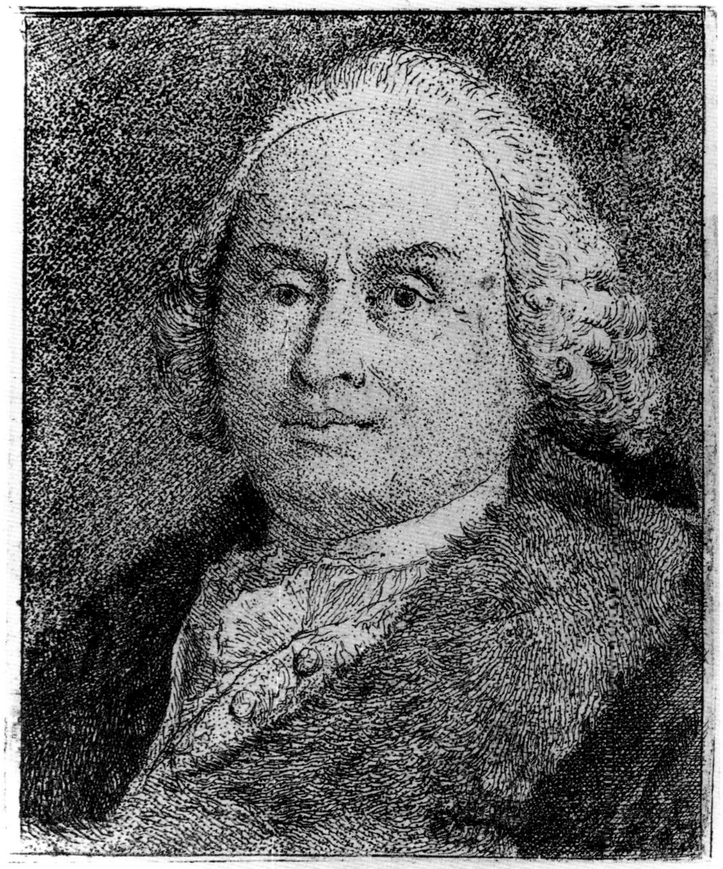

Abb. 1 Giovanni Domenico Tiepolo, Bildnis Giambattista Tiepolo, um 1775, Würzburg, Residenz, Bayerische Verwaltung der staatlichen Schlösser, Gärten und Seen

zufrieden gaben, lediglich die finanziellen Mittel zur Verfügung zu stellen, sondern darüber hinaus Kontrolle über die Art und Weise, wie ihre großzügige Gabe verwendet wurde, ausüben wollten. Diese Kontrolle gewann bisweilen die Überhand: Sowohl in der Antike als auch im Mittelalter wurde nicht selten eher dem Auftraggeber als dem Künstler das Verdienst um ein hervorragendes Meisterwerk zugesprochen, und viele der sogenannten Gönner hatten ausschließlich Interesse an der Mehrung ihres eigenen Ruhmes – beispielsweise durch Porträts, Grabmäler oder Darstellungen ihrer militärischen Siege. In der Renaissance jedoch, als der individuelle ›Genius‹ zunehmend verehrt wurde, konnte die Beziehung zwischen Auftraggeber und Künstler von beiden Seiten als eine konstruktive Partnerschaft zwischen Gleichgestellten gestaltet werden, solange jeder die spezifischen Interessenbereiche des anderen anerkannte.

Für den Kunsthistoriker gilt es im Zusammenhang mit dem Mäzenatentum zunächst, das Wesen und die Ausdehnung dieser Interessenbereiche zu untersuchen und zu verstehen – eine ausgesprochen komplexe Aufgabenstellung. Es ist eine Tatsache, daß schriftliche Verträge in großen Mengen überliefert sind, und daß in manchen dem Künstler sehr genaue Anweisungen gegeben werden. Aber sogar im konkretesten Vertrag von allen, nämlich jenem zwischen Isabella d'Este und Perugino vom 19. Januar 1503, schreibt die Fürstin im Anschluß an eine detaillierte Darlegung des von ihr gewünschten Programms für ein Gemälde, welches den »Kampf der Keuschheit gegen die Sinnlichkeit« darstellen sollte: »All diese Sachen schicke ich Euch in einer kleinen Zeichnung, damit Ihr zwischen den Worten und der Zeichnung bedenkt, welches meine Wünsche sind. Wenn Euch aber vielleicht scheint, dies seien zu viele Figuren für ein Bild, so liegt es an Euch, sie zu vermindern, wie es Euch beliebt, solange nur nicht das tragende Fundament verändert wird [...] Ihr seid frei, etwas wegzulassen, aber fügt nichts anderes hinzu.«[1] Andererseits kam es auch häufig vor, daß die Auftraggeber es den Künstlern überließen, Sujets zu wählen, welche diesen selbst zusagten. Die Anzahl der abzubildenden Figuren wurde oftmals exakt vorgegeben, weil die Abrechnung auf dieser Basis erfolgte, und es wurde bisweilen vorgeschrieben, welche Farben zu verwenden seien, weil es hier große Preisunterschiede gab und der Auftraggeber in der Regel für die Bezahlung verantwortlich war. Generell muß man aber davon ausgehen, daß das, was aus schriftlichen Dokumenten ersehen werden kann, weit weniger konkret ist als vermutlich das, was mündlich abgesprochen wurde. Und obwohl Veränderungen gegenüber den Entwürfen, die für manche monumentalen Dekorationen erhalten sind, einige Schlüsse über das Wesen des Auftrags erlauben, sind diese Abweichungen doch nicht so leicht zu interpretieren, wie es oft angenommen wird. Wie können wir zum Beispiel sicher sein, daß Abänderungen in der Gewichtung einzelner Elemente, der Komposition oder selbst beim Bildgegenstand das Resultat von Anweisungen eines unzufriedenen Auftraggebers sind und nicht das Ergebnis nachträglicher Überlegungen des Malers selbst? Darüber hinaus sind – wie es uns jetzt deutlicher vor Augen steht als vor zwanzig oder dreißig Jahren – viele der sogenannten Entwürfe viel eher als Ricordi zu bewerten, die vom Künstler geschaffen wurden, vielleicht in Zusammenarbeit mit seinen Gehilfen. Der Verwendungszweck von Zeichnungen und Ölskizzen als leicht transportierbare Präsentationsobjekte ist insbesondere von Bedeutung, wenn man bedenkt, daß der wachsende Ruhm der italienischen und vor allem der venezianischen Malerei in der ersten Hälfte des 18. Jahrhunderts oft zu ausländischen Herrschern gelangte, die dann Künstler, deren Arbeiten sie nur vom Hörensagen kannten, aber nie selbst gesehen hatten, mit umfangreichen Projekten betrauten: Probleme dieser Art waren nicht neu, aber sie sind niemals zuvor so wichtig gewesen wie in den Jahren, bevor Tiepolo nach Würzburg aufbrach. Wir können einen Eindruck von dem Ruf gewinnen, der den Künstlern vorauseilte und diese weit entfernten Auftraggeber erreichte, wenn wir die lebendigen Berichte über Tiepolo und seine Zeitgenossen lesen, die Graf Tessin, der schwedische Gesandte, auf der Suche nach geeigneten Künstlern für die Ausgestaltung des Königlichen Schlosses an den Stockholmer Hof schickte.[2]

Der Rolle des Auftraggebers wurde – im Unterschied zu den Gesetzen des Kunstmarktes – bis (mindestens) zur Mitte des 19. Jahrhunderts immer zu Recht eine herausragende Bedeutung beigemessen, doch wäre es verfehlt, sie in grober Verallgemeinerung so zu behandeln, als sei sie in ihrer Wirkung unveränderlich gewesen. Es wäre übertrieben, sich darauf zu berufen, daß es im 18. Jahrhundert so viele verschiedene Auftraggeber wie Künstler gab. Aber je mehr Ausstellungen und Publikationen sich Themen wie diesem – Tiepolo in Würzburg – widmen, ein desto farbigeres und komplexeres Bild werden wir uns vom Verhältnis zwischen Auftraggeber und Künstler im 18. Jahrhundert machen können – ein Bild, das Überraschungen zuläßt. Doch einer Tatsache können wir uns jedenfalls ziemlich sicher sein: Wie auch immer geartet und durchgeführt, gehört das Mäzenatentum, das Fürstbischof Carl Philipp von Greiffenclau Giambattista Tiepolo gewährte, trotz aller Verzögerungen und Fehleinschätzungen, die der Auftragsvergabe an Tiepolo vorausgegangen waren, zu den verdienstvollsten Unternehmungen seiner Art.

(Übersetzung: Rainer Schuster)

1 Zitiert nach Sylvia Ferino-Pagden (Hrsg.), »*La prima donna del mondo.*« *Isabella d'Este, Fürstin und Mäzenatin der Renaissance.* Ausst.Kat. Kunsthistorisches Museum Wien, 1994, S. 226.

2 Vgl. O. Sirèn, *Dessins et Tableaux de la Renaissance Italienne dans les collections de Suède*, Stockholm 1902, S. 107 f.

GERHARD HOJER

Der gemalte Himmel

Deckenbilder in Bayerns Schlössern

Bayerns Schlösser, ehemals Fürstensitze, heute im Besitz des Staates, sind Monumente der Baukunst von europäischem Rang, Denkmale der Geschichte ebenso wie der Kunst. Wie selbstverständlich fügen sich immer noch Gärten und Höfe, Marstallgebäude und Repräsentationsarchitektur zum Ganzen. Ganz geblieben, wenigstens beim ersten Hinsehen, sind auch die Interieurs. Nicht museal vereinzelt, sondern am Ort ihrer ursprünglichen Funktion finden sich Möbel und Leuchter, Uhren und Tapisserien. Die Position dieser Mobilien wird, soweit sie noch original ist, durch die Raumarchitektur bestimmt. Baudekor und Mobilien gehören zusammen. Zum Raumbild gehört aber noch mehr, vor allem Gemälde, nicht nur in den für sie errichteten Galerien. Ahnenbilder hängen an den Wänden, sind bisweilen, wie in der Ahnengalerie der Münchner Residenz, sogar in die Vertäfelung eingelassen und bilden dort ein ganzes Programm. Auch große Stilleben und Jagdbilder sind mitunter integrale Teile der Appartements. Seit jeher die größte Aussagekraft für den Raum im formalen wie auch im inhaltlichen Sinn hat das Deckenbild. Es ist der inhaltlich wichtigste Bestandteil des Raumkunstwerks überhaupt. Um so erstaunlicher ist es, daß seine Bedeutung in umgekehrtem Verhältnis zu seiner Wahrnehmung und Würdigung steht. Der Grund liegt darin, daß der heutige Betrachter nicht mehr den Zugang zur Mythologie, weder der antiken Klassik noch des Christentums, hat, wie dies noch selbstverständlich bis zu Beginn des 19. Jahrhunderts der Fall war.

Man könnte eine Geschichte der repräsentativen Profanarchitektur für den Außenbau als auch für die Innenräume am Beispiel der Schlösser und Residenzen Bayerns schreiben. Ebenso wäre es auch möglich, eine Kunstgeschichte des profanen Deckengemäldes in Süddeutschland von der Renaissance bis ins 19. Jahrhundert anhand der in diesen Schlössern erhaltenen, nach Menge und Rang einzigartigen Werke zu verfassen, beginnend mit den hölzernen Flachdecken der Kaisersäle in der Kaiserburg Nürnberg und endend mit den Deckenbildern der Schlösser König Ludwigs II. von Bayern. Dies kann hier selbstverständlich nicht geschehen; jedoch sei wenigstens ein Überblick über diesen bedeutenden Bereich in den heute staatlichen Schlössern Bayerns gegeben.[1]

Die Decke steht seit der Existenz von Räumen überhaupt im Mittelpunkt des gestaltenden Interesses. Der Blick nach oben gibt sich dabei nicht zufrieden nur mit ornamentaler Gestaltung, vielmehr werden in bedeutenden Räumen auch bedeutende Inhalte dar-

Abb. 1
Residenz München, Kaisersaal,
Deckengemälde
von Peter Candid, 1614/15

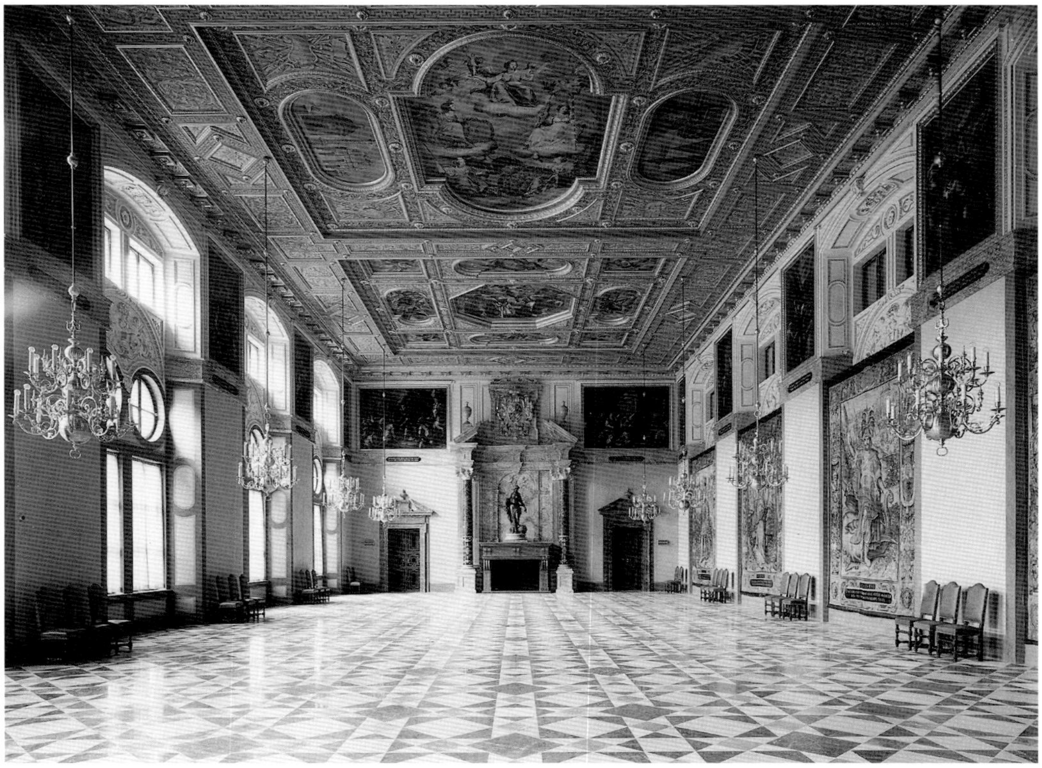

gestellt. Zu solchen zählen Wappenembleme als Repräsentation der herrscherlichen Macht ebenso wie Anspielungen auf die Funktion des Raumes, wenn etwa der schlafende Mars im Paradeschlafzimmer des Neuen Schlosses Schleißheim wiedergegeben ist, um sinnfällig zu machen, daß hier der Türkensieger Max Emanuel zu ruhen pflegte. Was man von Kirchengewölben gewöhnt ist, nämlich, daß der Titularheilige verherrlicht wird, gilt ceteris paribus auch für die Herrscherapotheosen in profanen Räumen, für den Festsaal ebenso wie für das Treppenhaus, für den Gartensaal ebenso wie für die Räume des fürstlichen Appartements. In jedem Fall ist das Deckenfresko konstitutiv für den Raum. Schlösser boten alle großen und bedeutenden Raumformen der Innenarchitektur, in denen das Deckenbild ikonologisch und als Werk der Malkunst seinen größten Aufgaben gerecht werden konnte. Neben der weltlichen beherrscht auch die christliche Bilderwelt die Residenzen geistlicher Territorialherren, die heute dem Freistaat Bayern gehören, an der Spitze die großen fränkischen Bischofssitze Würzburg und Bamberg, aber auch ein Klosterkomplex wie der des Alten Schlosses in Herrenchiemsee.

Ob die Deckengemälde auf Holz, auf Leinwand oder auf Putz gemalt sind, hängt nicht ab von irgendeiner zunehmenden Perfektionierung im technischen Bereich, beginnend etwa mit kleinen, gerahmten Tafelbildern und endend mit dem gewölbeübergreifenden Fresko. Im Gegenteil: seit antiker Zeit ist das Gemälde auf der Wand das primäre. So gehören die Fresken in der Schloßkapelle Neuburg an der Donau (Farbabb. 1) ebenso wie die in der Stadtresidenz Landshut (Farbabb. 2) aus der ersten Hälfte des 16. Jahrhunderts zu den zugleich frühesten und monumentalsten Ausprägungen der Deckenmalerei schlechthin, während am Anfang des 17. Jahrhunderts die Decke des Kaisersaals der Münchner Residenz (Abb. 1) ebenso wie die Decken der Raumfluchten um den Kaiserhof immer noch gerahmte Tafelbilder auf Leinwand und auf Holz zu einem umfangreichen Programm gruppieren. Für die Technik des Deckenbildes ist zunächst die Deckenform Voraussetzung: Gewölbe verlangen nach dem Bild auf Putz, Flachdecken hingegen gerahmte Einzelbilder. Selbst im fortgeschrittenen 18. Jahrhundert existieren beide Gattungen nebeneinander, Ölgemälde im Deckenspiegel der fürstbischöflichen Wohnräume der Residenz Bamberg neben dem großen Fresko im dortigen Kaisersaal (Farbabb. 3).

Abb. 2 Schloß Dachau, Festsaal, Kassettendecke von Hans Wisreutter, 1564–1567

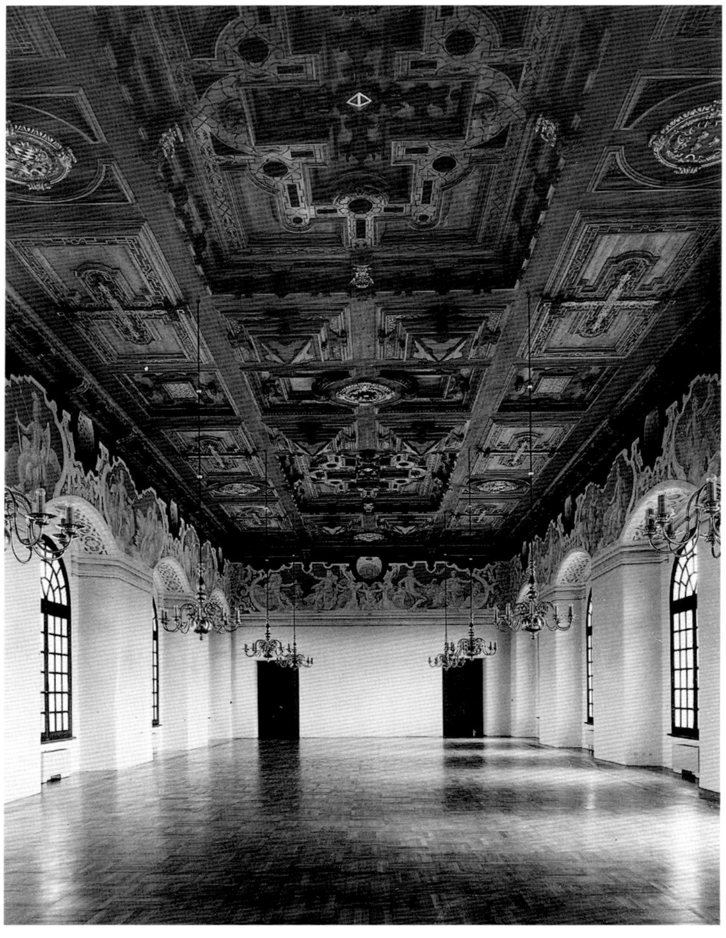

Bilder an Decken tragen, selbst wenn sie bis hin zum Wappen verkürzt und schematisiert sind, stets eine Aussage. Die Wappendecke im kaiserlichen Empfangssaal der Nürnberger Burg thematisiert die Weltherrschaft des Hauses Habsburg, die Wappenbilder der neuerdings wiederhergestellten Decke im Renaissancesaal des Dachauer Schlosses (1564–1567) bei München repräsentieren die bayerische Herrscherfamilie der Wittelsbacher und ihre Verwandten. Selbst hinter diesen scheinbar abstrakten Zeichen verbirgt sich mehr als die einfache Bildbedeutung des Familienwappens: Der Doppeladler setzt ein machtvolles Zeichen dafür, daß die Burg des Kaisers ist und nicht zur Stadt Nürnberg gehörig, die Ansammlung der Wappenschilde in der Dachauer Kassettendecke (Abb. 2) stellt sich als eine Huldigung an Herzog Albrecht v. von Bayern und damit an das Haus Wittelsbach heraus, das sich zurückführt bis auf Noah, den Erzvater aller Menschen, und die mythischen Könige der bayerischen Frühzeit Noricus und Bavarus. So bedürfen alle Deckenbilder der Entschlüsselung, zunächst der ihrer einfachen Bedeutung, sei es als Embleme, also Symbole der Tugenden etc., sei es als Darstellungen christologischer oder antiker Mythen. Diese schließen sich dann zusammen zu einem Programm, das in jedem Fall der Vielfalt der Darstellungen unterlegt ist, selten in schriftlicher Form überliefert, bisweilen kombinatorisch erschließbar, jedenfalls aber bezogen auf den Regenten und das fürstliche Haus, das sich in der jeweiligen Residenz repräsentiert.

Ein früher großer Renaissancesaal, gewölbt und daher al fresco bemalt, ist das Antiquarium der Münchner Residenz (Abb. 4), erbaut unter Herzog Albrecht v., ausgemalt in den Jahren 1586–1590 unter Kurfürst Maximilian I. von Bayern. Der Saal, der ursprünglich die erste Antikensammlung nördlich der Alpen beherbergte, dann als Festsaal diente, besteht letztlich aus einem einzigen riesigen Tonnengewölbe von 86 m Länge. Derartige tonnengewölbte Säle waren im 16. Jahrhundert sowohl in Italien als auch in Frankreich verbreitet. Hingewiesen sei auf den Renaissancesaal des Schlosses Fontainebleau bei Paris sowie den inzwischen untergegangenen Kaisersaal des Schlosses Binche in den spanischen Niederlanden (1548, Abb. 3), Residenz Marie von Ungarns, der als unmittelbares Raumvorbild des Münchner Antiquariums gelten muß. (Man vergleiche auch die Estrade vor dem Kamin an der Schmalseite sowie den umlaufenden bankettartigen Treppenabsatz und die hochgelegenen, in die Tonne

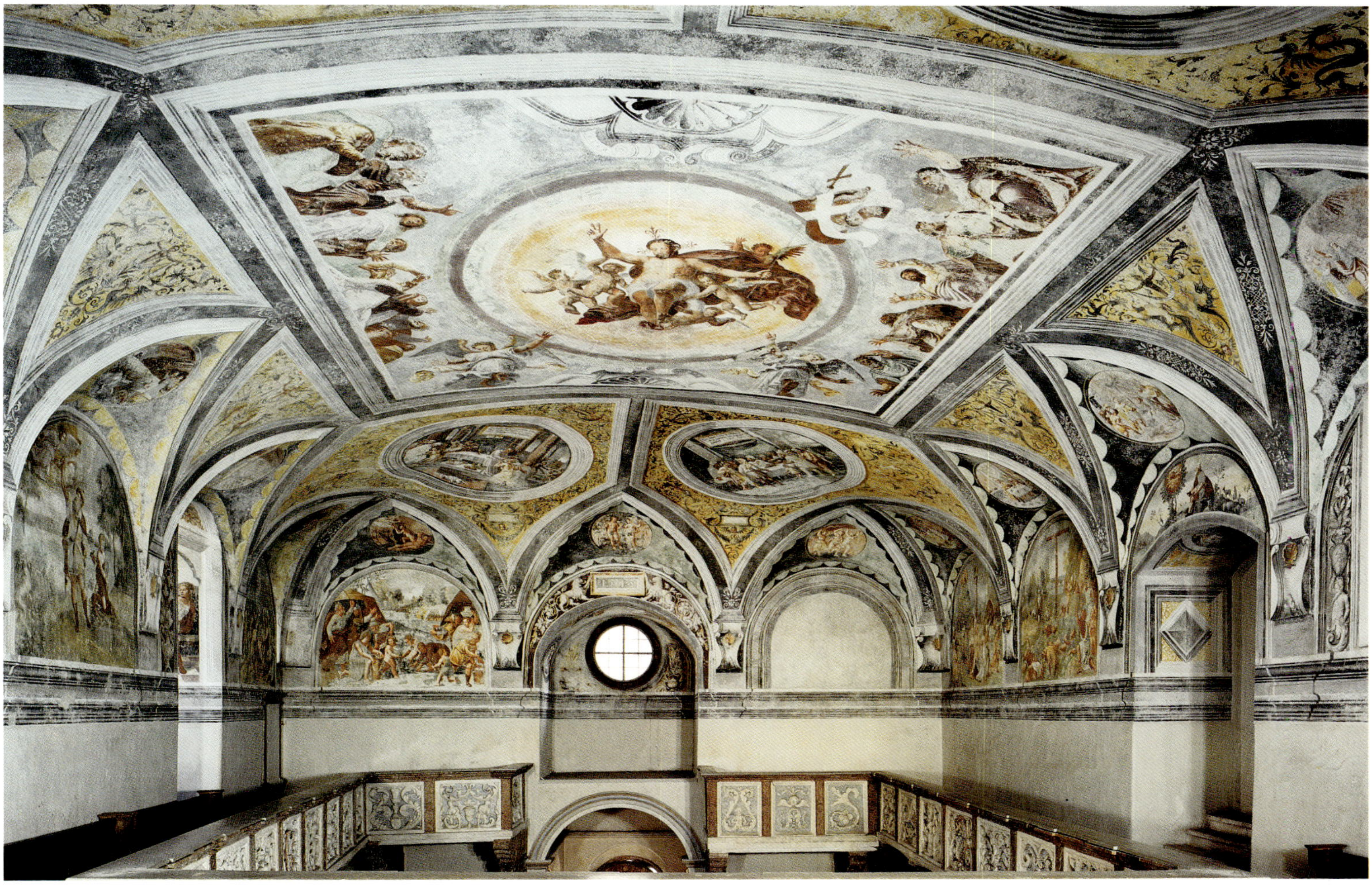

Farbabb. 1 Schloß Neuburg an der Donau, Empore der Schloßkapelle, Ausmalung von Hans Bocksberger d. Ä., 1543

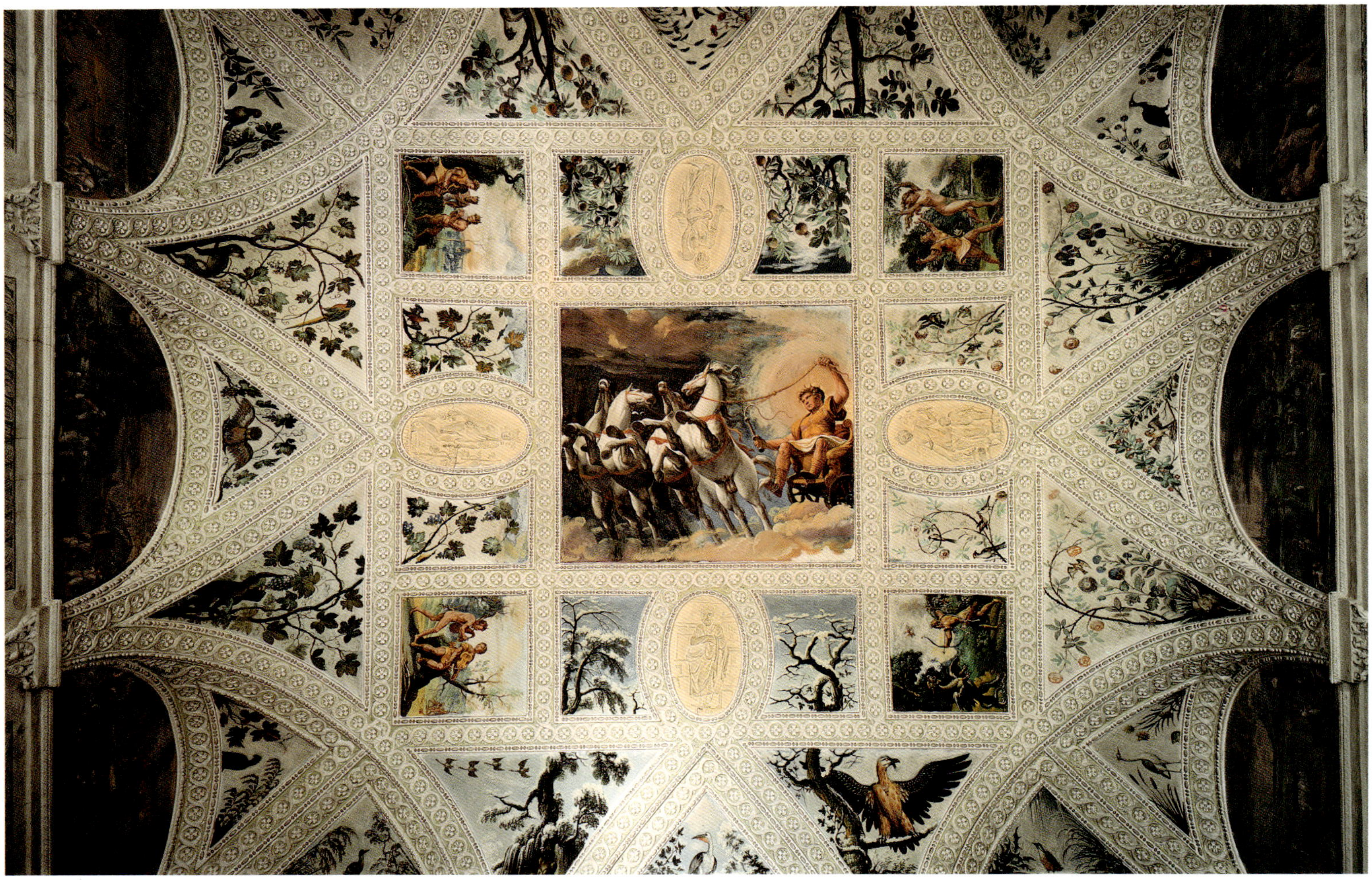

Farbabb. 2 Stadtresidenz Landshut, Apollozimmer, Deckengemälde von Hermannus Posthumus, 1542

Rechte Seite:
Farbabb. 3 Neue Residenz Bamberg, Kaisersaal, Ausmalung von Melchior Steidl, 1707–1709: Allegorie des Guten Regiments

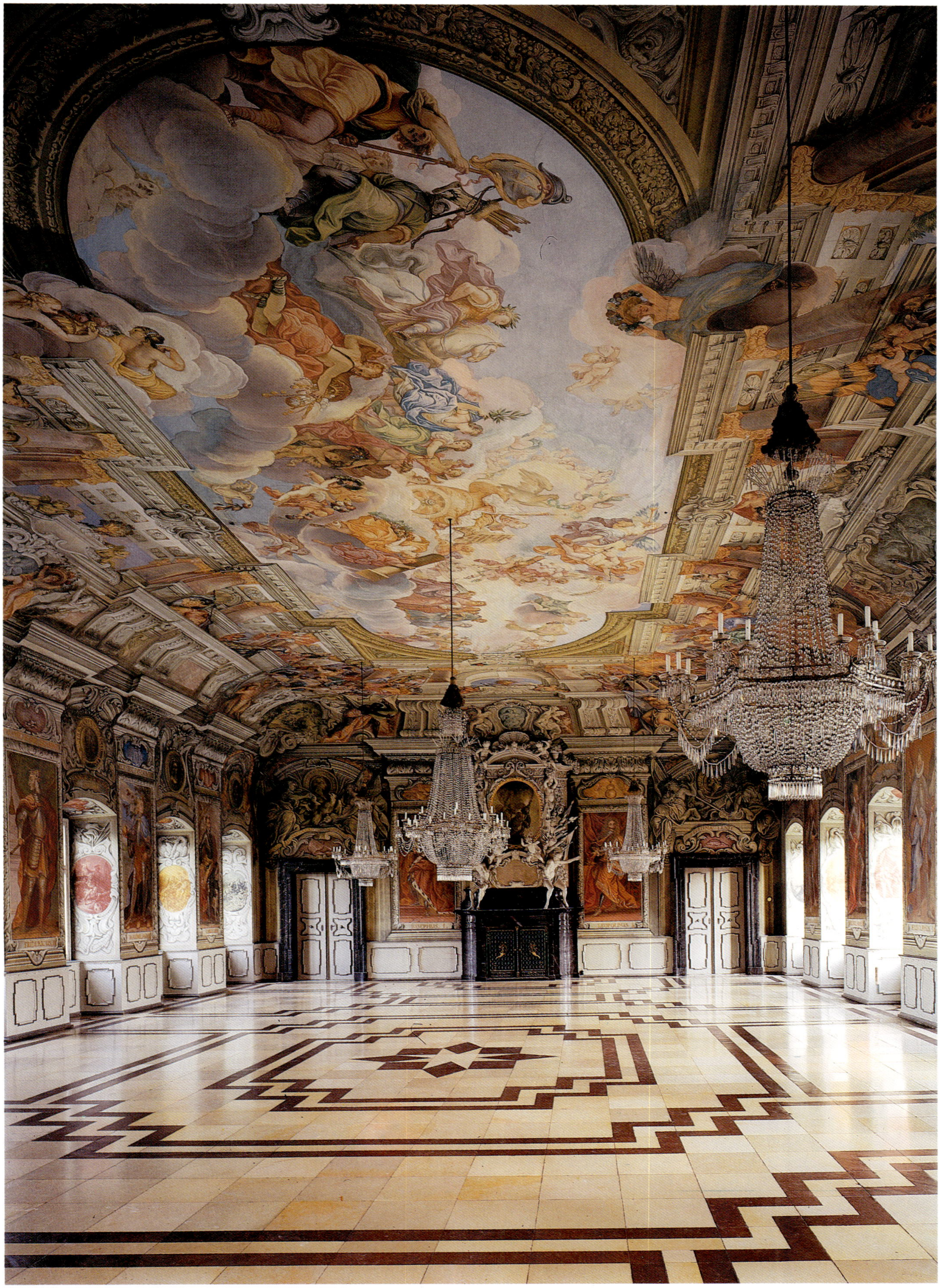

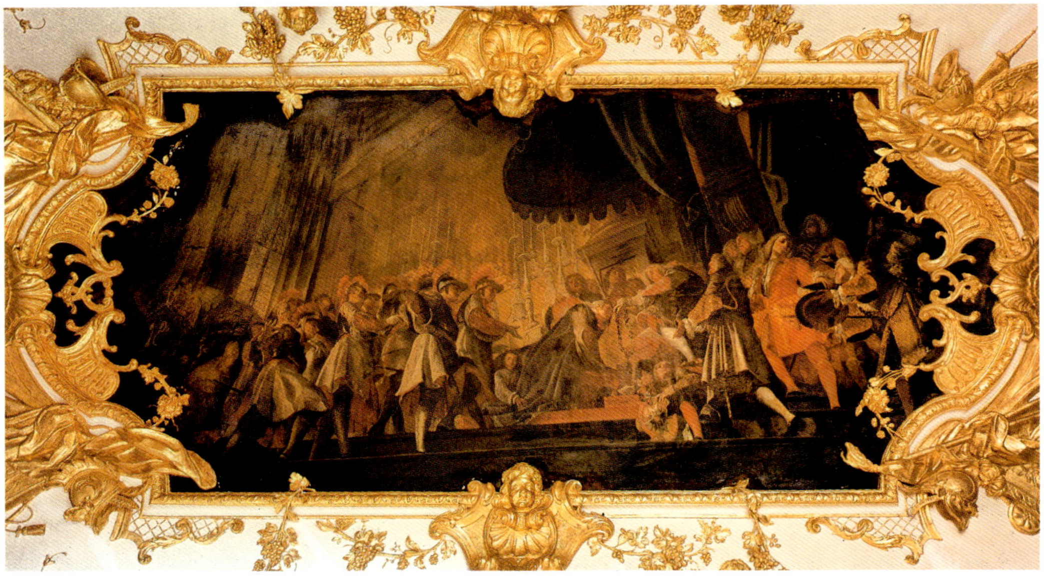

Farbabb. 4
Residenz München,
Ahnengalerie,
mittleres Deckengemälde von
Balthasar Augustin Albrecht,
um 1730:
Erneuerung des
Georgiritterordens durch
Kurfürst Karl Albrecht
1729

Farbabb. 5 Residenz Ansbach, Festsaal,
Entwurf für das Deckenfresko von Carlo Carlone, 1734:
Der Triumph des Guten Regiments,
München, Bayerische Verwaltung der staatlichen Schlösser, Gärten und Seen

Rechte Seite:
Farbabb. 6 Bayreuth, Markgräfliches Opernhaus,
Deckengemälde von Johann Benjamin Müller, um 1736:
Apollo und die neun Musen

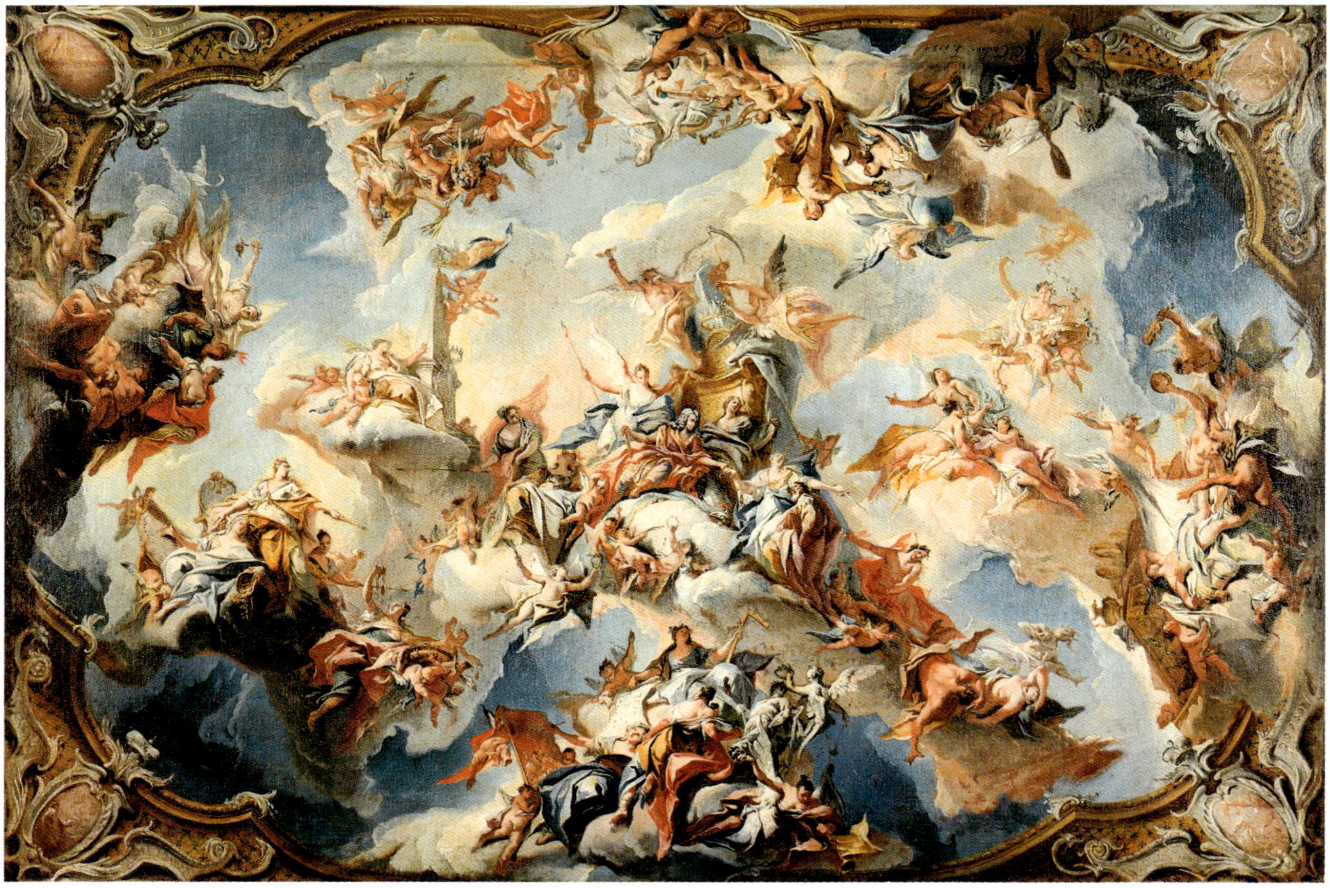

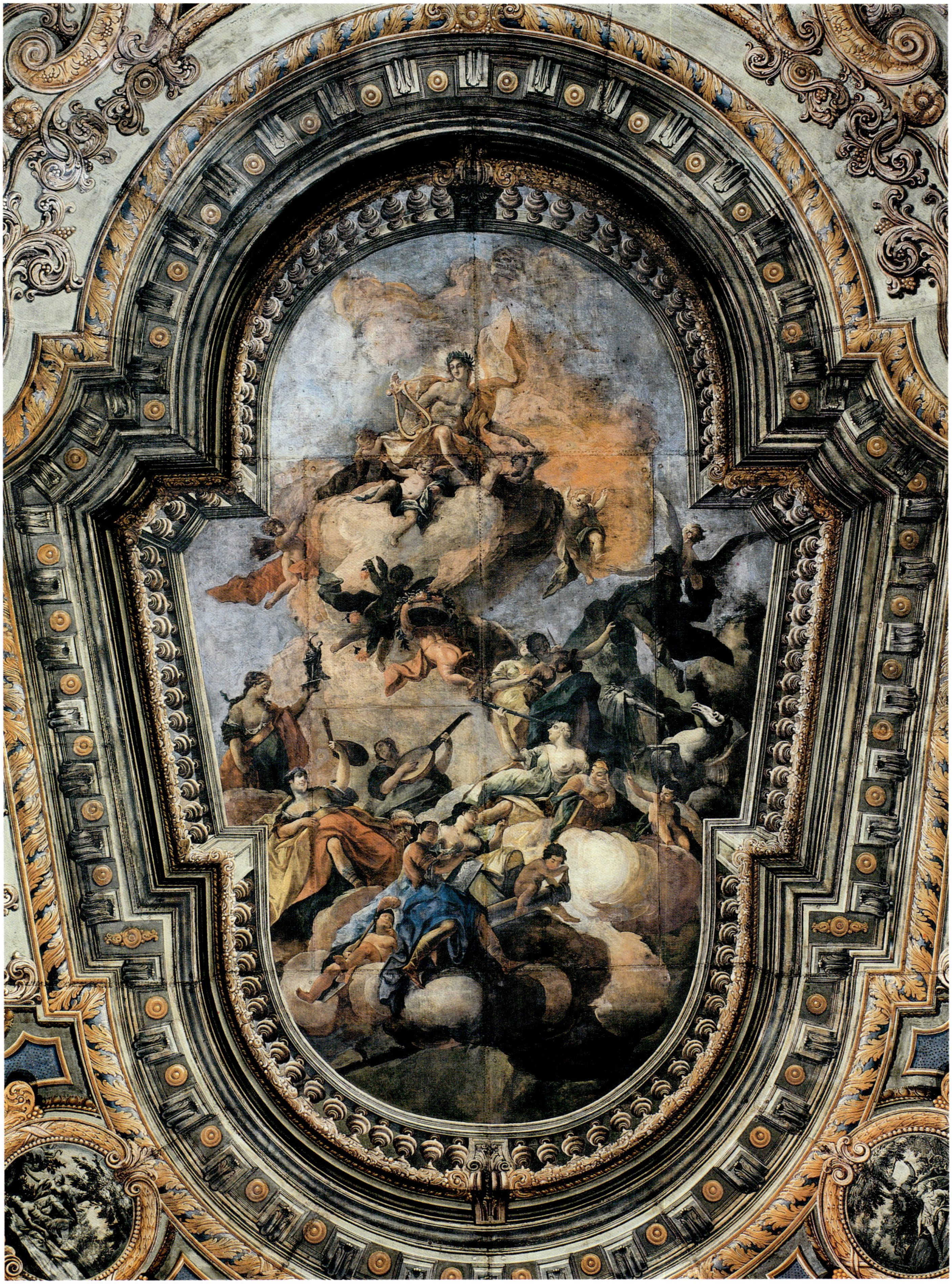

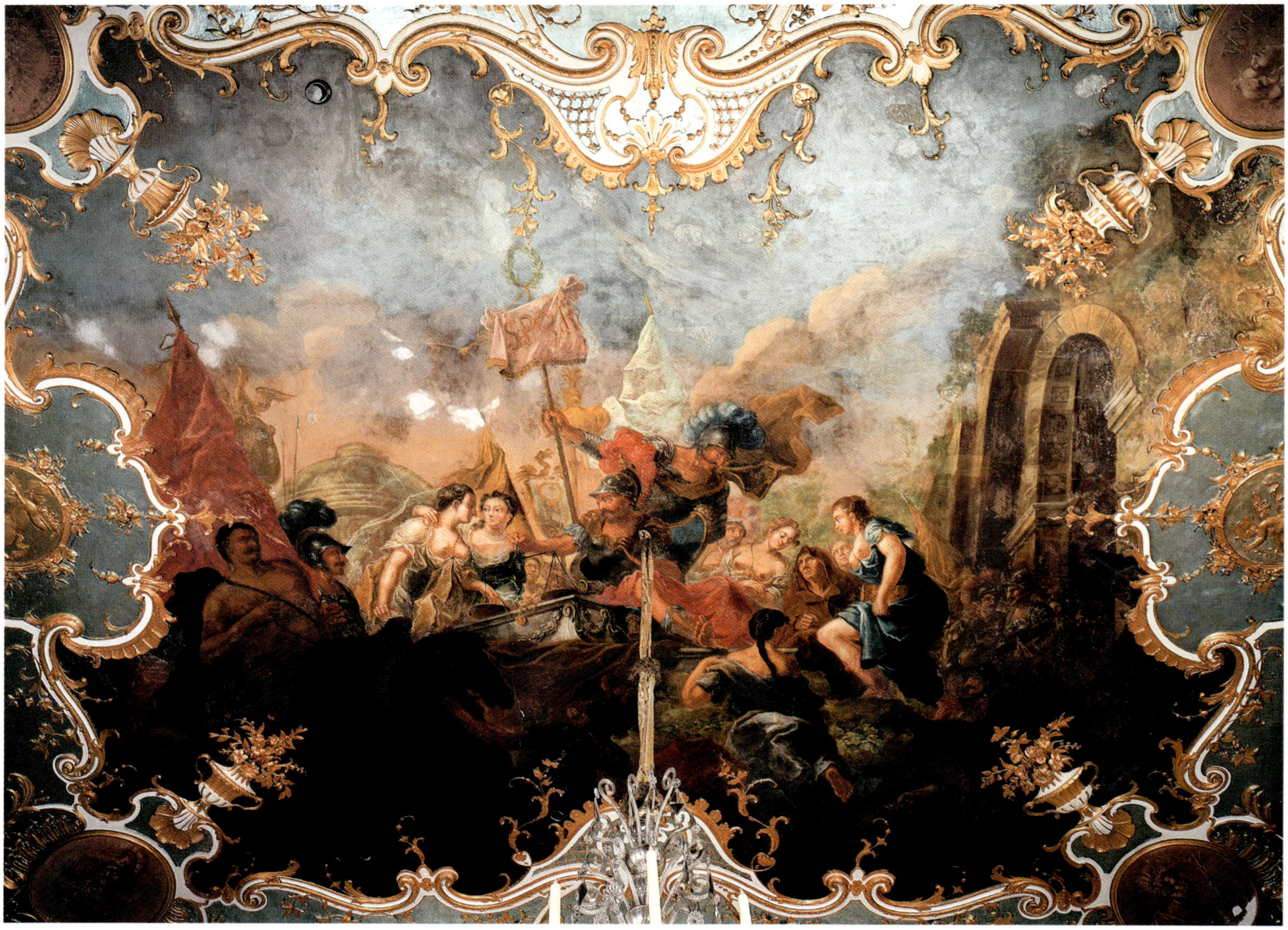

*Farbabb. 7 Eremitage Bayreuth, Altes Schloß, Vorzimmer der Markgräfin,
Deckenfresko von Wilhelm Wunder, um 1739: Die Errettung Roms durch den Heldenmut der Matronen*

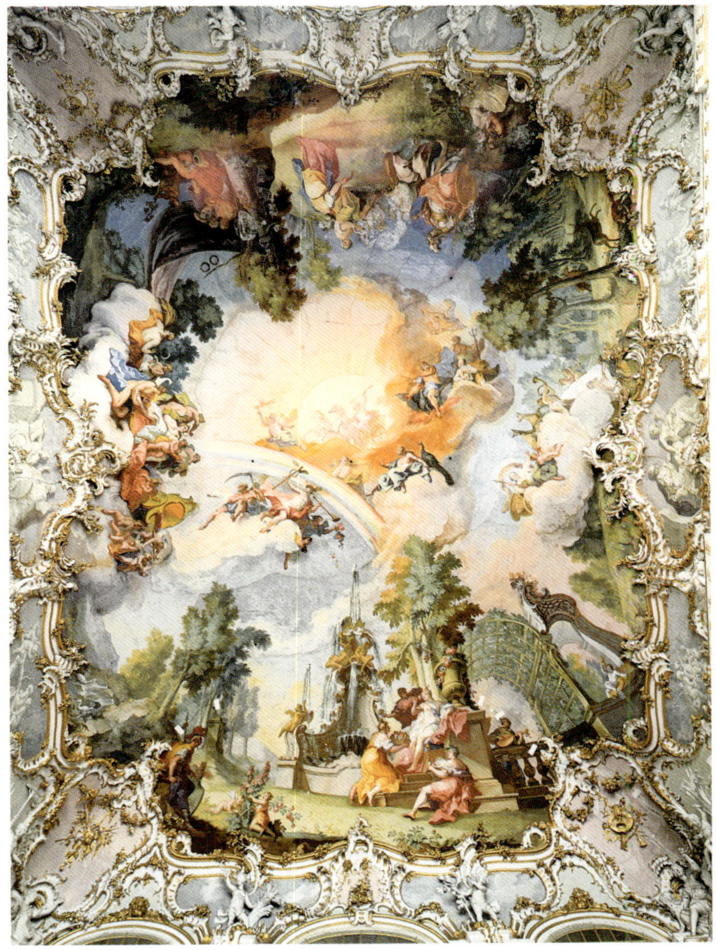

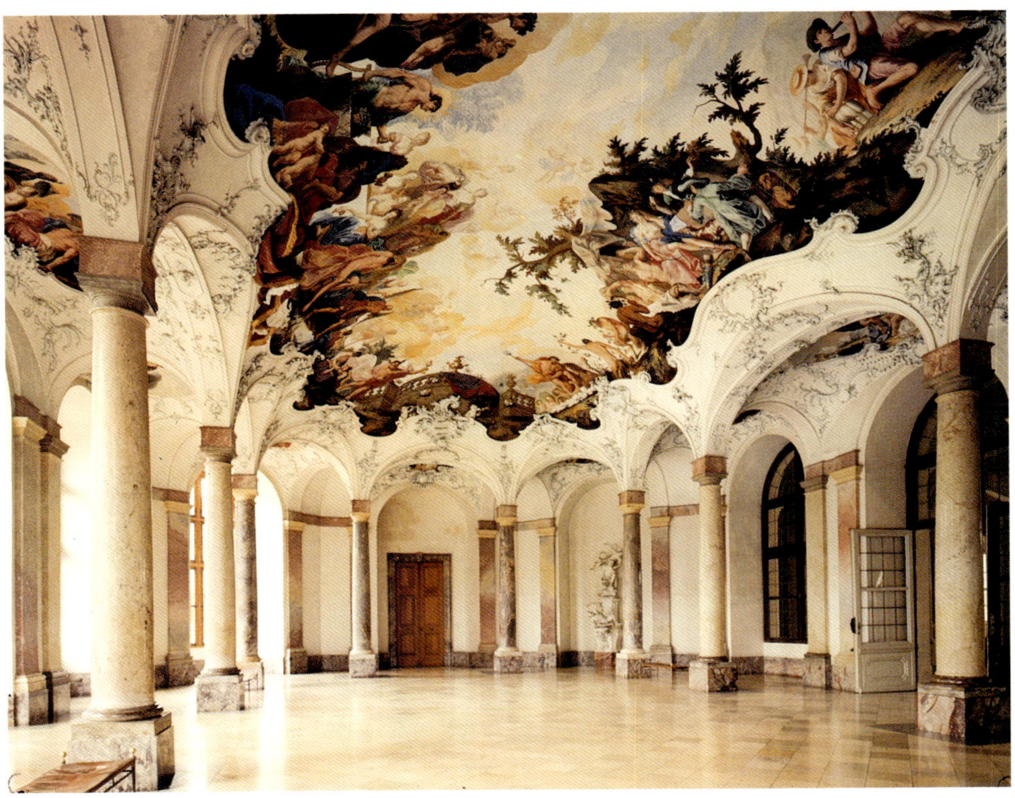

Links:
Farbabb. 8 Residenz Würzburg, Gartensaal (Sala Terrena), Deckenfresko von Johann Zick, 1750: Darstellungen des Göttermahls und der Rast der Diana

Oben:
Farbabb. 9 Schloß Nymphenburg, Festsaal (Steinerner Saal), Deckenfresko von Johann Baptist Zimmermann, 1755–1757: Der Lauf des Sonnenwagens

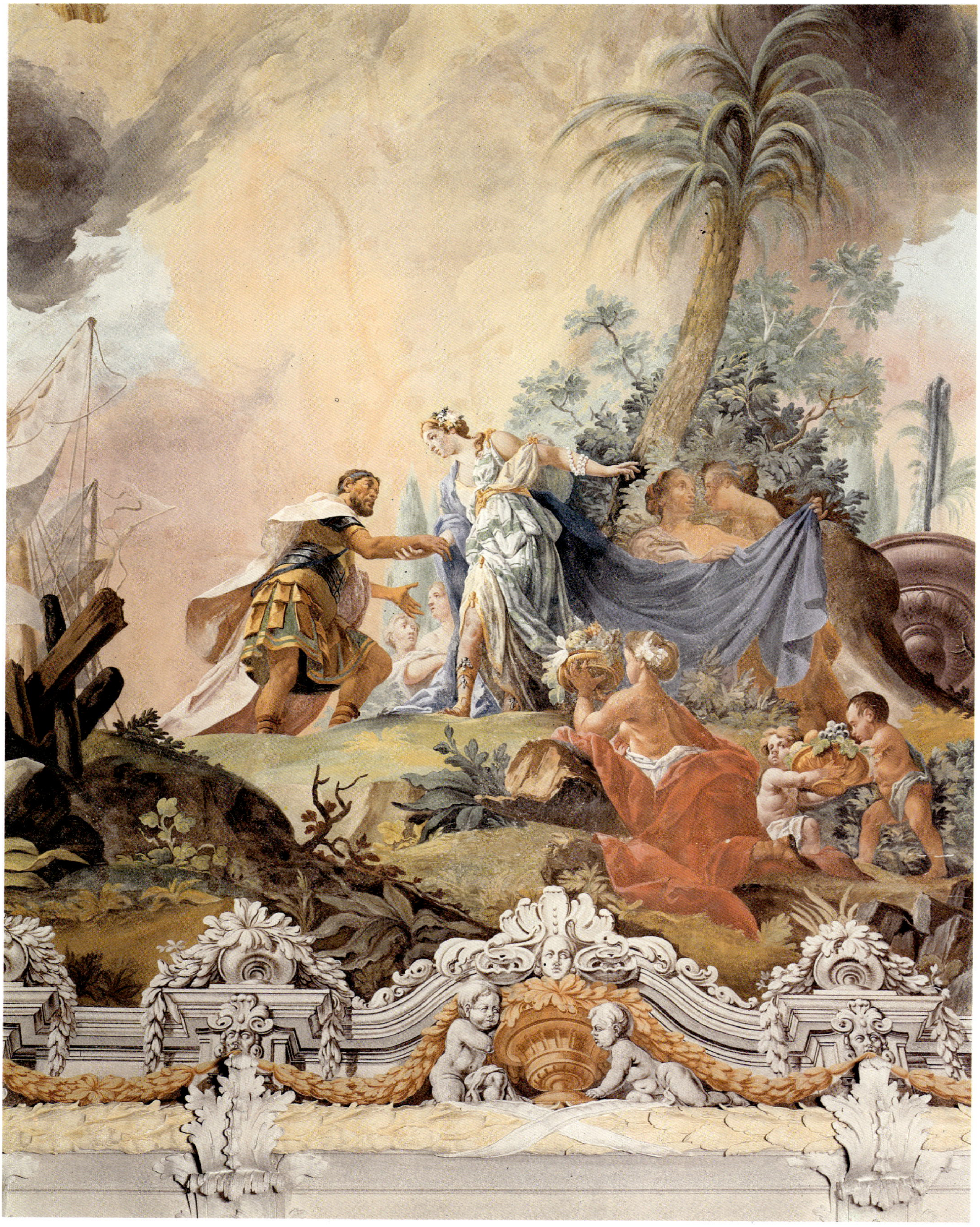

Farbabb. 10 Neues Schloß Schleißheim, Speisesaal,
Deckenfresko von Christian Thomas Wink, 1768–1771: Landung des Odysseus bei der Nymphe Calypso

einschneidenden Fenster!)[2] Ikonographisches Vorbild des Antiquariums war offenbar die Sala delle Carte Geografiche im Vatikan, ebenfalls tonnengewölbt und mit den Bildern des Antiquariums verbunden durch die topographische Darstellung der Gebiete des Herrschaftsbereichs: im Falle des Vatikans Landkarten der päpstlichen Territorien, im Falle des Antiquariums Städte und Märkte des Landes Bayern.

Unmittelbar im Zusammenhang mit der Ausmalung des Antiquariums steht die des ihm vorgelagerten Grottenhofes, ebenfalls ›al fresco‹, diesmal aber nicht bekrönt von christlichen Tugenden, sondern mit dem Thema des Merkur-Mythos. Und noch einmal wird zu Beginn des 17. Jahrhunderts im Anschluß an diese Zyklen in den Bauten am Kaiserhof der Münchner Residenz ein großes ikonologisches Programm verwirklicht. Der tonangebende Maler ist hier der Niederländer Peter Candid, in Italien geschult und am Münchner Hof ebenso wie auf der Trausnitz ob Landshut und im Alten Schloß Schleißheim die beherrschende Figur für die großen Raumprogramme der fürstlichen Appartements. Die Bilder der Trausnitz und des Alten Schlosses Schleißheim sind durch Brände zerstört, die wiederaufgebaute Münchner Residenz kann durch die Kaisertreppe mit ihren Deckenfresken und den rekonstruierten Kaisersaal ebenso wie durch die Stein- und Trierzimmer und deren erhaltene Tafelbilder den Eindruck des ehemals großartigen und umfassenden Programms neu beschwören.

Bedingt durch den Dreißigjährigen Krieg, sind in Bayern bis weit nach der Mitte des 17. Jahrhunderts keine so anspruchsvollen Aufträge mehr ausgeführt worden. Doch nach dieser Zäsur kommt die Deckenmalerei am Ende des Jahrhunderts zu einer neuen und überraschend reichen Blüte. Während sich die Architektur und insbesondere die Decke des Kaisersaals der Münchner Residenz noch stark an venezianischen Decken des 16. Jahrhunderts, etwa der der Sala del Senato (1579–1581) des Dogenpalastes in Venedig, orientieren, sind die Vorbilder der Deckenmalerei des ausgehenden 17. Jahrhunderts weiter südlich in den Zentren des mittelitalienischen und römischen Barock zu suchen. Dies gilt ebenso für den kurfürstlich-bayerischen Süden wie für den fürstbischöflich-fränkischen Norden bis hin zu den protestantischen Residenzen Coburg und Ansbach. In letzterer malte Carlo Carlone 1734/35 ein großes Deckengemälde (Farbabb. 5). Carlone wurde aus dem ebenfalls protestantischen Ludwigsburg hergerufen und war ein virtuoser Freskant, an der römischen Akademie ausgebildet, der zusammen mit seinen oberitalienischen Baumeister- und Stukkateurkollegen große Aufträge in Süddeutschland erhielt.

Doch zurück zu den Anfängen des großen Aufschwungs der Deckenmalerei am Ende des 17. Jahrhunderts in Süddeutschland. 1695/96 entstand die Ausmalung der Decke in der Klosterkirche Herrenchiemsee durch Joseph Eder von Neubeuern. So wenig ihr schlechter Erhaltungszustand erkennen läßt, so steht sie doch dem Typus der in Stuckdekoration eingebetteten Bilder nach gleichwertig neben den großen Ausmalungen Georg Asams in den süddeutschen Klosterkirchen, etwa Tegernsee und Benediktbeuren aus den Jahren zwischen 1681 und 1696.[3] Das Indiz der virtuos beherrschten Architekturverkürzungen deutet augenfällig darauf hin, daß die bayerischen Maler die italienische barocke Deckenmalerei des 17. Jahrhunderts gekannt haben. Die italienische Basis wird auch an einem Gründungswerk der barocken Deckenmalerei in Süddeutschland erkennbar, nämlich der Ausmalung des Schlosses Lustheim bei Schleißheim, die auch bezüglich der Erhaltung einzigartig ist (Abb. 10). Der aus Italien stammende bayerische Hofmaler Giovanni Trubilio hat 1686 den ersten Auftrag für vier Deckenbilder erhalten; mit ihm zusammen arbeiteten als ein weiterer Italiener Francesco Rosa sowie der Deutsche Johann Anton Gumpp. 1687 waren die Fresken fertiggestellt.[4] Es handelt es sich bei der Ausmalung des Schlosses Lustheim insofern um eine Gründungsurkunde der barocken Deckenmalerei in Süddeutschland, als erstmals vollständig auf die Einbettung der Deckenbilder in eine Stuckdekoration verzichtet wurde. Diese hielt sich bis zum Ende des Jahrhunderts noch immer bis hinauf in den Bereich des protestantischen Coburg, wo in der Ehrenburg teilweise italienische Maler die illusionistische Deckenmalerei des römischen Barock an die Decke setzten (Gobelinzimmer), während die deutschen Stukkateure auf ihren üppigen Stuckrahmungen bestanden. Die großflächigen Deckenbilder freilich des Coburger Riesensaals (1697–1699) sind nach Stichen des Franzosen Perrault (1693) entstanden.

Die Abfolge der Aufträge für Deckengemälde in dem Zeitraum 1690–1750 war nicht kontinuierlich, sondern läßt sich in drei Phasen gliedern: eine erste um das Jahr 1700, eine zweite um das Jahr 1730 und eine dritte um das Jahr 1750. Ob dies Zufall ist, ob geschichtlich bedingt oder durch die Generationenfolge der ausführenden Künstler, muß hier dahingestellt bleiben. Zur ersten Gruppe gehört jedenfalls noch die Ausstattung des Großen Saals in Schloß Nymphenburg 1701/02 durch Johann Anton Gumpp, die heute verloren ist, während sich die an die Decke gesetzten Leinwandbilder in den Appartements aus dieser Zeit noch erhalten haben.[5] Zur ersten Gruppe gehört aber auch die vollständig erhaltene Ausmalung des Kaisersaals der neuen Residenz Bamberg (Farbabb. 3) von dem aus Tirol stammenden Würzburger Hofmaler Melchior Steidl. Dieses für Süddeutschland sensationelle Werk eines Riesenfreskos für einen Profansaal war tatsächlich, wie es der Auftraggeber Lothar Franz von Schönborn verlangt hatte, ›etwas Neues‹. Hier wurde nämlich ein einheitliches Gesamtkonzept mit einem in die Architekturmalerei eingebetteten großen Deckenbild verwirklicht, das, immer in gemalter Form, auch ›finti di bronzo e marmo‹ ebenso wie Reliefs und Grisaillemalereien einbezog. Hinter allem steht, erstmals konsequent eingesetzt, die Deckenmalerei des römischen Barock, nämlich die des Pietro da Cortona, insbesondere im Palazzo Barberini in Rom. Die konsequente Verarbeitung des Vorbildes unterscheidet das Verfahren von der vorher geübten Praxis der Entlehnung aus disparaten italienischen Vorbildern, wobei man bis auf Paolo Veroneses Deckenbilder oder, je nach Bedarf, auf Ciro Ferri oder die Allerheiligenhimmel Giovanni Lanfrancos in Rom zurückgriff. Die Bamberger Decke war so richtungweisend, daß sie ihrer Konzeption nach von dem Münchner Maler Benedikt Albrecht 1713–1715 für das große Deckenfresko des Kaisersaals im Kloster Herrenchiemsee übernommen wurde (Abb. 5). Im Mittelbild allerdings wirkt dort immer noch der Einfluß Paolo Veroneses nach, dessen luftige Architekturen bereits Georg Asam verwendet hatte.

In der zweiten Phase der großen Deckenbilder für Bayerns Schlösser wird Konzept und Komposition der großflächigen Gemälde bereits souverän beherrscht. Stichwerke zur ›Perspectiva‹, wie das des Frate Pozzo, sind schon 1706 und 1709 in Augsburg auf deutsch erschienen. Ihre Anweisungen zur Perspektivmalerei gehören zum Grundwissen der Freskanten, so daß Zitate bereits wie Topoi wirken. Die Aufträge des Münchner Hofes bleiben italienisch orientiert, so auch die Ausmalung des Piano Nobile im Neuen Schloß Schleißheim von Jacopo Amigoni, der seit 1723 seine Deckenbilder in schwindelnde Himmelshöhen ausweitet, wobei Verkürzung und Luftperspektive ebenso wie Raum- und Farbperspektive gekonnt Anwendung finden (Abb. 6). Trotz der Quadraturmalerei bleibt sein eigentliches Metier doch die Figurenwelt im Himmelsraum. Insoweit unterscheidet er sich von seinem deutschen Malerkollegen Cosmas Damian Asam, der zwar seit 1721 im Treppenhaus des Schlosses ein reines Figurenbild malt, die Decke der dortigen Maximilianskapelle (Abb. 7) aber unter ausgeprägter Verwendung gemalter architektonisch-dekorativer Rahmungen freskiert. Auch wenn Amigoni weit gereist war und noch weiter, unter anderem nach England reisen sollte, der auf Süddeutschland begrenzte Cosmas Damian Asam war ihm ebenbürtig auch darin, daß er seine italienische Lektion gründlich gelernt und in seiner Kunst umgesetzt hat. Doch merkt man ihm an, daß er von der römischen Akademie mit ihrer am klassischen Ideal orientierten Kunst herkam, während Amigoni in seiner atmosphärischen Malerei die Herkunft aus Venedig und auch Neapel nicht verleugnen kann.

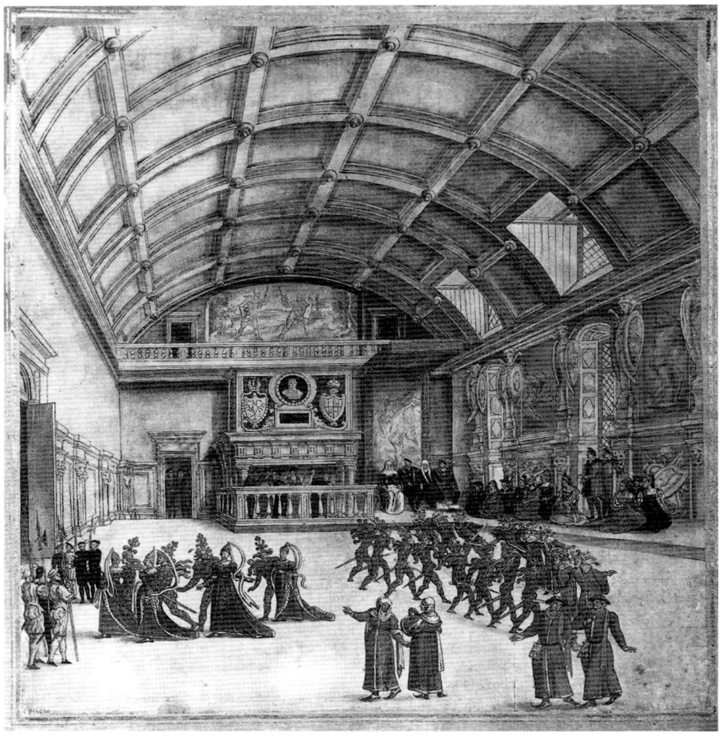

Abb. 3 ›Fest im Großen Saal von Binche, 29. August 1549‹, Zeichnung eines unbekannten Künstlers, um 1550, Brüssel, Bibliothèque Royale Albert Ier

Abb. 4 Residenz München, Antiquarium, Ausmalung 1586–1590 (Vorkriegsaufnahme)

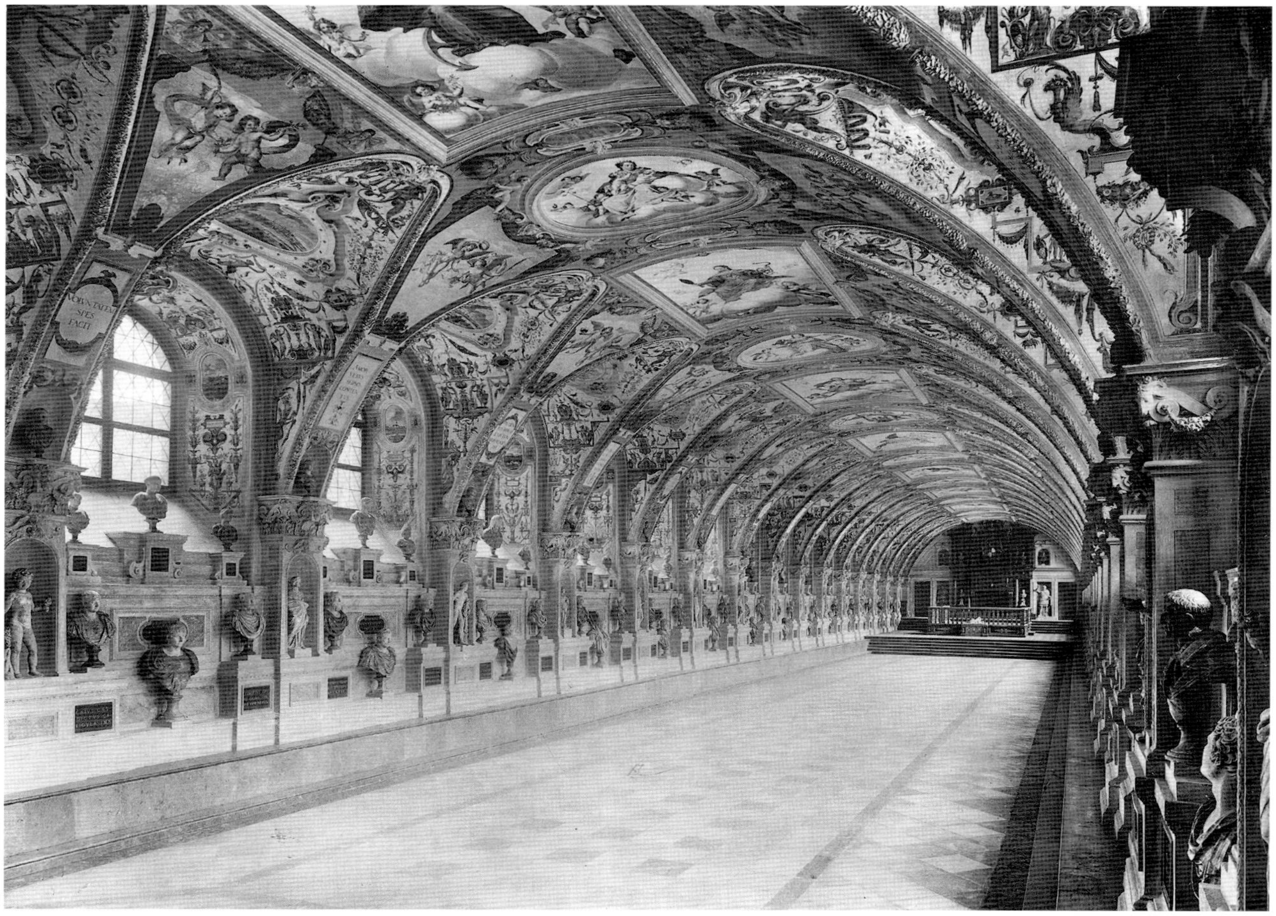

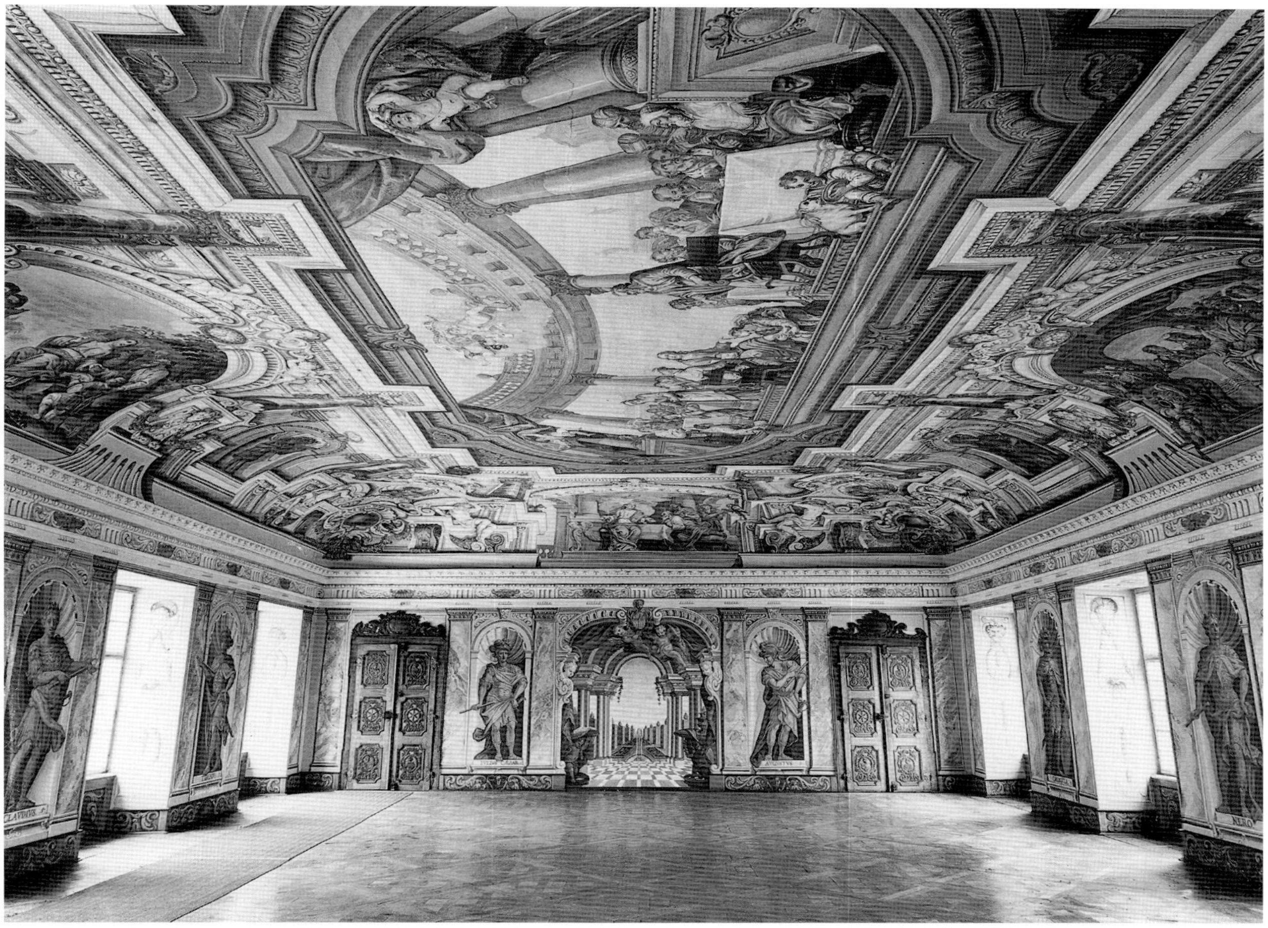

Abb. 5
Altes Schloß Herrenchiemsee, Festsaal im Fürstenstock, Ausmalung von Benedikt Albrecht, 1713–1715

Gerade das Beispiel des Neuen Schlosses Schleißheim zeigt, wie die großen repräsentativen Bauaufgaben des ersten Viertels des 18. Jahrhunderts der Deckenmalerei Gelegenheit boten, sich mächtig und raumgreifend zu entfalten. Nicht nur, daß die bescheidenen Schloßkapellen zu veritablen Kirchen werden und ebenso wie in Schleißheim, so auch in Schloß Ellingen (1717/18) und sogar in der Ehrenburg des protestantischen Coburg (um 1700) respektable Deckenbilder erhalten. Auch das barocke Prunktreppenhaus bietet Gelegenheit zu ausführlichen Deckenprogrammen: früh schon an der Kaisertreppe der Residenz München, hundert Jahre später im Treppenhaus der Deutschordensresidenz Ellingen, im Münchner Bereich erneut neben Schleißheim auch ehemals im Schloß Dachau, wo die – allerdings französische, das heißt an der Wand umlaufende – Treppenanlage ehedem (1725) ein Deckenbild trug. Leider schon 1764 untergegangen ist das Deckenbild des Treppenhauses zur Grünen Galerie der Münchner Residenz von Balthasar Augustin Albrecht 1732. Die weitere Entwicklung zum Treppenhaus der Residenz Würzburg ist bekannt.

Aber auch die Festsäle, ja sogar die Decken der fürstlichen Appartements werden immer aufwendiger ausgemalt. In der Münchner Residenz entstanden in den frühen dreißiger Jahren bedeutende Deckenprogramme sowohl für die Ahnengalerie (Farbabb. 4) als auch für die Grüne Galerie. Obwohl die Bilder Balthasar Augustin Albrechts virtuos mit den perspektivischen Verkürzungen der durch Cosmos Damian Asam in Bayern eingeführten spätbarocken Deckenmalerei Roms umgehen, wie man es sonst nur von einem Freskanten erwartet, sind sie doch auf Leinwand gemalt worden, ein erneutes Indiz dafür, daß der Technik in der Deckenmalerei keine prinzipielle Bedeutung zukommt.

Bibliotheksräume sind in Schlössern eher eine Ausnahme; erwähnt werden soll aber doch die Decke der Bibliothek des ehemaligen Augustiner-Chorherrenklosters Herrenchiemsee, die 1738 von keinem Geringeren als Johann Baptist Zimmermann ausgemalt wurde. Für den Münchner Kurfürsten wurde Zimmermann erstmals 1751 mit seinem (zerstörten) Deckenbild für das Alte Residenztheater des François Cuvilliés tätig.

Mit diesem Maler und mit diesem Datum treten wir bereits in die dritte Phase der Deckenmalerei in der ersten Hälfte des 18. Jahrhunderts in Süddeutschland ein. Johann Baptist Zimmermann war es nämlich, der seit 1755, also nur wenig später als Tiepolo in Würzburg, das für das südliche Bayern an Bedeutung gleichrangige Gegenstück zur fränkischen Residenz in Nymphenburg schuf, nämlich das einzigartige Deckenbild für den Steinernen Saal des Schlosses (Farbabb. 9).

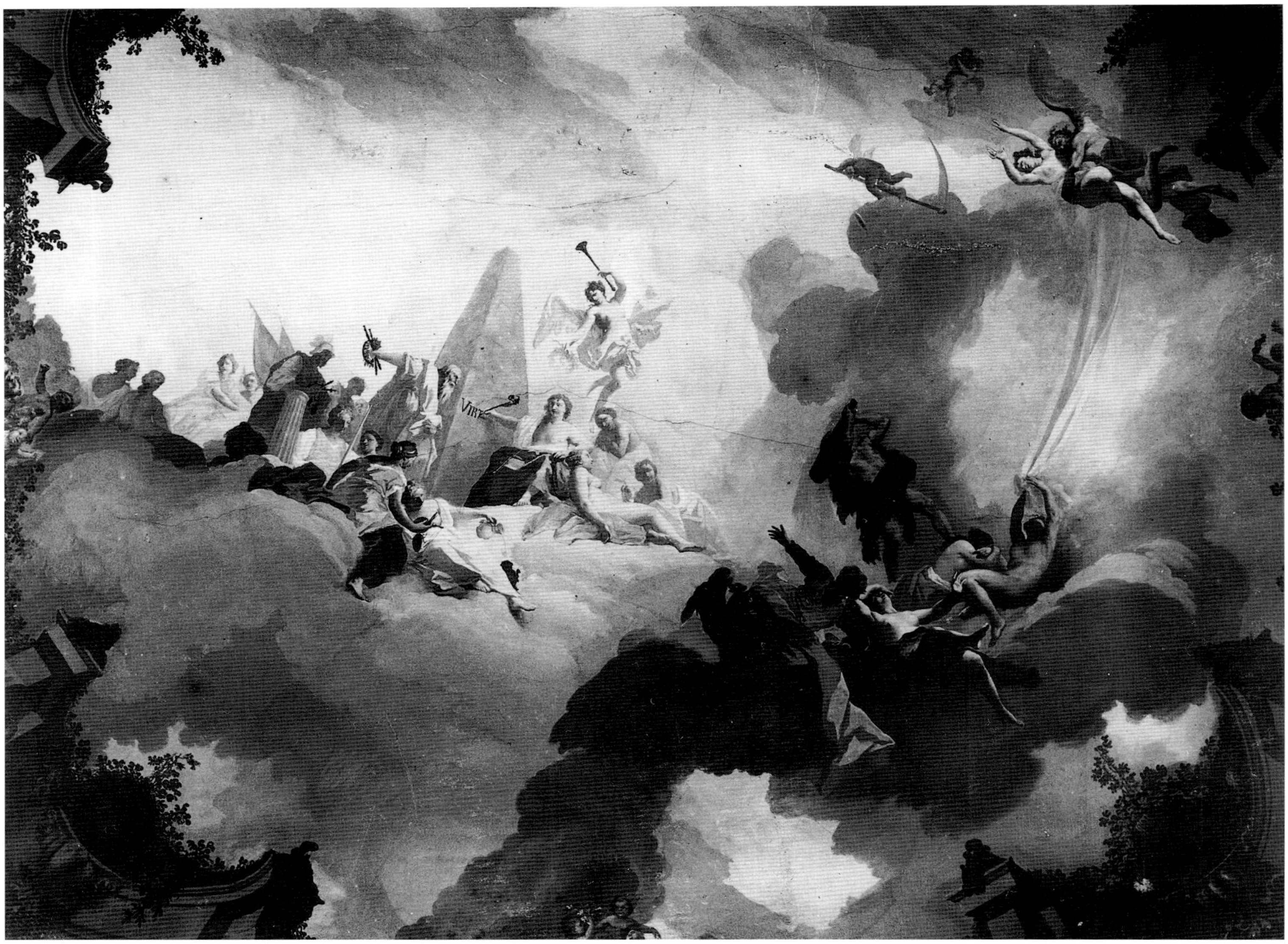

Abb. 6 Neues Schloß Schleißheim, Großes Kabinett der Kurfürstin, Deckenfresko von Jacopo Amigoni 1725: Der Triumph der Tugend (Ausschnitt)

Doch nicht nur der katholische Süden und der fürstbischöflich-mainfränkische Norden glänzten durch die neue Pracht ihrer die Festsäle und Treppenhäuser überspannenden Deckengemälde. Gegen die Mitte des Jahrhunderts zog auch der protestantische Norden mit seinen reichsfreien Markgrafschaften unter dem Regiment der Hohenzollern nach. Schon 1734 hat Carlo Carlone den Großen Festsaal der Markgräflichen Residenz Ansbach mit dem *Triumph des Guten Regiments* unter der Herrschaft Carl Wilhelm Friedrichs von Ansbach ausgemalt (Farbabb. 5). Carlone ist ein virtuoser Vertreter der ›Fa-presto‹-Malerei, der seine Souveränität in der Darstellung des Himmelsraums durch unzählige Figuren unter Beweis stellt, die er ohne alle Zuhilfenahme von Architekturmalerei nur mit Wolken und dem Spiel des Lichts gruppiert.

Ein weiteres Zentrum der Bauaktivität protestantischer Herrscher war zu dieser Zeit die Markgrafschaft Bayreuth unter der kunstsinnigen Fürstin Wilhelmine. Auch sie räumt den Deckengemälden breiten Raum ein, in bescheidenerem Rahmen, aber mit einer ausgetüftelten Ikonologie. Sie ließ schon 1736 durch Benjamin Müller, als Leinwandbild und nicht ›al fresco‹, in ihrem Opernhaus Apoll als Musenherrscher an die Decke malen (Farbabb. 6), wohl unter dem Einfluß Galli Bibienas, eher akademisch-trocken als genial. Bedeutender sind dann die Bilder in der Eremitage, von dem Italiener Torrelli einerseits und von dem Deutschen W. Wunder andererseits ausgeführt. Bei dem letzteren lassen sich deutliche Einflüsse der französischen Malerei insbesondere in den Figurengruppen, aber auch in den Gartenstaffagen erkennen (Farbabb. 7), ein Zeichen dafür, daß die verwandtschaftlich verbundenen preußischen Höfe von Potsdam und Bayreuth mit der französischen Kulturszene der Zeit korrespondierten.

Die Würzburger Decken Tiepolos sind ohne Zweifel die Krönung der süddeutschen Deckenmalerei, zugleich Höhepunkt und Ende der spätbarocken Deckenmalerei Europas. Doch selbst in der Residenz Würzburg sind sie nicht ohne Vorläufer. Rudolph Bys malte bald nach 1735 das Deckengewölbe der Würzburger Hofkirche, virtuos, aber trocken, die römischen Allerheiligenhimmel des Hochbarock ebenso als Grundlage seines Handwerks beherrschend wie Andrea Pozzos Perspektivkuppeln. Etwa gleichzeitig hat Clemens Lünenschloß 1738 die heute zerstörten Decken der Kaiserzimmer der Würzburger Residenz ausgemalt. Überraschend fortschrittlich ist das Deckengemälde der dortigen Sala Terrena von Johann Zick 1750 (Farbabb. 8) deshalb, weil es eine Gartenlandschaft an die Decke projiziert. Nicht der Himmel auf Erden, sondern die irdische Welt an den Himmel gesetzt: Diese Umkehrung markiert das Ende der spätbarocken Deckenmalerei.

Gleiches geschah 1755–1757 in der Gestalt der Gartenlandschaft Johann Baptist Zimmermanns an der Decke des Steinernen Saales in Schloß Nymphenburg (Farbabb. 9). Gleichzeitig, zwischen 1751 und 1753, entstanden die Fresken Giovanni Battista Tiepolos für den Kaisersaal und das Treppenhaus der Würzburger Residenz. Unbemerkt war seine Zeit schon an ihm vorbeigegangen, war das Deckenfresko mit den großen mythologischen Themen und Figuren im Olymp und im christlichen Himmel zum Anachronismus geworden. Wenn Tiepolo Kraft und Monumentalität der klassischen Deckenmalerei auf einen letzten Höhepunkt führen konnte, so ist dies nur seinem persönlichen Genie zuzuschreiben, das noch einmal der alten Kunst Überzeugungskraft verlieh. ›Moderner‹ war das Getändel im Garten der Götter an der Nymphenburger Decke, das dann hinführte auf das schöne und bezaubernde, aber nicht mehr monumentale Deckenbild mit Calypso und Odysseus, 1768–1771 gemalt von Christian Thomas Wink für den Speisesaal des Schlosses Schleißheim bei München (Farbabb. 10).

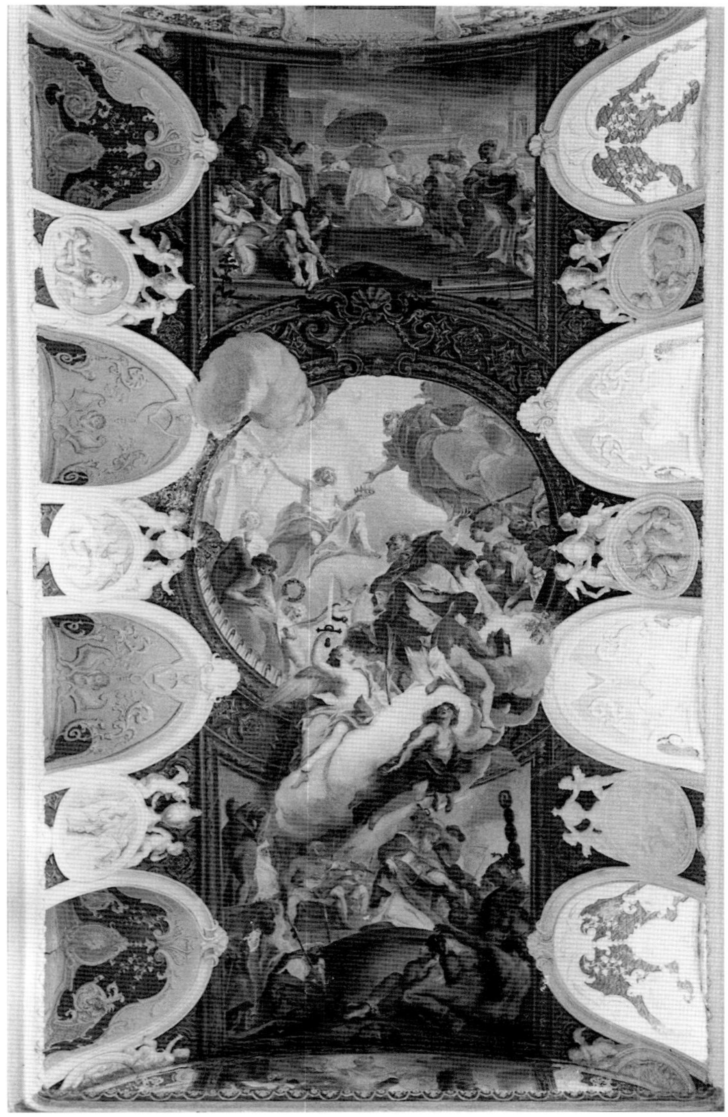

Abb. 7 Neues Schloß Schleißheim, Große Kapelle (Maximilianskapelle), Deckenfresko von Cosmas Damian Asam, 1721 (Vorkriegsaufnahme)

Italienische Grundlagen und Stilphasen der Deckenmalerei in den Schlössern Bayerns

Die frühen Fresken in der Schloßkapelle Neuburg und in der Stadtresidenz Landshut zeugen zwar schon von souveräner Beherrschung der perspektivischen Verkürzung insbesondere der Figuren, sind aber durchwegs als Einzelbilder in zu einem vorgegebenen Dekorationssystem gehörende Rahmen gesetzt, gewöhnlich aus

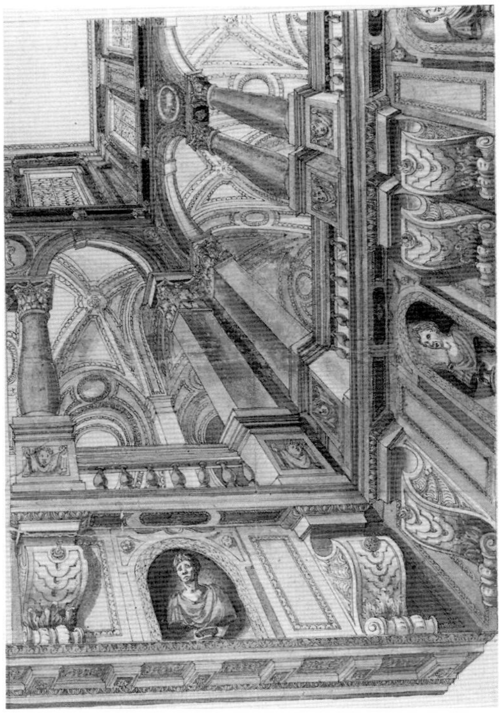

Abb. 8 Residenz München, Schwarzer Saal, Deckenfresko von Hans Werl, wohl 1602, Nachzeichnung der Südostecke von J. M. Kager 1611, Wolfenbüttel, Herzog August Bibliothek

Abb. 9 Entwurf für eine Deckendekoration, Tommaso Laureti, um 1560, Amsterdam, Rijksmuseum

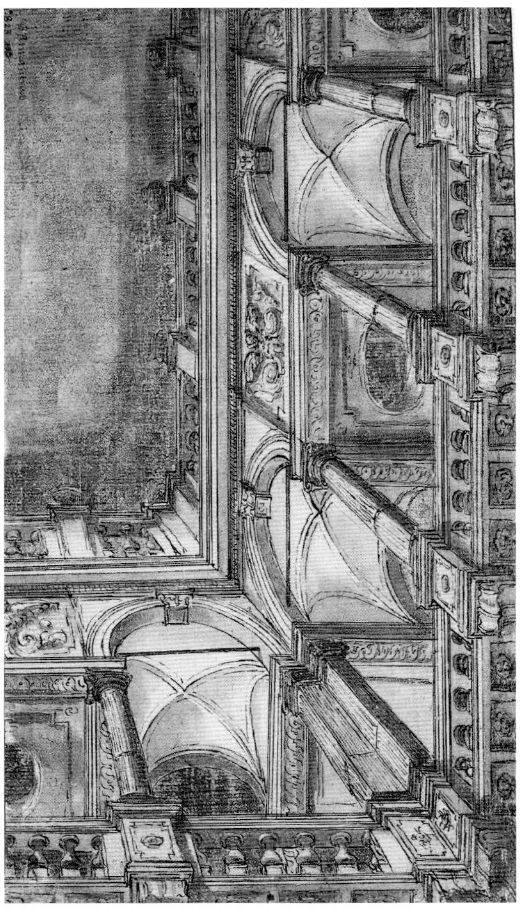

Stuck, jedoch zum Teil auch gemalt. Dieses System hält sich beharrlich auch noch zu Beginn des 17. Jahrhunderts, so in den Deckenbildern für die Residenz München und das Alte Schloß Schleißheim. Eine Ausnahme macht die Ausmalung des Schwarzen Saals in der Münchner Residenz (nach Zerstörung rekonstruiert) von Hans Werl 1602, der konsequent eine stark verkürzte Innenraumarchitektur an die Decke projiziert hat (Abb. 8). Zugrunde liegt erwartungsgemäß die italienische Perspektivmalerei; unmittelbares Vorbild war die Quadratura des Bolognesen Tommaso Laureti, zum Beispiel sein Deckenbild für den Palazzo Vizzano in Bologna um 1562 (Abb. 9).[6] Es lag also nicht am Unvermögen in bezug auf die Perspektivmalerei, daß sowohl zur Zeit Kurfürst Maximilians I. als auch nach der Mitte des Jahrhunderts für die Kurfürstin Henriette Adelheid immer noch Bilder in ein Rahmensystem an die flachen Decken versetzt wurden.

Die ersten wirklich die gesamte Raumdecke füllenden Fresken Bayerns entstanden 1685–1687 für das Schloß Lustheim bei Schleißheim. Ihre gemalten Marmorteile und Bronzereliefs, Marmorfiguren und Steinarchitekturen, in denen und von denen aus sich die Figurenwelt entwickelt und der Himmel öffnet, setzen die Decke Pietro da Cortonas für den Palazzo Barberini in Rom (1633–1639) voraus. Erneut war aber das direkte Vorbild die Bologneser Quadraturmalerei. Für die als Hypäthralraum sich öffnende gemalte Kuppel des Hauptsaals in Lustheim (Abb. 10) liegt zugrunde das 1654–1656 entstandene Apsisfresko der Rosenkranzkapelle in San Domenico in Bologna von Angelo Michele Colonna und Agostino Mitelli (Abb. 11).[7]

Das Verfahren des Einbettens des olympischen oder auch des christlichen Himmels in Architekturmalerei bleibt noch bis zum Beginn des 18. Jahrhunderts bestimmend, wofür sowohl die Decke Melchior Steidls in der Bamberger Fürstbischöflichen Residenz als auch die Decke des Kaisersaals in Herrenchiemsee von dem Münchner Maler Benedikt Albrecht Zeugnis ablegen.

Es ist auffallend, daß um das Jahr 1720 insoweit eine neue Phase der Deckenmalerei einsetzt, als zumindest im profanen Bereich die Quadraturmalerei nahezu keine Rolle mehr spielt. Jacopo Amigonis Werke für den Großen Festsaal ebenso wie für den Viktoriensaal im Neuen Schloß Schleißheim bei München kommen ohne sie aus und komponieren die Bilder nur aus mythologischer Landschaft und Götterhimmel. Wenn, wie in den Appartements dort, ornamental eingesetzte Architekturmotive auftreten, dann nur als Zitate ohne konstitutive Wirkung für das eigentliche Deckenbild. Und auch die Deckenbilder des sonst unbedeutenden Johann Anton Pinck in der Deutschordensresidenz Ellingen sind allein schon ihres Formates wegen unabhängig von den sie umgebenden Stuckgewölben; die Figuren des Götterhimmels organisieren sich nur durch Licht- und Luftperspektive. Gleiches geschieht in wesentlich bedeutenderer Form im großen Deckenbild Carlo Carlones im Festsaal der Markgräflichen Residenz in Ansbach 1734/35.

Während gegen die Mitte des Jahrhunderts und auch noch danach die Perspektivmalerei im kirchlichen Bereich insbesondere des südlichen Bayern, wohl unter dem Einfluß der Augsburger Akademie, einen neuen Aufschwung nahm, entwickelten sich die profanen Deckenfresken in den Schlössern in der eingeschlagenen Richtung konsequent weiter. Dargestellt wurde wirklich der Himmel auf Erden. Aber die Erde bestand aus Landschaft, und nicht aus Archi-

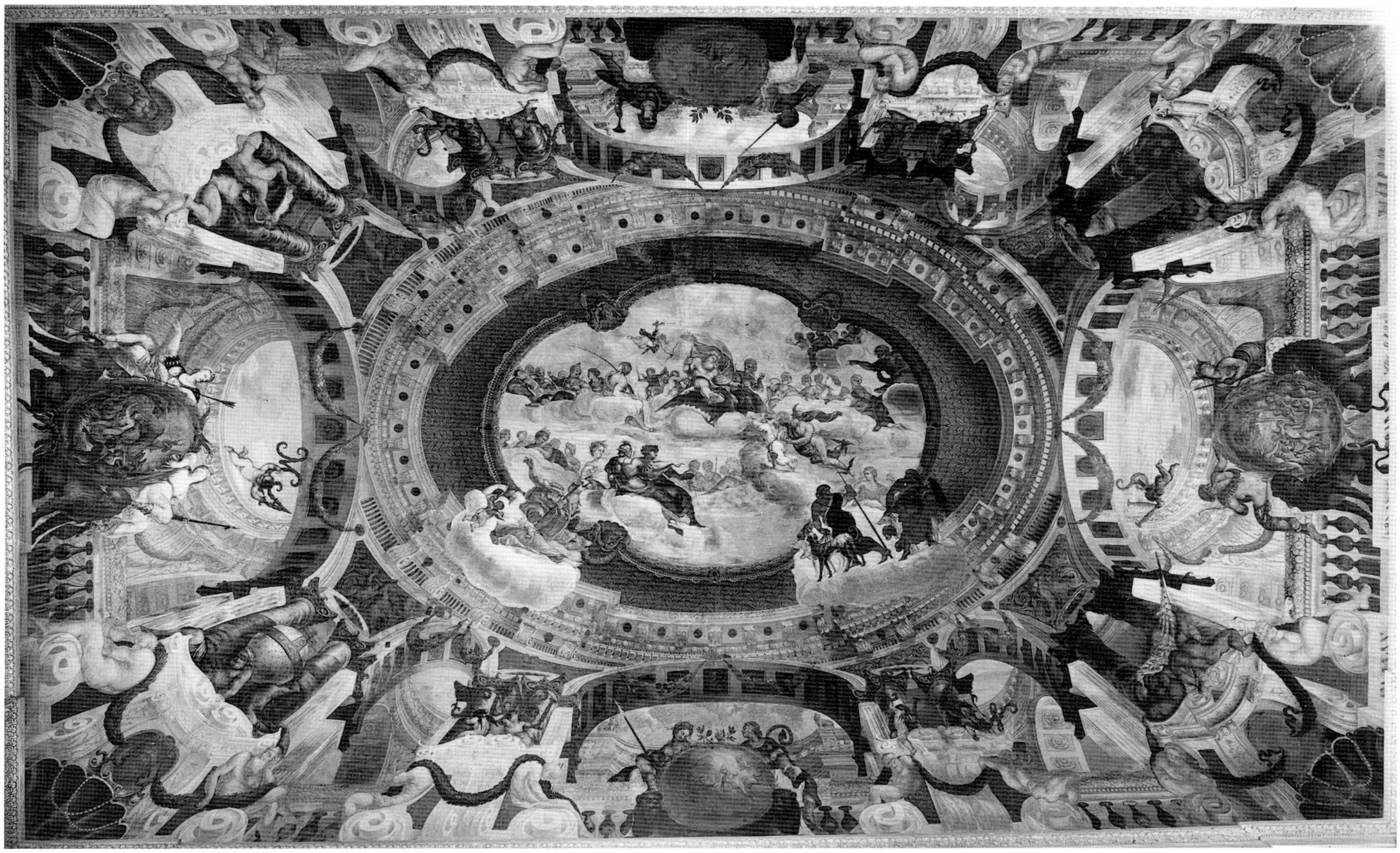

Abb. 10 Schloß Lustheim, Großer Saal, Deckenfresko von Francesco Rosa, 1684: Jupiter erhebt Diana zur Göttin der Jagd

Abb. 11 Bologna, San Domenico, Rosenkranzkapelle, Apsisfresko von Angelo Michele Colonna und Agostino Mitelli, 1654–1656: Himmelfahrt Mariae

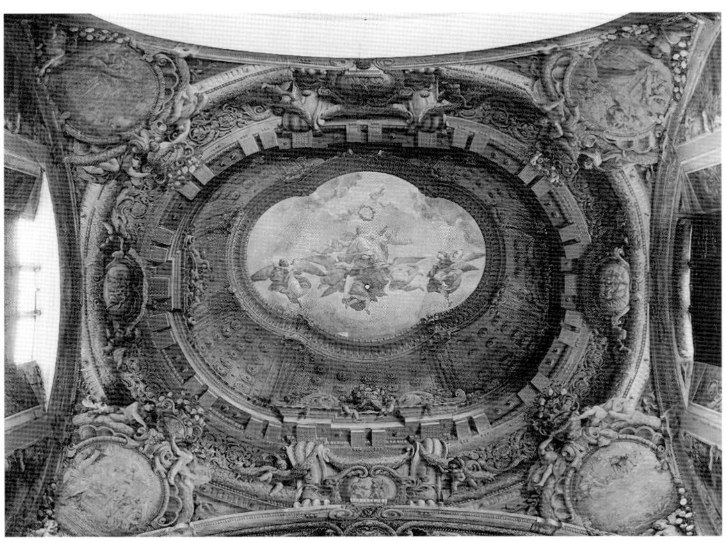

tektur, auch wenn in dieser Landschaft Architekturen mit entsprechend starker perspektivischer Verkürzung je nach Tiefe des Himmelsraumes eingebettet sein konnten.

Um die Mitte des Jahrhunderts geschah aber in einigen Schlössern mit diesem Himmel an der Decke etwas Neues: Er verwandelte sich in einen Garten – im Gartensaal der Residenz Würzburg, im Steinernen Saal des Schlosses Nymphenburg. Dies hatte seinen Grund darin, daß sich die Themen der antiken Mythologie unter dem Einfluß des französischen Rokoko wandelten zu heiteren Szenen aus der Welt Arkadiens. Auch wenn der Olymp in weit entrückter Höhe noch spürbar blieb, er war nicht mehr dominant. Das Deckengemälde repräsentierte das irdische Paradies. Und wenn, 1742 von Franz Georg Hermann gemalt, in der Fürstäbtlichen Residenz Kempten der Fürstabt selbst mit seinem Gefolge am Himmel aufzieht (Abb. 12), dann ist endgültig dieser Himmel ein irdischer Himmel geworden. Die Verklärung im Mythos weicht der Realität.

Dies aber bedeutet nichts weniger als das Ende der spätbarocken Deckenmalerei.

Die hier besprochenen Deckenbilder in den bayerischen Residenzen sind bis hin zur Mitte des 18. Jahrhunderts entweder von Italienern ausgeführt oder von deutschen Malern, die ihre Herkunft aus der italienischen Malerei nicht verleugnen können. Dies gilt ebenso für die Renaissancegemälde in Neuburg und in Landshut wie für die des in Italien ausgebildeten Peter Candid in der Münchner Residenz rund 60 Jahre später und im Alten Schloß Schleißheim, dies gilt genauso für Melchior Steidl in Bamberg und für Albrecht in Herrenchiemsee, für Salvator Rosa, Trubilio und Gumpp in Lustheim ebenso wie für Amigoni im Neuen Schloß Schleißheim, nicht zu reden von Carlo Carlone in Ansbach. Gleichsam ein Indiz für die Herkunft aus Italien ist das im Lauf der Jahrhunderte immer wiederkehrende Motiv des in starker Untersicht gegebenen sich aufbäumenden Pferdes, das sowohl bei den Göttergespannen in der Landshuter Stadtresidenz als auch zuletzt wieder bei Giovanni Battista Tiepolo in Würzburg auftritt. Jedoch sind sowohl das Deckenbild im Großen Saal der Residenz Kempten als auch das in Nymphenburg und das in der Sala Terrena in Würzburg von deutschen Malern ausgeführt. Diese Bilder lassen sich nicht mehr auf italienische Ursprünge oder Vorbilder zurückführen, sie brechen vielmehr mit dieser Tradition. Die süddeutschen Malerpersönlichkeiten haben sich emanzipiert und damit zugleich eine Epoche beendet.

Abb. 12 Fürstäbtliche Residenz Kempten, Thronsaal, Deckenfresko von Franz Georg Hermann, 1742: Verherrlichung des Fürststifts Kempten, der Fürstabt mit adligem Gefolge

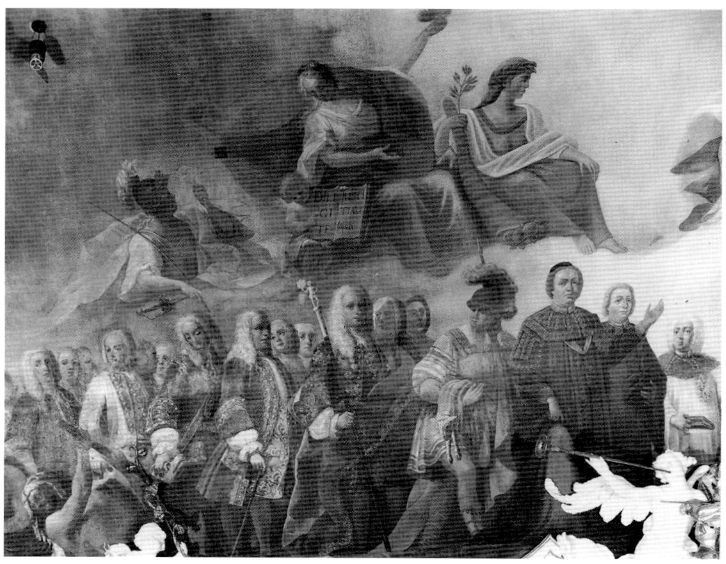

Giambattista Tiepolo faßt noch einmal im Deckenbild des Treppenhauses der Würzburger Residenz alle Traditionen und Errungenschaften aus drei Jahrhunderten europäischer Deckenmalerei zusammen und zieht so die Register des gesamten Apparates dieses Genres. Doch setzt er zugleich einen Schlußstrich unter all diese Konventionen, indem er sie aufhebt.

Er verzichtet auf jegliche rahmende Quadraturmalerei einerseits, andererseits benützt er das gebaute Kranzgesims der Architektur als Rahmen für sein Gemälde. Der Götterhimmel erscheint allein seiner Flächendominanz nach als das eigentliche Thema des Bildes; doch ist die Welt der Menschen und Tiere in den Randzonen so zwingend materiell gebildet, der Himmel so entrückt, daß die Erde, die Welt am meisten ins Auge fällt. Doch selbst diese suggestiv sich aufdrängende Trennung hebt der Künstler auf, indem er über der Verherrlichung des christlichen Europa aus dessen mittelalterlichen und klassischen Architekturchiffren einen Wolkenberg aufsteigen läßt, der sich zu einer gebauten Wolkenarchitektur, zu einem riesigen rechteckigen Wolkentor entwickelt. In dieses Wolkentor wird hineingetragen das Medaillon des verherrlichten Fürstbischofs. So entsteht entgegen aller zentralisierenden Tendenz des Deckenbildes eine dominante Ansicht, die das Hauptthema herausstellt.

Die Personenwelt jedoch wird beherrscht nicht von den Gestalten des Fürsten und seines Gefolges, sondern von den Porträts der Künstler. Daß Tiepolo selbst, der Architekt Balthasar Neumann und der Stukkateur Bossi solch dominante Rollen in der irdischen Welt der Decke spielen können, dies war erst seit der Mitte des 18. Jahrhunderts möglich und konnte nur von einem anerkannten Genius wie Tiepolo unwidersprochen verwirklicht werden.

Die Allegorie, in diesem Falle die der vier Erdteile, ist irdisch geworden, ihre mythischen Figuren haben sich materialisiert zu irdischen Lebewesen, deren überzeugende Lebendigkeit durch karikierende Züge gesteigert wird. Himmel und Menschen – sie sind vereint in diesem Deckenbild. Doch Apoll wendet sich in die andere Richtung, Götter und Welt haben sich getrennt.

1 Sachangaben zu Deckenbildern in den staatlichen Schlössern Bayerns sind entnommen den Amtlichen Führern, herausgegeben von der Bayerischen Verwaltung der staatlichen Schlösser, Gärten und Seen, München, im einzelnen zu den Objekten: Residenz Ansbach, Neue Residenz Bamberg, Eremitage zu Bayreuth, Markgräfliches Opernhaus Bayreuth, Neues Schloß Herrenchiemsee, Schloß Ehrenburg Coburg, Schloß Dachau, Residenz Ellingen, Stadtresidenz Landshut, Altes Residenztheater München, Nymphenburg, Schloß, Park und Burgen, Residenz München, Schloßmuseum Neuburg an der Donau, Kaiserburg Nürnberg, Schloß Schleißheim, Residenz Würzburg.

2 A. Smolar-Meynart u. a., *Le Palais de Bruxelles*, Brüssel 1991 (Credit Communal), Abb. S. 165, Text S. 163 f., Anm. 41.

3 Zu Georg Asam: Eva Langenstein, *Georg Asam*, München und Zürich 1986.

4 Zu den Lustheimer Fresken: V. Berg, ›Die Lustheimer Fresken‹, in: *Anzeiger des Germanischen Nationalmuseums*, 1986, S. 86 ff.

5 Vgl. Hermann Bauer und Bernhard Rupprecht (Hrsg.), *Corpus der barocken Deckenmalerei in Deutschland*, Bd. 3: *Freistaat Bayern, Regierungsbezirk Oberbayern, Stadt und Landkreis München*, Teil 2: *Profanbauten*, München 1989, S. 357 ff. Zu den Zyklen in Nymphenburg: L. Anderson, ›Eine unbekannte Quellenschrift aus der Zeit um 1700‹, in: *Münchner Jahrbuch der bildenden Kunst*, 3. F., Bd. XXIV, 1973, S. 175 ff.

6 E. Feinblatt, *Seventeenth Century Bolognese Ceiling Decorators*, Santa Barbara 1992, S. 9.

7 Ebenda, S. 105.

STEFAN KUMMER

Ruhm und Rang der Würzburger Residenz

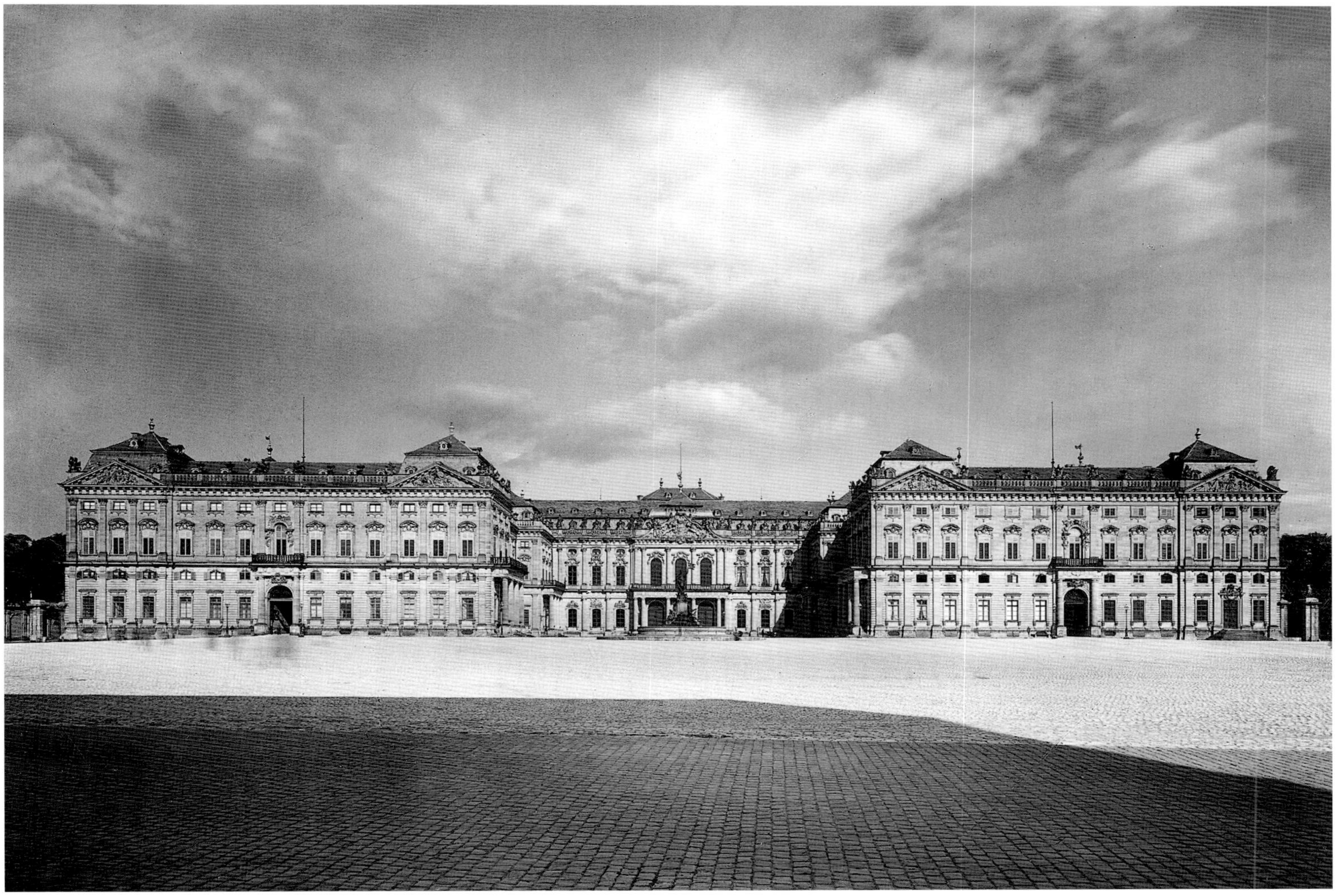

Abb. 1 Die Stadtfassade der Würzburger Residenz

Daß Giovanni Battista Tiepolo, einer der größten Maler seines Zeitalters, mit seinen glanzvollsten Werken die Würzburger Residenz schmückte, ein Bauwerk, das seinerseits zu den bedeutendsten derselben Epoche zählt, mag als einer jener glücklichen Zufälle erscheinen, wie sie selten in der Geschichte der Kunst sind. Doch war diese glückhafte Konstellation nicht allein eine Laune der Fortuna, sondern ergab sich aus den gleichgestimmten Bestrebungen des Auftraggebers wie des Künstlers. Als Fürstbischof Carl Philipp von Greiffenclau den Venezianer berief, war er entschlossen, seinen prachtvollen Residenzbau mit den Werken des besten Malers, den er gewinnen konnte, auszustatten. Tiepolo mag es, während er mit dem Agenten des Fürsten in Venedig, dem Würzburger Kaufmann Lorenz Jacob Mehling, verhandelte[1], bewußt geworden sein, daß der Rang der Würzburger Residenz, deren Hauptsaal er ausmalen sollte, ihm außerordentliche Leistungen abverlangen werde. Weniger die Aussicht auf eine glänzende Honorierung[2] als vielmehr die Möglichkeit, in einem solchen Bauwerk »seinen nahmen, und Kunst in Teütschland ebenmäßig zu verewigen«[3], wird ihn bewogen haben, sich von Venedig nach Würzburg aufzumachen. Beide, Auftraggeber und Künstler, vereinte das Streben nach dauerhaftem Ruhm, eine Triebfeder, der nur zu oft große künstlerische Leistungen ihre Entstehung verdanken.

Dies gilt in besonderem Maße auch für die Würzburger Residenz. Schon in der Frühzeit ihrer Entstehung, als noch die Würzburger und die Mainzer Planung miteinander konkurrierten, ist von dem »unsterblichen Nachruhm« die Rede, die sich der Bauherr, Fürstbischof Johann Philipp Franz von Schönborn, mit dem Bauwerk erwerben werde.[4] Darauf kommt auch das Konzept einer Urkunde anläßlich der Grundsteinlegung zur Residenz am 21. Mai 1720 zu sprechen; hier heißt es: »Dieser so herrliche, der statt und ganzem hochstift zur zierd und großem nutzen, auch dem jetzo glorwürdigst regierenden gnädigsten landesfürsten und herrn, herrn Johann Philipp Franz [...] zu unsterblichem ruhm gereichende bau ist angefangen [...] am 22. tag des monats maii im jahre 1720.«[5] Und als der Rohbau schließlich unter Fürstbischof Friedrich Carl von Schönborn vollendet war, widmeten »sambtliche Künstlere, Meistere, und Bau-leuthe« am 30. Dezember 1744 dem Bauherrn eine von diesem redigierte (!) Glückwunschadresse in Gedichtform, in der wiederum der Ruhm beschworen wird, den sich der Auftraggeber erworben habe: »So wann das Alterthum aus seiner Grufft solt steigen, / Zu sehen den Pallast in dieser zeith geführt, / So würd' es billiglich von seinem schmucke schweigen / Womit es vorhin hat das alte Rom geziert. / Dein ruhm, o guther Fürst! wird ewig hier verbleiben, / So lang ein Quater-Stein nur auf dem andern steht, / Die Musen werden Dir ein solches Denckmahl schreiben, / Das weder durch die zeit, noch sonst zu Grunde geht.«[6] Im Richtspruch, den ein Zimmermann am selben Tage aufsagte, ist indessen vom Ruhm des Bauwerks selbst und seines Architekten die Rede: »O Welt=erschollnes Werck! ein Wunder unsrer Zeiten, / An dem Kunst und Natur sich um den Vorzug neyden, / [...] Das

Abb. 2 Die Stadtfassade des Nordflügels

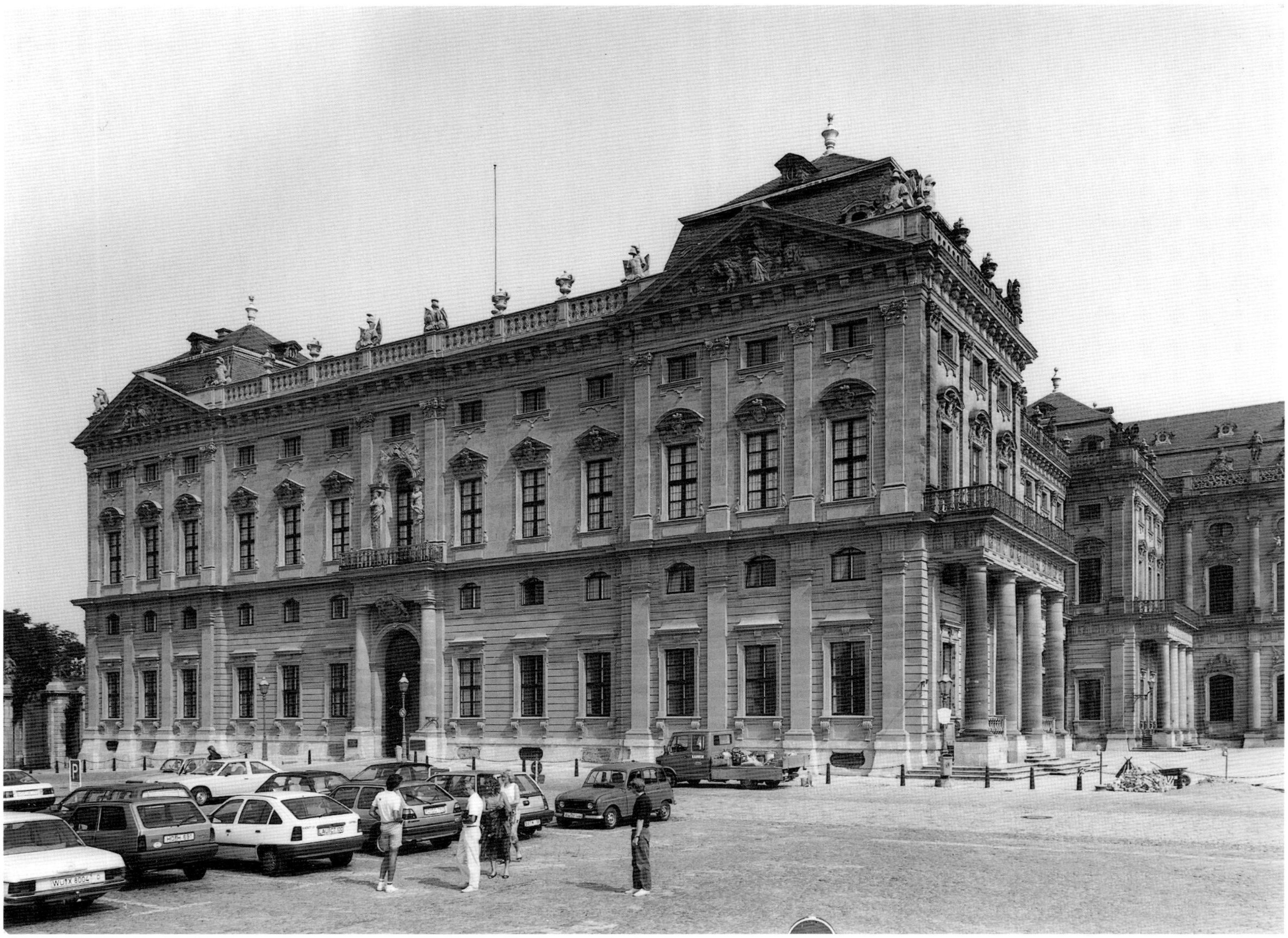

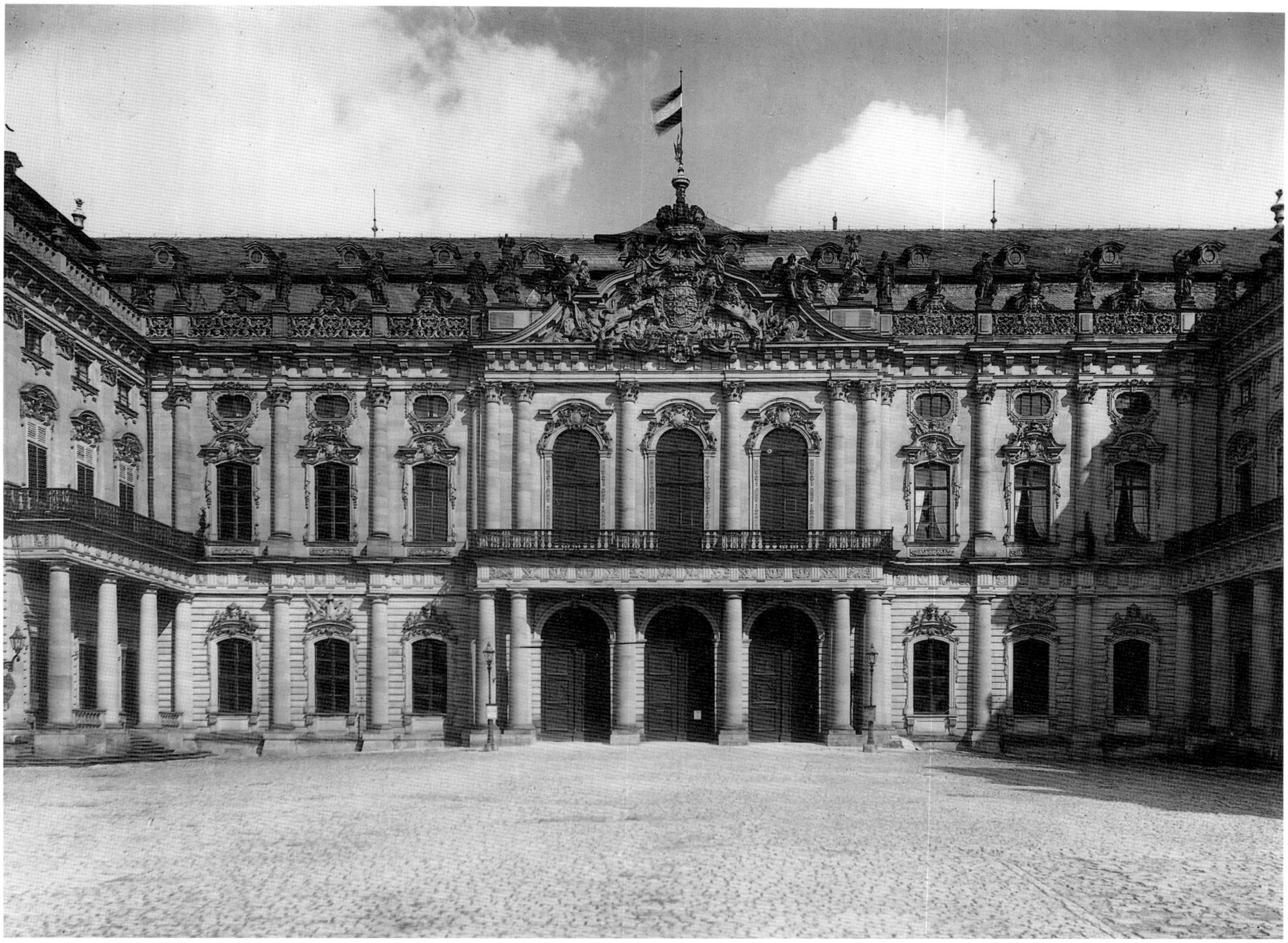

Abb. 3 Ehrenhof und Corps de Logis

gantze Werck an sich thut seinen Meister loben, / Und wer mag dieser seyn? ein Neu=berühmter Mann, / Der Künstler und Werck=Leuth sorgfältigst gewiesen an.«[7] Daß Balthasar Neumann zu Lebzeiten und darüber hinaus – selbst noch in der ersten Hälfte des 19. Jahrhunderts[8] – bis zum heutigen Tage als berühmter Baumeister galt und gilt, steht außer Zweifel. Aber war die Residenz in Würzburg tatsächlich zur Zeit ihrer Erbauung ein »welt=erschollnes«, das heißt weithin ›berühmtes‹ Bauwerk, oder stellte sich dies so nur aus dem verengten würzburgischen Blickwinkel des unbekannten Gedichtverfassers von 1744 dar?

Noch ist die Ruhmesgeschichte der Residenz nur in Ansätzen bekannt[9]; vor allem wissen wir wenig über ihre Fama im 18. Jahrhundert. Immerhin geben einzelne Quellen zu erkennen, daß der Bau in der Tat schon bald, nachdem er begonnen war, Aufsehen erregte. Besonders in Wien hat man aufmerksam den Würzburger Residenzbau mitverfolgt: Prinz Eugen, selbst ein leidenschaftlicher Bauherr, erteilte im Frühjahr 1721 dem »riß« der Residenz »durchgehents die approbation«.[10] Drei Jahre später ist sogar von dem »besonderen wohlgefallen« die Rede, welches das »magnific- und recht fürstliche gebäu« bei Prinz Eugen, Graf Harrach, Graf Gundacker von Starhemberg und anderen Wiener Herrschaften erregt habe.[11] Einem fast zur selben Zeit von Philipp Ernst Graf zu Hohenlohe an Fürstbischof Johann Philipp Franz von Schönborn adressierten Brief entnimmt man, daß der in Darmstädter Diensten stehende Architekt Louis Remy de La Fosse beabsichtigte, nach Würzburg zu kommen, um »den fürstlichen weith berümbten bau zu besehen«.[12] Vom Ruf der Residenz bereits lange vor ihrer Vollendung zeugt schließlich ein Brief des Feldmarschalls Johann Josef

Graf Harrach aus Wien vom 7. Oktober 1730 an seinen Bruder, den Vizekönig von Neapel, in dem er berichtet, daß Balthasar Neumann im Auftrag Johann Philipp Franz' von Schönborn »cette fameuse residence contre le genie de jean luca [Johann Lukas von Hildebrandt]« errichtet habe.[13] Und wie man das Bauwerk seinerzeit dem Rang nach einschätzte, gibt eine Äußerung der kritischen, scharfzüngigen Schwester Friedrichs des Großen, der Markgräfin Wilhelmine von Bayreuth, wieder: In ihren Memoiren schreibt sie, daß man die Residenz (die sie 1737 besucht hatte) »wohl das schönste [Schloß] in Deutschland nennen kann«, allerdings: »die Decorationen der Zimmer aber fand ich abscheulich«.[14] Obwohl die Residenz erst am Ende des Barockzeitalters vollendet war – weshalb sie bereits bei ihrer Fertigstellung leicht als ›veraltet‹ hätte gelten können –, wird der Bau auch noch in der zweiten Hälfte des 18. Jahrhunderts in Philipp Wilhelm Gerckens Beschreibung seiner Reisen durch Süddeutschland als das »schönste und regulairste Schloß in Deutschland« bezeichnet.[15] Das überschwengliche Lob, das Carl Gottfried Scharold im Jahr 1805 der Residenz spendet, scheint demnach nicht allein Ausdruck lokalpatriotischer Gesinnung zu sein, sondern dürfte tatsächlich eine weitverbreitete Meinung wiedergeben: »Wenn man von ihm [dem Residenzgebäude] sagt, daß es mit allen Pallästen der Herrscher Deutschlands in Schönheit und Regelmäßigkeit wetteifere, und unter diesen keinen über sich finde; wenn man sagt, daß selbst die Residenzen von London, Rom, Turin, Neapel, Parma, Stockholm u. s. w. kein so schönes, großes, imposantes Ganzes bilden, wie die hiesige; so ist diese Behauptung zwar äußerst befremdend, doch buchstäblich wahr. Ein ganz eigener erhabener Styl, und ein eben so glücklich ersonnener als kunstreich ausgeführter Plan sind diejenigen seltenen Eigenschaften, die der Würzburger Residenz so viel Würde und Großheit geben. Man sieht sie von aussen, und man staunt und bewundert; man beschaut ihr Inneres, und man wird entzückt.«[16]

Mit der Etablierung der wissenschaftlichen Disziplin der Kunstgeschichte im 19. Jahrhundert wuchs der Ruhm der Residenz unaufhörlich. Bereits im ersten *Handbuch der Kunstgeschichte* überhaupt, das Franz Kugler im Jahre 1842 veröffentlichte, wird sie als einziger Schloßbau des deutschen Barock neben dem des Andreas Schlüter in Berlin erwähnt: »Dann ist etwa noch Joh. Balth. Neumann zu nennen, der von 1720–1744 die stattliche fürstbischöfliche Residenz zu Würzburg erbaute.«[17] Einige Jahrzehnte später bezeichnet Cornelius Gurlitt dann den Bau als das »vielleicht [...] vollendetste Werk des Barockstiles überhaupt« und schreibt weiter: »Ein Zug von feingeistiger Vornehmheit liegt über dem sorgfältig in Sandstein ausgeführten Bauwerke, welcher ihn über die meisten anderen deutschen Fürstenschlösser erhebt.«[18] Gurlitts »vielleicht« ersetzte Georg Dehio durch die bestimmte Feststellung, daß »das Würzburger Schloß der vollkommenste Profanbau des 18. Jh.« sei.[19] Dieser Superlativ wurde freilich in jüngerer und jüngster Zeit noch mit der Kennzeichnung der Residenz als »Schloß über allen Schlössern«[20] und durch das folgende Urteil Erich Bachmanns übertroffen: »Kein anderes Schloß, weder in Deutschland, noch in den romanischen Ländern, übertrifft die Würzburger Residenz an abendländischer Weite und synthetischer Kraft.«[21] Solche Feststellungen, in denen die Ruhmesgeschichte der Residenz gipfelt, enthalten manifeste Aussagen zum Rang des Bauwerks, der heute überwiegend in der Vollkommenheit seiner architektonischen Gestaltung mittels Symmetrie, Gliederung und Proportionierung sowie in der synthetischen Leistung, die eine Epoche europäischer Architektur abschließt, gesehen wird.[22]

Abb. 4 Die Südfront

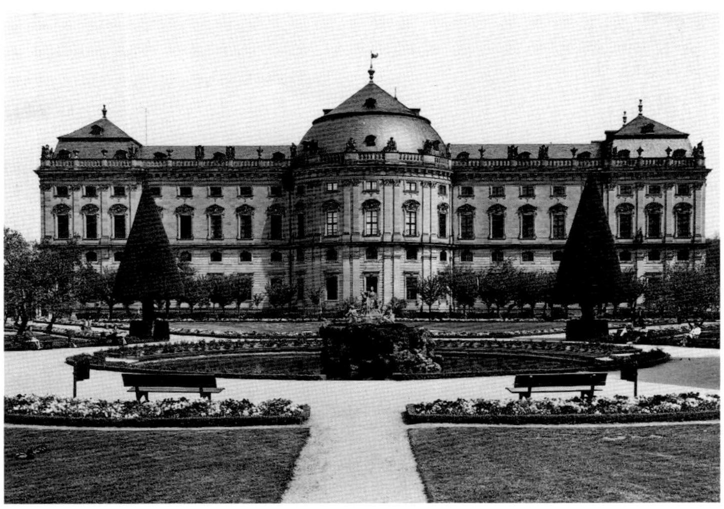

Die Anfänge des Residenzbaus im Herbst 1719 ließen kaum erwarten, daß hier in Würzburg einmal ein Schloß von europäischem Rang entstehen würde. Zunächst hatte der erste – und entscheidende – Bauherr, Fürstbischof Johann Philipp Franz von Schönborn, nur daran gedacht, ein etwa zwei Jahrzehnte zuvor errichtetes, niemals bezogenes ›Schlößlein‹ auf dem Rennweg umzubauen und beträchtlich zu erweitern. Als dieses sich aber nach eingehender Untersuchung als baufällig erwies und zudem infolge glücklicher Umstände plötzlich reichliche Finanzmittel zur Verfügung standen, wuchs sich um die Jahreswende 1719/20 das Bauvorhaben ins Großartige aus. Die Lage und das Volumen des ausgeführten Bauwerks wurden in den ersten Monaten des Jahres 1720 von Johann Philipp Franz von Schönborn und seinem Architekten Balthasar Neumann unter tatkräftiger Mithilfe des Mainzer Kurfürsten Lothar Franz von Schönborn und ›seiner‹ Architekten, namentlich des Maximilian von Welsch, festgelegt.[23] Ab 1723 nahmen die französischen Architekten Robert de Cotte und Germain Boffrand, ab 1730, unter dem zweiten Bauherrn, Friedrich Carl von Schönborn, auch der Wiener Architekt Johann Lukas von Hildebrandt Einfluß auf die Bauplanung, der sich jedoch nur in – zum Teil nicht unwesentlichen – Einzelheiten, nicht indessen in der Disposition und der Komposition des Baukörpers und auch nicht in den Grundtatsachen der Gliederung und deren Proportionierung niedergeschlagen hat.[24] Denn trotz des überstürzten Baubeginns, wobei die Gestaltung vieler Einzelheiten der Architektur erst im Verlauf der Bauzeit gründlich bedacht wurde, steht doch fest, daß die »Hauptfigur«[25] des Bauwerks, seine grundrißliche Anlage, die Verteilung der Massen, die Aufrißgestaltung der Seitenfassaden sowie der stadtseitigen Flügelfronten und schließlich auch die Abfolge der Hauptsäle schon in der Frühzeit der langen Baugeschichte geplant worden sind und daß Balthasar Neumann, in enger Abstimmung mit dem Bauherrn, die entscheidenden Ideen hierfür beisteuerte. Selbst die seinerzeit sehr einflußreichen ›Baudirigie-

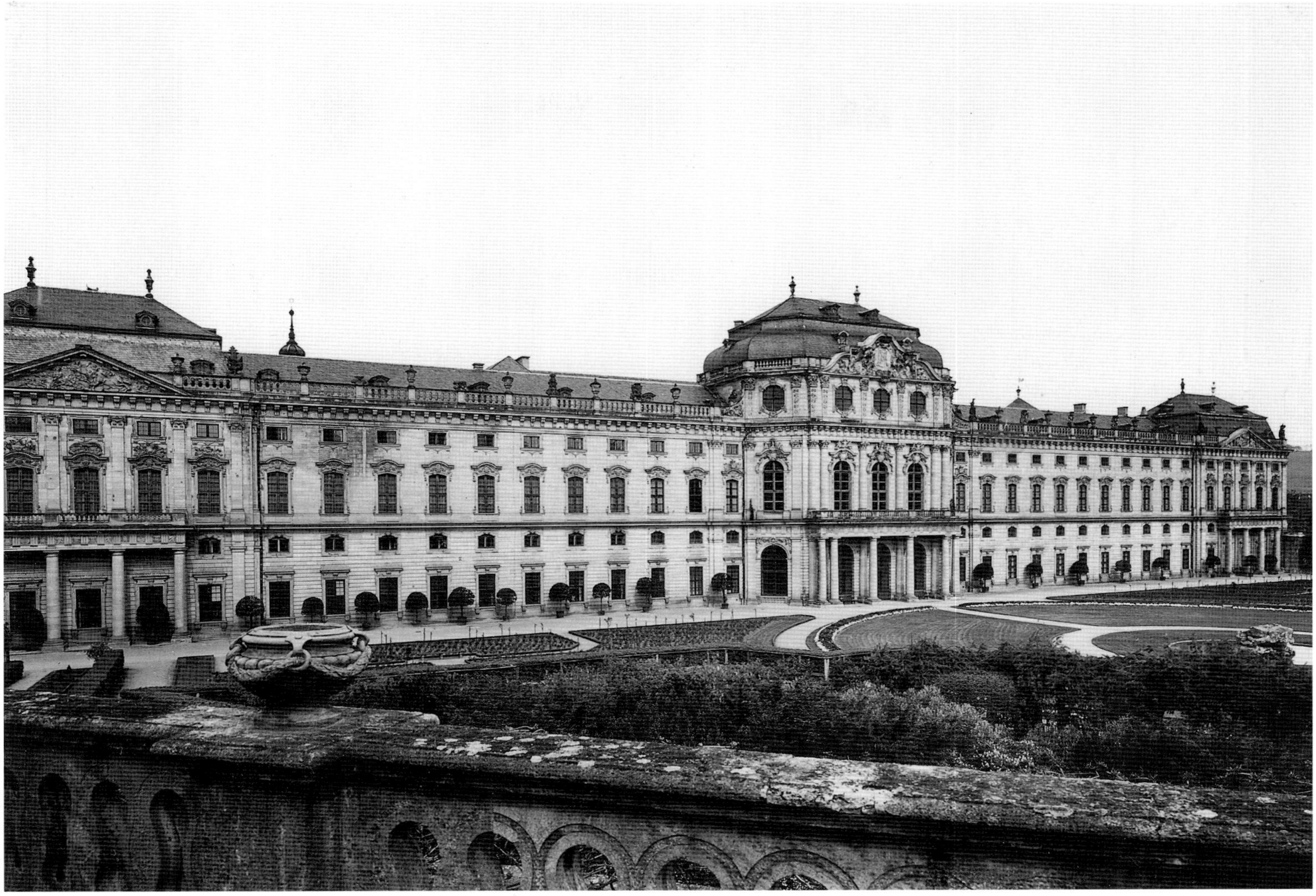

Abb. 5 Die Gartenfassade

rungsgötter‹ des Kurfürsten Lothar Franz von Schönborn haben sich nur in Einzelheiten der Baugestaltung durchsetzen können.[26] Daß Neumann der eigentliche Architekt der Residenz war, haben die Zeitgenossen offenbar sehr genau gewußt, wie die oben zitierte Äußerung des Feldmarschalls Graf Harrach von 1730 beweist. Keineswegs war er nur ein genialer oder meisterlicher Koordinator, der die verschiedenen Ideen im Sinne einer ›Kollektivplanung‹ bündelte, harmonisierte und in die Tat umsetzte. Zudem ist zu bedenken, daß er allein es war, der sämtliche Einzelheiten des Riesenbaus im Hinblick auf ihre Ausführung durchdachte und nach dessen Angaben alles bauzeichnerisch für die Handwerker und Werkleute detailliert wurde, wodurch sich erst, ungeachtet verschiedener ›Einflüsse‹ auf die Planung, jene vielgerühmte Einheitlichkeit und Vollkommenheit ergab, welche maßgeblich den Rang des Bauwerks mitbestimmt.

Begründet wird dieser allerdings weder durch die Proportionierung noch durch die formale Durchbildung des architektonischen Details, sei es auch noch so qualitätvoll wie in unserem Falle, sondern allein durch den Charakter der Residenzarchitektur als Ganzes, die, wiewohl sie Erbe einer reichen baukünstlerischen Tradition ist, so eigentümlich, um nicht zu sagen ›individuell‹,[27] erscheint, daß sie buchstäblich ›unvergleichlich‹ genannt werden darf. Auch wenn sich die Bestandteile der »Hauptfigur« wie auch die Vokabeln der architektonischen Formensprache historisch ableiten und einordnen lassen, so zeugt das Bauwerk insgesamt von höchster Originalität, die sich weniger in der synthetischen Energie zu erkennen gibt, mit der hier verschiedene künstlerische Vorbilder und Anregungen verarbeitet wurden, als vielmehr in deren souveräner Aneignung gemäß der spezifischen Aufgabenstellung. Der hohe Rang der Residenzarchitektur, der sich zwar durch eingehende Vergleiche mit zeitgenössischen Bauwerken demonstrieren ließe, kann letztlich aber nicht hergeleitet, sondern »nur aus sich selbst«, »aus seiner Aussage« bestimmt werden.[28]

Am besten läßt sich dies an der »Hauptfigur« der Residenz zeigen. Der Grundriß und die Ansicht des Schlosses von der Stadt her veranschaulichen, daß der Typus einer Dreiflügelanlage mit dem einer – verdoppelten – Vierflügelanlage verschmolzen wurde (Abb. 1).[29] Obgleich Matteo Albertis Projekt einer kurfürstlichen Residenz in der Ebene von Heidelberg als Vorbild gedient haben dürfte[30], bilden erst in Würzburg beide Bautypen ein völlig überzeugendes Ganzes, und zwar dergestalt, daß weder der eine noch der andere dominiert, sondern beide sich klar artikulieren, obwohl sie in der höheren Einheit des gesamten, blockartigen Baukörpers aufgehen. Dessen ›Aussage‹ ist unmißverständlich: Der Typus des seit der Renaissance traditionellen dreiflügeligen Lustschlosses und der des vierflügeligen Stadtschlosses[31] haben sich vereinigt, um den besonderen Charakter der Residenz zum Ausdruck zu bringen. Denn einerseits gehört sie, innerhalb des barocken Bastionengürtels gelegen, der Stadt an, andererseits ist sie an deren Rand, in fast schon suburbaner Situation angesiedelt, wie der zum Schloß gehörige Garten anzeigt. Hieraus erklärt sich das Janus-Gesicht des Bauwerks: Zur Stadt hin beschwören die relativ steilen Pavillons mit den gedrängten Rücklagen die Erinnerung an die festen Schlösser der nordalpinen Renaissance, dem Garten zu aber präsentiert sich die Residenz nach Art der Lustschlösser als breitlagernder, gedehnter Baukörper (Abb. 5).

Die der Baugestalt zugrundeliegende fundamentale Aussage läßt eine Fülle gestalterischer Maßnahmen, die den Aufriß betreffen, verständlich werden: So findet beispielsweise die herrschaftliche Höhe des Bauwerks, dessen viergeschossiger Aufriß im oberitalienischen Palastbau wurzelt[32], ihre Erklärung in der Aufgabe, die das Schloß als Stadtresidenz zu erfüllen hat; dasselbe gilt für die Kompaktheit der Stadtfassade (Abb. 2), deren strenge italianisierende Gliederung geradezu als herrscherliche Gebärde erscheint.[33] Die Abnahme der Geschosse und die Einführung der Rundbogenfenster im Ehrenhof (Abb. 3) hingegen bereiten die Wandlung der Stadtresidenz zum Lustschloß vor, dessen Charakter sich in der Breitenlagerung der Gartenfassade im Osten voll entfaltet (Abb. 5): Dementsprechend werden hier die Kantenpavillons von drei auf fünf Achsen verbreitert, um die Dehnung des Baukörpers zu betonen. Vor allem der heitere Umriß und die großen Fenster des Kaisersaalpavillons entsprechen dem Lustschloßcharakter, den der Mittelrisalit der Stadtfassade bereits ankündigt.

Ungeachtet aller Differenzierungen, die dem Grundgedanken der »Hauptfigur« entsprechen, dominiert die Einheitlichkeit, die so groß ist, daß der Bau dennoch wie aus einem Guß erscheint. Diese bewirken zum einen die konsequente Abfolge von Pavillons und Rücklagen einschließlich der zugehörigen Bedachungen, zum anderen die durchgängig gleiche Traufhöhe wie auch die umlaufende bekrönende Attika (nur der Kaisersaalpavillon wird aus gutem Grund ausgenommen), zum dritten die Rhythmik der Fensterachsen, deren Gruppierung mit den Grundzahlen 1–3–5 auskommt[34], und schließlich, zum vierten, die Reliefierung der Fassaden in ein und demselben kostbaren Material, die ungeachtet verschiedener Höhen und Tiefen völlig gleichförmig wirkt.

All das und manches mehr, das hier keine Erwähnung fand, begründet den Rang des Residenzbaus, dessen Architekt ›Conformità‹ und ›Varietà‹ in eine unvergleichliche Balance gebracht hat.

Zum Ganzen der Residenzarchitektur zählt selbstverständlich auch die einzigartige Raumfolge im Corps de Logis, die dasselbe Gleichgewicht zwischen Mannigfaltigkeit und Einheitlichkeit auszeichnet. Während die Folge der Säle vom Vestibül über das Treppenhaus bis zum Kaisersaal eine Fülle wechselnder Eindrücke und Überraschungen vermittelt, verbindet eine Säulen- bzw. Pilasterordnung in Superposition von der Einfahrtshalle bis zum Kaisersaal alle Räume zu einem architektonischen Kontinuum. Am Zielpunkt, dem Hauptsaal des Schlosses, angelangt, erfährt man am eindrucksvollsten, welche baumeisterliche Regie den gesamten Baukörper durchwaltet, und dann erschließt sich erst in vollem Umfang, welch hoher architektonischer Rang der Würzburger Residenz zukommt.

1 Siehe hierzu von Freeden/Lamb 1956, S. 25 f.
2 Vgl. dagegen Büttner 1980, S. 36.
3 Das Zitat gibt eine indirekt, durch ein Hofkammerprotokoll vom 25. Januar 1751 (vgl. S. 168, Dok. 8) überlieferte Äußerung Tiepolos wieder; siehe von Freeden/Lamb 1956, S. 25; vgl. dagegen Büttner 1980, S. 33–34.
4 *Quellen zur Geschichte des Barocks in Franken unter dem Einfluß des Hauses Schönborn*, 1. Teil: *Die Zeit des Erzbischofs Lothar Franz und des Bischofs Johann Philipp Franz von Schönborn 1693–1729*, Zweiter Halbbd., bearbeitet von Max H. von Freeden, Würzburg 1955, S. 567 (Q 720).
5 Ebenda, S. 617 (Q 791).
6 Michael Renner, ›Fürstbischof Friedrich Karl Graf von Schönborn und die Entstehungsgeschichte der Gedichte für das Richtfest der Residenz in Würzburg 1744‹, in: *Mainfränkisches Jahrbuch für Geschichte und Kunst*, 17, 1965, S. 50; siehe ferner: Max H. von Freeden, *Würzburger Residenz und Fürstenhof zur Schönbornzeit*, Würzburg 1948, S. 24; Hans-Peter Trenschel, in: *Aus Balthasar Neumanns Baubüro. Pläne der Sammlung Eckert zu Bauten des großen Barockarchitekten*, Ausst.Kat. Mainfränkisches Museum Würzburg, Würzburg 1987, S. 181, Nr. 82.
7 Unredigierte Fassung des Textes bei Trenschel 1987 (wie Anm. 6), S. 181, Kat. Nr. 82, und Abb. S. 183. – Der von Fürstbischof Friedrich Karl von Schönborn redigierte Text bei Renner 1965 (wie Anm. 6), S. 47, und von Freeden 1948 (wie Anm. 6), S. 23.
8 Siehe Georg Kaspar Nagler, *Neues allgemeines Künstlerlexikon*, 22 Bde., 1835–1852, Neudruck Leipzig 1904–1914, Bd. 11, S. 306–307.
9 Vgl. etwa Hubala/Mayer 1984, S. 8 ff. Die früheste von Hubala zitierte rühmende Äußerung stammt aus dem Jahr 1805 (Carl Gottfried Scharold, *Würzburg und die umliegende Gegend, für Freunde und Einheimische kurz beschrieben*, Würzburg 1805, S. 182 ff.).

10 Brief des Obersten Gottfried Christoph Freiherr von Bibra an Fürstbischof Johann Philipp Franz von Schönborn vom 7. Mai 1721; siehe *Quellen* 1955 (wie Anm. 4), S. 677 (Q 877).

11 Brief Friedrich Carls von Schönborn an Fürstbischof Johann Philipp Franz vom 8. März 1724; siehe ebenda, S. 887 (Q 1146).

12 Brief vom 23. April 1724; siehe ebenda, S. 899 (Q 1164). Der Besuch fand tatsächlich statt, wie aus einem Antwortschreiben des Fürstbischofs hervorgeht (ebenda, S. 901, Q 1167). – Zum Besuch von de La Fosse in Würzburg siehe auch Jürgen Rainer Wolf, in: *Darmstadt in der Zeit des Barock und Rokoko. Louis Remy de La Fosse*, Ausst.Kat. Mathildenhöhe, Darmstadt 1980, S. 30 u. 138.

13 Georg Satzinger, ›Balthasar Neumanns Kuppelentwürfe für die Abteikirche Münsterschwarzach. Zugleich ein Beitrag zum Thema ›Neumann und die Tradition‹, in: *Zeitschrift für Kunstgeschichte*, 61, 1992, S. 439–440, Anm. 97.

14 *Memoiren der Markgräfin Wilhelmine von Bayreuth, Schwester Friedrich des Großen*, Berlin 1929, S. 202; siehe auch von Freeden 1948 (wie Anm. 6), S. 38.

15 Philipp Wilhelm Gercken, *Reisen durch Schwaben, Baiern (1779–1783)*, Teil 2, Stendal 1784, S. 334; zitiert nach Gabriele Dischinger, *Die Würzburger Residenz im ausgehenden 18. Jahrhundert* (Veröffentlichungen des Zentralinstituts für Kunstgeschichte in München), Wiesbaden 1978, S. 9.

16 Scharold 1805 (wie Anm. 9), S. 182–183.

17 Franz Kugler, *Handbuch der Kunstgeschichte*, Stuttgart 1842, S. 649.

18 Cornelius Gurlitt, *Geschichte des Barockstiles und des Rococo in Deutschland* (Geschichte der neueren Baukunst 5, 2. Abt., 2. Teil), Stuttgart 1889, S. 342.

19 Georg Dehio, *Geschichte der deutschen Kunst*, Bd. 3, Berlin 1926, S. 364. – Zu Gurlitts und Dehios Urteilen siehe Hubala/Mayer 1984, S. 9.

20 So Max H. von Freeden, *Balthasar Neumann. Leben und Werk*, 3. Aufl. München und Berlin 1981, S. 30.

21 Erich Bachmann, *Residenz Würzburg und Hofgarten*, 1. Aufl. München 1970, S. 4; wortwörtlich ebenso in der bisher letzten, der 12. Aufl., München 1994, S. 6.

22 Siehe hierzu z.B. von Freeden 1981 (wie Anm. 20); Hubala/Mayer 1984; Erich Hubala, ›Genie, Kollektiv und Meisterschaft – Zur Autorenfrage der Würzburger Residenzarchitektur‹, in: *Martin Gosebruch zu Ehren. Festschrift anläßlich seines 65. Geburtstages am 20. Juni 1984*, München 1984, S. 157–170; Bernhard Schütz, *Balthasar Neumann*, Freiburg 1986; ders., ›Fassaden als Weltarchitektur. Die Würzburger Residenz‹, in: Thomas Korth und Joachim Poeschke (Hrsg.), *Balthasar Neumann. Kunstgeschichtliche Beiträge zum Jubiläumsjahr 1987*, München 1987, S. 92–112; Erich Hubala, ›Über Rang und Bedeutung der Architektur Balthasar Neumanns in der Kunstgeschichte‹, in: ebenda, S. 13–30; ders., *Balthasar Neumann 1687–1753, der Barockbaumeister aus Eger*, Ausst.Kat. Wendlingen und Würzburg, Wendlingen 1987; Bachmann 1994 (wie Anm. 21).

23 Siehe hierzu Stefan Kummer, ›Balthasar Neumann und die frühe Planungsphase der Würzburger Residenz‹, in: Korth/Poeschke 1987 (wie Anm. 22), S. 79–91; vgl. dagegen Sedlmaier/Pfister 1923, Textbd., S. 11–25; Hubala/Mayer 1984, S. 110–143.

24 Zur Baugeschichte und zum Bauverlauf insgesamt siehe insbes. Georg Eckert, *Balthasar Neumann und die Würzburger Residenzpläne. Ein Beitrag zur Entwicklungsgeschichte des Würzburger Residenzbaues* (Studien zur deutschen Kunstgeschichte, 203), Straßburg 1917 (nach wie vor grundlegend und in vielerlei Hinsicht bis heute unübertroffen); Sedlmaier/Pfister 1923; Hubala/Mayer 1984.

25 Diesen so aussagekräftigen und treffenden Ausdruck gebraucht Balthasar Neumann in einem Brief vom 15. Februar 1723 aus Paris an Fürstbischof Johann Philipp Franz; hier heißt es »monsieur de Coti« [De Cotte] habe »ahn der haubtfigur nichts eingewendet« (*Quellen* 1955, wie Anm. 4, S. 785, Q 1029).

26 Kummer 1987 (wie Anm. 23), S. 85 ff.; ders., ›Der Ovalrisalit des 'Jagdhauses Mädelhofen'. Anmerkungen zur angeblichen »Kurvenfeindlichkeit« Balthasar Neumanns‹, in: *Jagdschlösser Balthasar Neumanns in den Schönbornlanden* (Arbeitshefte des Bayerischen Landesamtes für Denkmalpflege, 68), Ausst.Kat. Martin-von-Wagner-Museum der Universität Würzburg, München 1994, S. 83; siehe auch Schütz 1987 (wie Anm. 22), S. 95 ff. (Schütz geht allerdings, S. 99, davon aus, daß erst die Mainzer Planung eine Verdoppelung der Binnenhöfe in den Flügeln vorgesehen hätte). – Auf Mainzer Betreiben erfolgte die Gestaltung der seitlichen Rücklagen des Ehrenhofes mittels »Sieben Bögen« (siehe *Quellen* 1955, wie Anm. 4, S. 605, Q 772, S. 699, Q 913; Sedlmaier/Pfister 1923, S. 23).

27 Vgl. dagegen Hans Rose, *Spätbarock. Studien zur Geschichte des Profanbaues in den Jahren 1660–1760*, München 1922, der auf S. 130 die Würzburger Residenz als »Standardbau des Spätbarock« bezeichnet. Auf S. 132 ist allgemein und speziell in bezug auf die Residenz davon die Rede, »daß der individuelle Gehalt dieser Denkmäler gering ist«, eine Auffassung, die von Hubala/Mayer 1984, S. 54, geteilt wird.

28 Vgl. die generellen, nicht auf die Würzburger Residenz bezogenen Feststellungen zum ›Rang‹ von Heinrich Rombach, ›Rang und Gestalt. Kleine philosophische Reflexion über den Ranggedanken‹, in: *Martin Gosebruch zu Ehren* 1984 (wie Anm. 22), S. 17. – Zum Begriff des ›Ranges‹ im eingeschränkt-kunsthistorischen Sinne siehe Hubala, Über Rang, 1987 (wie Anm. 22), S. 13.

29 Vgl. dagegen Hubala/Mayer 1984, S. 86 ff., und Schütz 1987 (wie Anm. 22), S. 94 ff., die die »Hauptfigur« als »Zwillingspalast und Saalbau« interpretieren. Diese Leseart verbietet die Genese des Gebäudekomplexes aus dem Umbauprojekt ›Sammlung Eckert 286‹ (siehe Kummer 1987, wie Anm. 23, S. 79 ff.), ferner wird sie dem anschaulichen Befund nicht gerecht, indem die räumliche Wirkung des Ehrenhofes keine Berücksichtigung erfährt.

30 Jörg Gamer, *Matteo Alberti. Oberbaudirektor des Kurfürsten Johann Wilhelm von der Pfalz, Herzog zu Jülich und Berg etc.* (Die Kunstdenkmäler des Rheinlands, Beiheft 18), Düsseldorf 1978, S. 162–163, 287, 322, Anm. 659–660 u. Abb. 56.

31 Daß Dreiflügelanlagen sich nach Auffassung der zeitgenössischen Architekturtheorie für Land- und Lustschlösser, Vierflügelanlagen indessen für Stadtschlösser schickten, belegt eine Feststellung Leonhard Christoph Sturms (*Vollständige Anweisung Grosser Herren Palläste starck/bequem/nach den Reguln der antiquen Architectur [...] anzugeben*, Augsburg 1718, S. 17): »es könne allerdings vor eine Regul angenommen werden / daß man die Residentz-Palläste in den Städten soll mit einem rings um völlig bebauten Hof angeben / und die Art der frey=gelassenen Seite zu den Land= und Lust=Häusern verweisen« (zitiert nach Ulrich Schütte, in: *Architekt und Ingenieur. Baumeister in Krieg und Frieden*, Ausst.Kat. Herzog August Bibliothek Wolfenbüttel, Wolfenbüttel 1984, S. 191).

32 Vgl. die Fassadenschemata in: Leonhard Christoph Sturm, *Nicolai Goldmanns vollständige Anweisung zu der Civil-Bau-Kunst* [...], Leipzig 1696, abgebildet in: Korth/Poeschke 1987 (wie Anm. 22), Abb. 130. – Auf den italienischen Charakter der Stadtfassade dürfte auch Robert de Cottes in einem Brief Balthasar Neumanns vom 15. Februar 1723 überlieferter Ausspruch Bezug nehmen: »mann sehete wohl, daß es viel auf die italienisch manier und etwas Teutsches dabei wehre« (*Quellen* 1955, wie Anm. 4, S. 785, Q 1029).

33 Siehe auch Schütz 1986 (wie Anm. 22), S. 49; ders. 1987 (wie Anm. 22), S. 96.

34 Johann Lukas von Hildebrandt verwendet dagegen an der Gartenfassade des Unteren Belvedere in Wien vier Grundzahlen (1, 2, 3, 5) und gruppiert wesentlich abwechslungsreicher bzw. unruhiger.

AUGUST BERNHARD RAVE

›Habsburger Kolorit‹ in Tiepolos Fresken

Alles hatte der Fürstbischof Friedrich Carl von Schönborn daran gesetzt, die Kutschen der ungarischen Königin Maria Theresia auf ihrem Weg im September des Jahres 1745 von Wien nach Frankfurt, wo ihr Gemahl und Großherzog von Toskana im Oktober zum Kaiser gekrönt werden sollte, über seine Würzburger Residenz zu lenken.

Der repräsentative Bau war zu diesem Zeitpunkt in seiner heutigen architektonischen Gestalt bereits weitgehend vollendet und bis dahin ausschließlich das wohl ehrgeizigste Prestigeunternehmen der Familie Schönborn gewesen. Die Grundsteinlegung war bereits 1720 unter dem Vorgänger Friedrich Carls, nämlich unter Johann Philipp Franz von Schönborn erfolgt. Beide waren die Neffen des ehemaligen Mainzer Kurfürsten und einflußreichen Reichskanzlers Lothar Franz von Schönborn, dessen politische Devise »Pro Deo, Caesare et Imperio« lautete. Der Name dieser Familie war stets mit dem Eintreten für die habsburgischen Interessen auf das engste verbunden. Lothar Franz war aber nie ein blinder Verfechter nur der dynastischen Ziele der Casa d'Austria gewesen; für ihn als den Kanzler des Reiches galt als oberste Instanz allein das verfaßte Reichsrecht, das stets als ein wesentliches Korrektiv die Richtlinien seines politischen Handelns bestimmte. Diese Prioritätensetzung kann geradezu als das Charakteristikum der Schönbornschen Reichspolitik bezeichnet werden.[1] Nur durch ein unbedingtes Festhalten an Verfassung und Reichsrecht konnte jener Gefahr begegnet werden, welche zunehmend allen katholischen Reichsstiften und den hohen Reichsämtern der Kirchenfürsten durch protestantische Landesherren drohte, insbesondere von seiten des rasch emporkommenden Hauses Brandenburg-Preußen. Nicht ohne Grund richtete sich das besondere Augenmerk der Familie Schönborn auf die mainfränkischen Bistümer, die wegen ihrer besonderen strategischen Lage stets von kaiserlichen Privilegien profitierten: Nur über sie konnten die Habsburger auf schnellstem Wege in ihre entlegenen flandrischen Dominien gelangen. Und auch Friedrich der Große hatte ein Auge auf diese geistlichen Territorien Mainfrankens geworfen.[2]

Friedrich Carl war zweifellos ein Garant für die Kontinuität jener Reichspolitik, die sein Oheim Lothar Franz verfolgt hatte. Gleichwohl war es für ihn im Spätsommer des Jahres 1745 mit außerordentlichen diplomatischen Mühen verbunden, Maria Theresia zu einem Besuch in seine neue Würzburger Residenz zu locken. Denn die ungarische Königin zierte sich anfänglich sehr gegen den Abstecher beim einstmaligen Vizekanzler der Wiener Hofburg.[3] Seit dem Tod ihres Vaters nämlich war innerhalb eines Zeitraumes von nur fünf Jahren vieles geschehen: Unmittelbar nach der Vakanz des kaiserlichen Thrones hatte der Würzburger Fürstbischof die Wahl ihres Gemahls Franz Stephan zum Nachfolger Karls VI. noch favorisiert. Um sich die in den Belangen des Reiches außerordentliche Erfahrung und Sachkompetenz des Schönborn-Bischofs zu sichern, hatte Maria Theresia über einen gemeinsamen engen Freund und Berater, den Benediktinerabt Gottfried Bessel von Göttweig, sogar anfragen lassen, ob Friedrich Carl bereit sei, in die habsburgischen Dienste an der Wiener Hofburg zurückzukehren.[4] Und noch 1741 mußte Friedrich Carl in den Augen Maria Theresias als einer der sichersten Parteigänger der Casa d'Austria gegolten haben, als er um Bereitstellung eines würzburgischen Truppenkontingentes gegen den preußischen König ersucht wurde. Doch Friedrich Carl konnte diese Bitte schon nicht mehr erfüllen, hatte er doch gleichzeitig von der Absicht Friedrichs des Großen erfahren, alle geistlichen Mainstaaten im Falle einer Parteinahme für die Habsburger zu besetzen.[5] Nur ein Jahr später kam es für das Haus Habsburg noch schlimmer: 1742 wurde gegen die Kandidatur des Gemahls Maria Theresias der gemeinsam vom feindlichen Preußenkönig und dem französischen König favorisierte bayerische Wittelsbacher Kurfürst Karl Albrecht als Karl VII. zum Kaiser gekrönt. Und gar als eine persönliche Enttäuschung mußte sie empfunden haben, daß nun der Würzburger Fürstbischof, der zuvor diese Wahl mit vielen diplomatischen Mühen noch hatte verhindern wollen, sich alsbald selbst dem gewählten Wittelsbacher Kaiser gegenüber zumindest nach außen hin durchaus loyal zu verhalten schien. Spätestens seit diesem Zeitpunkt war Friedrich Carl schon aus reinem Selbsterhaltungstrieb gezwungen, sich auf der Grundlage des verfaßten Reichsrechts zwischen den verschiedenen Fronten ruhig und neutral zu verhalten.[6] In der Wiener Hofburg hatte dies jedoch zu schwerwiegenden Irritationen und gar Verleumdungskampagnen gegen Schönborn geführt.[7] Für den Bamberger und Würzburger Fürstbischof, der viele Jahre seines Lebens als Vizekanzler unter den Kaisern Joseph I. und Karl VI. in der Wiener Hofburg zugebracht hatte und der eigentlich in seinem Innersten habsburgisch fühlte, gab es angesichts der Gefahren, die nun seinen eigenen geistlichen Territorien in Mainfranken von seiten des Preußenkönigs und des Wittelsbacher Kaisers drohten, kaum einen Ausweg. Da war der permanente europäische Konflikt zwischen den Habsburgern und dem äußeren Feind des Reiches, dem bourbonischen Erzrivalen. Da gab es innerhalb des Reichsverbandes selbst eine militärisch erstarkte Macht mit dem preußischen König. Dieser hatte gerade seine Regentschaft mit einem eklatanten Gewaltakt, zugleich einem Verstoß gegen den Landfrieden, eine der wichtigsten Normen der Reichsverfassung, begonnen, indem er gegen Habsburg in Schlesien losschlug. Da war Karl VII., der schwer an seiner ungewohnten Bürde der Kaiserkrone zu tragen hatte, auf dem politischen Schachbrett des Preußenkönigs eigentlich nur eine taktische Spielfigur. Maria Theresia verweigerte mit ihrem Gemahl

Franz Stephan diesem Wittelsbacher Kaiser, der sogar noch die Truppen des Erzfeindes Frankreich ins Reich gelassen hatte, die gebührende Anerkennung und suchte ihren eigenen Verlust in Schlesien mit einer kompensierenden Landnahme in dessen bayerischem Herzogtum zu befriedigen.[8] Und da war vor allem den Fürstbistümern Bamberg und Würzburg und damit den von Friedrich Carl regierten Ländern durch die Strategie und Taktik des jungen Preußenkönigs, der das legitime Reichsoberhaupt hinter sich wußte, die allergrößte Gefahr erwachsen: Aus Gründen territorialer Kompensation und um den Wittelsbacher auf dem Kaiserthron zu stärken, trachtete Friedrich II. vor allem in den Jahren 1742 und 1743 danach, die am Main gelegenen und Bayern umgebenden Fürstbistümer zu säkularisieren, um diese schließlich dem bayerischen Kurfürstentum anzugliedern.[9]

So hatte der Bamberger und Würzburger Fürstbischof über all die Jahre der Wittelsbacher Regentschaft einen anstrengenden politischen Balanceakt zu vollführen. Eine habsburgische Haltung der Nichtanerkennung Karls VII. hätte sich der Schönborn-Bischof angesichts der friedrizianischen Säkularisationsbedrohung in den Jahren von 1742 bis 1745 kaum erlauben können. In allem war für den Würzburger Bischof nun Zurückhaltung geboten, selbst in der fürstlichen Lebensführung: In einem päpstlichen Breve des Jahres 1744 an den deutschen Klerus hatte Benedikt XIV. die preußischen Säkularisationsbestrebungen zwar scharf zurückgewiesen, jedoch in der Zurschaustellung eines allzu großen Luxus und in der Baulust einiger seiner Bischöfe auch den Grund für Neid und Mißgunst von Häretikern und damit erst den Nährboden für die Pläne der ›Spolierung‹ gemeint sehen zu müssen.[10] Das päpstliche Schreiben lieferte damit den Anhängern des Säkularisationsgedankens nicht nur noch zusätzliche Argumente. Es dürfte insbesondere auch den Fortgang von Überlegungen Friedrich Carls zu einer programmatischen Ausmalung der repräsentativen Räume seiner Residenz nicht gerade beflügelt haben.

Bereits seit 1735 hatten jene *Ohnvorgreiffliche Gedanken*[11] der beiden jesuitischen Ordenspadres Seyfried und Gilbert über das malerische Programm der Würzburger Residenz vorgelegen. Diese gelehrten Überlegungen bildeten zunächst den konzeptionellen Rahmen für mehrere Modelle und Entwürfe, welche bis 1742 von den am Würzburger Hof beschäftigten Malern für verschiedenste Räume angefertigt worden waren.[12]

Das ereignisreiche Jahr 1742 der Wittelsbacher Kaiserkrönung, der aufkommenden Säkularisationsgefahr und zugleich der Fertigstellung der Wölbungen in den Haupträumen erlebte eine für den weiteren Fortgang der Ausmalungen folgenreiche Planveränderung: Die beiden für das Würzburger Fürstbistum reichsrechtlich wie historisch so bedeutungsvollen Szenen der Barbarossa-Hochzeit und der Bestätigung der Herzogswürde wurden aus dem immer noch umfangreichen Zyklus der für das Treppenhaus geplanten Deckenbilder erstmals ausgegliedert. Sie sollten – offenbar schon damals – ihren Platz in dem wohl wichtigsten Repräsentationsraum der Residenz, nämlich im Kaisersaal finden.[13] Kaum andere historische Ereignisse jenes gelehrsamen jesuitischen Elaborats von 1735 besaßen vor dem Hintergrund der nun lauernden politischen Gefahren, welche seit 1742 die Existenz des Fürstbistums zu bedrohen begannen, eine solche Brisanz und Aktualität. Und bereits zu diesem Zeitpunkt dürfte es Friedrich Carl von Schönborn klar gewesen sein, daß einer künstlerischen Ausgestaltung vor allem der im ersten Stock gelegenen und zum Garten ausgerichteten Beletage mit dem Speisesaal, dem sogenannten Kaisersaal, eine zentrale Bedeutung zukommen mußte.

Doch Friedrich Carls wichtigste Wände blieben einstweilen noch weiß, und sie sollten es noch lange bleiben. Lediglich mit provisorischen Dekorationen wurden sie versehen; der Weiße Saal war mit Stukkaturen Antonio Bossis verziert und in einem vorzeigbaren Zustand, als Maria Theresias Kutschen bei ihrer kurzen Visite des Jahres 1745 die Residenz erreichten. Der Tod des Bayern auf dem Kaiserthron hatte der Situation inzwischen eine entscheidende Wende gegeben, und die Position der Habsburger hatte sich stabilisiert. Ohne irgendeinen Gegenkandidaten stand die Wahl Franz Stephans zum Kaiser kurz bevor. Maria Theresia konnte nun vom Würzburger Fürstbischof klärende Worte über sein irritierendes Verhalten der letzten Jahre erwarten. Auch für Friedrich Carl war

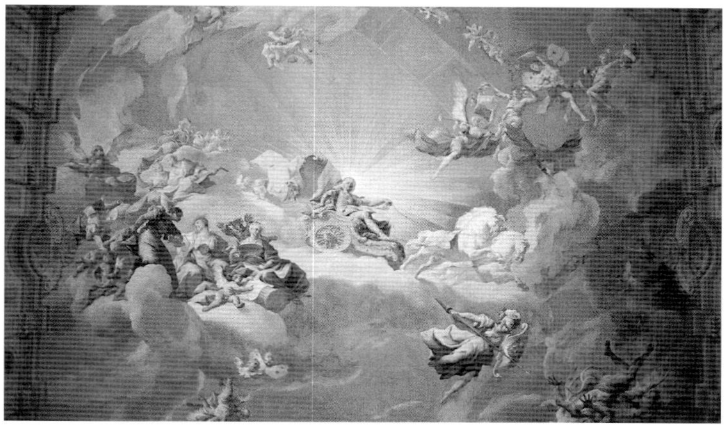

Abb. 1 Johann Rudolph Bys, Apoll, Ausschnitt aus dem Deckenfresko des Treppenhauses in Schloß Pommersfelden

nichts mehr wie vorher. In seinen Augen mußte die Bilanz für das Reich schlecht aussehen: Verfassung und Reichsrecht hatten Schaden genommen, der Einfluß des Reichsfeindes Frankreich zugenommen, und innerhalb des Reichsverbandes hatte sich nun mit Habsburg und Preußen ein deutscher Dualismus etabliert.[14] Und aus der Sicht der Wiener Hofburg galt der Reichspatriot Friedrich Carl wegen seiner politischen Interessen immer noch als zu unpatriotisch, weil seine Prioritäten zu sehr reichsorientiert und zu wenig habsburgisch schienen.[15] Lediglich die Gefahren, welche seinen Bistümern mit den friedrizianischen Säkularisationsbestrebungen gedroht hatten, waren zunächst abgewendet, wenn auch nicht für immer aus der Welt. In der neuen fürstbischöflichen Residenz, die äußerlich zwar in ihrem architektonischen Glanz und innen mit eigens angebrachten Dekorationsattrappen erstrahlte, fanden sich Maria Theresia und Friedrich Carl zum Vieraugengespräch hinter verschlossenen Türen vor eigentlich noch weißen Wänden zusammen.[16] Der Würzburger Fürstbischof sah sich in der Situation, Flagge zeigen und wegen noch fehlender Illustrationen nun mit seinen eigenen Worten Farbe bekennen zu müssen: Die für die besonderen Repräsentationsräume der Residenz vorgesehene programmatische Ausmalung hatte nämlich mit den politischen Ereignissen der letzten Jahre nicht genügend Schritt halten können. Und Friedrich Carl von Schönborn war es schon bald nicht mehr vergönnt, eine solche künstlerische Umsetzung noch selbst zu erleben. Habsburg hatte sich zwar die Kaiserkrone um den Preis Schlesiens zurückerobert. Angesichts der permanenten Gefahr aber, daß der Reichsstörenfried Preußen in Franken Fuß fassen könnte, suchte die Wiener Hofburg, ihren politischen Einfluß in Süddeutschland zu sichern.[17] Um Friedrich Carl, den Fürstbischof von gleich zwei der wichtigsten süddeutschen Hochstifte, bemühte man sich daher besonders und suchte die Irritationen der vergangenen Jahre aus der Welt zu schaffen. Nur wenige Tage vor dem plötzlichen Tod des Fürstbischofs im Juli des Jahres 1746 erlebte Würzburg noch den Besuch von Prinz Carl von Lothringen, dem Bruder des Kaisers.[18]

Als 1749 mit Carl Philipp von Greiffenclau[19] der Bischofsstuhl in Würzburg neu besetzt wurde, hatte die fürstliche Residenz seit dem Tod Friedrich Carls unter dessen unmittelbarem Nachfolger Anselm Franz von Ingelheim, der von der Fraktion der Schönborn-Gegner des Würzburger Kapitels gewählt worden war, drei dunkle Jahre ohne jedwede Kunstförderungen oder weitere Baumaßnahmen über sich ergehen lassen müssen. Mit dem seinerzeit überschwenglich gefeierten Amtsantritt Greiffenclaus aber verband sich nun wieder die Hoffnung nicht nur auf eine Kontinuität der Schönborn-Politik, sondern auch auf eine Fortführung und Fertigstellung der unter Friedrich Carl geplanten künstlerischen Arbeiten in der neuen Residenz. Die Bindungen der Familien Greiffenclau und Schönborn untereinander waren seit Jahrzehnten verwandtschaftlich sehr eng, wenn auch manchmal aufgrund verschiedentlicher Konkurrenz nicht immer ganz ungetrübt.[20] Für die Wiener Hofburg war die Wahrung von politischen Interessen Habsburgs wegen der preußischen Bedrohungen vor allem in den fränkischen Hochstiften von größter Bedeutung.[21] Die familiäre Herkunft Greiffenclaus schien eine habsburgische Gesinnung bestens zu garantieren, und so ließ auch unmittelbar nach der Amtseinführung Carl Philipps die diplomatische Mission des kaiserlichen Bruders, Prinz Carls von Lothringen, der sich wieder einmal zu Besuch in Würzburg einfand, nicht lange auf sich warten.[22]

Noch allerdings gaben die leeren Wände der repräsentativen Räume in der fürstbischöflichen Residenz keinerlei Aufschluß etwa über die politische Haltung des neuen Würzburger Landesherrn, denn seit den Zeiten Friedrich Carls von Schönborn war im Schloß an künstlerischen Maßnahmen nichts mehr unternommen worden. Hatte noch vor Jahren der plötzliche Tod den Schönborn-Bischof daran gehindert, mit einer programmatischen Malerei in den Repräsentationsräumen der Residenz Farbe zu bekennen, so lag es nun allein bei Carl Philipp von Greiffenclau, längst Fälliges und Versäumtes nachzuholen. Die durch die Politik Friedrich Carls in den vierziger Jahren ausgelösten Irritationen gegenüber der Wiener Hofburg mußten endgültig aus der Welt geschafft werden. Habsburg erwartete vom neuen Würzburger Fürstbischof ein sichtbares Bekenntnis. Und Carl Philipp von Greiffenclau knüpfte bald da wieder an, wo der Schönborn-Bischof an seinem Lebensende hatte aufhören müssen: Er sorgte für Kontinuität, indem er alle jene erprobten Männer, Berater und Beamte, die nach dem Tode Friedrich Carls aus dem Dienst entlassen worden waren, an den fürstbischöflichen Hof zurückberief.[23] Nur wenige Monate nach der Amtsübernahme lag dem neuen Fürstbischof Greiffenclau ein Bericht des nach der Ingelheimschen Unterbrechung wieder als Oberbaudirektor tätigen Balthasar Neumann vor, der sich bereits unter Friedrich Carl, als sich die Vollendung der Gewölbe von Treppenhaus und Hauptsaal abzeichnete, um entsprechende Maler gekümmert hatte. Er war stets in die Überlegungen zur künstlerischen Innengestaltung der repräsentativen Räume der Residenz involviert gewesen, und von ihm stammte wohl der Vorschlag, der Maler Johann Zick solle die Ausmalung des Gartensaals übernehmen.

Weitere Pläne für die Dekoration von Treppenhaus und Kaisersaal wurden jedoch durch die Affäre um den mailändischen Maler Visconti, der sich mit gefälschten Dokumenten und Empfehlungen bei Greiffenclau ins Spiel gebracht hatte, zunächst durchkreuzt.[24] Es spricht für den zielstrebigen Charakter, den Tatendrang und die außergewöhnliche Entscheidungsstärke des neuen Fürstbischofs, dieses Gaunerstück möglichst schnell vergessen zu haben und nun erst recht nach dem künstlerisch Optimalen zu suchen. Der im politischen Tagesgeschäft erfahrene Greiffenclau wußte um die zentrale diplomatische Bedeutung, welche gerade der künstlerischen Ausgestaltung des Treppenaufganges und der daran anschließenden Beletage mit dem Speisesaal bei offiziellen Anlässen mit hohem Besuch zukam. An kaum einem anderen Ort erwartete man klarere Aussagen über den politischen Status des Hausherrn und über seine eigene Selbsteinschätzung gegenüber verbündeten und konkurrierenden Höfen. Und der neue Würzburger Fürstbischof Greiffenclau befand sich im Jahr 1749 in einer ganz anderen Lage als seinerzeit noch Friedrich Carl von Schönborn, dem eine strikte Neutralitätspolitik angesichts der akuten preußischen Bedrohung und eine opportune Loyalität gegenüber dem damaligen Wittelsbacher Kaiser die Hände gebunden hatten. Inzwischen hatte der Preußenkönig – zufrieden mit dem Gewinn Schlesiens – in der Ruhe und Idylle von Sanssouci eine politische Denkpause eingelegt. Und Greiffenclau, der mit Würzburg nur ein einziges Bistum zu regieren hatte, konnte sich nun unter der wiedergewonnenen habsburgischen Kaiserkrone ganz der Vollendung seiner Residenz widmen und sich ohne viel politische Ängste auf ein deutliches künstlerisches Statement konzentrieren.

Dazu bedurfte es einer klaren Vorstellung über das Programm der Darstellungen, sowohl, was die Auswahl der Themen betraf, als auch in ästhetischer Hinsicht. Mit seinen besonderen historischen, juristischen und archivarischen Kenntnissen[25] gelang es Greiffenclau bald, Ordnung in die *Ohnvorgreifflichen Gedanken* der Jesuiten Seyfried und Gilbert zu bringen, wobei er die bereits in dem ereignisreichen Jahr 1742 geplante Veränderung mitberücksichtigte: Die beiden historisch wie reichsrechtlich für das Fürstbistum so bedeutungsvollen Szenen der Barbarossa-Hochzeit und der Bestätigung der Herzogswürde wurden, wie bereits 1742 unter Friedrich Carl vorgesehen, als einzige Historiendarstellungen aus dem ursprünglich umfangreicheren Zyklus übernommen und in den wichtigsten Repräsentationsraum der Residenz, den Kaisersaal, plaziert. Das Grundkonzept für die Ausmalung dieses Saales bediente sich damit hochmittelalterlicher Ereignisse, die zwar 600 Jahre zurücklagen, aber wegen jener bedrohlichen Geschehnisse der vierziger Jahre des 18. Jahrhunderts gerade für das geistliche Territorium des Würzburger Fürstbistums ihren besonderen Stellenwert erhalten hatten:

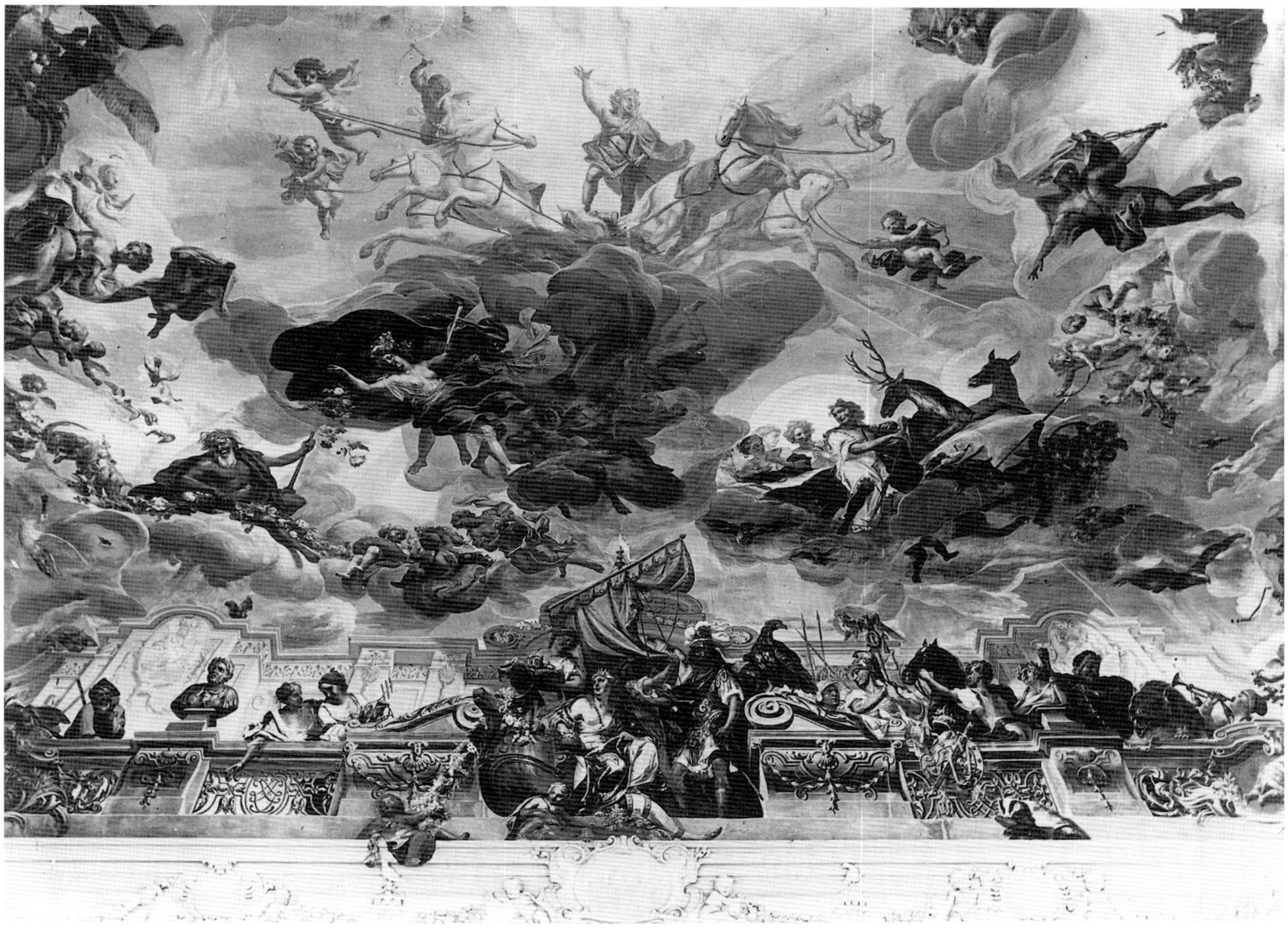

Abb. 2 Paul Troger, Kaiser Karl VI. *als Apoll im Sonnenwagen, Ausschnitt aus dem Deckenfresko der Kaiserstiege zu Göttweig*

Vor dem Hintergrund der Säkularisationsbedrohungen Friedrichs des Großen und seines widerrechtlichen Einfalls in Schlesien hatte gerade dieser Verweis auf die Geschichte, mit dem auch die Habsburger ihren imperialen Anspruch legitimierten, seine ganz besondere Brisanz und Aktualität.[26]

Sowohl Auswahl als auch Plazierung dieser beiden historischen Hauptereignisse erscheinen innerhalb der endgültigen Formulierung des Programms aus dem Jahre 1750 überaus überlegt und pointiert. Zwar sah der Greiffenclau-Plan noch die Unterbringung von weiteren Historien in den kleinen Feldern »an denen fenster pilaren über dem Gesims«[27] vor, letztendlich wurden diese Vorschläge aber später nicht mehr verwirklicht. Sie hätten den historischen Anspruch, den Carl Philipp bezüglich der reichsrechtlichen Stellung seines Fürstbistums Würzburg erhob, allenfalls verstärkt, waren aber als wohl ›unmaßgebliche Gedanken‹ durchaus verzichtbar.

Folgenreich und von größerer Aussagekraft jedoch war der Vorschlag, den Greiffenclau bezüglich der Gestaltung des Deckengewölbes im Kaisersaal machte. Hier dachte er an eine Zusammenfassung und künstlerische Verknüpfung der beiden Haupthistorien des Saals »auf Boetischer Arth«[28], nämlich an eine Allegorie, die sich bereits seit geraumer Zeit bewährt hatte, sowohl den imperialen Aspekt als auch die Verkörperung fürstlicher Tugend auf besondere Weise herauszustreichen: »[...] in dem mittleren punct des Fornicis muß entworffen werden ein prächtiger Thron, auf welchen der Genius Imperij [...] sich niederlasset«[29], und oberhalb der Vermählungsszene zur Rechten »[...] aus einem hellen gewölck [...] der Phoebus Orientalis, welcher auf seinem Sonnenwagen die Kayserl. Braut dem Genio Imperij zuführet«.[30]

Innerhalb der barocken Herrscherikonographie war Apoll, Führer der Musen und Gott der Künste und Wissenschaften, zu einer signifikanten Identifikationsfigur geworden, nicht nur für den Sonnenkönig. Ebenso gehörte der Helios-Apoll-Kult bei den Habsburgern zum festen Bestand einer mystisch-mythologischen Herrschertypologie. Vor allem findet sich diese mystische Idealisierung als Apoll bei Karl VI., der damit den weltbeherrschenden, kosmologischen Charakter seines Herrschertums betonte.[31] Als ein ›Exemplum virtutis‹ läßt sich die Sonne bzw. Apoll als panegyrischer Vergleich selbst in der Huldigungsmetaphorik einiger Reichsfürsten nachweisen, so bei den Schönborn und ebenso bei den Greiffenclau[32], wobei allerdings durchaus zu beachten war, daß man dabei nicht zu hoch griff, weil dies »vor einen noch lebenden geistlichen Fürsten zu glorioso seye«.[33]

Für Carl Philipp von Greiffenclau war die Sonnensymbolik nicht unbekannt, und er dürfte bei seinem Themenvorschlag für die

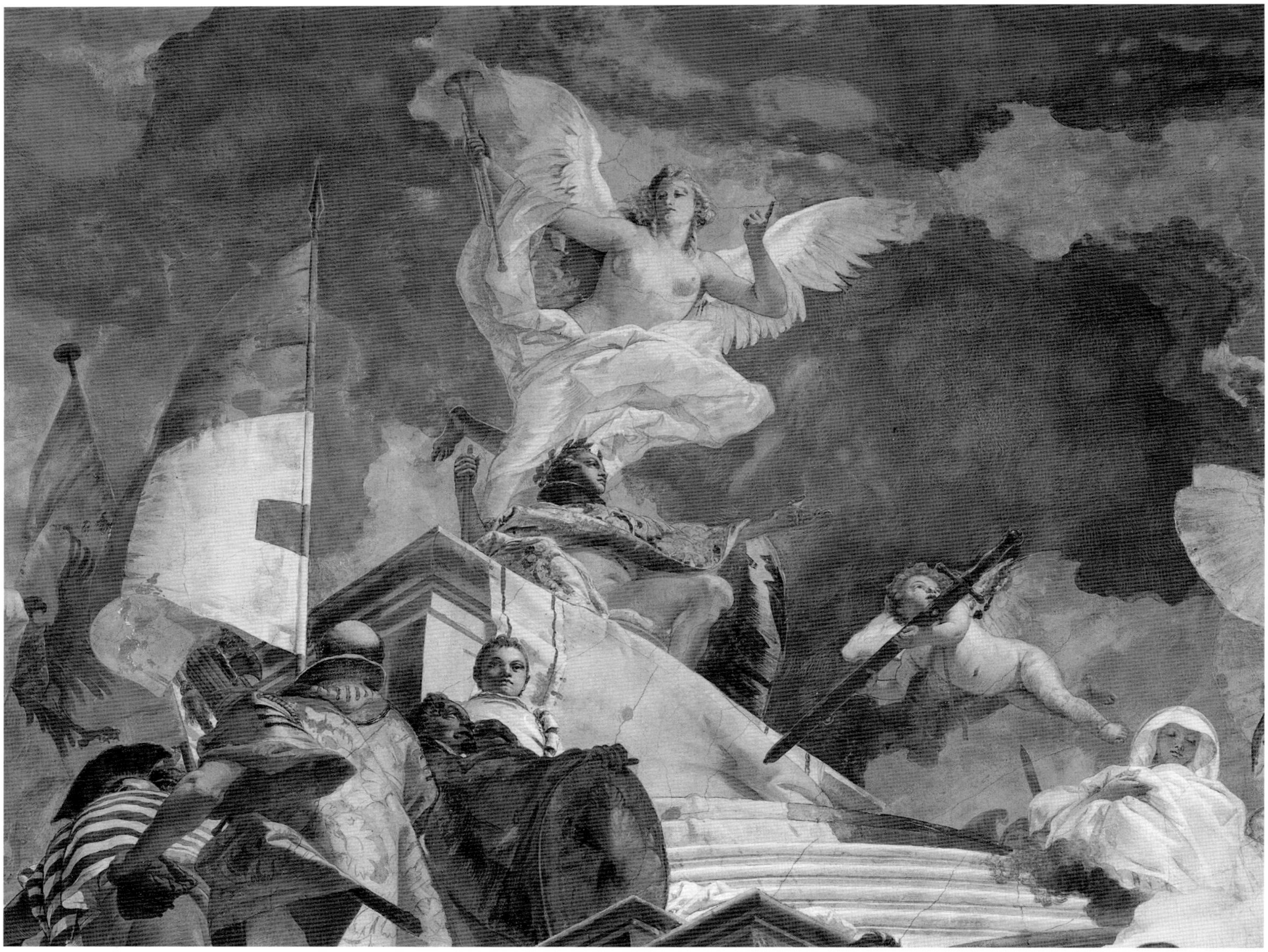

Abb. 3 Giovanni Battista Tiepolo, Allegorie des ›Genius Imperii‹, Ausschnitt aus dem Deckenfresko im Kaisersaal der Würzburger Residenz

Decke des Kaisersaales in seiner Residenz gleich mehrere Vorbilder im Auge gehabt haben: Die Darstellung eines 1739 entstandenen Deckenfreskos in der Kaiserstiege des Klosters Göttweig, mit dem Paul Troger von dem Abt Gottfried Bessel, jenem engen Freund Friedrich Carls von Schönborn, beauftragt worden war, zeigt den göttlichen Heroen auf dem Sonnenwagen, wobei Apollo sogar die Gesichtszüge Karls VI. erhalten hatte (Abb. 2).[34] Zumindest dürfte Johann Rudolf Bys über die besondere Bedeutung und Thematik des Göttweiger Freskos bestens informiert gewesen sein.[35] Vermutlich konnte Greiffenclau mit seinem Vorschlag, den er nun in das neue Programm der Ausmalung festschrieb, bereits auf entsprechende Vorarbeiten aus der Schönborn-Zeit zurückgreifen.

Was aber hatte Greiffenclau mit Verknüpfung »auf Boetischer Arth« gemeint? Das zentrale Deckengemälde erscheint auf den ersten Blick wie eine thematische, wenn auch bildkompositorisch und ikonographisch veränderte Verdoppelung des historischen Hochzeitsgeschehens auf der Südwand des Saales, wobei die Funktionen jenes historischen Würzburger Bischofs Gebhard, der einst dem kaiserlichen Paar, Barbarossa und Beatrix, das Ehesakrament spendete, übernommen werden durch Apoll, der nun »die Kayserl. Braut dem Genio Imperij zuführet«. Mit der Figur des ›Genius Imperii‹ (Abb. 3) repräsentiert sich aber in jeder Hinsicht nichts anderes als eine überindividuelle Idee, ein Kontinuum, ein Dauerzustand jenseits der Zufälligkeiten der Zeit und aller menschlicher Vergänglichkeit[36], während der historische Kaiser als sterblicher Mensch, jener Barbarossa nämlich des Südwandgemäldes, bereits seit Jahrhunderten nicht mehr unter den Lebenden weilte. Gemeint ist offenbar nichts anderes als der Verweis auf jene Doppelkörperlichkeit, welche man Kaisern wie Königen zuschrieb, nämlich auf ihre körperlich natürliche und damit sterbliche Existenz einerseits und ihre körperlich übernatürliche, alle Zeiten überdauernde Qualität.[37] Während Barbarossa als Kaiser der Geschichte mit Beatrix so vermählt wurde, wie es die historische Episode des Kaisersaals zu berichten hat, sollte in dem metaphorischen Deckenbild offenbar die mystische Verheiratung des Herrschers mit seinem Reich, nämlich des Kaisers als ›Maritus rei publicae‹ ihre Darstellung finden.[38] Beinahe schon am Ende des ›Alten Reiches‹ symbolisiert der ›Genius Imperii‹ in dem Konzept Greiffenclaus noch einmal jene Vorstellung von der Idee des ›Imperium semper est‹ und vom ›Sacrum Imperium‹, dessen Begriff programmatisch erstmals wohl unter Kaiser Barbarossa in Erscheinung getreten war.[39] Und gerade angesichts der Säkularisationsbedrohungen gegenüber den geistlichen Hochstiften und eines sich abzeichnenden politischen Dualismus im Reich zwischen Preußen und Habsburg besaßen die pointierte Auswahl der historischen Themen wie der poetische Verweis auf die immerwährende Idee des Kaisertums mit all den reichs- und lehnsrechtlichen Konsequenzen ihre besondere Aktualität und Brisanz. Dessen dürfte sich der im tagespolitischen Geschäft erfahrene und historisch gebildete Greiffenclau sicherlich bewußt gewesen sein.

Nur das Programm für den wichtigsten Saal der Residenz hat sich in seiner schriftlichen Form erhalten. Die Vorstellungen bezüglich der thematischen Ausgestaltung des daran anschließenden

Abb. 4
Giovanni Battista Tiepolo, Medaillon mit dem Bildnis Carl Philipps von Greiffenclau, Detail aus dem Würzburger Treppenhausfresko

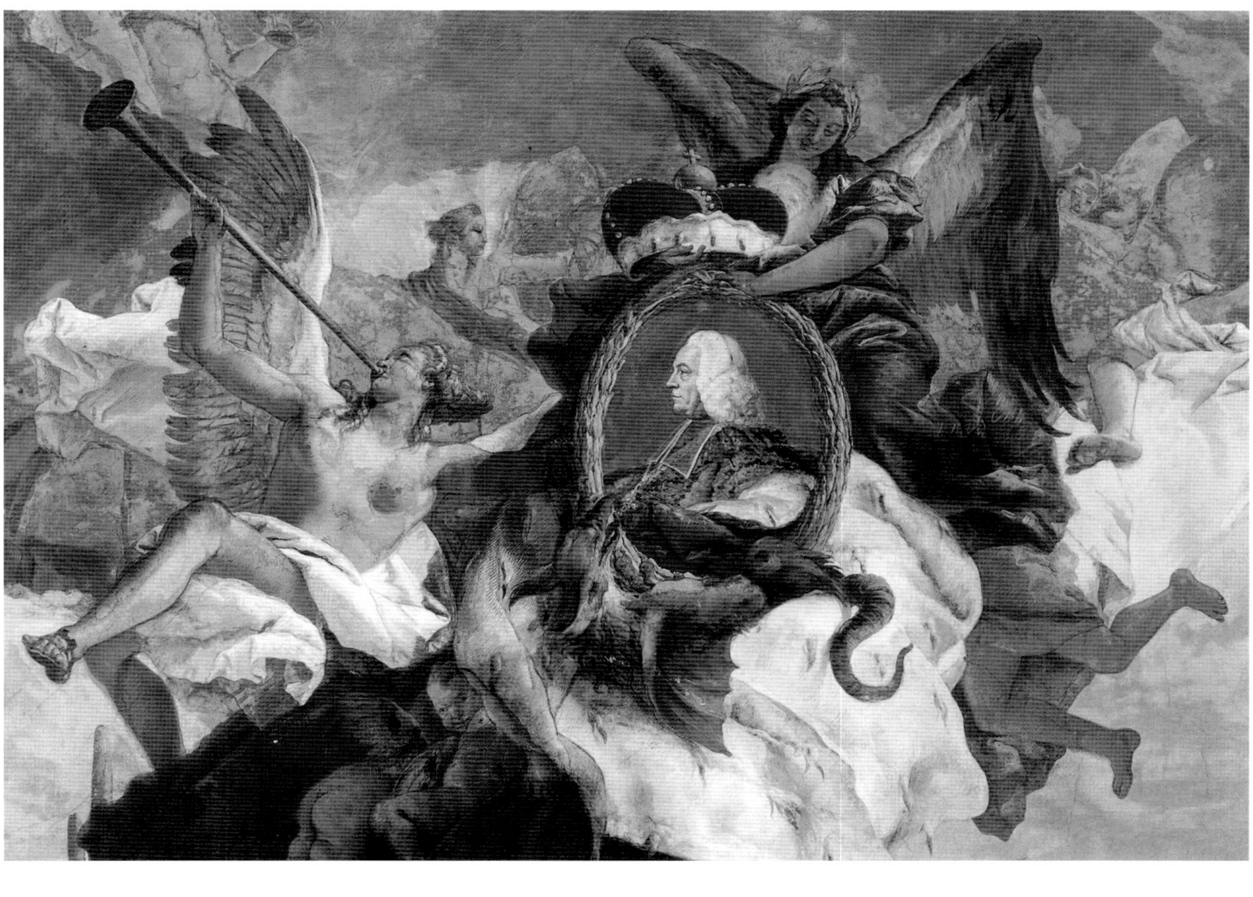

Treppenhauses sind vielleicht nicht mehr eigens niedergelegt worden. Gleichwohl dürften sich diese ganz logisch ergeben haben. Denn hatte man sich einmal für die zentrale, imperiale und raumüberspannende Apoll-Ikonographie im Kaisersaal entschlossen, so konnte eine verwandte Thematik die geeignete Klammer zwischen diesen beiden wichtigsten Repräsentationsräumen der Residenz bilden. Außerdem hatte das malerische Programm des Johann Rudolf Bys im Treppenhaus des Schönbornschen Schlosses von Pommersfelden mit seinem zentralen Apoll-Fresko im Deckengewölbe und den umgebenden Erdteil-Darstellungen ein beeindruckendes Vorbild geboten (Abb. 1), das sich seinerseits offenbar wiederum von dem Programm in einem der wohl berühmtesten Treppenhäuser herrschaftlicher Schloßbaukunst inspirieren ließ, nämlich von den Erdteil-Personifikationen des Charles Le Brun an der ›Gesandtentreppe‹ in Versailles.[40]

Angesichts einer politisch stabilisierten Lage auf dem europäischen Kontinent unter der neu errungenen habsburgischen Kaiserkrone konnte Carl Philipp von Greiffenclau – anders als Friedrich Carl von Schönborn – es nun wagen, mit seinem Ausmalungskonzept für die wichtigen Repräsentationsräume der Residenz dezidiert kaiserliche, damit auch habsburgische Gesinnung zu zeigen und politisch Farbe zu bekennen. Seine Vorstellungen zur Ausmalung waren 1750 abgeschlossen und sollten »dem herrn Künstler zur Erleichterung«[41] in einer Erklärung übermittelt werden. Es galt, den mit der Themenauswahl erhobenen Anspruch nun auch ästhetisch zu unterstreichen. Einige der fähigsten Künstler aus dem näheren Umfeld wie etwa Bys oder auch Holzer lebten bereits nicht mehr. Der Schwabe Johann Zick hatte zwar zunächst gute Chancen, aber die Auswahl war nicht einfach.[42] Dem Fürstbischof dürfte bald klar geworden sein, daß es nach all den bereits erfolgten Versuchen und auch Reinfällen eines ganz besonderen Malers für sein Vorhaben bedurfte, und seine Entscheidung fiel bald: Mit der Ausmalung des Gewölbes im Kaisersaal beauftragte der Würzburger Fürstbischof nun keinen Geringeren als Giambattista Tiepolo, einen sehr erfahrenen Freskanten und den zu seiner Zeit wohl berühmtesten Maler Venedigs. Man kannte einige seiner Arbeiten auch für deutsche Auftraggeber und konnte über einige Würzburger Kaufleute gute Kontakte zu dem Künstler der Lagunenstadt nutzen.[43] Gleichwohl dürfte aber auch noch ein ganz besonderer Aspekt den gebildeten Fürstbischof in seiner Entscheidung bestärkt haben, sich für einen Venezianer auszusprechen: Denn wie kaum eine andere Schulrichtung war gerade die ästhetische Tradition der Malerei Venedigs in der Lage, eine von Greiffenclau betont habsburgische Ausrichtung des Programms für den Kaisersaal noch ästhetisch zu untermauern.

Im Vergleich mit anderen Regionen Italiens fiel nämlich der venezianischen Malerei traditionell eine ästhetische Sonderrolle zu. Gegen eine vom ›Disegno‹-Gedanken geprägte Malweise beispielsweise der Florentiner setzten die Venezianer von je her die Dominanz des Kolorits. Bereits 1557 hatte der venezianische Kunsttheoretiker Lodovico Dolce (1508–1568) diese Position der Maler seiner Heimat deutlich hervorgehoben. Eine vergleichbar konträre Haltung wird auch bei Marco Boschini (1613–1704) gegenüber einer seit der Mitte des 17. Jahrhunderts in Rom vorherrschenden klassisch-intellektuellen Kunstauffassung nach Poussin und Bellori deutlich.[44] Wegen dieser koloristischen Tradition, ihrer ›Venezianità‹, stand die Malerei Venedigs in deutlicher Opposition zur Klassik-Doktrin der Franzosen, jener staatlich verordneten Kunstauffassung unter Ludwig XIV., die mit »gesetzgeberischer Ästhetik«[45] eher den pädagogisch-moralischen Nutzen vor das visuelle Vergnügen stellen wollte. Mit der Dominanz des Kolorits in ihren Werken bevorzugten die Künstler der Lagunenstadt aber vor allem die letztere der beiden von Horaz für die Dichtung geforderten und damit auch für die Malkunst des Barock verbindlichen Kategorien von »prodesse et delectare«. Der Rang des italienischen Kulturerbes war auch in Frankreich unumstritten, und seine integrierende Wirkung für die europäische Geschmackskultur, die durch die regelmäßigen Italienreisen der gesellschaftlichen Eliten immer wieder erneuert wurde[46], blieb ein maßgebliches Faktum. Während aber der französische Hof alles daran setzte, sich als einzig legitimen Nachfolger dieses Kulturerbes darzustellen, wurde die zeitgenössische italienische Kunst nördlich der Alpen mit den Habsburgern zum ästhetischen Konterpart gegen das französische Geschmacksdiktat instrumentalisiert.[47]

Enge Bindungen venezianischer Maler an das Haus Habsburg hatten eine lange Tradition, die bis in die Zeiten Karls V. und Tizians zurückreichte. Vor allem aber waren noch vor Beginn des 18. Jahrhunderts entscheidende, nicht nur politische, sondern auch kulturelle Impulse von Joseph I. ausgegangen, der 1690 zum Römischen König gekrönt worden war.[48] Mit neuem Elan hatte man in Wien begonnen, nicht nur militärpolitisch, sondern auch kulturell Flagge zu zeigen. Joseph I. begann noch als Thronanwärter damit, venezianische Maler für repräsentative Aufträge in die Metropole der Habsburger zu berufen. Als einer der ersten wurde 1702/03 Sebastiano Ricci, der noch wenige Jahre zuvor während seines Romaufenthalts für Ludwig XIV. gearbeitet hatte[49], mit der Ausmalung des Deckenbildes in der sogenannten Blauen Stiege von Schloß Schönbrunn beauftragt. Ebenso folgte Antonio Bellucci einem Ruf des inzwischen zum Kaiser gekrönten Joseph I. nach Wien, wo er nach dessen frühem Tod auch unter dem Nachfolger Karl VI. als Hofmaler verblieb.[50]

Die kaiserlichen Aufträge in Wien an die venezianischen Maler waren von programmatischem Charakter, insbesondere unter Karl VI., der die Kunst immer stärker in den Dienst der Staatsidee stellte.[51] Der repräsentativste Auftrag Sebastiano Riccis für Karl VI. war gegen Ende seines Lebens das großformatige Altarbild mit der *Himmelfahrt Mariae*, welches er 1733/34 für den kaiserlichen Prestigebau par excellence, die Karlskirche Fischer von Erlachs in Wien, geschaffen hatte.[52] An kaum einem anderen Ort kaiserlicher Selbstdarstellung als in der Karlskirche konnte die venezianische Malerei wirkungsvoller in Erscheinung treten. Es ist sicherlich kein Zufall, daß wenig später Piazzettas große *Himmelfahrt Mariae* für die Deutschherrenkirche in Frankfurt-Sachsenhausen[53] und auch Tiepolos *Assunta*, im Auftrag Carl Philipps von Greiffenclau für die Hofkapelle der Würzburger Residenz noch 1752 gemalt, sich ikonographisch auf Sebastiano Riccis Gemälde in der Karlskirche[54] beziehen und damit auch ästhetisch an jenes große Vorbild in dem habsburgischen Prestigebau anknüpfen (S. 75, Abb. 2; vgl. Bd. I, Kat. 150, 151).

Auf dem Gebiet der Malerei waren es vor allem die Venezianer, die ›habsburgisches Kolorit‹ an den fürstlichen Hofhaltungen im kontinentalen Europa verbreiteten.[55] Kaum eine andere anerkannte

Schultradition konnte den Habsburgern und ihren Verbündeten im Reich eine geeignetere visuelle Rhetorik liefern, um auf dem ästhetischen Felde dem politischen Widersacher und Konkurrenten Frankreich sichtbar entgegenzutreten. Der permanente Konflikt zwischen den politischen Antipoden Habsburg und Bourbon, der vor allem zu Beginn des 18. Jahrhunderts im Streit um das Erbe der spanischen Krone kulminierte, hatte vor allem den dynastischen Ehrgeiz vieler Landesfürsten angetrieben, dabei aber auch deren Leidenschaft für das Kunstsammeln. Bemerkenswert ist, daß die venezianische Kunst nicht an allen Höfen in gleicher Weise vertreten war, denn die Aufträge an die prominenten Künstler der Stadtrepublik hatten offenbar einen doppelten Grund: neben dem individuellen Geschmack oder den persönlichen Vorlieben der Sammler waren vor allem politisches Bekenntnis und Kalkül die entscheidenden Faktoren.[56]

Auch für die Familie Schönborn war die Orientierung an den politischen und ästhetischen Vorgaben des Wiener Hofs stets maßgeblich, was sich in ihren repräsentativen Bauten wie auch in den Kunstsammlungen niedergeschlagen hat. Aus Wien war dem Kurfürsten Lothar Franz der Maler Johann Rudolf Bys als weitläufig gebildeter Galerieinspektor vermittelt worden, der in den dortigen Hofkreisen nicht zuletzt wegen seiner Gemälde für Kaiser Leopold I. große Bewunderung genoß.[57] Für eine direkte und konstante Verbindung zum kaiserlichen Hof hatte aber vor allem Friedrich Carl von Schönborn sorgen können, dessen politische Karriere 1705 im Amt des Reichsvizekanzlers gipfelte, das er noch bis 1734 innehatte. Nach seinem Rückzug aus Wien nahm der bereits zum Fürstbischof von Bamberg und Würzburg gewählte Friedrich Carl die Vorliebe für die venezianische Malerei mit: Federico Bencovich, der seit 1730 in Wien ansässig war, wurde sogar im Zuge der Übersiedlung Friedrich Carls nach Würzburg zum »Pittore di Corte e famigliare di S. A.« ernannt und malte im Auftrag des Bischofs Altarblätter für die Hofkirche der Residenz.[58] Piazzetta-Gemälde und Bilder Pellegrinis, der schon von Lothar Franz mit wichtigen Aufträgen bedacht worden war, wurden für die Galerie in Pommersfelden angekauft. Nach dem Tod seines Onkels hat Friedrich Carl den dortigen Gemäldebestand um fast das Doppelte vermehrt. Pellegrini war auch in Mainz und Würzburg im Dienst von Carl Philipp Heinrich von Greiffenclau, der damals noch Domprobst war.[59]

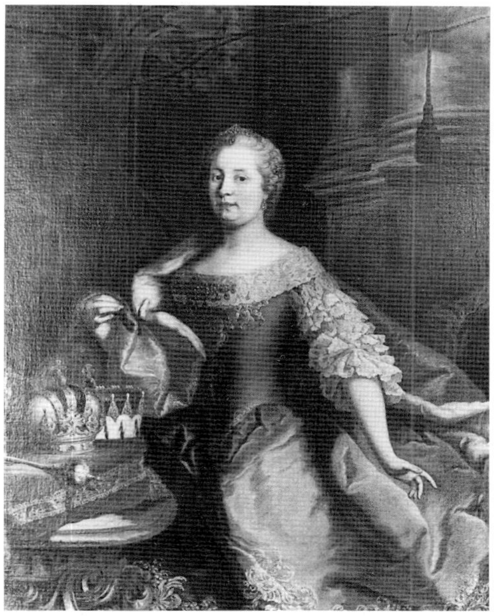

Abb. 6
Johann Gottfried Auerbach,
Bildnis Maria Theresia, Wien,
Österreichische Galerie Belvedere

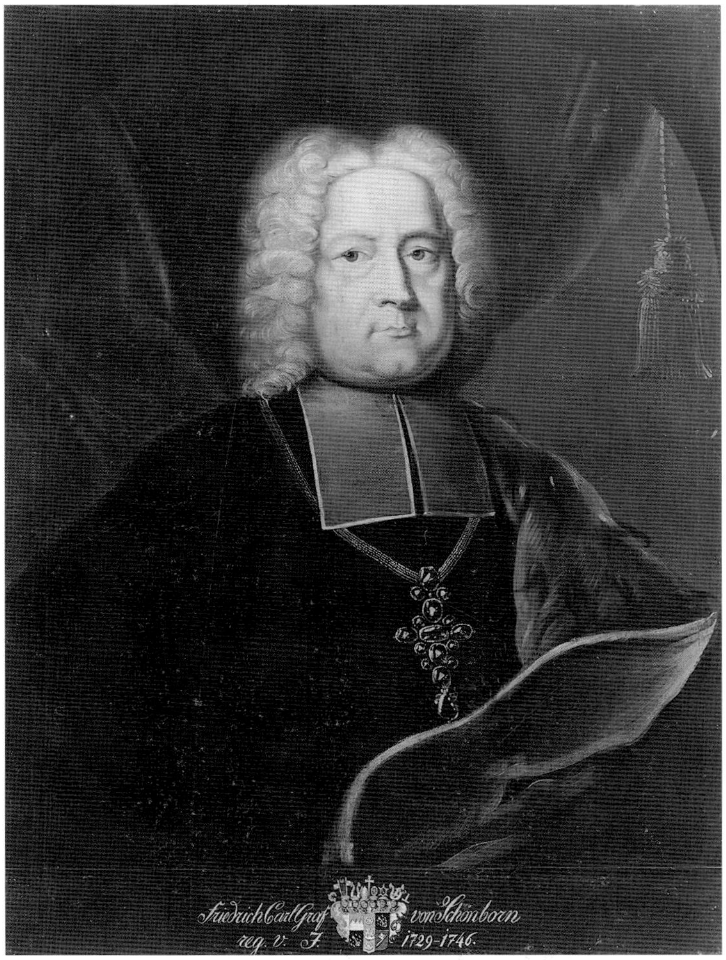

Abb. 5 Bildnis Friedrich Carl von Schönborn (reg. 1729–1746), Würzburg, Residenz, Bayerische Verwaltung der staatlichen Schlösser, Gärten und Seen

Der Weg in die Sammlungen und zu den Auftraggebern nördlich der Alpen schien mit dem Erfolg der venezianischen Maler bei den Habsburgern und den ihnen politisch nahestehenden Landesherren somit auch für Giambattista und Giandomenico Tiepolo bestens vorbereitet. Gleichwohl waren ihre Gemälde hier nur vereinzelt anzutreffen und gar repräsentative Aufträge deutscher Fürsten relativ selten, obwohl der Maler mit Algarotti am Dresdener Hof einen seiner größten Fürsprecher hatte.[60] Einer der Gründe für die relativ spärliche Präsenz nördlich der Alpen eines der bedeutendsten venezianischen Maler der zweiten Settecento-Generation scheint neben den zahlreichen Verpflichtungen in der Heimat und hohen Preisforderungen auch das Nachwachsen der vielen begabten und wesentlich weniger kostspieligen deutschen Maler gewesen zu sein, die vor allem im Süden des Reiches mit entsprechenden Aufträgen bedacht wurden.

Bei der Entscheidung Carl Philipp von Greiffenclaus, mit Giovanni Battista Tiepolo den wohl renommiertesten Maler der Lagunenstadt für sein Würzburger Projekt zu berufen, dürfte die eigene ästhetische Tradition der Malerei Venedigs und der daraus resultierende Stellenwert, den gerade diese lokale Schulrichtung bereits seit langem innerhalb von Kunstbestrebungen im politischen Umfeld der Habsburger eingenommen hatte, eine besondere Rolle gespielt haben.[61] Denn wie kaum ein anderer Maler war Tiepolo imstande, am Vorabend des Klassizismus noch ein letztes Mal in Deutschland mit venezianischer Farbenpracht zugleich auch das Kolorit habsburgischer Politik aufleuchten zu lassen. Während sich im Kaisersaal mit der Überhöhung des ›Genius Imperii‹ die Anerkennung des Kaisertums als einer die Zeiten überdauernden Idee, des Kaisers als des obersten Lehnsherrn und damit die Anerkennung der Grundlagen des Reichslehnsrechtes manifestiert, lenken im Treppenhaus der Residenz die Fresken Tiepolos den Blick noch einmal auf das vergangene Erbe unter Karl v., auf den globalen Anspruch und die einstige weltumspannende Größe des Habsburger Reiches in Gestalt der vier Erdteile.[62] Und zugleich wird in der Figur der Europa auch der notorische Eurozentrismus kaiserlicher Politik sichtbar: Bereits 1753 begannen die europäischen Allianzverhältnisse sich ins Gegenteil zu verkehren. Die Entscheidung um die globale Vorherrschaft fiel in der Neuen Welt, wo sich nunmehr England und Frankreich gegenüberstanden. Das seeuntüchtige, auf das kontinentale Europa dynastisch fixierte Haus Habsburg aber konnte auch an der Seite Frankreichs, des einst mächtigen Gegners, das Blatt nicht mehr zu seinen Gunsten wenden.

Edgar Herzlein zum 60. Geburtstag

1 Alfred Schröcker, *Ein Schönborn im Reich. Studien zur Reichspolitik des Fürstbischofs Lothar Franz von Schönborn (1655–1729)*, Wiesbaden 1978; ders., *Die Patronage des Lothar Franz von Schönborn (1655–1729). Sozialgeschichtliche Studien zum Beziehungsnetz in der Germania sacra*, Wiesbaden 1981; Otto B. Roegele, ›Das "systema der famille". Kommunikation als Mittel des Aufstiegs. Das Beispiel des Hauses Schönborn‹, in: Andreas Kraus (Hrsg.), *Land und Reich. Stamm und Nation. Probleme und Perspektiven bayerischer Geschichte. Festgabe für Max Spindler zum 90. Geburtstag*, München 1984, S. 137–155.

2 Schröcker 1978 (wie Anm. 1), S. 15–24. Bereits unter Kurfürst Friedrich III. begann das Ausgreifen Kurbrandenburgs nach Franken und war in der Folge Teil einer preußischen Süddeutschlandpolitik. Preußen wartete insbesondere auf die Übernahme der Regentschaft in Bayreuth durch dortige Erbfolge, was sich 1726 durch den Tod des Markgrafen Georg Wilhelm anzubahnen schien. Nur durch ein diplomatisches Meisterstück der beiden Schönborn, Kurfürst Lothar Franz und des Neffen und Wiener Vizekanzlers Friedrich Carl konnte dies verhindert werden. Vgl. auch Rudolf Endres, ›Preußens Griff nach Franken‹, in: Heinz Duchardt (Hrsg.), *Friedrich der Große, Franken und das Reich*, Köln 1986, S. 55, S.67–68.

3 Karl Heinz Büttner, ›Die Reichspolitik des Grafen Friedrich Carl von Schönborn als Fürstbischof von Bamberg und Würzburg (1729–1746)‹, in: *Bericht des Historischen Vereins Bamberg*, 87, 1941, S. 94 f.; Max H. von Freeden, ›Würzburgs Residenz und Fürstenhof zur Schönbornzeit‹, in: *Mainfränkische Hefte*, Nr. 1, hrsg. v. Freunde Mainfränkischer Kunst und Geschichte e.V., Würzburg 1948, S. 39 f.

4 Büttner 1941 (wie Anm. 3), S. 29 f.; von Freeden 1948 (wie Anm. 3), S. 34 f. Zur Person des Abtes und seinen Beziehungen zu den Schönborn siehe Schröcker 1981 (wie Anm. 1), S. 128–129; Bernd M. Mayer, *Johann Rudolf Bys (1662–1738). Studien zu Leben und Werk*, München 1994, S. 80–82.

5 Büttner 1941 (wie Anm. 3), S. 36–37; von Freeden 1948 (wie Anm. 3), S. 35; von Freeden/Lamb 1956, S. 41.

6 Büttner 1941 (wie Anm. 3), S. 52 ff.; von Freeden 1948 (wie Anm. 3), S. 37.

7 Büttner 1941 (wie Anm. 3), S. 87, S. 91; von Freeden 1948 (wie Anm. 3), S. 37.

8 Vgl. Volker Press, ›Friedrich der Große als Reichspolitiker‹, in: Duchardt 1986 (wie Anm. 2), S. 30; ders., ›Das wittelsbachische Kaisertum Karls VII.‹, in: Kraus 1984 (wie Anm. 1), S. 225 ff.

9 Ein solches Vorhaben hätte auf eklatante Weise die Grundlagen des Reichslehnsrechtes verletzt. Schließlich ging es nicht zuletzt auch um die eigentliche Machtbasis der Familie Schönborn. Zu den Säkularisationsbestrebungen Friedrichs II. vgl. Theo Volbehr, ›Der Ursprung der Säkularisationsprojekte in den Jahren 1742 und 1743‹, in: *Forschungen zur deutschen Geschichte*, 26, 1886, S. 262–284; Walther von Hofmann, ›Das Säkularisationsprojekt von 1743. Kaiser Karl VII. und die römische Kurie‹, in: *Festschrift Riezler*, Gotha 1913, S. 213–259; Schröcker 1978 (wie Anm. 1), S. 18 ff.; Peter Baumgart, ›Säkularisationsprojekte König Friedrichs II. von Preußen. Zu einem kontroversen Thema der Preußenhistoriographie‹, in: Joachim Köhler (Hrsg.), *Säkularisation in Ostmitteleuropa*, Köln und Wien 1984, S. 59–64.

10 Büttner 1941 (wie Anm. 3), S. 76 f.

11 Von Freeden/Lamb 1956, die Zusammenfassung des Dokumentes (Staatsarchiv Würzburg, Bausachen 14/355 II, fol. 130 ff.) für das Programm der Ausmalung, S. 31–33.

12 Zu den von Friedrich Carl angeforderten »schizzi oder projecten zu der galerie zu der stigen und dem saal« des Johann Rudolf Bys vgl. Mayer 1994 (wie Anm. 4), S. 63 ff., 100. Zu dem Projekt Johann Evangelist Holzers vgl. Ernst Neustätter, *Johann Evangelist Holzer (1709–1740)*, Diss. München 1933, S. 51–55; Carl Lamb, ›Johann Evangelist Holzer. Das Genie der Freskomalerei des süddeutschen Rokoko‹, in: Hermann Rinn (Hrsg.), *Augusta 955–1955*, Augsburg 1955, S. 387 f., Abb. 26. Eine Farbabbildung des Entwurfs von Holzer befindet sich bei Alpers/Baxandall 1994, S. 144, Abb. 155.

13 Von Freeden/Lamb 1956, S. 36.

14 Press 1986 (wie Anm. 8), S. 26.

15 Vgl. Büttner 1941 (wie Anm. 3), S. 91.

16 Vgl. von Freeden 1948 (wie Anm. 3), S. 39 f.

17 Press 1986 (wie Anm. 8), S. 35.

18 Von Freeden 1941 (wie Anm. 3), S. 41.

19 Zur Person des Carl Philipp Heinrich von Greiffenclau zu Vollraths vgl. hier den Beitrag von Edith Schmidmaier-Kathke, Bd. 1, S. 58 ff.

20 Schröcker 1981 (wie Anm. 1), S. 61–62.

21 Mit dem Tod Friedrich Carls stand die Nachfolge in den beiden Hochstiften Bamberg und Würzburg gleichzeitig zur Disposition. Der Kaiserhof in Wien war unmittelbar nach der Vakanz sehr bemüht, unter Hinweis auf die preußische Bedrohung den als habsburgischen Parteigänger bekannten Schönborn-Neffen und Mainzer Kurfürsten Johann Friedrich Carl von Ostein für die Wahl in beiden Bistümern durchzusetzen, was aber wegen der damals angespannten Beziehungen zwischen Wien und Rom nicht gelang. In Bamberg fiel die Wahl auf Johann Philipp Anton von Franckenstein und in Würzburg auf Franz Anselm von Ingelheim. Vgl. Johannes Burkhardt, ›Der Beitrag der römischen Kurie zur Sicherung Frankens‹, in: Duchardt 1986 (wie Anm. 2), S. 176–182.

22 Von Freeden/Lamb 1956, S. 13.

23 Vgl. von Freeden 1948 (wie Anm. 3), S. 30.

24 Von Freeden/Lamb 1956, S. 23 f.

25 Ebenda, S. 12.

26 Ebenda, S. 41. Der Text des Dokumentes *Ohnmaßgebliche Gedancken für die Mahlerey des größeren hochfürstlichen Speis=Saals* ist hier im Quellenanhang (S. 169 ff., Dok. 10) abgedruckt. Die Szene der Investitur des Würzburger Herzogtums durch Kaiser Barbarossa weist auf den Kaiser als den obersten Lehnsherrn und unterstreicht die lehnsrechtliche Verankerung des Fürstbistums im Reichsverband. Reichslehnsrecht und Landfriedensgesetzgebung waren seit den Zeiten Barbarossas die beiden wichtigsten Grundfesten der kaiserlichen Reichspolitik.

Vgl. hierzu Karl Otmar von Aretin, *Das Reich. Friedensgarantie und europäisches Gleichgewicht 1648–1806*, Stuttgart 1986; Georg Schmidt (Hrsg.), *Stände und Gesellschaft im Alten Reich*, Stuttgart 1989. Die gleiche historische Bedeutung kam dem Stauferkaiser Barbarossa auch in dem Ausmalungsprogramm des Hauptsaales der Wiener Reichshofkanzlei zu. Dort hatte bereits 1729, als Friedrich Carl von Schönborn noch Reichsvizekanzler war, der Maler Johann Rudolf Bys das Deckengemälde mit der Allegorie auf Kaiser Karl VI. und die Reichsstände geschaffen; vgl. Mayer 1994 (wie Anm. 4), S. 45–48, Kat. FZ 3, S. 299 f. und Abb. 100. Mit dem zweiten Historienbild, der kaiserlichen Vermählung, galt es offenbar, nicht nur Würzburg als einen kaisernahen Ort besonders herauszustreichen, sondern auch die historische Hochzeitszeremonie des Staufers in dem Ausmalungsprogramm kirchenrechtlich abzusichern, da nämlich gerade diese kirchlicherseits nicht unbedenklich gewesen war: Beatrix von Burgund war bereits die zweite Ehefrau Friedrichs, welcher sich nach seiner Wahl zum römischen König von seiner ersten Frau Adela, der Tochter des Markgrafen von Vohburg, hatte scheiden lassen und nun in größeren heiratspolitischen Dimensionen denken konnte. Vgl. auch hier den Beitrag von Frank Büttner, S. 54 ff.

27 Vgl. hier den Quellenanhang, S. 169 ff., Dok. 10.

28 Ebenda.

29 Ebenda.

30 Ebenda.

31 Franz Matsche, ›Die Kunst im Dienste der Staatsidee Kaiser Karls VI.‹, in: *Beiträge zur Kunstgeschichte*, Bd. 16, Berlin und New York 1981, S. 358–363.

32 Büttner 1979, S. 173 ff.

33 Ebenda, S. 175.

34 Matsche 1981 (wie Anm. 31), S. 33 f., 218, 407 und Abb. 51.

35 Zu den Göttweiger Beziehungen der beiden Maler vgl. Mayer 1994 (wie Anm. 4), S. 82–83.

36 Vgl. hierzu Ernst H. Kantorowicz, *Die zwei Körper des Königs. ›The King's Two Bodies‹. Eine Studie zur politischen Theologie des Mittelalters*, (1. Auflage Princeton 1957) München 1990, S. 98.

37 Ebenda, S. 491.

38 Zur besonderen Bedeutung des Kaisers als ›Maritus rei publicae‹, ebenda, S. 222 ff.

39 Ebenda, S. 209 und Anm. 12, S. 296 ff.; vgl. auch Alois Dempf, *Sacrum Imperium. Geschichte und Staatsphilosophie des Mittelalters und der Renaissance*, München, Berlin und Oldenburg 1929.

40 Die Apoll- und Erdteil-Darstellungen des Pommersfeldener Treppenhauses, die sich noch zusätzlich mit Szenen der Herkules-Geschichte verbinden, waren in gewisser Weise auf Lothar Franz von Schönborn, den Landesherrn selbst, gemünzt. Sie entsprechen andererseits aber auch einer bereits seit den Zeiten Karls V. erhobenen habsburgischen und insbesondere unter Karl VI. sehr geläufigen imperialen Vorstellung des Kaisers, der sich mit Herkules-Apoll identifizierte, zugleich mit dem Anspruch, seiner Herrschaft eine globale Geltung zu verleihen. Vgl. Mayer 1994 (wie Anm. 4), S. 51 ff., 61. Vgl. Matsche 1981 (wie Anm. 31), S. 242 ff.

41 Vgl. hier den Quellenanhang, S. 169 ff., Dok. 10.

42 Büttner 1980, S. 24–25.

43 Von Freeden/Lamb 1956, S. 25 ff.

44 Vgl. Eduard Hüttinger, ›Bemerkungen zur Venezianischen Malerei und zum Thema ‘Schweiz – Venedig’, in: *Venezianische Kunst in der Schweiz und in Liechtenstein*, Ausst. Kat. Pfäffikon, Genf 1978, S. 7.

45 Erwin Panofsky, *Idea. Ein Beitrag zur Begriffsgeschichte der älteren Kunsttheorie*, (1. Auflage 1924) Berlin 1960, S. 57 f.

46 Ludwig Schudt, *Italienreisen im 17. und 18. Jahrhundert*, Wien und München 1959.

47 An Qualität und vor allem an Quantität übertrifft der Bestand italienischer Malerei beispielsweise in der Wiener Gemäldesammlung noch heute bei weitem den – häufig später erworbenen – französischen Anteil. Zu den habsburgischen Beziehungen mit Italien siehe Adam Wandruszka, *Österreich und Italien im 18. Jahrhundert*, München 1963. Vgl. auch Christoph Becker, Axel Burkarth und August B. Rave, ›The International Taste for Venetian Art. The Habsburg Empire‹, in: Ausst. Kat. London/Washington 1994, S. 46.

48 Charles Ingrao, *In Quest an Crisis. Emperor Joseph I. and the Habsburg Monarchy*, West Lafayette-Indiana 1979.

49 Thomas Wessel, *Sebastiano Ricci und die Rokokomalerei*, Freiburg 1984, S. 65–66. Eine Zeichnung von Sebastiano Ricci, heute in London aufbewahrt, zeigt eine dem Kaiser gewidmete panegyrische Allegorie, die er 1711 anläßlich der Feier des Einzuges Karls VI. in Mailand offenbar für ein größeres Projekt entworfen hatte; siehe Jeffery Daniels, *L'opera completa di Sebastiano Ricci*, Mailand 1976, S. 84, 85 mit Abb.

50 Zu Belluccis Wiener Tätigkeit für das Haus Liechtenstein vgl. Francesca d'Arcais, ›L'attività viennese di Antonio Bellucci‹, in: *Arte Veneta*, 18, 1964, S. 99–101. Zu dem programmatischen Gemäldezyklus Belluccis im Bensberger Schloß, wo die venezianische Kunst regelrecht der politischen Propaganda diente, siehe Matthias Reuß, in: Kultzen/Reuß 1991, S. 103–174. Die Düsseldorfer Sammlung wurde erst später infolge des Wittelsbacher Hausvertrags nach München vererbt. Erst mit dieser Übernahme hat sich in den Bayerischen Staatsgemäldesammlungen ein quantitativ wie auch qualitativ bedeutender Grundstock an venezianischer Malerei des Settecento ergeben, der vor allem der habsburgisch orientierten Pfälzer Linie des Hauses Wittelsbach zu danken ist; vgl. hierzu auch August Bernhard Rave, ›Die Venezianische Malerei des 18. Jahrhunderts. Nachlese zu einem Münchener Sammlungskatalog‹, in: *Kunstchronik*, 46, 8, 1993, S. 398–412.

51 Vgl. Matsche 1981 (wie Anm. 31).

52 Die Darstellung rekurriert auf ein Hauptwerk der venezianischen Malerei aus einer der größten Kirchen Venedigs, auf Tizians *Assunta* in der Frarikirche. Tizian war als der bedeutendste venezianische Künstler seiner Epoche auch Hofmaler Karls V. gewesen, welcher selbst als ein vorbildlicher Ahne und zugleich Namensvetter aus dem Hause Habsburg für die politisch-dynastischen Ziele Karls VI. von besonderer Bedeutung war; vgl. Matsche 1981 (wie Anm. 31), S. 242–248.

53 Das Sachsenhausener Gemälde Piazzettas knüpft unmittelbar an Sebastiano Riccis Darstellung in der Wiener Karlskirche an und unterstreicht so ästhetisch die politische Loyalität des nicht gerade habsburgisch gesinnten Auftraggebers gegenüber dem Kaiserhaus. Clemens August von Wittelsbach war in seiner Eigenschaft als neuer Hoch- und Deutschmeister des Ordens nämlich 1732 vertraglich verpflichtet worden, sowohl jene durch die Pragmatische Sanktion gesetzten dynastischen Ziele der Habsburger anzuerkennen, als auch vor allem aber den Kaiser gegen die von den Türken und der Krone Frankreichs ausgehende Bedrohung des Reiches nach Kräften zu unterstützen. Vgl. Ausst. Kat. London/Washington 1994, S. 51.

54 Gemin/Pedrocco 1993, Nr. 417, S. 428.

55 Ausst. Kat. London/Washington 1994, S. 45–52.

56 Haskell 1963; Krzysztof Pomian, *Collectors and Curiosities. Paris and Venice, 1500–1800*, Cambridge, Mass., 1990 (1. Auflage: *Collectionneurs, amateurs et curieux*, Paris 1987), S. 65 ff., 185 ff.; Axel Burkarth, ›Giuseppe Maria Crespi und seine fürstlichen Sammler in Österreich und Deutschland‹, in: Andrea Emiliani und August B. Rave (Hrsg.), *Giuseppe Maria Crespi 1665–1747*, Ausst. Kat. Bologna und Stuttgart, Bologna 1990, S. 203–218; Rave 1993 (wie Anm. 50), S. 398–412.

57 Mayer 1994 (wie Anm. 4), S. 23 ff., 28 ff.

58 Peter O. Krückmann, *Federico Bencovich 1677–1753*, Hildesheim 1988, S. 21–23, Kat. Va–30, 31.

59 Zu Pellegrini in Deutschland vgl. Klara Garas, ›Giovanni Antonio Pellegrini in Deutschland‹, in: *Studi di Storia dell'Arte. In onore di A. Morassi*, Venedig 1971, S. 285–292; George Knox, ›Pellegrini in Deutschland‹, in: Ausst. Kat. Hannover/Düsseldorf 1991/92, S. 60–88.

60 Vgl. auch hier den Beitrag von Steffi Röttgen, S. 46 ff.

61 Ausst. Kat. London/Washington 1994, S. 45–52.

62 Ashton 1978, S. 109–125. Zur allgemeinen Bedeutung der Erdteile in Darstellungen der Kunst siehe Poeschel 1985. Vgl. auch Mayer 1994 (wie Anm. 4), S. 61 ff.

STEFFI ROETTGEN

Francesco Algarotti in Preußen und Sachsen und – in Würzburg?

In Adolf von Menzels berühmtem Gemälde der *Tafelrunde Friedrichs des Großen in Sanssouci* fallen drei der Dargestellten durch ihre lebhafte und sprechende Gestik auf (Abb. 1). Der in der Mitte des Tisches sitzende König Friedrich II. von Preußen wendet sich gerade nach links zu Voltaire, der angeregt mit dem ihm gegenübersitzenden Italiener Francesco Algarotti disputiert. Menzel hat nicht nur den von Zeugnissen überlieferten Geist der Diners von Sanssouci gut getroffen, sondern auch die beiden Männer treffend charakterisiert, die sich hier ein offenbar lustvolles Rededuell liefern. Während der Name Voltaire allgemein geläufig ist, dürfte Algarotti heutzutage in Deutschland nur noch den Kennern der Kunst des 18. Jahrhunderts bekannt sein, obwohl er sich auf eine wesentlich engere Beziehung mit Deutschland und der deutschen Kultur eingelassen hat als Voltaire.

Wer war dieser Mann (Abb. 2), der neben vielen bedeutenden Zeitgenossen auch mit einem Philosophen vom Format Voltaires und mit einem Maler vom Genie Tiepolos zu verkehren pflegte und den die Markgräfin Wilhelmine von Bayreuth als einen der ersten Schöngeister des Jahrhunderts bezeichnet hat?[1] Die Urteile italienischer Zeitgenossen über Algarottis offenbar sehr eitlen Charakter waren allerdings weniger schmeichelhaft.[2] Die wohl treffendste Charakterisierung stammt von seinem Biographen Domenico Michelessi, der ihn als »cortigiano filosofo« bezeichnet hat.[3]

Abb. 1 Adolf von Menzel, Tafelrunde Friedrichs des Großen in Sanssouci, 1850, ehem. Berlin, Nationalgalerie, 1945 zerstört

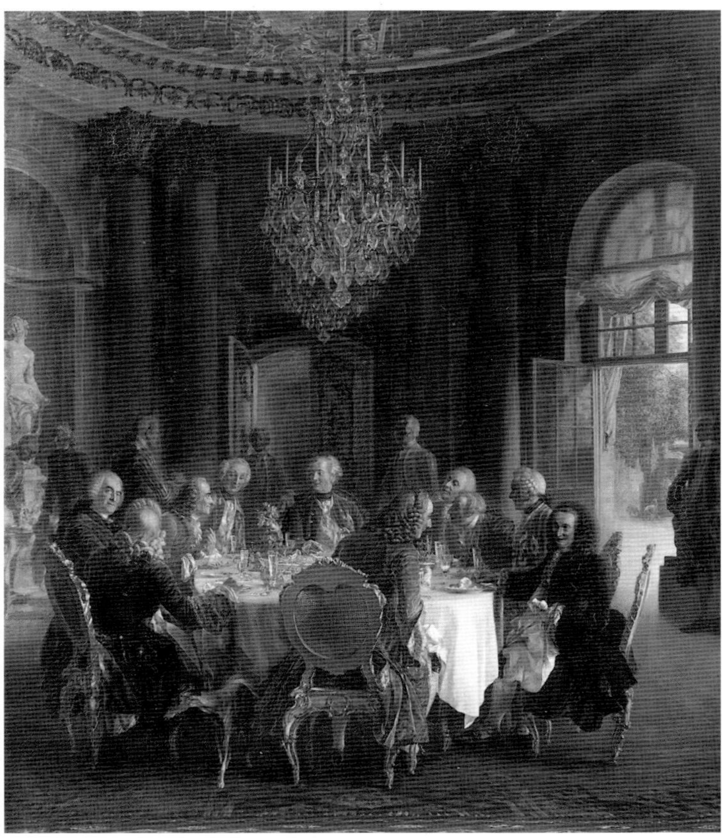

Als Sohn eines vermögenden venezianischen Kaufmannes hatte Francesco Algarotti (1712–1764) eine universal angelegte Ausbildung humanistischen Stils erhalten. Er erlernte die griechische Sprache und den Geist der klassischen Antike bei Carlo Lodoli in Venedig. Sein Studium der Naturwissenschaften und der alten Sprachen absolvierte er in Bologna, Padua und Florenz. Ersten schriftstellerischen Ruhm und internationales Ansehen erwarb er sich mit der Schrift *Il Newtonismo per le dame*, die 1737 in Mailand erschien und sehr schnell ins Französische übersetzt wurde.[4] Von 1734 bis 1737 weilte er nach seinem einzigen Romaufenthalt abwechselnd in Paris und in London. Voltaire sprach mit Anerkennung von dem jungen Italiener, als er ihn in Paris kennenlernte.[5] Von England aus brach Algarotti 1739 in Begleitung von Lord Baltimore zu einer Schiffsreise durch die Ostsee nach St. Petersburg auf.

Auf der Rückreise von Rußland, die er auf dem Landweg unternahm, kam er im Dezember 1739 zum ersten Mal nach Deutschland. Voller Staunen bemerkte er den dank der Leipziger Messe beachtlichen Wohlstand Sachsens, den Freiberger Bergbau und wunderte sich über die vielen Meilensteine an den Straßen. In Dresden besichtigte er das Japanische Palais mit seinen Porzellansammlungen und mokierte sich über den schlechten Geschmack der Meißener Porzellanfiguren, den er auf die schlechten Modelleure zurückführt, war aber beeindruckt vom »splendore della Corte«.[6] In Leipzig fand er anschließend die Zeit für einen Besuch bei dem Rechtsgelehrten und Historiker Johann Jacob Mascow (1689–1761), den er als Kenner des von ihm besonders geschätzten römischen Dichters Horaz bewunderte. Die nächste Station der Reise war Potsdam, das er als »chiostro militare« des preußischen Königs bezeichnet.[7] Er lobt zwar das Wirken des Soldatenkönigs für sein Land, aber seine Neigung und Begeisterung gelten bereits hier dem Kronprinzen, den er mit einer Empfehlung Voltaires in Rheinsberg besuchte. Sein Reisebericht enthält prophetische Worte über Friedrichs Zukunft als Regent.

Bald nach seiner Thronbesteigung lud Friedrich den wieder nach London zurückgekehrten Algarotti in Versform ein, an seinen Hof zu kommen: »Venez Algarotti, des bords de la Tamise/Partager avec nous notre destin heureux.«[8] Algarotti zögerte keinen Moment. Bereits Ende Juni 1740 war er in Berlin, wo inzwischen auch Voltaire eingetroffen war, und wurde im Dezember 1740 vom König in den erblichen Grafenstand erhoben. Seine Beziehung zu

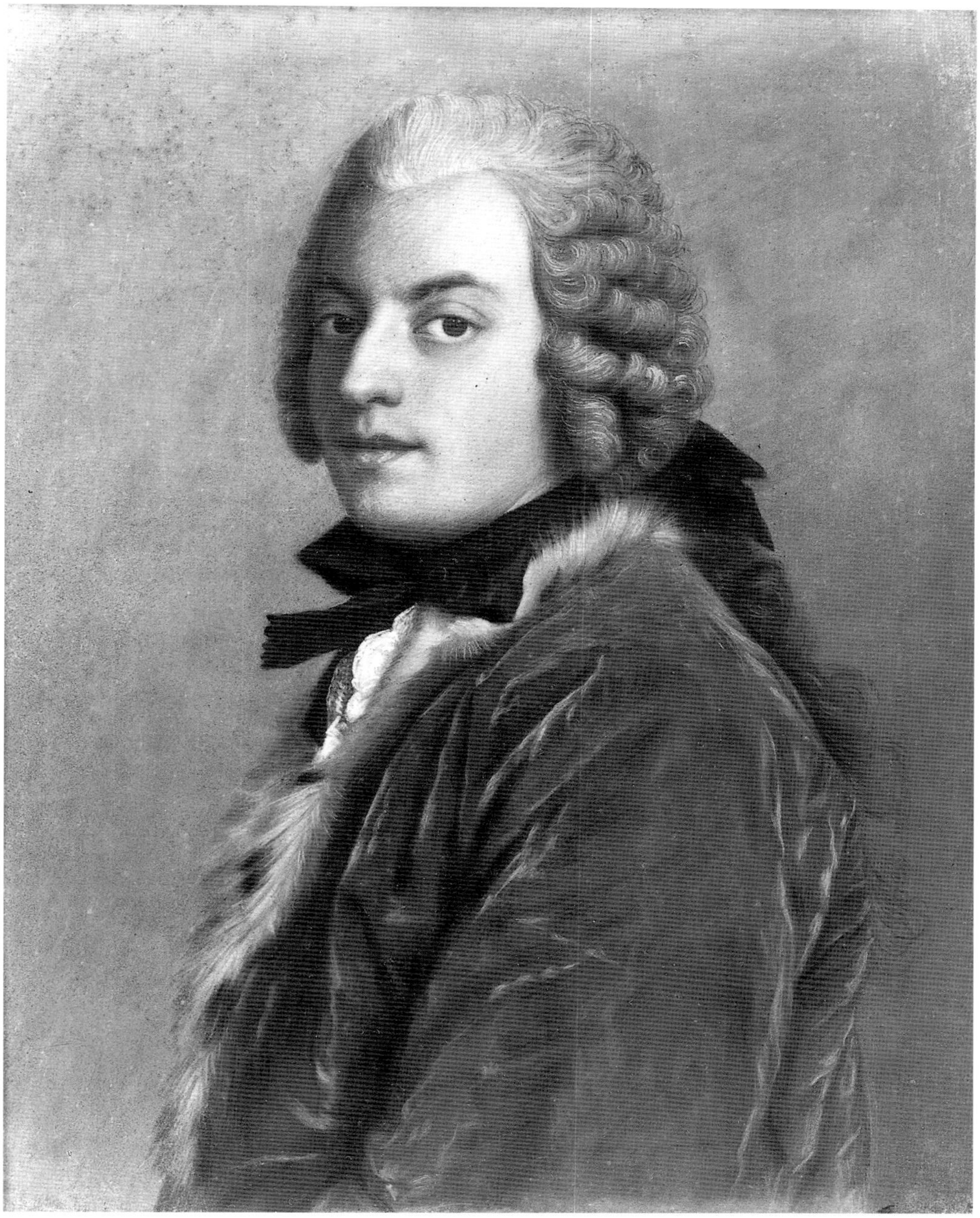

Abb. 2
Etienne Liotard,
Bildnis Francesco Algarotti,
um 1743–1745,
Amsterdam, Rijksmuseum

dem gleichaltrigen König, der Italien nicht kannte, war weniger strapaziös als die schwierige und auch politisch belastete Beziehung zu Voltaire, aber auch sie blieb nicht ohne Schatten. Der erste Schlesische Krieg (Dezember 1740–Juni 1742) erforderte die Präsenz des Königs auf dem Schlachtfeld. Welche konkreten Gründe Algarotti offenbar noch während des kurzen Aufenthaltes Friedrichs II. am Hof von Dresden im Januar 1742 dazu bewogen, dort zu bleiben, ist nicht bekannt.[9] Vielleicht schien ihm die neue Rolle des Königs als Kriegsherr nicht mit den Idealen vereinbar, die er sich von seiner Herrschaft gemacht hatte.[10] In einem leicht pikierten Tonfall hat sich Friedrich II. von Algarotti in einem Brief verabschiedet, wo er ihn als unbeständigen und flüchtigen Schwan und als den »liebenswürdigen, aber allzu leichtfertigen Algarotti« bezeichnet.[11] Die zunehmend von Mißverständnissen getrübten brieflichen Kontakte kamen im September 1742 für mehr als vier Jahre zum Erliegen.

Francesco Algarotti, der auch der Musik sehr zugetan war, wurde in Dresden mit seiner großen italienischen Kolonie von Musikern und Künstlern anscheinend mit offenen Armen aufgenommen.[12] Unter den einflußreichen Persönlichkeiten im Dunstkreis des Hofes traf er Landsleute wie den Jesuitenpater Ignazio Guarini, die gefeierten Opernsänger Domenico Annibali und Faustina Bordoni-Hasse, den Hofdichter Stefano Pallavicini und den Bildhauer Lorenzo Mattielli. Für Algarottis vielseitige Fähigkeiten, Talente und Kenntnisse fand sich in Dresden ein reiches Betätigungsfeld. Er richtete die Aufführung einer Metastasio-Oper ein, und er engagierte sich hier erstmals auf einem Gebiet, auf dem er künftig seine größten Lorbeeren ernten sollte – dem der bildenden Künste.

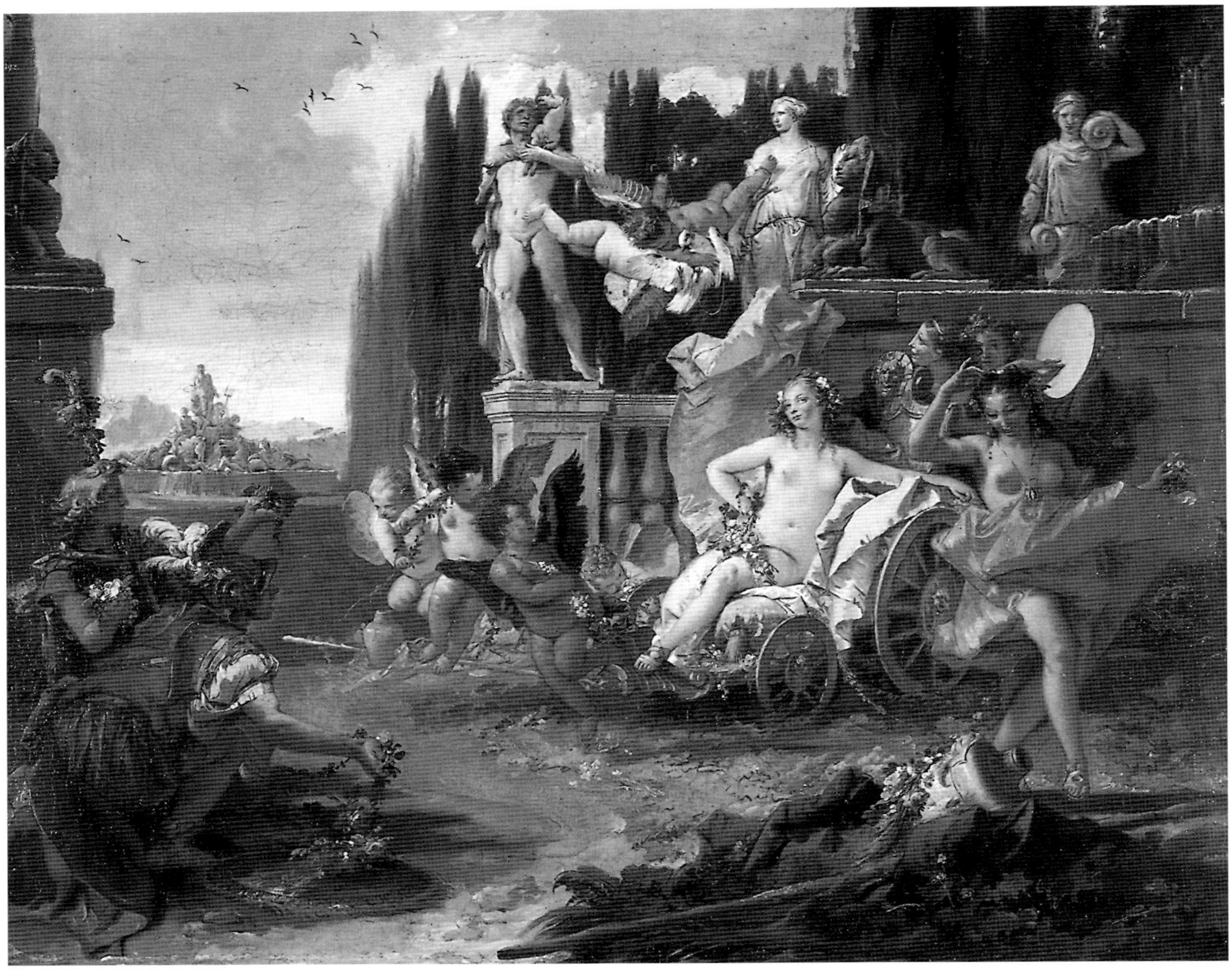

Abb. 3
Giovanni Battista Tiepolo, Der Triumph der Flora, 1744/45, San Francisco, M. H. de Young Memorial Museum

Am 28. Oktober 1742 überreichte er dem sächsischen Kurfürsten und König von Polen August III. in Schloß Hubertusburg eine Denkschrift mit seinen Vorschlägen für die Neuordnung und Erweiterung der königlichen Gemäldesammlung. Dieses »Progetto per ridurre a compimento il Regio Museo di Dresda« ist nichts weniger als ein Programm für ein öffentliches Museum, das zum Teil auch heute noch Aktualität besitzt.[13]

Die Grundzüge dieses nicht nur für Dresden, sondern für die Entwicklung der öffentlichen Museen in Europa zukunftsweisenden Entwurfs müssen kurz dargelegt werden, um seine historische Bedeutung ermessen zu können. Algarotti stellt an den Anfang seiner Überlegungen den Aufbau einer umfassenden und qualitätvollen Sammlung von Druckgraphik, die er deswegen als »pubblico bene« betrachtet, weil sie die Werke der großen Meister allen zugänglich mache und für eine Schule oder Akademie großen Nutzen bringe, da sie auch eine Vorstellung von den Werken gebe, die man nicht erwerben könne. Anschließend müsse dann eine gute Sammlung von Zeichnungen aufgebaut werden, um die Handschrift und das Genie der Meister am konkreten Beispiel zu verdeutlichen und den Entstehungsprozeß der Werke zu dokumentieren. Aber nicht Detailstudien sollten gesammelt werden, sondern vor allem Entwürfe zu Kompositionen. Algarotti schlägt vor, diese Zeichnungen in Portfolios nach lokalen Schulen zu ordnen, damit die verschiedenen Stile unterschieden und an ihnen die Geschichte der Malerei abgelesen werden könne. Als eine weitere wichtige Abteilung des Museums nennt er die Medaillensammlung, wobei er hauptsächlich die antiken Kaisermünzen als Sammlungsgegenstand im Auge hatte. Auch Kameen und geschnittene Steine müßten ebenso wie antike Statuen und Inschriften in diesem Museum vorhanden sein. Den Büchern, vor allem den Galeriewerken, will Algarotti gleichfalls ihren Platz in diesem enzyklopädischen Museum sichern, dessen Krönung jedoch die Gemäldegalerie bildet. Sie ist in Algarottis Entwurf als die eindeutige Favoritin zu erkennen und als das Gebiet, dem seine wahre Neigung gilt. Die bereits bedeutende Dresdner Gemäldesammlung solle durch Ankäufe von gesicherten und bereits publizierten oder gestochenen Bildern aus italienischen Sammlungen erweitert werden. Darüber hinaus aber empfiehlt Algarotti auch den Aufbau einer kleinen, aber ausgewählten Sammlung zeitgenössischer Malerei, um das Ungleichgewicht zwischen der alten und der neuen Kunst zu beseitigen. Als Kriterium für die Auswahl schlägt er vor, diese entsprechend den individuellen Fähigkeiten und Stärken eines jeden Malers zu treffen. Gekauft werden müsse das beste Bild aus der besten Schaffensphase, das den Charakter und die Art des jeweiligen künstlerischen Talentes am besten zum Ausdruck bringe. Algarotti stellt hier eine folgenreiche Maxime auf: Er propagiert nämlich nichts anderes als die Auflösung der traditionellen Hierarchie der malerischen Gattungen, an deren Stelle die Harmonie zwischen Formensprache und Bildthema als Maßstab treten soll. Algarotti beschließt sein Memorandum, das auch Vorstellungen über die architektonische Gestaltung des Museums enthält[14], mit einem Vorschlag für einen Sammelauftrag an eine Gruppe lebender Künstler, an dem er dieses Prinzip zu demonstrieren beabsichtigte.

Die Voraussetzung zu diesem nicht nur für Deutschland beispielhaften Unternehmen war ein sicheres Auge und eine genaue Kenntnis der Maler und ihrer Stile, die sich Algarotti an den Orten angeeignet hatte, wo er längere Zeit gelebt hatte: Venedig, Bologna und Paris. Bei der Beurteilung dieser Maler konnte er sich auf sein Qualitätsgefühl verlassen. Dies verdeutlicht auch die Liste der Maler, die er in der folgenden Reihenfolge vorschlägt: Piazzetta als guten Zeichner und Koloristen, Tiepolo als geistreichen Meister der Skizze (»pittore di macchia e spiritoso«)[15], den leicht manierierten Balestra, Donato Creti als Nachfolger Renis, Boucher als Nachahmer Correggios und Carle Van Loo als Maler gravitätischer Themen. Dazu kommen noch einige andere bolognesische Maler, sowie Zuccarelli als Landschaftsmaler und Panini für antike Ruinenlandschaften.[16] Als Krönung des ganzen Programms stellt sich Algarotti ein allegorisches Gemälde vor, das der namentlich nicht genannte beste aller lebenden Maler schaffen sollte. Es ist wohl kein Zufall, daß dieses Bild, das in inhaltlicher Hinsicht die figurenreichen und pompösen Kunstallegorien des 19. Jahrhunderts vorwegnimmt[17], nicht zustande kam. Leider befindet sich heute keines der Gemälde mehr in Dresden, aber die erhaltenen Werke aus Algarottis ›Pilotprojekt‹ legen Zeugnis von seinem Gespür für Qualität ab. Auch seine Vorliebe für die venezianische Schule[18], ist seiner Auswahl deutlich anzumerken.

Algarotti denkt in seinem Projekt auch über die notwendige Geschmacksverbesserung für das Meißener Porzellan nach: Statt der Stiche nach Watteau sollten die Statuen des Belvedere-Hofes im Vatikan oder des Museums in Florenz im kleinen Maßstab kopiert werden sowie antike Reliefs und Köpfe.

Es hat den Anschein, daß Algarotti trotz seiner allgemein gehaltenen Vorschläge für die Ankäufe qualitätvoller Zeichnungen und Gemälde auch bereits bestimmte Sammlungen im Sinn hatte, die er aus eigener Anschauung oder durch Kontaktpersonen, darunter den seit langem in Venedig lebenden englischen Konsul Joseph Smith, und den Sammler Anton Maria Zanetti kannte.[19] Tatsächlich erhielt er am 16. Februar 1743 den Auftrag, sich nach Italien zu begeben, um dort für den König Bilder zu erwerben.[20]

Die Ergebnisse von Algarottis vierjähriger Erwerbstätigkeit konnten sich im Hinblick auf Qualität und Rang der Bilder, aber auch wegen ihrer günstigen Preise sehen lassen.[21] Für das berühmte Pastell des *Schokoladenmädchens* von Liotard, eine seiner glücklichsten Erwerbungen, bezahlte er nur 120 Zechinen.[22] Dafür kostete ihn die im 19. Jahrhundert als Kopie erkannte *Madonna des Bürgermeisters Meyer* von Hans Holbein 1000 Zechinen.[23]

Vielleicht waren die niedrigen Preise und Spesen einer der Gründe für das Mißtrauen des Grafen Brühl gegenüber Algarotti. Dieser trug mit dazu bei, daß sich seine Hoffnungen auf ein Amt bei der Verwaltung der königlichen Sammlungen ebenso wenig erfüllten wie sein Wunsch nach dem klangvollen Titel eines Kammerherrn.[24] Statt dessen wurde er 1744 mit dem Titel eines ›Geheimen Kriegsrates‹ abgefunden, was auf einen aufgeklärten und den schönen Künsten sich widmenden Geist wie ihn geradezu zynisch wirken mußte. Das Maß seiner Geduld erschöpfte sich vollends, als nicht er, sondern sein größter Konkurrent Ventura Rossi den Auftrag zum Ankauf der Modeneser Sammlung erhielt, mit der vier Gemälde von Correggio und andere Kostbarkeiten 1746 nach Dresden gelangten.[25] Enttäuscht wandte sich Algarotti 1746 wieder nach Preußen. Friedrich der Große legte ihm erneut die Bewunderung für seine Phantasie, sein Talent und sein Genie zu Füßen.[26] Er setzte Algarotti nun durch großzügige Beweise seiner Gunst in die Lage, den sächsischen Titel zurückzugeben, den er gegen eine gut dotierte preußische Pension und gegen den lang ersehnten ›Kammerherrnschlüssel‹ eintauschen konnte.

In einem seiner letzten Briefe an Brühl hat Algarotti bei der Schilderung der Undankbarkeit und der von ihm als ungerecht empfundenen Behandlung seitens des sächsischen Hofes kein Blatt mehr vor den Mund genommen.[27] In der Schlußformel des Briefes klingt aber noch einmal das Leitthema an, unter das Algarotti seine idealisierte Vision des Dresdner Hofes gestellt hatte: Er wünscht sich, daß man ihm in Dresden die Wiederherstellung seiner Gesundheit gönne, damit er August III. von Sachsen und den Grafen Brühl noch lange als Augustus und Maecenas rühmen und lob-

Abb. 4 Jonathan Richardson d. Ä., Bildnis Francesco Algarotti, 1736, London, Victoria & Albert Museum

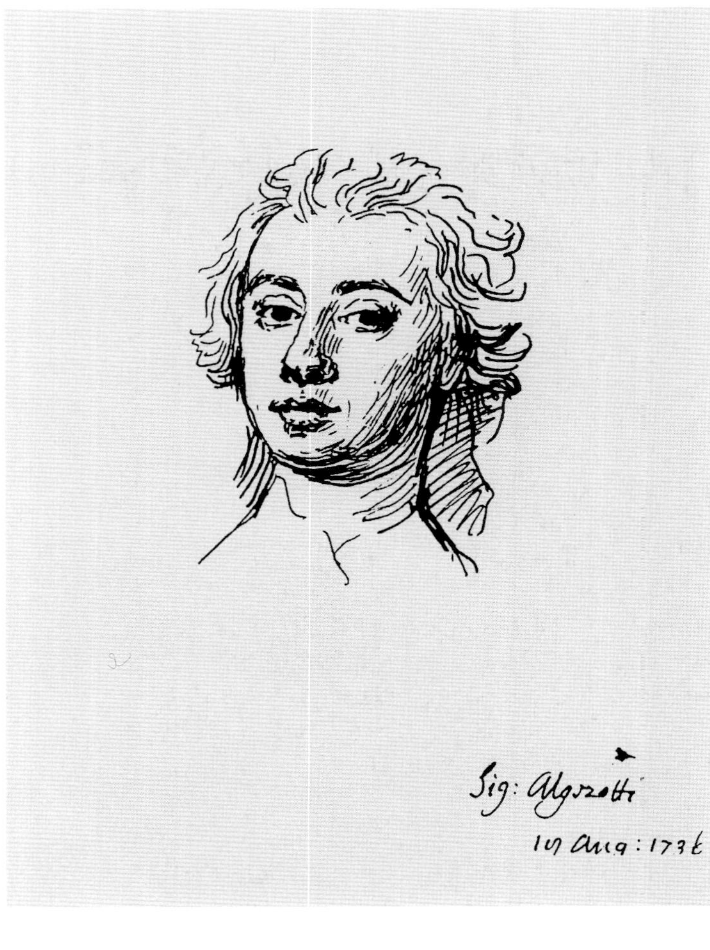

preisen könne.[28] Es läßt sich schwer sagen, ob diese Wendung als Schnörkel barocker Etikette oder als kunstvoll präsentierte Bosheit gemeint war – wahrscheinlich war es beides, aber der Schnörkel machte die Boshaftigkeit unangreifbar.

Brühl als Maecenas und August III. als Augustus – dieses Thema hatte Algarotti auch für eines der beiden Gemälde gewählt (Bd. I, Kat. 95), das er 1743 – gleichzeitig mit den Aufträgen für die königliche Sammlung – bei Tiepolo für den Grafen Brühl bestellt hatte. Soweit feststellbar, ist das Bildthema ein Unikum in der neueren Malerei, was sich weniger aus der Exklusivität des Sujets als aus der beabsichtigten Anspielung erklärt. Daß es Algarotti war, der das Thema erfand und der dem Gemälde diesen Sinn unterlegte, ergibt sich daraus, daß im Hintergrund des Gemäldes der Prospekt des Brühlschen Stadtpalais dargestellt ist, während im Pendant mit dem *Triumph der Flora*[29] (Abb. 3) der 1744/45 von Lorenzo Mattielli geschaffene Neptunsbrunnen im ehemaligen Brühlschen Sommerpalais (heute Palais Marcolini) in der Dresdner Friedrichstadt als Hintergrundmotiv erscheint.[30] Mattielli war im übrigen Algarottis Favorit, wie sich beispielsweise daran zeigt, daß er ihn als »christlichen Phidias« bezeichnete. Das Augustus-Maecenas-Motiv dominierte auch das von Algarotti konzipierte Frontispiz der von ihm 1744 in Venedig zum Druck gebrachten Werke des 1742 verstorbenen sächsischen Hofdichters Stefano Benedetto Pallavicini.[31]

Man sollte meinen, daß sich Algarotti nach seiner Rückkehr nach Berlin darum bemüht hätte, auch die dortige Gemäldesammlung gemäß seinem Konzept zu strukturieren und auszubauen. Dies scheint jedoch nur in sehr geringem Maße der Fall gewesen zu sein.[32] Der Geschmackswandel Friedrichs II. in den folgenden Jahren und sein stärkeres Interesse für die zeitgenössischen italienischen Maler deuten zwar auf einen gewissen Einfluß Algarottis hin.[33] Mindestens genauso einflußreich waren aber auch die begeisterten Nachrichten, die der König 1755 von seiner Schwester Wilhelmine von Bayreuth über ihre Begegnung mit der römischen Kunstwelt erhielt.[34] Friedrichs Schätzung für die Malerei beschränkte sich aber auf ihre Funktion als Wandschmuck, was dem Umfang seiner Sammeltätigkeit klare Grenzen setzte.[35] Das Interesse des Königs an der Architektur war erheblich größer als das an der Malerei, und auch hierfür war Algarotti ein idealer Gesprächspartner. Die Kenntnisse des Italieners von der Architektur Palladios und dem englischen Neopalladianismus sowie seine streng funktionalen Vorstellungen vom Gebrauch der Säulenordnungen kamen Friedrichs eigenem Geschmack entgegen.

Abb. 5 Lorenzo Tiepolo, Bildnis Francesco Algarotti, vor 1761, Berlin, Staatliche Museen zu Berlin – Preußischer Kulturbesitz, Kupferstichkabinett

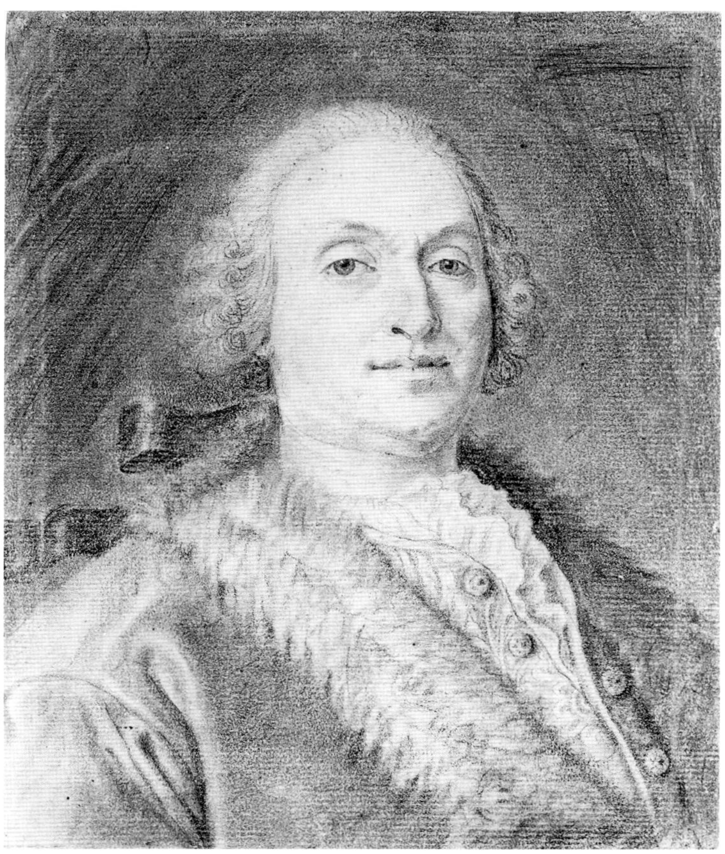

Trotz aller ihm gewährten Vergünstigungen hielt es Algarotti nicht länger als sechs Jahre in Berlin aus. 1753 bat er um Beurlaubung, da er schon des längeren an einem Lungenleiden litt und er sich wohl nach den wärmeren Gefilden und größeren geistigen und künstlerischen Genüssen sehnte, die ihm die Heimat zu bieten hatte. Algarotti scheint Berlin Ende Januar 1753 verlassen zu haben. Entgegen seiner ursprünglich gewünschten Reiseroute, die über Coburg und vielleicht über Bayreuth nach Italien führen sollte, war er gezwungen, über Dresden, Prag und Wien zu reisen.[36] Er konnte die Gelegenheit dieser Reise nicht dazu nutzen, einen Abstecher nach Würzburg zu machen. Dies schließt jedoch nicht die Möglichkeit aus, daß Algarotti bereits zuvor Würzburg besucht hatte, wo sich Tiepolo ja immerhin fast drei Jahre lang, vom Dezember 1750 bis zum November 1753, aufhielt.

Auf jeden Fall war Giovanni Battista Tiepolo der Maler, den Algarotti am meisten bewunderte und mit dem ihn seit seinem Aufenthalt in Venedig von 1743 eine freundschaftliche Beziehung verband.[37] Algarotti kannte und schätzte seit seinem Aufenthalt in Venedig außerdem die Talente von dessen Sohn und Gehilfen in Würzburg, Giandomenico Tiepolo. Vielleicht hat Algarotti sogar für das Fresko des Würzburger Treppenhauses den einen oder anderen gelehrten Ratschlag gegeben. Einige Motive, wie etwa die Medaillons mit den antikisierenden Büsten in der Rahmenzone, die Statue der Diana von Ephesos oder die Inschrifttafel mit den armenischen Schriftzeichen, die im New Yorker Entwurf noch fehlen, sind in der Auswahl und in der Art und Weise, wie sie ganz nah an den vorderen Rand gerückt sind, ›Algarotti-verdächtig‹.[38]

Das gilt ebenfalls, wenn auch in anderer Weise für den Mann, den Tiepolo rechts neben seinem Selbstbildnis im Deckenfresko dargestellt hat (Bd. I, Abb. S. 64) und der ohne stichhaltige Beweise in der Sekundärliteratur mit seinem Sohn Giandomenico identifiziert wird.[39] Stutzig machen an diesem Porträtkopf die gepuderten Haare und der blaue Rock mit Kragen und einem noch eben sichtbaren Halstuch. Für einen Gehilfen des Malers, der sich selbst mit Mütze und offenem Wams und damit berufsgerecht dargestellt hat, sind solche Merkmale der Kleidung und der Haartracht völlig undenkbar. Der Kopf weist zudem eine frappierende physiognomische Ähnlichkeit mit Algarottis regelmäßigen und in der En-face-Ansicht wohlgeformten Gesichtszügen auf, wie sie auch das Pastellbildnis von Etienne Liotard zeigt (Abb. 2). Vergleicht man ein 1736

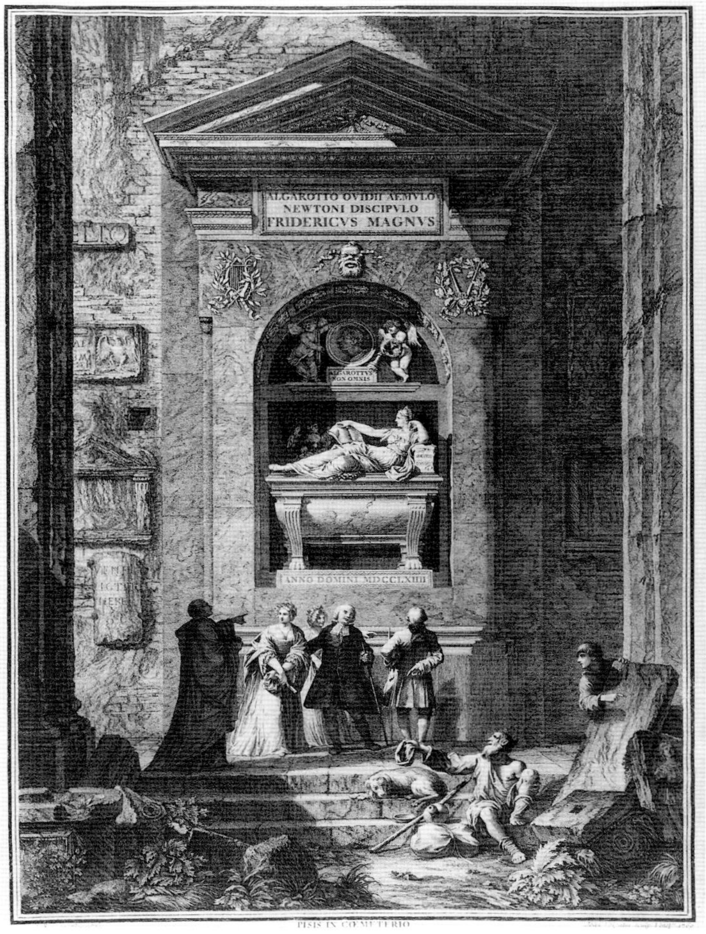

Abb. 6 Giovanni Volpato, Das Grabmal Francesco Algarottis in Pisa, 1769, München, Bayerische Verwaltung der staatlichen Schlösser, Gärten und Seen

Abb. 7 Christian Bernhard Rode, Das Grabmal Francesco Algarottis in Pisa, nach 1769 (?), Berlin, Schloß Charlottenburg

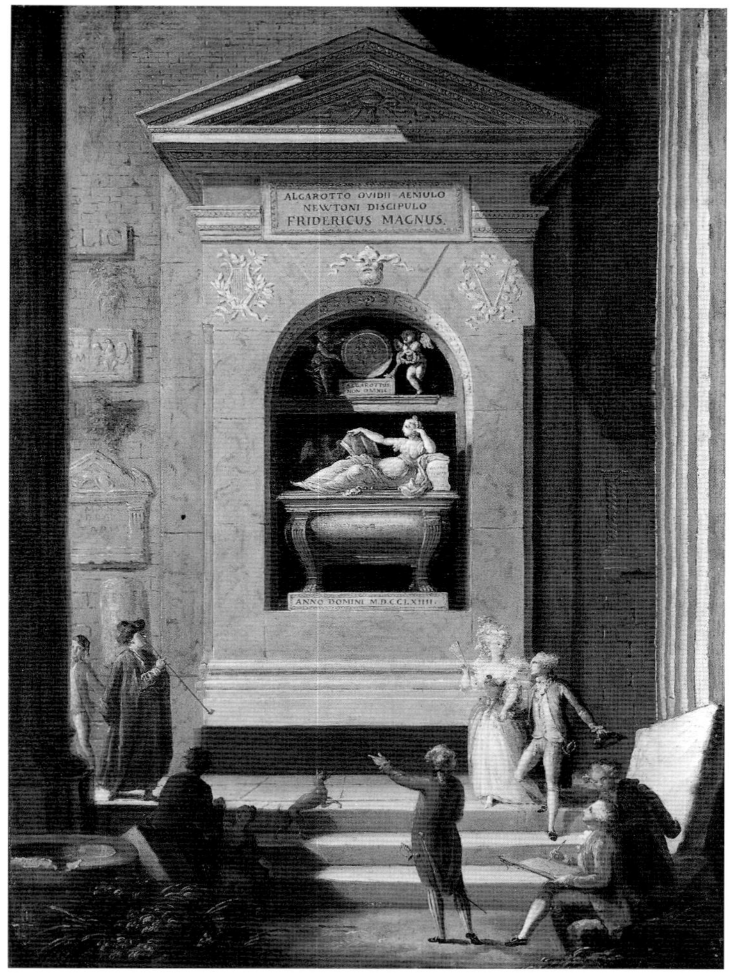

entstandenes, weniger bekanntes Porträt Algarottis von Jonathan Richardson (Abb. 4), so fällt das ›höfisch‹ idealisierte Gesicht auf, was dafür spricht, daß Liotards Bildnis erst zwischen 1743 und 1745 entstand.[40] Noch voluminöser und fülliger erscheint Algarottis Gesicht in einer gezeichneten Kopie des Liotard-Bildnisses in Berlin (Abb. 5), die von Lorenzo Tiepolo stammt. Die Zeichnung, die nur die Büste wiedergibt, verhält sich gegenüber Liotards Porträt seitenverkehrt und entspricht damit der Darstellung im Würzburger Treppenhaus. Auch dies mag dafür sprechen, daß die Kopie von Lorenzo Tiepolo nach Liotard als Bildvorlage für den Kopf in Würzburg gedient hat, an dem die voluminöse und wohlgeformte Physiognomie und die Selbstsicherheit der Erscheinung auffallen. Daß das Bildnis Algarottis im Würzburger Fresko nicht nach der Natur gemalt wurde, zeigt sich daran, daß der Dargestellte hier nicht unbedingt das Alter eines nahezu vierzigjährigen Mannes zu haben scheint, sondern eher jünger wirkt. Dies dürfte neben der Nachbarschaft zu Tiepolos Selbstbildnis einer der Gründe dafür gewesen sein, daß man den Dargestellten für Giandomenico hielt, der damals 26 Jahre alt war. Obwohl es keine über den Vergleich der Gesichtszüge hinausgehenden Beweise dafür gibt, daß der Mann neben Tiepolo – wie hier vorgeschlagen – tatsächlich Algarotti ist, so ist auf jeden Fall sicher, daß nicht ein Maler, sondern ein Höfling dargestellt ist.

Die Kontakte zwischen den Tiepolo und Algarotti blieben über die Erfüllung der Dresdner Aufträge hinaus bestehen, was sich in erster Linie aus Algarottis Bewunderung für Tiepolos Malerei erklärt, die auch seine eigene Sammlung prägte.[41] Tiepolo hatte auch noch Aufträge Algarottis in Arbeit, als er im Dezember 1761 an den spanischen Hof eingeladen wurde und den Besteller daher um einen zweijährigen Aufschub für die Erledigung dieser Arbeiten bat.[42]

Ein Auftrag aus der gleichen Zeit, mit dem Algarotti etwas zu tun gehabt haben könnte, kam aus dem nämlichen Grund nicht zur Ausführung. Hierbei handelte es sich um ein »Gran Ritratto« Friedrichs II. von Preußen, das Tiepolo für König Georg III. von England malen sollte.[43] Daß Algarotti etwas mit dieser Angelegenheit zu tun hatte, ist allein schon deswegen zu vermuten, weil Tiepolo ein Porträt des Königs als Vorlage benötigte, das ihm Algarotti wohl ohne größere Umstände besorgen konnte.[44] Um die Problematik der Wiedergabe der Gesichtszüge der zu porträtierenden Persönlichkeit geht es in einem Brief, den Tiepolo am 4. April 1761 an Algarotti schrieb und wo ohne namentliche Nennung des Porträtierten von einem »Gran Ritratto« mit einer Personifikation des Sieges die Rede ist.[45] Ein so üppig ausgestattetes und ganzfiguriges Bildnis des preußischen Königs von Tiepolo hätte die Typologie seiner Bildnisse jedenfalls um eine grandiose und theatralische Komponente bereichert. Für Algarotti hätte dieses Porträt vielleicht die Erfüllung eines geheimen Wunsches bedeutet – der von ihm bewunderte Maler malt den von ihm verehrten König.

Der Briefwechsel zwischen Friedrich und Algarotti setzte sich bis zu Algarottis Tod im Jahr 1764 fort. Algarotti hinterließ dem König testamentarisch ein Gemälde von Antoine Pesne[46], und Friedrich II. ehrte das Andenken Algarottis durch eine Inschrift auf seinem Grabmal im Campo Santo von Pisa. Angeblich hat sich Friedrich der Große auch an der Finanzierung des aufwendigen Monuments beteiligt, für die Algarotti jedoch in seinem Testament selbst eine große Summe bereitgestellt hatte.[47] Die in dem 1769 ausgeführten Stich von Giovanni Volpato (Abb. 6) überlieferte Inschrift gedenkt der Stiftung Friedrichs des Großen: »Algarotto Ovidii Aemvlo / Newtoni Discipvlo / Fredericvs Magnvs.« Die Entstehungsgeschichte des Denkmals und sein Zusamenhang mit dem Stich sind nicht völlig geklärt.[48] Dies gilt auch für die Beziehung zwischen dem Volpato-Stich und einem Gemälde in Schloß Charlottenburg in Berlin (Abb. 7), das eine eigenständige Variante des Stiches darstellt[49] und das eine ältere Zuschreibung an Christian Bernhard Rode trägt. Sie wirkt insofern überzeugend, als Rode einer der Berliner Maler war, die sich Algarottis Unterstützung erfreuten.[50] Dies ist der Staffage des Gemäldes anzusehen. Der Maler hat sich hier nämlich selbst mit einem Zeichenblock am rechten Bildrand dargestellt, während ein orientalisch gekleideter Mann mit einer langen Tuba auf die Fama anspielt und ein anderer Betrachter mit beredter Geste dem vornehmen Paar auf den Treppenstufen etwas über Algarotti und sein Leben zu berichten scheint. Es gäbe noch sehr viel darüber zu berichten.

1 Vgl. Ausst.Kat. *Friedrich der Große*, Potsdam 1986, S. 137. Wilhelmine von Bayreuth lernte Algarotti im Juli 1755 in Venedig kennen (vgl. Brief Algarottis an Friedrich II. vom 27. 7. 1755, in: *Opere del Conte Algarotti, Edizione Nuovissima*, Venedig 1791, Bd. XV).

2 Vgl. Haskell 1963, S. 360. Auch in Haskells Urteil über Algarotti überwiegen die kritischen Töne (S. 347).

3 Biographie von Domenico Michelessi in: *Opere del Conte Algarotti Cavaliere dell'ordine di Merito e Ciamberlano di S. M. il Re di Prussia*, Cremona 1788, Bd. I. Vgl. zum hier behandelten Thema: K. Heyn, ›Graf Francesco Algarotti und seine Beziehungen zur Dresdner Gemäldegalerie‹, in: *Neues Archiv für Sächsische Geschichte*, 34, 1913, S. 272 ff.; Hans Posse, ›Die Briefe des Grafen Francesco Algarotti an den sächsischen Hof und seine Bilderkäufe für die Dresdner Gemäldegalerie 1743–1747‹, in: *Jahrbuch der Preußischen Kunstsammlungen*, 1931, Beiheft, S. 1–73; Francis Haskell, ›Algarotti and Tiepolo's 'Banquet of Cleopatra'‹, in: *Burlington Magazine*, C, 1958, S. 212–213; Michael Levey, ›Two Paintings by Tiepolo from the Algarotti Collection‹, in: *Burlington Magazine*, CII, 1960, S. 250–257; Haskell 1963, S. 347–360; Brunel 1991, S. 128–153. Zur weiteren Algarotti-Literatur siehe *Dizionario Biografico degli Italiani*, Bd. 2, Rom 1960, ad vocem (E. Bonora), sowie die ›Nota bio-bibliografica‹, in: *Francesco Algarotti, Viaggi di Russia*, hrsg. von William Spaggiari, Parma 1991, S. XXXI ff.

4 Lt. Spaggiari 1991 (wie Anm. 3), S. XXXII trägt die erste Edition ein falsches Datum und gibt als Erscheinungsort Neapel an. Die französische Ausgabe soll bereits 1736 erschienen sein.

5 Brief an Nicolas-Claude Thieriot, vgl. Spaggiari 1991 (wie Anm. 3). Voltaire ließ sich für seine Schrift *Elements de la Philosophie de Newton* von 1738 durch Algarottis Werk anregen.

6 *Viaggi di Russia* (wie Anm. 3), S. 136.

7 Ebenda, S. 142.

8 Brief vom 2. 6. 1740, vgl. Posse 1931 (wie Anm. 3), S. 3. Es gibt Vermutungen, daß Algarotti einen ›rapporto ambiguo‹ mit dem König hatte (Spaggiari 1991, wie Anm. 7, S. XXXII); siehe auch Haskell 1963, S. 360.

9 Der schriftliche Nachlaß Algarottis im Archivio Comunale in Treviso (MSS. 1256) dürfte hierzu noch einige Informationen enthalten.

10 Der 5. Band der venezianischen Gesamtausgabe von Algarottis Werken enthält mehrere Abhandlungen über die militärischen Taten des preußischen Königs. Berühmt ist Algarottis Vision von der europäischen Gelehrtenrepublik, die ein Lehrstück der aufklärerischen Ideale ist.

11 Zitiert nach Posse 1931 (wie Anm. 3), S. 4.

12 Vgl. Posse 1931 (wie Anm. 3), S. 6. Algarotti veröffentlichte 1762 einen Essay über die Opernmusik, in dem er sich gegen die barocken Kapriolen und Übertreibungen wandte (›Saggio sopra l'opera in musica‹).

13 Enthalten in: *Opere* 1791 (wie Anm. 1), Bd. VIII, S. 351–374; vgl. Posse 1931 (wie Anm. 3), S. 7 ff.

14 Dazu Gerald Heres, *Dresdener Kunstsammlungen im 18. Jahrhundert*, Leipzig 1991, S. 100–101.

15 Für Tiepolos Gemälde werden vorgeschlagen: »Priamus im Zelt des Achilles, den er um den Leichnam Hektors anfleht« und »Der erblindete und bettelnde Belisarius, der von einem Soldaten erkannt und beklagt wird« (*Opere*, wie Anm. 3, Bd. VIII, S. 367). Mit beiden Themen eilte Algarotti seiner Zeit und auch Tiepolo weit voraus.

16 Gegenüber dieser ersten Liste, die dem ›Progetto‹ beigefügt war, nahm Algarotti bei der etwas späteren Umsetzung des Vorhabens einige Veränderungen vor. Es änderten sich sowohl die Bildthemen wie die Auswahl der Maler, bei denen dann die venezianische Schule eindeutig dominiert (Pittoni, Piazzetta, Tiepolo, Amigoni, Zuccarelli).

17 Heres 1991 (wie Anm. 14, S. 100) weist auf die Beziehungen dieses Bildprogramms zu späteren klassizistischen Vorstellungen hin. Allerdings erweckt der ›Concetto‹ weniger die Assoziation zu Winckelmann als zu Klenze und Ludwig I.

18 Algarottis pointierter Kunstpatriotismus scheint immer wieder in seinen Äußerungen auf; vgl. Posse 1931 (wie Anm. 3), S. 57.

19 Joseph Smith, der ein begeisterter Sammler von zeitgenössischen Meistern war, schätzte z. T. die gleichen Künstler wie Algarotti (z. B. Francesco Zuccarelli). Smith war wohl vor allem für Algarottis Kontakte zu den Erben der Sammlung Sagredo wichtig. Vor allem erwarb Algarotti aus Smith' Besitz aber Tiepolos Gemälde mit Augustus und Kleopatra, das er 1743 dem Dresdner Hof anbot. Er scheint ihm seinerseits – vielleicht sogar als Gegengabe für das Bild – bei der Beschaffung eines Meißener Services behilflich gewesen zu sein (vgl. Frances Vivian, *Die Sammlung des Consul Smith*, Ausst.Kat. Schirn Kunsthalle, Frankfurt am Main 1989, S. 15, 18. Von Anton Maria Zanetti (1680–1757) erwarb Algarotti mehrere Bilder (siehe Posse 1931, wie Anm. 3, S. 18, Anm. 1).

20 Posse 1931 (wie Anm. 3), S. 10, 26. Die erste Sammlung, an die er dabei dachte, war die Sammlung Pallavicini in Florenz, die damals europaweit den Ruf des größten Leckerbissens im Kunsthandel genoß. Sie befand sich im Gewahrsam von Tommaso Arnaldi in Florenz.

Algarotti mußte seinen Plan wegen der Choleraquarantäne aufgeben. Über den Bestand und die Geschichte der Sammlung: Stella Rudolph, *Niccolò Maria Pallavicini. L'ascesa al Tempio della virtù attraverso il Mecenatismo*, Rom 1995.

21 Verzeichnis bei Posse 1931 (wie Anm. 3), S. 32. Insgesamt handelte es sich um 34 Gemälde, davon waren 1931 noch 23 in der Sammlung. Algarotti hat seine Prinzipien für die Beurteilung der Qualität eines Bildes in einem Brief an Mariette vom 13. 12. 1751 schriftlich niedergelegt, vgl. *Opere* (wie Anm. 3), Bd. VIII, S. 38 ff. Er unterstreicht hier die Bedeutung der guten Provenienz für den Wert eines Gemäldes.

22 Unter dem 3. Februar 1745 findet sich in Algarottis Ausgabenbuch (Original in Treviso, Biblioteca Comunale; siehe Posse 1931, (wie Anm. 3, S. 12, Anm. 2) der Eintrag des Preises (120 Zecchini = venezianische Lire 2.640).

23 Posse 1931 wie Anm. 3, S. 24–25.

24 In Anlehnung an die französische und preußische Titelei hatte Algarotti am 19. Juli 1743 um die Verleihung des Titels eines »SurIntendant des Bâtiments dt Cabinets du Roi« gebeten, siehe Posse 1931 (wie Anm. 3), Brief 9, S. 48.

25 Algarotti hatte sich diskreter als Rossi um den unauffälligen Zugang zur Sammlung bemüht; vgl. Posse 1931 (wie Anm. 3), S. 20, 30 ff.

26 Brief vom 2. 1. 1747; vgl. Posse 1931 (wie Anm. 3), S. 33.

27 Ebenda, Brief Nr. 28, S. 68–71. Es gibt einige Anhaltspunkte dafür, daß Brühl in Algarotti einen preußischen Spion vermutete, was angesichts der in diesen Jahren zunehmenden politischen Spannungen zwischen Sachsen und Preußen nicht ganz abwegig erscheinen mußte.

28 In seinem Brief an Brühl vom 3. 2. 1743 wendet Algarotti diesen Topos erstmalig auf Brühl und den König an; Posse 1931 (wie Anm. 3), S. 36.

29 Ein eindeutiger Pendantcharakter beider Gemälde ist nicht erkennbar. Möglicherweise war für die Wahl des zweiten Thomas Poussins *Reich der Flora* entscheidend (seit 1722 in Dresden). Algarotti wollte wohl gerade mit dieser thematischen Gegenüberstellung die von ihm postulierte Gleichrangigkeit der zeitgenössischen venezianischen Malerei mit der römischen Malerei demonstrieren; siehe auch Haskell 1963, S. 353.

30 Algarotti dürfte keine Probleme gehabt haben, Tiepolo mit einer Zeichnung des Bildhauers zu versorgen. Da der Brunnen etwa gleichzeitig entstand wie das Gemälde, ist anzunehmen, daß Algarotti dem Grafen Brühl dadurch schmeicheln wollte, daß er ihm in beiden Gemälden solche Überraschungsbonbons präsentierte. Für den Prospekt des von 1737 bis 1743 von Johann Christoph Knöffel errichteten Brühlschen Stadtpalais' in der Augustusstraße (1900 abgebrochen, vgl. Vedute des rechten Elbufers von Bellotto von 1747, Dresden, Gemäldegalerie) dürfte die Prozedur ähnlich gewesen sein. Die gemalte Vision des fertigen Gebäudes sollte auch in diesem Fall die Attraktivität des Gemäldes verstärken und dem Besitzer schmeicheln. Die realen Versatzstücke führen mit ihrer Gegenüberstellung von Stadtpalais und Sommerresidenz zu einer versteckten Pendantwirkung (siehe auch Anm. 29).

31 »La Dedicace en vers a Sa Majesté est presque faite. Votre Excellence y est representé comme Mecene aidant Auguste a rammener l'Age d'or pour les Arts« (Posse 1931, wie Anm. 3, S. 37, 61: Brief Nr. 18 vom 17. 11. 1743).

32 Haskell 1963, S. 356, erwähnt einige der Verbindungen und Aufträge, die Algarotti während seiner Berliner Zeit in die Wege leitete. Angeblich waren die von ihm unterbreiteten Vorschläge zu Gemäldeankäufen dem König zu teuer (Gerd Bartoschek ›Friedrich II. als Sammler von Gemälden‹, in: *Friedrich II. und die Kunst*, Ausst. Kat. Potsdam 1986, S. 86–90). Eine Ausnahme bildet die antike Statue des sogenannten *Betenden Knaben*, den Friedrich II. 1747 durch Algarottis Vermittlung erwarb.

33 Als Wendepunkt gilt der Brief an seinen früheren Vorleser Darget in Paris aus dem Jahr 1754, in dem er den Ankauf von Werken Lancrets ablehnt, weil er diesen Geschmack nicht mehr teile und weil er schon genug von dieser Art von Malerei habe; vgl. Bartoschek 1986 (wie Anm. 32), S. 87, 88.

34 Vgl. Lorenz Seelig, *Friedrich und Wilhelmine. Kunst am Bayreuther Hof*, München und Zürich 1982, S. 70.

35 Helmut Börsch-Supan im Ausst.Kat. *Friedrich der Große. Sammler und Mäzen*, München 1993, S. 96 ff.

36 Die Reiseroute ergibt sich aus einem Brief an Friedrich II. vom 7. 2. 1753 aus Leipzig, vgl. *Opere* 1791 (wie Anm. 1), Bd. XV.

37 Brief vom 9. 1. 1744 an Brühl; vgl. Posse 1931 (wie Anm. 3), S. 64.

38 Auffällig ist die Ähnlichkeit der Anbringung dieser Motive mit der im ›Progetto‹ beschriebenen Allegorie; siehe auch Anm. 17.

39 Von Freeden/Lamb 1956, S. 28. Die These wurde allgemein übernommen. Es gibt jedoch kein einziges gesichertes Bildnis von Giandomenico Tiepolo. Die Problematik der Identifizierung von Porträts der Familie Tiepolo beruht darauf, daß die Grenzen zwischen Modellfunktion und Porträtfunktion fließend sind, vgl. Christel Thiem ›Lorenzo Tiepolos Position innerhalb der Künstlerfamilie Tiepolo‹, in: *Pantheon*, LI, 1993, S. 138–150. Michael Levey (1986, S. 203) bemerkte den höfischen Charakter des Bildnisses, ließ sich aber durch die inzwischen eingebürgerte Benennung davon abbringen, nach Alternativen zu suchen.

40 Renée Loche und Marcel Roethlisberger, *L'opera completa di Jean-Etienne Liotard*, Mailand 1978, S. 96, erwähnt Briefe Algarottis, die angeblich dafür sprechen, daß das Bildnis bereits vor 1741 existierte (wohl Brief vom 5. September 1741 aus Berlin an seinen Bruder gemeint, vgl. Haskell 1963, S. 350). Hier wird jedoch der Name des Porträtisten nicht genannt. Es könnte sich also auch um ein anderes Porträt handeln. Algarotti hatte nur dreimal Gelegenheit, dem ihn an Reiselust noch übertreffenden Maler zu begegnen: 1735 in Paris, 1743 in Wien, 1745 in Venedig.

41 Algarotti besaß dreizehn Gemälde und 116 Zeichnungen von Tiepolo (Haskell 1963, S. 355; vgl. Gino Fogolari, ›Dipinti veneziani settecenteschi della Galleria del conte. F. Algarotti‹, in: *Bollettino d'arte*, V, 1911, S. 311–317).

42 Brief Tiepolos an Algarotti vom 22. 12. 1761 (nach Precerutti Garberi 1958, S. 123).

43 Am 1. September 1760 notiert Pietro Gradenigo: »Commissione del Re d'Inghilterra acciò da Gio. Batta. Tiepolo Pittore sia in un gran quadro rappresentato Federico Re di Prussia sopra un bel Cavallo in atto di commandare a un vittorioso esercito« (ebenda, S. 119).

44 Levey, Three Slight Revisions 1978, S. 418–422), vermutete, daß Tiepolo die Bildnisse des preußischen Königs vom Konsul Joseph Smith erhielt. Smith war sowohl mit Tiepolo wie mit Algarotti persönlich bekannt, siehe Vivian 1989 (wie Anm. 19).

45 Vgl. Precerutti Garberi 1958, S. 119. Der Wortlaut des Briefes und die Ausstattung des Bildnisses wurden von Precerutti Garberi und anderen fälschlich auf ein Bildnis Algarottis von Tiepolo bezogen. Die Ausstattung des Bildnisses (»Gran ritratto«) mit einer Viktoria spricht jedoch gegen diese These. Dagegen ist es ziemlich offensichtlich, daß hier das gleiche Bild gemeint ist wie in der Nachricht von Gradenigo (siehe Anm. 43). Levey, Three Slight Revisions, 1978, S. 420–421, nimmt daher zu Recht an, daß es sich um ein Reiterbildnis Friedrichs des Großen mit allegorischem Beiwerk handeln sollte. Aus dem Brief Tiepolos an Algarotti geht außerdem hervor, daß Tiepolo wegen dieses Bildnisses mehrfach mit dem englischen Residenten (seit 1754 John Murray) gesprochen hatte. Lt. Levey könnte sich die allegorische Darstellung des Sieges auf den Sieg des preußischen Königs in der Schlacht von Liegnitz (15. 8. 1760) beziehen. Dieser Sieg wäre auch der geeignete Anlaß für den mit Preußen verbündeten König Georg III. von England (Thronbesteigung 26. 10. 1760) gewesen, den Auftrag zu erteilen.

46 Vgl. Michelessi 1788 (wie Anm. 3), S. CXXXIX.

47 Ebenda.

48 *Giovanni Volpato*, hrsg. von Giorgio Marini, Ausst.Kat. Bassano del Grappa 1988, Nr. 132.

49 Öl auf Leinwand, 119,5 x 83,8 cm, Berlin, Schloß Charlottenburg. Stiftung der Preußischen Schlösser und Gärten Berlin-Brandenburg, Inv. Nr. GK I 30300. Erworben 1979 aus dem Kunsthandel. Davor (1963) in der Slg. John Bryson in Oxford (siehe Haskell 1963, S. 356).

50 Als Vorlage für das Bildnismedaillon Algarottis in dem Grabmonument diente ein Profilbildnis, das der Berliner Porträtmaler Georg Friedrich Schmidt 1753 von Algarotti angefertigt hatte. Vgl. dazu und zu anderen Verwendungen dieses Bildnisses: Maria Santifaller, ›In margine alle ricerche tiepolesche: un ritrattista germanico di Francesco Algarotti: Georg Friedrich Schmidt‹, in: *Arte Veneta*, XXX, 1976, S. 204–209.

FRANK BÜTTNER

Ikonographie, Rhetorik und Zeremoniell in Tiepolos Fresken der Würzburger Residenz

Der Kaisersaal

Am 29. Mai 1750 sandte die Würzburger Hofkammer an den Kaufmann Lorenz Mehling einen Brief, der genauere Instruktionen für die Verhandlungen mit Tiepolo enthielt.[1] Zur »Beförderung des Entschlusses« Tiepolos fügte man diesem Brief einen schematischen Gewölberiß des Kaisersaals und ein detailliertes Programm für die Fresken bei.[2] Dieses Programm mit dem bescheidenen Titel *Ohnmaßgebliche Gedancken für die Mahlerey des größeren hochfürstlichen Speis-Saals* blieb ganz auf der Linie früherer Planungen für die Ausmalung der Residenz.[3] Die Fresken sollten zwei Höhepunkte der Geschichte des Fürstbistums schildern, zum einen die Eheschließung Kaiser Barbarossas mit Beatrix von Burgund, die 1156 in Würzburg von Bischof Gebhard vollzogen worden war, und zum anderen die Bestätigung aller seit Karl dem Großen dem Fürstbistum zugesprochenen Privilegien und Rechtsansprüche, die Barbarossa Bischof Herold auf dem 1168 zu Würzburg abgehaltenen Reichstag gewährt hatte. In Würzburg sah man zwischen diesen beiden auseinanderliegenden Ereignissen einen engen Zusammenhang, den man im Deckenfresko zum Ausdruck gebracht wissen wollte, das mit einer allegorischen Darstellung »fügliches band oder verknüpfung« der beiden Historienbilder sein sollte. Weitere historische Szenen sollten in den Stichkappen über den Fenstern untergebracht werden.

Das Programm, das Tiepolo lange lateinische Zitate aus Chroniken und Quellen zumutete, hatte eine klare politische Intention. Seit dem Westfälischen Frieden und erst recht seit den Auseinandersetzungen im Reich um die Nachfolge Karls VI. war von verschiedenen Seiten die Existenzberechtigung der geistlichen Fürstentümer in Frage gestellt worden. Mit der Berufung auf die historisch verbrieften Rechte und mit der impliziten Anerkennung des Kaisers als obersten Lehnsherrn demonstrierte man das Festhalten an der althergebrachten Ordnung und appellierte an die Aufgabe des Kaisers als ›Protector ecclesiae‹.

Natürlich hatte das Würzburger Konzept in der vorgeschlagenen Einteilung der Szenen Rücksicht auf die komplizierte Struktur des Gewölbes im Kaisersaal genommen. Von der Umsetzung des Programms ins Bild wird man in Würzburg freilich kaum konkrete Vorstellungen gehabt haben. Tiepolo berücksichtigte die räumliche Situation ganz konsequent. Der Betrachter, der den Kaisersaal (Bd. I, Abb. S. 50) betritt und das Bild der *Hochzeit Kaiser Friedrichs I. Barbarossa mit Beatrix von Burgund* (Bd. I, Abb. S. 76), mit dem die Lektüre des Zyklus beginnen muß, schräg rechts vor sich sieht, wird vom rechten Bildrand her zum Zentrum der Handlung geführt. Den Anfang macht die markante Gestalt des fürstbischöflichen Hofmarschalls, der das Zeremonialschwert geschultert hat, während der Erzmarschall des Kaisers am anderen Ende der Gruppe das blanke Schwert emporhält. Über der Gruppe, in der Kurfürsten und Kardinäle auszumachen sind, wehen Reichsbanner und Römische Fahne. Die Würdenträger des Reiches bilden eine leicht gebogene Front hinter der Gruppe des Gefolges der Beatrix mit dem Pagen, der die Krone auf einem Kissen trägt, den Pagen, die die lange Schleppe tragen, und zwei Hofdamen. Auch der bunte Hofnarr im Vordergrunde gehört dazu. Der lang von der Schulter der Braut herabfallende Mantel zieht mit seinem leuchtenden Blau die Aufmerksamkeit in besonderem Maße auf sich. Der Blick wird durch ihn zu Beatrix geführt, die kniet und doch stolz aufgerichtet ist, Barbarossa keines Blickes zu würdigen scheint. Dieser ist fast in den Hintergrund gedrängt worden, und doch ist er unübersehbar und seiner roten Haare wegen unverkennbar. Der Hauptakzent der ganzen Komposition liegt auf der Gestalt des Fürstbischofs: Seine mächtige Gestalt ist mit prächtigen liturgischen Gewändern bekleidet. Den Chormantel halten zwei kniende Geistliche. Er hat die Hand zum Segensgestus erhoben. Links vor ihm kniet in rotem Rock der Vater der Braut: Rainald von Burgund, von zwei Pagen begleitet. Zwei wohlbeleibte Männer schließen die Szene links ab.

Einige markante Gestalten dieses Freskos sind in dem gegenüberliegenden Bild der *Belehnung des Würzburger Bischofs Herold mit dem Herzogtum Franken durch Kaiser Friedrich Barbarossa* (Bd. I, Abb. S. 82) wiederzuentdecken. Dieses Fresko, das der Betrachter, der den Kaisersaal betritt, schräg links vor sich liegen sieht, ist von links her zu lesen: auch hier berücksichtigt Tiepolo den Blickpunkt des Betrachters genau. Gegenüber dem Hochzeitsfresko ist die Situation der Hauptgruppe gerade umgekehrt. Hier kniet der Bischof vor dem Kaiser. Die Autoren des Programms haben sehr bewußt diese beiden Szenen ausgewählt, um die wechselseitige Abhängigkeit von weltlicher und kirchlicher Macht im Reich augenfällig zu machen. Die Bildkomposition wird links mit einem Hellebardier eröffnet, der auf den Stufen kniet. Dann folgt der Würzburger Hofmarschall. Dieser Einführungsgruppe entspricht auf der gegenüberliegenden Bildseite die Gestalt des Erzmarschalls des Reiches, der von einigen exotisch anmutenden Gestalten begleitet wird. Rechts vom Hofmarschall steht, betont durch die Arkade im Hintergrund, der Erzkanzler, der die Belehnungsurkunde verliest. Der prächtige Page vor ihm lenkt allerdings die Aufmerksamkeit ein wenig von ihm ab und auf den Bischof hin. Dieser kniet an den Stufen des von Herkules und Minerva flankierten Thrones und berührt, wie im überlieferten Zeremoniell vorgesehen, mit den Schwurfingern das Zepter, das der Kaiser ihm mit lässiger Geste hinstreckt. Tiepolo hat Bischof Herold die gleiche Physiognomie gegeben wie Bischof Gebhard im gegenüberliegenden Fresko. Es sind die Gesichtszüge von Carl Philipp von Greiffenclau. Indem der gegenwärtige Amtsinhaber in die historischen Szenen hineingestellt wird, wird auf den Zusammenhang von Vergangenheit und Gegenwart verwiesen.

Das Deckenbild (Bd. 1, Abb. S. 72) sollte nach der Intention des Programmes eine Verbindung zwischen den beiden Historien herstellen. Tiepolo griff diesen Gedanken auf, doch machte er aus der im Programm symmetrisch gedachten Darstellung eine spannungsreiche Komposition. Von rechts, also von der Seite des Hochzeitsbildes her, ist dieses Fresko zu betrachten. Dort lagern die vom Programm geforderten mythologischen Figuren, die ›fränkische Ceres‹ und der ›fränkische Bacchus‹, von Venus begleitet. Von hier erhebt sich der Wagen des Apoll, auf dem Beatrix in demselben Kleid sitzt, das sie auch in der Hochzeitsdarstellung trägt. Die mächtigen Pferde sprengen mit unvergleichlicher Leichtigkeit durch die Luft, dem hohen Thronpodest zu, auf dem eine prachtvolle Männergestalt sitzt, über der die Göttin des Ruhmes schwebt. Diese Gestalt ist früher zumeist als Barbarossa bezeichnet worden, doch das ist falsch. Die jugendliche Gestalt ist vielmehr dem Programm entsprechend als ›Genius Imperii‹, als Personifikation des Reiches, zu verstehen, und die dunkle Männergestalt, die vor dem Thron auf den Schild gestützt kniet, ist nach dem Programm der ›Genius Frankens‹, worauf auch die fränkische Fahne hinter ihm hinweist. Durch diesen Kontext wird dem Betrachter nahegelegt, auch Apoll im übertragenen Sinne zu verstehen. Der aufsteigende Sonnengott, lateinisch ›Phoebus orientalis‹, steht hier für Franken, lateinisch ›Francia orientalis‹ und seinen Landesherrn, den Würzburger Fürstbischof. Das Deckenbild wiederholt das auf allegorischer Ebene, was durch die Historienbilder ausgesagt wird. Der fränkische Apoll führt dem Reich die Braut Burgund zu, was für den ›Genius Frankens‹ die positive Folge hat, daß ihm das Herzogsschwert verliehen wird, das der Putto vor dem Thron des ›Genius Imperii‹ so demonstrativ vor sich herträgt.

Viele Besucher, die die Fresken in Würzburg zum ersten Mal sehen, sind irritiert, weil die Szenen, die Darstellung mittelalterlicher Geschichte sein sollen, so gar nicht mittelalterlich anmuten. In der Tat ist der Raum, in dem die Hochzeit vollzogen wird, keine mittelalterliche Kirche, sondern eher ein oberitalienischer Barockbau. Wenn man die Figuren und vor allem ihre Gewänder genauer betrachtet und mit Porträts aus der Mitte des 18. Jahrhunderts vergleicht, wird man aber deutliche Unterschiede feststellen. Der hohe Spitzenkragen oder die geschlitzten Ärmel gehören kostümgeschichtlich nicht in die Zeit Tiepolos, sondern in die Zeit um 1600. Für den Zeitgenossen, der diese Bilder betrachtete, als sie gerade gemalt waren, waren dies eindeutige Zeichen, die das Bild altertümlich, einer vergangenen Zeit angehörig erscheinen ließen. Das war ausreichend, um die Distanz aufzubauen, die für das richtige Verständnis der dargestellten Szene notwendig ist. Die Forderung nach historischer Genauigkeit, die der heutige Betrachter dem Bild gerne vorhalten möchte, gab es damals noch nicht: Sie ist das Resultat der Entwicklung des Geschichtsbewußtseins im Historismus des späten 19. Jahrhunderts.

Daß Tiepolo gleichwohl auf seine Art um Genauigkeit bemüht war, erkennt man, wenn man seine Darstellung der Belehnung vergleicht mit dem Entwurf des Bamberger Hofmalers Johann Joseph Scheubel, den dieser um 1735 für die Decke des Audienzzimmers der Würzburger Residenz geschaffen hat und der die *Belehnung des Bischofs Albert durch Karl IV.* darstellt (Abb. 1).[4] So unterschiedlich die beiden Bilder sind, in der Wiedergabe des Vorgangs der Belehnung stimmen sie überein. Die Einzelheiten des Zeremoniells, von dem die Gültigkeit der Belehnung mit abhing, wurden von Tiepolo genau beachtet. Hier liegt für ihn die ›Verità sostanziale del fatto‹, die substantielle Wahrheit des Geschehens, die zu wahren die erste Aufgabe des Malers war.[5]

Diese Verpflichtung auf die ›Verità sostanziale‹ hinderte freilich den Künstler nicht daran, das Geschehen auszuschmücken, es durch das künstlerische Gewicht der Gestaltung zu überhöhen. Im Gegenteil: Je höher der Anspruch eines Werkes und seiner Auftraggeber war, desto größere Bedeutung kam der ›Amplificatio‹, der Steigerung des Gegenstandes durch Erfindung und Darstellung, zu. Die Grundlage dieser Vorstellungen ist in der Tradition der antiken Rhetorik zu finden. Die Denkschemata der Rhetorik, die in allen Schulen und Universitäten eingepaukt wurden, waren im Barock allen Gebildeten, den Auftraggebern und ihren Beratern genauso wie den meisten Künstlern, geläufig.[6] So ist es kaum verwunderlich, daß insbesondere dort, wo den bildlichen Darstellungen von Literaten oder Theologen verfaßte Programme zugrunde liegen, rhetorische Elemente und Strukturen deutlich nachweisbar sind.[7]

Die Ausstattung des Würzburger Kaisersaales ist geradezu ein Paradebeispiel für ein rhetorisch konzipiertes Dekorationsensemble. Schon die Grundidee des Programmes, die Verbindung der beiden Seitenbilder mit dem Deckenfresko, ist durch und durch rhetorisch gedacht. In antiken Lehrbüchern der Rhetorik wird empfohlen, in der Rede von der ›Quaestio finita‹ zur ›Quaestio

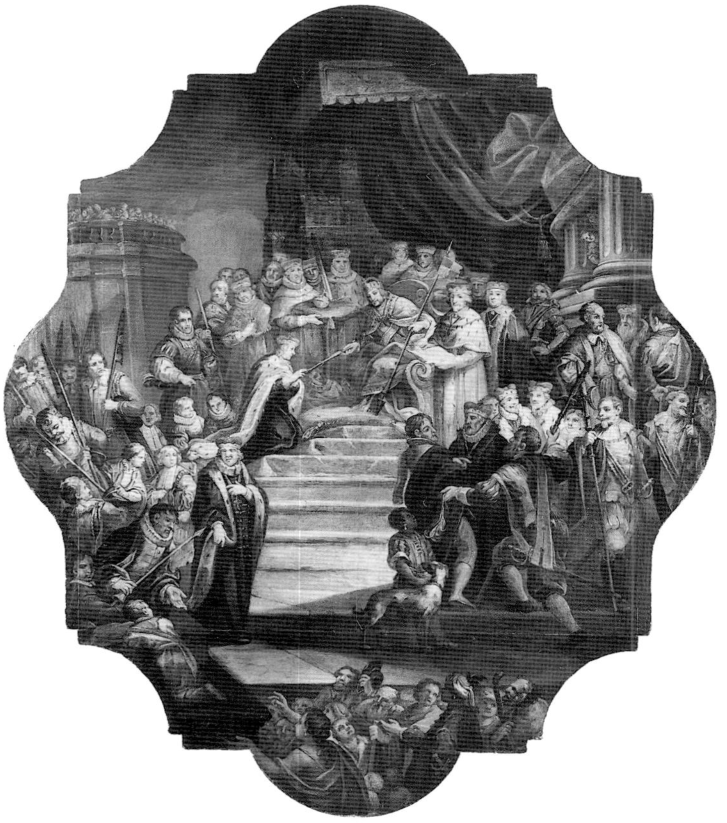

Abb. 1 Johann Joseph Scheubel, Belehnung des Bischofs Albert durch Karl IV., um 1735, Würzburg, Mainfränkisches Museum

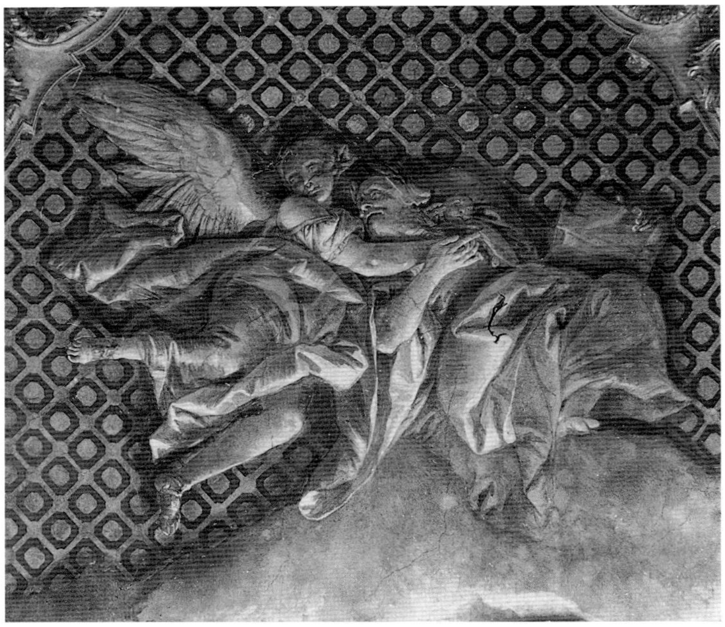

Abb. 2 Giovanni Battista Tiepolo, Virtus und Merito, Grisaille-Fresko in einer Stichkappe des Kaisersaals der Würzburger Residenz

infinita‹ aufzusteigen, vom speziellen Fall zum Allgemeinen zu kommen.[8] Genau dies war von den Autoren des Programmes intendiert: Vom konkreten historischen Ereignis der Hochzeit Barbarossas wird der Betrachter im Deckenfresko zur Erweiterung des Reichsgebietes geführt. Durch den ›Genius Imperii‹ wird der unvergängliche Ruhm des Reiches veranschaulicht, wobei die Religion nicht fehlen darf, die in weißem Gewand rechts neben dem Thron steht. Ewigkeitswert bekommt auf dieser Ebene auch die Verleihung der Herzogswürde an Franken. Der Rechtsanspruch, der hier reklamiert werden soll, erhält damit besonderes Gewicht.

Ein zentraler Teil jeder Rede ist die Beweisführung. Von besonderer Überzeugungkraft ist nach der Auffassung der antiken Rhetorik das ›Exemplum‹, das aus Geschichte oder Mythologie angeführte Beispiel. ›Exempla‹ in diesem Sinne sind die Supraportenbilder Domenico Tiepolos. Das Bild *Kaiser Konstantin als Überwinder des Licinius und Beschützer der Kirche* (Bd. 1, Kat. 22) zeigt den Kaiser als ›Advocatus ecclesiae‹. Das gegenüberliegende Gemälde (Bd. 1, Kat. 25), das Theodosius darstellt, dem von Ambrosius der Zutritt zur Kirche verwehrt wird, verweist auf die Banngewalt der Kirche. Die wechselseitige Abhängigkeit von weltlicher und geistlicher Macht wird hier als ein Fundament für den Bestand des Reiches reklamiert. Wenn in der dritten Supraporte (Bd. 1, Kat. 29) Justinian als Gesetzgeber vorgestellt wird, so wird damit auf die Rechtsgrundlagen des Reiches hingewiesen und zugleich daran erinnert, daß es die Aufgabe des Kaisers ist, das Recht zu wahren und die fortdauernde Gültigkeit der erworbenen Rechtstitel zu garantieren. Die ›Exempla‹ der Supraporten unterstreichen ganz nachdrücklich die Aussagen der Fresken darüber. Auch wenn sie ›nur‹ von Domenico Tiepolo ausgeführt wurden, sind sie doch wichtiges Glied in der Argumentationskette des Programmes.

Große Bedeutung maßen die Lehrbücher der Rhetorik, insbesondere diejenigen des Barock, dem Schmuck der Rede, dem ›Ornatus‹ bei. Als Ornatus kann man in der Kunst zunächst einmal alle diejenigen Elemente im Bild bezeichnen, die über die reine Gegenstands- und Ereignisschilderung hinausgehen. Das, was Tiepolos *Belehnung* von dem Deckenentwurf Scheubels unterscheidet, ist der Unterschied im ›Ornatus‹. Je reicher ein Bild im ›Ornatus‹ war, desto höher seine Wertschätzung. Allerdings durfte dabei, genauso wie in der Redekunst, das Regulativ der Angemessenheit, des ›Decorum‹, nicht verletzt werden. Tiepolo galt seinen Zeitgenossen als Meister des ›Ornatus‹, der es verstand, die Pracht des schmückenden Beiwerkes bis an die Grenzen des durch das ›Decorum‹ Erlaubten zu steigern. Sein Vorbild war dabei Veronese.

Besonders reich in seinem ›Ornatus‹ ist das Deckenbild des Würzburger Kaisersaals. Das wichtigste Mittel des Redeschmuckes sind nach den Lehren der antiken Rhetorik die Tropen, »übertragene uneigentliche Ausdrücke, die an die Stelle der direkten, eigentlichen Formulierung gesetzt werden«.[9] Daß sie sich solcher Tropen bedienten, war auch den Autoren des Tiepolo übersandten Programmes bewußt: »[...] aus einem hellen gewölck bricht hervor der Phoebus Orientalis, welcher auf seinem Sonnenwagen die Kayserl. Braut dem Genio Imperij zuführet, dann weilen in Francia orientali diese heyrath getroffen worden, so kann dieses durch angeregte Poetische Figur bedeütet werden.«[10] Der Sonnengott ist danach als Metapher für Franken aufzufassen. Im Hinblick auf das Fresko des Treppenhauses, in dem die Gestalt Apolls eine zentrale Rolle spielt, ist es auch denkbar, daß mit dem Sonnengott auf den Fürstbischof angespielt werden soll, der aber natürlich wieder für die von ihm beherrschte ›Francia orientalis‹ steht.

Der nach der Metapher verbreitetste Tropus war die Metonymie, die die Ursache nennt und die Wirkung meint (oder umgekehrt). Besonders gern werden bei diesem Tropus mythologische Figuren eingesetzt, wenn der Bereich gemeint ist, über den sie herrschen und für den sie nach dem Mythos zuständig sind. In diesem Sinne ist die Gruppe der Götter links im Mittelbild zu verstehen: Ceres und Bacchus stehen für Landwirtschaft und Weinbau in Franken, während Venus auf das Ereignis der Hochzeit verweist.[11] Der dritte Tropus, auf den hier hingewiesen werden soll, ist die Prosopopöie, die Personifikation, deren Bedeutung für die bildende Kunst sicher noch weit größer ist als für Redekunst oder Dichtung. Traditionelle Personifikationen sind die Gestalt der Fama, des Ruhmes, und die weißgekleidete Personifikation der Religion neben dem Thron des ›Genius imperii‹, der seinerseits ebenfalls als Personifikation anzusprechen ist, genauso wie der vor seinem Thron kniende ›Genius Franconiae‹. Zu dem das Mittelbild steigernden Schmuck zählen auch die Grisaillen in den zehn Stichkappen über den Fenstern, die verschiedene Tugenden zeigen (Abb. 2; Bd. 1, Abb. S. 91, 92): ein Fürstenspiegel, mit dem zugleich behauptet wird, daß diese Herrschertugenden auch in diesem Hause präsent sind.[12]

In den beiden Seitenbildern finden sich dergleichen Tropen, die als besonders hohe Form des Schmuckes galten, kaum. Lediglich die Statuen des Herkules und der Minerva, die den Kaiserthron im Belehnungsbild flankieren und für Weisheit und Stärke des Herrschers stehen, sind hier zu nennen. Der Unterschied im Aufwand des ›Ornatus‹ zwischen diesen Bildern und dem Mittelbild ist kein Zufall. In der Rhetorik und Poetik gab es seit der Antike die Lehre von den Stillagen, in der ein Dreistufenschema ausgebildet worden war: ›Stilus humilis‹, ›Stilus mediocris‹ und ›Stilus gravis‹ – niederer, mittlerer und hoher Stil. Die Kunsttheorie der Renaissance und des Barock hat dieses Schema übernommen. Der Bereich des niederen Stils war die schlichte Nachahmung der Natur. Als das genuine Feld dieser untersten Stilstufe galt die Genremalerei: die Welt der einfachen Menschen, Bauern- und Landsknechtszenen. Die Figuren, die Tiepolo ringsum auf dem Gesims dargestellt hat, außerhalb der Historienbilder, aber doch auf sie hinführend, sind so etwas wie ein Vorspiel auf der Ebene des niederen Stiles (Bd. 1, Abb. S. 88, 89). Die beiden Historienfresken, in denen zwar reicher Bildschmuck vorhanden ist, jedoch mythologische und allegorische Elemente fehlen, wenn man von den erwähnten Steinfiguren absieht, sind im mittleren Stil gehalten. Das Deckenbild dagegen, in dem Götter und Personifikationen agieren, ist ein Werk des hohen Stils. Dem erläuterten Aufsteigen vom Historienbild zur Allegorie, von der ›Quaestio finita‹ zur ›Quaestio infinita‹, entspricht das Aufsteigen in der Stillage. Nach den Lehren Ciceros ist jene Rede die beste, die alle drei Stilarten auf schickliche Weise in sich zu vereinen vermag.[13] Dies war auch das Bestreben Tiepolos, der mit seinem ›Vorspiel im niederen Stil‹ noch über die Intentionen der Autoren des Programms hinausging.

Das Treppenhaus

Am Würzburger Hof wußte man die kaum zu überbietende künstlerische Qualität, mit der Tiepolo das vorgegebene Programm umgesetzt hatte, zu schätzen. Wie weit man auch die spielerischen und ironischen Elemente wahrgenommen hat, mit denen Tiepolo das rhetorische Pathos des Programms an verschiedenen Stellen irritierend unterlief, ist schwer zu sagen. Gestört hat man sich nicht daran. Noch ehe das Werk vollendet war, erhielt Tiepolo den Auftrag, auch das Gewölbe über dem Treppenhaus der Residenz auszumalen.[14] Anders als beim Kaisersaal ist uns für das Treppenhaus kein Programm überliefert. Wer die Idee hatte, von der bisherigen Linie historisch ausgerichteter Programme abzugehen und die Darstellung der vier Erdteile zur Grundlage zu nehmen, ist nicht bekannt. Möglicherweise kam auch hier die erste Anregung aus Kreisen des Hofes, da auch im Treppenhaus von Pommersfelden schon eine Darstellung der Erdteile zu finden war (S. 37, Abb. 1). Dennoch wird Tiepolo bei der Konzeption des Programms ein Wort mitgeredet haben, da es keineswegs problemlos war, dieses allegorische Thema in den gegebenen Raum, die ungewöhnlich große Gewölbefläche des Treppenhauses (Bd. 1, Abb. S. 98), zu fügen.

Nach dem für die Barockmalerei wichtigsten Handbuch für die Darstellung von Personifikationen, der *Iconologia* des Cesare Ripa, war ein Erdteil, beispielsweise Amerika (Abb. 3), so zu zeigen: Eine weibliche Gestalt, mit einem bunten Schleier bekleidet und Federschmuck auf dem Kopf, hält Pfeil und Bogen empor, hinter ihr das für den Kontinent als typisch angesehene Tier, der Alligator, und ein abgeschlagener Kopf als Hinweis auf das kriegerische Wesen der Bewohner dieses Kontinents.[15] Da für jede Seite des Würzburger Treppenhauses ein Erdteil vorgesehen war, war es für Tiepolo mit dieser einen Figur nicht getan. Er mußte ihr Beifiguren hinzufügen, die Personifikation zur Szenerie erweitern, ohne das Gewicht der Hauptfigur zu schmälern, die vom Betrachter sofort als Personifikation des jeweiligen Erdteils verstanden werden sollte.[16]

Die Gruppenkomposition der einzelnen Erdteildarstellungen kulminiert jeweils in den Personifikationen, die so gleichsam als Herrscherinnen des Erdteils, für den sie stehen, verstanden werden können. In der Vielzahl der Beifiguren und der Fülle des Beiwerks spiegeln sich die Vorstellungen der Zeit Tiepolos von den exotischen Kulturen und von der Rolle Europas in dieser Welt. Zugleich ist darin eine bereits in der Antike vorgeprägte Lehre von den Stufen enthalten, die alle Kulturen in ihrer Entwicklung durchlaufen.[17] Amerika (Bd. 1, Abb. S. 104) nimmt auf dieser Skala den untersten Rang ein. Kriegerische Wildheit und orgiastische Tänze kennzeichnen das Land. Das Feuer als Voraussetzung aller Kulturentwicklung wissen die Einwohner zu beherrschen, doch von höherer Zivilisation ist noch keine Spur zu entdecken. Afrika (Bd. 1, Abb. S. 108/109) steht auf der nächsten Stufe. Hier hat sich, wie die ehrerbietig vor der Figur der Africa knienden Männer bezeugen, schon so etwas wie ein monarchisches Regime etabliert. Die Menschen wohnen in Zelten, und der Handel blüht, denn man hat den Wert von Elfenbein und anderen natürlichen Schätzen entdeckt. Asien (Bd. 1, Abb. S. 112/113) ist der Erdteil, in dem die Herrschaft zur Despotie gesteigert und zugleich der entscheidende Schritt zur höheren Kultur durch die Erfindung der Architektur getan wurde. Ein Hinweis darauf ist die aus Brettern roh zusammengefügte Hütte links, die an die von Vitruv geschilderte Urhütte erinnern soll.[18] Die Pyramide am anderen Ende der Asien-Darstellung deutet die Fortschritte der Architektur an. Die Inschrift auf dem Stein davor, die ein armenisches Alphabet wiedergibt, zeigt, daß hier die Schrift erfunden wurde.[19] Die Statue der ephesischen Diana verweist auf den Anfang

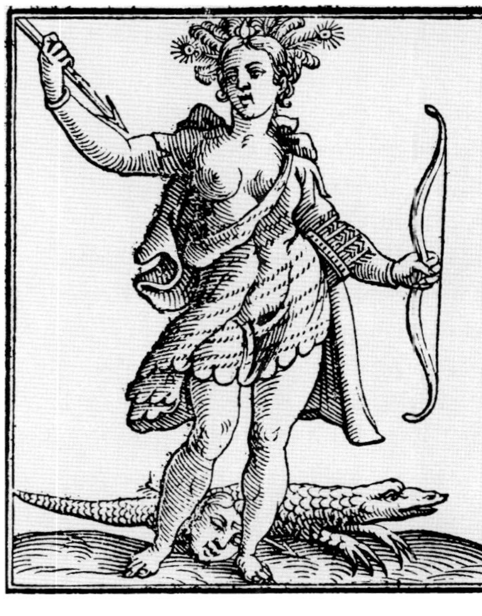

Abb. 3
Amerika,
aus: Cesare Ripa,
Iconologia,
Ausgabe Padua
1618

der heidnischen Religionen, und die Kreuze im Hintergrund erinnern daran, daß auch das Christentum seinen Ursprung in Asien hatte. Auf der höchsten Stufe der Kulturentwicklung steht jedoch Europa (Bd. 1, Abb. S. 116). Die Religion und alle schönen Künste haben hier ihre Vollendung erreicht, eine Vollendung, die Gestalt geworden ist in eben der Residenz, in der sich der Betrachter befindet und deren Erbauer Balthasar Neumann von Tiepolo im Vordergrund porträtiert worden ist. Indem Europa auf der Stufenleiter der

Kulturen die Spitzenstellung einnimmt, war der Anspruch dieses Kontinents auf die Weltherrschaft legitimiert, der in der Zeit Tiepolos noch nicht in Frage gestellt wurde, wie der über der Erdkugel errichtete Thron der Europa dokumentiert.

Die Darstellung der Erdteile ist die untere Ebene, die Basis des Programmes. Dem Kaisersaal vergleichbar, ist in dem Himmel, der sich über den Erdteilen ausbreitet und sie verbindet, die höhere Ebene zu erkennen. Dieser Himmel wird von einer Vielzahl von Figuren bevölkert, die der antiken Mythologie entstammen. Das größte Gewicht haben dabei die Planetengötter, allen voran der Sonnengott Apoll. Der Darstellung der Himmelsgötter liegt eine bestimmte und für das Verständnis des Ganzen höchst wichtige Vorstellung zugrunde, die der aufmerksame Betrachter schnell erfassen wird.[20] Der Besucher, der die Treppe betritt, sieht den Erdteil Amerika vor sich (Abb. 4).[21] Darüber erhebt sich eine dunkle Wolke, auf der Mars und Venus lagern. Über diesen wiederum, von einem weitausgreifenden Strahlenkranz umgeben, ist Apoll zu erkennen, der, von zwei geflügelten Horen getragen, herabzuschweben scheint. Von rechts her werden ebenfalls von Horen Pferde herangeführt, um vor den Wagen gespannt zu werden, der schräg rechts unter Apoll zu erkennen ist: die Hellebarde des Mars zeigt gerade darauf. Apoll wird bald seinen Wagen besteigen, um seine tägliche Fahrt über das Himmelsgewölbe zu beginnen. Im Himmel seines Freskos hat Tiepolo ein mythologisches Bild des Sonnenaufganges gemalt. Der ›Concetto fondamentale‹, der Grundgedanke des ganzen Programms, den der Betrachter schon vom Fuß der Treppe aus erfassen kann, ist danach der Aufgang der Sonne über der Welt.

Wenn der Betrachter die Stufen hinaufsteigt, weitet sich dieses Bild der Welt und des Himmels für ihn aus. Die Erdteile Afrika und Asien treten immer besser erkennbar in sein Blickfeld. In dem Augenblick, in dem er das Wendepodest erreicht und sich umdreht, kommt ein weiterer Aspekt hinzu. Über der Darstellung des vierten Erdteils, den er bis dahin noch nicht sehen konnte, über Europa, erkennt er ein Bildnis, das von den Personifikationen des Ruhmes und der Tugend emporgetragen wird (S. 41, Abb. 4). Der Hermelinmantel und der Fürstenhut sagen deutlich, daß es einen Fürsten darstellt, und an diesem Ort kann damit natürlich nur der Fürstbischof gemeint sein, Carl Philipp von Greiffenclau, der Auftraggeber Tiepolos. So, wie die Sonne über der Welt aufgeht, so schwebt das Bildnis des Fürstbischofs über Europa empor. Für den in der höfischen Rhetorik geschulten Besucher jener Zeit war klar, daß mit dieser Parallelität eine tiefere Analogie gemeint war.

Seit der Antike hatte die Sonnensymbolik einen festen Platz in der politischen Rhetorik. Der Fürst als Sonne war eine weitverbreitete Metapher, keineswegs nur in Frankreich, wo sich Ludwig XIV. als Sonnenkönig feiern ließ. Auch in deutschen rhetorischen Lehrbüchern und in Sammlungen exemplarischer Reden dieser Zeit begegnet diese Metapher immer wieder.[22] Daß die politische Sonnensymbolik auch in Franken geläufig war, belegt das Titelblatt einer Huldigungsschrift für Johann Philipp Greiffenclau von 1712, den Onkel und Amtsvorgänger von Tiepolos Auftraggeber (Abb. 5). Hier erscheint das Porträt des Fürstbischofs als Sonne, vom Sternenkreis der Wappen der Domherren umgeben. Die Stadtansicht von Würzburg nimmt die untere Hälfte des Blattes ein. Von der Sonne ergießen sich Strahlen auf die Stadt. In der Sonnenscheibe ist zu lesen: »Omnibus in omnibus idem« – »Für alle in allem gleich«. Der Text unten feiert den Fürstbischof als Sonne des Vaterlandes.[23] Auch aus der Entstehungszeit des Freskos könnte eine große Fülle von Belegen für diese Tradition politischer Sonnensymbolik in Würzburg angeführt werden. Als Carl Philipp von Greiffenclau 1754, ein Jahr nach der Vollendung des Freskos, starb, war die Sonnensymbolik das Leitmotiv der Trauerdekoration im Dom wie auch aller Trauerpredigten. Der Tod des Landesherren wurde als Untergang der fürstlichen Sonne beklagt.[24]

Mit der Feststellung der Analogie von Fürst und Sonne ist die Aussage des Freskos jedoch noch nicht erfaßt. Wir haben nur einen Zugang gewonnen. Die Deutung darf an dem so nachdrücklich herausgestellten Thema im Freskenhimmel nicht vorbeigehen. Der Aufgang der Sonne kann in der politischen Rhetorik verschiedenes bedeuten, beispielsweise die Geburt oder den Regierungsantritt des Fürsten. Eine weitere Bedeutungsmöglichkeit zeigt sich in einem Emblem von Julius G. Zinckgref.[25] Das Bild des Emblems (Abb. 6) zeigt eine Landschaft mit aufgehender Sonne, und der französische Text, der der ursprüngliche ist, erläutert: »Niemals läßt sich Phoebus vom Himmel herab sehen, ohne seinen warmen Einfluß auszuüben. Fürst, laß deine Mildtätigkeit alle spüren, auf die Dein Auge fällt.« Diese Ausdeutung des Emblems beruht auf der biblischen Bergpredigt. Dort wird das Gebot »Liebet Eure Feinde« mit dem Verweis auf den Vater im Himmel begründet: »Denn er läßt seine Sonne aufgehen über die Bösen und über die Guten und läßt regnen über Gerechte und Ungerechte.«[26] Daß diese Verbindung den Würzburgern bewußt war, belegt eine der Leichenpredigten für den Fürstbischof: »Kein Stand, keine Gattung seiner getreusten Unterthanen ist erfindlich, wohin nicht diese Fürstliche Sonn ihre gutthätigen Strahlen habe ausgebreitet. Sogar auch bei denen, welche gegen seine geheiligte Person nicht die allergleicheste Gesinnungen geheget, hat er die Güt der Schärff, die Mildthätigkeit der Ahndung vorwalten zu lassen, um desto ähnlicher zu werden demjenigen, welcher suavis Dominis universi, gütig ist gegen jedermann; und welcher seine Sonne über die Gute und Böse aufgehen lasset, und Regen gibt über Gerechte und Ungerechte.«[27] Vom Programm her ist das Treppenhausfresko ein monumentaler Panegyrikus, dessen Grundgedanke einem Emblem entspricht, der mit allem Aufwand an rhetorischem ›Ornatus‹ ausgeschmückt wurde. Es sagt dem Besucher: So, wie die Sonne Tag für Tag über dieser Welt aufgeht, um ihre Strahlen über alle Menschen gleichermaßen auszugießen, so herrscht Carl Philipp von Greiffenclau als ein guter und mildtätiger Fürst über sein Land: Er ist die Sonne Frankens.

Adressiert war diese gemalte ›Rede‹ an die Hofgesellschaft und insbesondere an die auswärtigen Besucher. Das Treppenhaus, in den alten Quellen als Hauptstiege bezeichnet, wurde nur bei offiziellen Anlässen benutzt. Im höfischen Zeremoniell spielte die Treppe eine ganz entscheidende Rolle. Sie war der erste und vielleicht sogar wichtigste Ort für den Empfang der Gäste, der Ort, wo der Rang, der dem Besucher zuerkannt wurde, die Ehre, die ihm erwiesen wurde, sinnfällig zum Ausdruck gebracht werden konnte. Der für

Rechte Seite:
Abb. 4 Blick auf das Deckenfresko im Treppenhaus der Würzburger Residenz

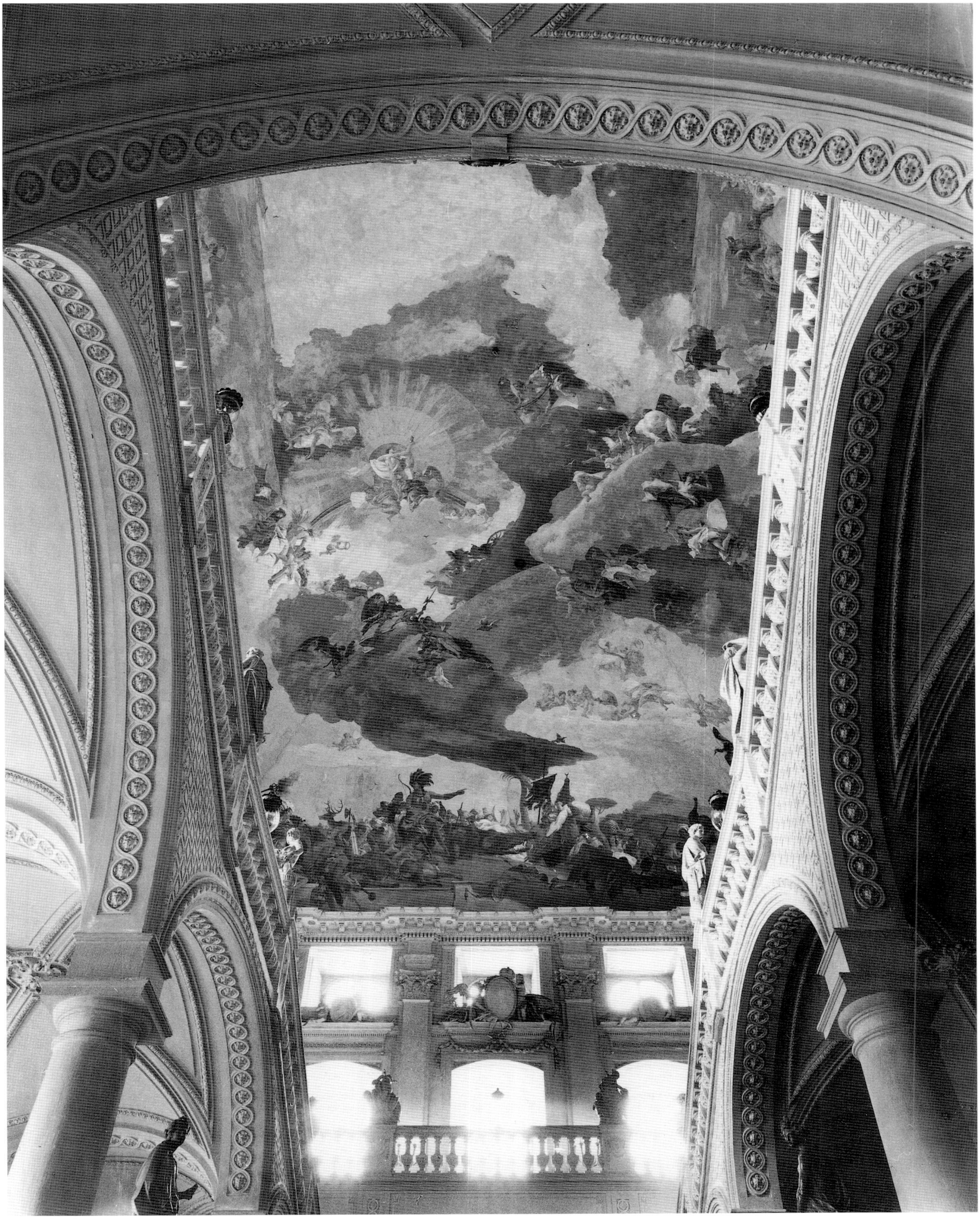

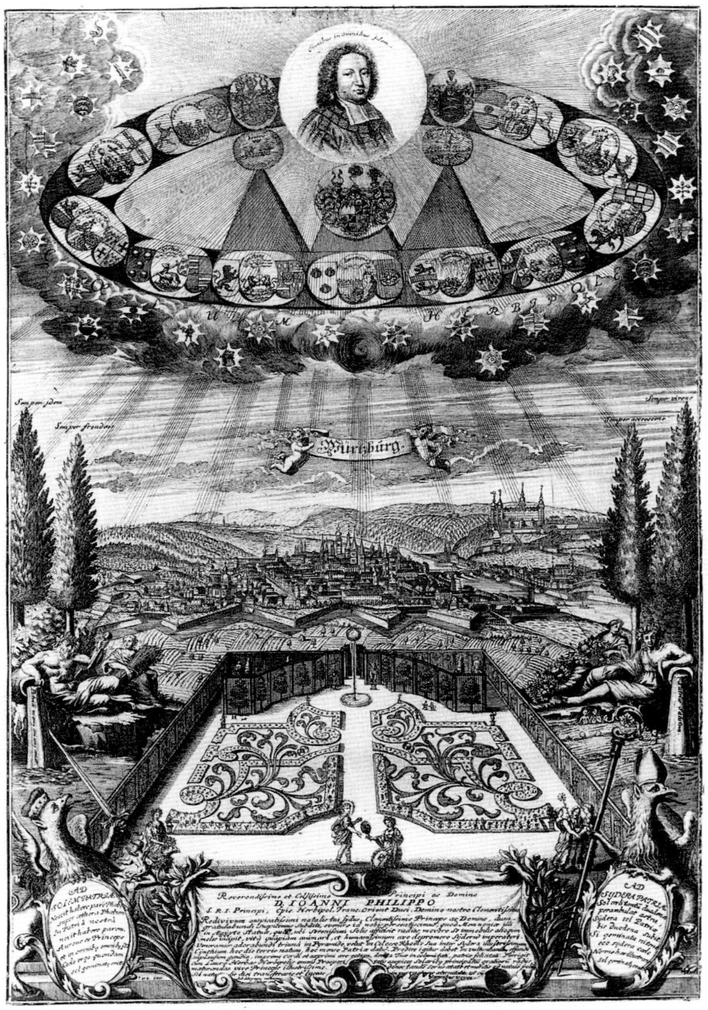

Abb. 5 Johannes Salver, Widmungsblatt für Johann Philipp von Greiffenclau, 1712, Würzburg, Mainfränkisches Museum

alle Zeremoniellfragen zuständige Hoffourier hat uns in seinen Tagebüchern genaue Nachrichten darüber hinterlassen. Als beispielsweise der Graf von Hohenlohe-Weikersheim und Hohenlohe-Öhringen am 8. April 1751 nach Würzburg kam, um den Lehnseid zu leisten[28], spielte sich der Empfang so ab: Er fuhr mit seiner sechsspännigen Karosse in den Ehrenhof. Beim Aussteigen begrüßte ihn der Kammerfourier und geleitete ihn die Treppe hinauf, wo ihn der Vertreter des Hofmarschalls empfing, der ihn an der im Weißen Saal angetretenen »Hoflivreedienerschaft« vorbei zur Tür des Kaisersaals führte, wo ihn der Hofmarschall empfing, um ihn in die Anticamera zu führen und die Ankunft des Gastes dem Fürstbischof zu melden. Mit seinem Freskenschmuck verkündete das Treppenhaus dem Besucher den politischen Anspruch des Landesherrn, als souveräner Fürst ein selbständiges Territorium des Reiches zu regieren. Das Treppenhaus war, wie es schon das Programm von 1735 formulierte, »der angenehme invito [d.h. Einladung, Eröffnung] zu dem ganzen kostbaren Werk«.[29] Mit der Pracht der Ausstattung wurde zugleich der Anspruch auf Bedeutung und Macht demonstriert. Der Gast, der nach der Vollendung des Freskos nach dem beschriebenen Zeremoniell empfangen wurde, schritt dem glorifizierten Bildnis des Fürstbischofs entgegen, hatte seinen Landesherrn in unerreichbarer Höhe vor Augen.

Bei gleichgestellten oder höherrangigen Gästen verlief der Empfang dagegen anders, wie aus dem Bericht über den Besuch von Carl von Lothringen, dem Bruder des Kaisers, am 22. Juni 1751 hervorgeht.[30] Der Fürstbischof erwartete, umgeben von den Domdechanten und Domkapitularen sowie allen einheimischen Kavalieren, den Gast, der mit einer vierspännigen Kutsche in das Vestibül einfuhr, am Fuße der Treppe, geleitete ihn nach der Begrüßung die Stufen hinauf und führte ihn durch die Paraderäume, in denen Dragoner und Garden angetreten waren, bis in das Spiegelkabinett. Einem solchen Besucher gegenüber war die Ausstattung der Repräsentationsräume vor allem Ausweis der ›Magnifizenz‹, der Prachtliebe, die im Barock als eine Tugend der Mächtigen galt, und damit zugleich der Macht und des Ansehens seines Gastgebers.

Rhetorik und Capriccio

Die durch das Zeremoniell streng reglementierte Form des Verhaltens hat ihre Entsprechung in der durch die Rhetorik reglementierten Form der Rede. Zeremoniell und Rhetorik gehören untrennbar zusammen, sind konstitutiv für die Lebensform der höfischen Gesellschaft. Die den Fresken zugrundeliegenden Programme sind darauf bezogen. Sie beachten in dieser Ausrichtung auf die Verhaltensnormen der höfischen Gesellschaft die äußere Angemessenheit, das äußere ›Aptum‹. Auch darin entsprechen sie den Lehren der Rhetorik, nach der sich jede Rede, wenn sie nicht falsch klingen soll, auf Ort, Zeit und Rezipienten auszurichten hat.

In den ausgeführten Fresken Tiepolos jedoch ist das ganz im Sinne höfischer Rhetorik konzipierte Programm nur die eine Seite

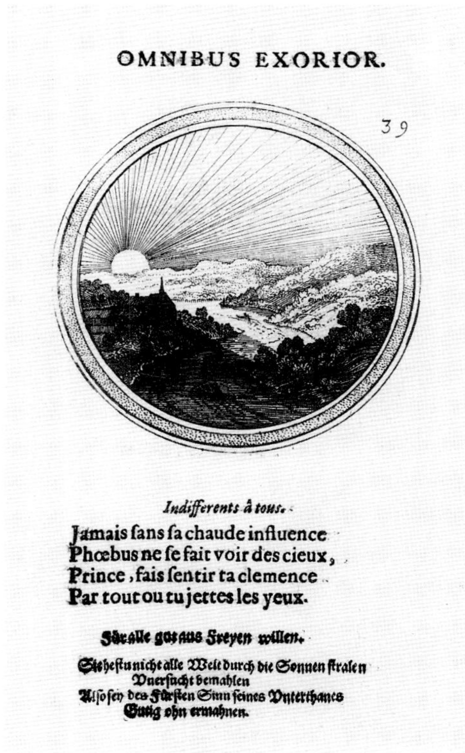
OMNIBUS EXORIOR.
39
Indifferents à tous.
Jamais sans sa chaude influence
Phœbus ne se fait voir des cieux,
Prince, fais sentir ta clemence
Par tout ou tu jettes les yeux.

Abb. 6 Julius G. Zinckgref, Emblem Nr. 39 aus: Emblematum ethico-politicorum Centuria, Heidelberg 1676

des Werkes. Sie wird für den Betrachter von der anderen Seite, der virtuosen künstlerischen Erscheinung überschattet. Das trifft natürlich ganz besonders heute zu, weil uns die Denk- und Argumentationswege der höfischen Rhetorik nicht mehr geläufig sind, doch auch für die Zeitgenossen Tiepolos dürfte der ästhetische Genuß dieses Werkes einen Eigenwert gehabt haben, der sich vom Pathos der Hofrhetorik löste. Indiz dafür ist beispielsweise die Tendenz zur Verselbständigung spielerischer Elemente, wie sie in der Gruppe von Flußgott und Nymphe im Deckenfresko des Kaisersaals oder in der witzigen Szene von Affe und Strauß zu erkennen ist, die sich auf dem Gebälk vor der Afrika-Darstellung abspielt (S. 145, Abb. 16).

Ein weiterer wichtiger Aspekt der Eigenwertigkeit des Ästhetischen ist die Verrätselung. Tiepolo ist zwar nicht der Erfinder, aber doch der wichtigste spätbarocke Gestalter der Gattung des Capriccio.[31] Eigentlich bedeutet das italienische Wort Laune oder Grille. Als Kunstterminus meint es die phantasievolle und willkürliche Zusammenstellung malerischer Motive zu einer Komposition. In Tiepolos Radierungsfolgen der *Capricci* und der *Scherzi di fantasia* (Abb. 7) werden daraus Darstellungen von undurchdringlich rätselhaftem Charakter. Jedes einzelne Motiv scheint mit schwerer Bedeutung beladen zu sein, doch die Einzelbedeutungen fügen sich nicht zu einem Gesamtsinn zusammen. Es ist schwerlich ein Zufall, daß im Würzburger Fresko Motive oder Figuren auftauchen, die unmittelbar aus einer dieser Graphikserien entlehnt zu sein scheinen, beispielsweise bei der Pyramide in der Asien-Darstellung (Bd. 1, Abb. S. 113). Man hat versucht, die einzelnen Figuren allegorisch zu deuten, doch der Rätselcharakter bleibt.[32] Die Schrift ist eine Buchstabenfolge, die keinen Sinn ergibt, das Relief darüber ist nicht zu identifizieren, und wer der Alte mit der Öllampe in der Hand ist, weiß niemand zu sagen. Das scheinbar Bedeutungsschwere gibt seine Bedeutung nicht preis. Die überlieferten bildlichen Motive und Metaphern werden hier zum Selbstzweck. Das System der Rhetorik, in dem doch aller Redeschmuck letztlich dem Ziel der Aussage und dem Überzeugen dienen soll, wird damit bedenklich unterminiert.

Noch wirksamer als Gegengewicht gegen das pathetisch Rhetorische sind die ironischen Elemente, über die man sich bei Tiepolo bislang viel zu wenig Gedanken gemacht hat. Die erwähnte Szene von Affe und Strauß beispielsweise hat einen ironischen Hintersinn. In dem Teil der Afrika-Darstellung, vor dem sie erscheint, geht es um den Handel. Die Pakete, die hier verfrachtet werden, das Dromedar als Transportmittel und die beiden beleibten orientalischen Kaufleute, von denen einer einen Geldbeutel trägt, weisen darauf hin. Eines der wichtigen Handelsgüter, die damals aus Afrika kamen, waren Straußenfedern. Wenn nun der Affe bei dem Versuch, dem Strauß eine Feder aus seinem Schwanz zu ziehen, auf sein Hinterteil fällt, so ist das als eine ironische Brechung der Aussage aufzufassen. Dergleichen findet sich auch in der Europa-Darstellung: Die Personifikation der Malerei hält in der Linken die Palette und in der Rechten einen Pinsel. Sie läßt beide Hände sinken und blickt nach oben, dem Bild Greiffenclaus nach, das ihr gerade entrissen worden ist. Der Ausdruck ihres Gesichtes mit der langen Nase und dem halboffenen Mund kann nur als dümmlich bezeichnet werden und konkurriert so mit dem Ausdruck des Stiers, der unmittelbar neben ihr mit großen Augen aus dem Bild herausglotzt (Bd. 1, Tafel 8). Die Malerei nimmt sich hier selbst auf den Arm.

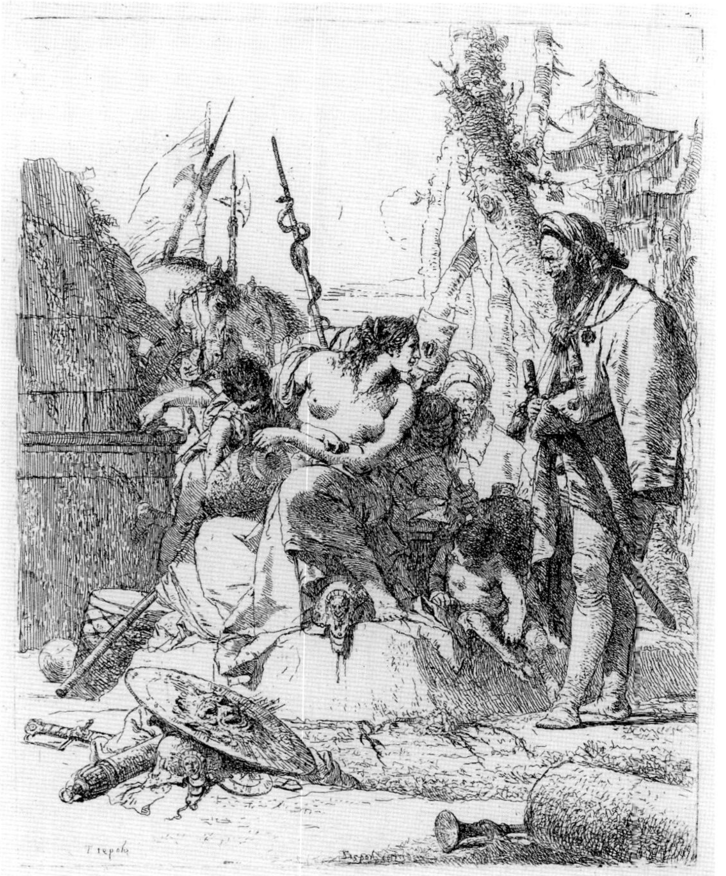

Abb. 7 Giovanni Battista Tiepolo, Nymphe mit zwei Kindern, von sieben Männern umgeben, Radierung aus der Serie der Scherzi, München, Staatliche Graphische Sammlung

Die Ironie macht auch vor dem Auftraggeber nicht halt. Dessen Wappentier war natürlich der Greif. Tiepolo fügt den Greif dem Porträt hinzu, um dessen Aussage eindeutig zu machen. Doch er malt nicht den heraldischen, würdig aufgerichteten Greif, der seine Klauen zeigt. Bei ihm klammert sich der Greif am unteren Rand des Bildmedaillons fest, wie ein kleiner Teufel, der den Aufstieg des Bildes zu verhindern sucht (S. 41, Abb. 4).

Das Regelwerk der barocken Rhetorik, dem auch die höfische Malerei zu folgen hatte, war zwar noch intakt, doch es zeigte Abnutzungserscheinungen und bedenkliche Risse. Die unvergleichliche Leichtigkeit, mit der Tiepolo sein Handwerk beherrschte, ermöglichte es ihm, mit dem gesamten Repertoire dieser Bildrhetorik zu spielen und gerade dadurch die Brüchigkeit dieses ideellen Gebäudes anzudeuten, indem er würdige Motive wie das Fürstenbildnis mit Beifiguren wie den Putten umgab, die sich in ihrer spielerischen Unbekümmertheit nicht in die Würde der Aussage fügen, indem er die Metaphern bis zur völligen Unverständlichkeit verrätselte, oder indem er die Aussage des Programms im Fresko formulierte und zugleich ironisch brach. Die innere Widersprüchlichkeit spiegelt den historischen Ort, an dem Tiepolo mit seinem Werk steht. Bei ihm beginnt die Dekoration den prächtigen Bau des Absolutismus, den sie eigentlich schmücken soll, in Frage zu stellen.

1 Zu den historischen Fakten vgl. Sedlmaier/Pfister 1923 und von Freeden/Lamb 1956. Die folgenden Darlegungen, die nur den Freskenprogrammen und ihren Zusammenhängen mit Rhetorik und höfischem Zeremoniell gelten, also nicht als Gesamtinterpretation der Fresken mißverstanden werden dürfen, möchten in der hier gebotenen Kürze frühere Arbeiten des Verfassers weiterführen (Büttner 1979 und 1980).

2 Würzburg, Staatsarchiv, Hofkammerprotokolle, 29. Mai 1750, fol. 377r–378r. Der Text des Programms, dessen Autor bislang nicht ermittelt werden konnte, ist hier im Quellenanhang abgedruckt; S. 169 ff., Dok. 10.

3 Das früheste und wichtigste Dokument für die Planung der Residenzausstattung ist das 1735 von den Jesuitenpatern Seyfried und Gilbert verfaßte Programm *Ohnvorgreiffliche Gedanken, auf was Arth die Mahlerey der neuen hochfürstl. Residenz Würtzburg vorzustellen und einzutheilen sein könne:* Würzburg, Staatsarchiv, Bausachen 14/355, fol. 130 ff.

4 Würzburg, Mainfränkisches Museum; vgl. *Mainfränkisches Museum Würzburg, Neuerwerbungen 1973–1978*, Würzburg 1978, S. 16.

5 Zu dem von Pietro Ercole Gherardi 1749 verwandten Begriff der ›Verità sostanziale del fatto‹ vgl. Andrea Gottdang, *Die Darstellung der antiken Geschichte in der venezianischen Malerei von 1680 bis 1760*, (ms. Diss.) Kiel 1995, S. 113 ff.

6 Zur Rolle der Rhetorik im Barock vgl. die grundlegende Studie von Wilfried Barner, *Barockrhetorik. Untersuchungen zu ihren geschichtlichen Grundlagen*, Tübingen 1970.

7 Vgl. Frank Büttner, ›Rhetorik und barocke Deckenmalerei. Überlegungen am Beispiel von Johann Zicks Fresken in Bruchsal‹, in: *Zeitschrift des deutschen Vereins für Kunstwissenschaft*, Bd. 43, 1989, Heft 1, S. 49–72.

8 Cicero, *De oratore*, III, 120.

9 Gert Ueding und Bernd Steinbrink, *Grundriß der Rhetorik*, Stuttgart 1986, S. 266.

10 *Ohnmaßgebliche Gedancken*..., vgl. hier S. 169 ff., Dok. 10.

11 Nach dem Programm hätte Tiepolo anstelle der Venus Diana darstellen sollen, womit (wie in Zicks Fresko in der Sala terrena) auf den Wildreichtum und die Jagd verwiesen worden wäre.

12 Die Eingangswand zeigt von links (beim Hochzeitsfresko beginnend): Gloria dei Principi (Fürstenruhm), Spes (Hoffnung), Fides (Glaube), Clementia (Milde), Religio (Religion). Auf der Fensterseite von links nach rechts (beim Belehnungsfresko beginnend): Prudentia (Klugheit), Virtus und Merito (Tugend und Verdienst), Pax (Friede), Caritas (Liebe), Liberalitas (Freigebigkeit). Die Identifikation der Pax ist die einzige, die als nicht ganz gesichert gelten kann. Zum Tugendzyklus vgl. Büttner 1980, S. 84.

13 Cicero, *De optimo genere oratorum*, I, 1–6.

14 Zur Entstehungsgeschichte vgl. von Freeden/Lamb 1956, S. 28 ff.; Büttner 1980, S. 93 ff.

15 Cesare Ripa, *Iconologia*, Neudruck der Ausgabe Rom 1603, Hildesheim 1970, S. 338 ff.

16 Nach Mark Ashton (1978) war die Reiseliteratur, die sich seit dem 16. Jahrhundert stets wachsender Beliebtheit erfreute, die entscheidende Quelle, die Tiepolo ermöglichte, über die traditionelle Personifikation der Erdteile hinauszugehen. Das ist grundsätzlich sicher richtig, wenn dieser Einfluß auch nur als allgemein und indirekt bezeichnet werden kann, denn auch Ashton kann keine einzige direkte Übernahme eines Bildmotivs nachweisen. Zur Ikonographie der Erdteile vgl. Poeschel 1985; zu Tiepolo dort S. 411 ff.

17 Vgl. Büttner 1979, S. 167 f.

18 Vitruv, *Zehn Bücher von der Architektur*, II, 1 (Ausg. von C. Fensterbusch, Darmstadt 1964, S. 79 ff.)

19 Dazu Schmidt 1974. Die These von Ashton 1978, S. 116 f., daß die Schriftzeichen Inschriften ähneln, die in den Reiseberichten von C. de Bruyn, *Voyage au Levant*, Paris 1714, aus Palmyra überliefert werden, ist nicht zu halten. Ashtons Vorwurf, Schmidt stütze sich für seine Identifikation nur auf Vorlagen des 19. Jahrhunderts, ist nicht richtig. Schmidt (1974, S. 53, Anm. 9) verweist ausdrücklich auch auf Vorlagen des 18. Jahrhunderts.

20 Ashton 1978, S. 121, stellt die These auf: »The gods undoubtedly signify the planets and personify the Universe beyond the earth, but it is unlikely that they bear a more particular – or important – meaning than that.« Der durch zahllose Quellen der Zeit, auch durch Würzburger Quellen, belegte Gebrauch mythologischer Figuren in einem uneigentlichen, allegorischen Sinne wird hier schlicht ignoriert.

21 Der Abfolge verschiedener Blickpunkte im Treppenhausfresko gingen zuletzt nach: Alpers/Baxandall 1994, S. 115. Die Autoren gehen jedoch nicht darauf ein, wie sich das Thema des Freskos in der Abfolge der Blickpunkte entfaltet. Vgl. dazu auch den Beitrag von Peter O. Krückmann (Bd. I, S. 29 ff.).

22 Vgl. z. B. Christian Weise, *Politischer Redner. Das ist kurtze und eigentliche Nachricht, wie ein sorgfältiger Hofmeister seine Untergebene zu der Wolredenheit anführen soll*, Leipzig 1681, S. 766: »Die Sonne ist ein herrliches Geschöpf, welches weder über sich noch unter sich mit etwas kann verglichen werden. Also ist nun ein Fürst in seinem Lande ohne Vergleichung groß, ohne Bedürfnis einer fremden Schönheit schön. Seine Wärme muß zu allen Verrichtungen das kräftigste Gedeuhen beitragen und sein ordentlicher Lauf muß den Unterthanen die gewisse Zeit politischen Glücks abmessen. [...] Also mögen auch wir mit allem Recht sagen, was die Sonne am Himmel, dieses ist der liebreiche und gnädige Landesvater in unserem Vaterlande.«

23 Johann Valentin Kirchgeßner, *Gryphus Principalis, sive Typus Boni Principis XII Titulis repraesentatus*, Würzburg 1712. Das für dieses Buch bestimmte von Johannes Salver gestochene Titelblatt wurde nicht publiziert. Die Druckplatte blieb in einem Schreibschrank der Familie Greiffenclau erhalten und befindet sich heute im Besitz des Mainfränkischen Museums in Würzburg. Vgl. dazu Max H. v. Freeden, *Aus den Schätzen des Mainfränkischen Museums*, Würzburg 1972, Nr. 132.

24 Die Jesuiten brachten zum Tod des Fürstbischofs eine Trauerschrift heraus, in der das von ihnen errichtete ›Castrum doloris‹, das Trauergerüst im Dom, genau beschrieben wird: *Sol obscuratus in sagittario, quando Reverendisssimus ac Celsissimus S. R. I. Princeps ac Dominus D. Philippus Carolus D. G. Episcopus Wirceburgensis, Franciae Orientalis Dux [...] XXV. Novembris piissima morte extinctus est [...]*, Würzburg 1754; vgl. dazu Büttner 1979, S. 179 f.

25 Julius G. Zinckgref, *Emblematum ethico-politicorum Centuria*, Editio ultima, Heidelberg 1676, Emblem Nr. 39.

26 Matthäus 5, 45.

27 Adam Huth, *Neu=scheinendes Licht in der Ost=fränckischen Kirchen. Der hochwürdigste des Heiligen Römischen Reiches Fürst und Herr, Herr Carl Philipp Henrich, Von Gottes Gnaden Bischoff zu Wirtzburg und Hertzog zu Francken etc., Unser weyland Gnädigster Fürst und Herr von Auf- bis zum Niedergang des Lebens höchst-erbaulich leuchtend, in einer Lob- und Trauer-Red zu Sr. Hochfürstlichen Gnaden unsterblichem Nachruhm, Dero hinterlassenen Hohen Familie zum Trost, Sämmtlichen treuen Untertanen zur allgemeinen Auferbauung bey Höchst-betrübter den 18. Christ-Monath 1754 im Hohen Domstift beschehener Leich-Besingnus vorgetragen von P. Adamo Huth S. J. [...]*, Würzburg 1754.

28 Würzburg, Staatsarchiv, *Tagebuch des Hoffouriers Johann Christoph Spielberger*, Ms. 9.176, Bd. III, fol. 237 v. ff.

29 *Ohnvorgreiffliche Gedanken* (wie Anm. 3), fol. 130 r.

30 Würzburg, Staatsarchiv, *Tagebuch des Hoffouriers Johann Christoph Spielberger* (wie Anm. 28), Bd. III, fol. 240 v. ff.

31 Lucrezia Hartmann, *›Capriccio‹ – Bild und Begriff*, (Diss. Zürich 1973) Nürnberg 1973.

32 Vgl. z. B. Santifaller 1975.

CHRISTIAN LENZ

»così felice, e giudizioso Imitatore«

Giambattista Tiepolo als Nachahmer Paolo Veroneses

Die Tatsache, daß Tiepolo starke Anregungen von der Kunst Veroneses erhalten hat, ist seit langem bekannt.[1] Schon die Zeitgenossen haben ihn einen »imitatore« und »sectataire«[2], einen Nachahmer und leidenschaftlichen Anhänger Veroneses genannt. Außerdem hat sich Tiepolo selbst nicht nur durch seine Werke, sondern auch mündlich zu Veronese als großem Vorbild bekannt. Wie Algarotti berichtet, hätte Tiepolo das Gemälde *Raub der Europa* (Abb. 4) gern besessen »comme une leçon et une étude continuelle«.[3] Manche Zeitgenossen waren sogar der Meinung, daß der Nachahmer den Meister des Cinquecento übertroffen habe. Selbst Max Goering schrieb noch 1940, daß Tiepolo »die Kunst Paolo Veroneses weitergeführt und vollendet habe«.[4]

Um solche eigenen Urteile bemüht man sich in jüngerer Zeit nur noch selten. Das Verhältnis der beiden Künstler wird statt dessen historisch relativierend abgehandelt, weil weder die Kunst des einen noch die des anderen zu eigenem Anliegen zu werden vermag. Im folgenden jedoch sei ausdrücklich danach gefragt, auch wenn der knapp bemessene Platz nur eine skizzenhafte Darlegung erlaubt.

Giambattista Tiepolo ist bei weitem nicht der erste, also auch nicht der einzige gewesen, der sich an der Kunst Veroneses orientiert hat. Sieht man einmal ab von den ›Haeredes Pauli‹, den Mitarbeitern der Werkstatt nach dem Tode des Meisters 1588, und den zahlreichen Stechern, Radierern, Lithographen, die Veroneses Werke immer wieder reproduziert haben, so bilden Elsheimer und Rubens, Watteau und Delacroix, innerhalb Venedigs Valentin Lefèvre und Tiepolos Lehrer Lazzarini sowie weitere Zeitgenossen wie Ricci[5], Pittoni, Gian Antonio Guardi und andere eine stattliche Reihe von Künstlern in der Nachfolge Paolo Veroneses, die vom 17. bis weit in das 19. Jahrhundert reicht.

Giambattista Tiepolo mußte die Kunst Veroneses also nicht erst für sich entdecken, sondern er ist von den älteren Malern mehrfach darauf hingelenkt worden. Und doch erhebt sich die Frage, inwiefern er sich Veronese derart verwandt gefühlt hat, daß sich die Spuren des Vorgängers in so zahlreichen Werken bei ihm finden, daß er wie kein anderer zum Nachfolger, Nachahmer Paolo Veroneses geworden ist.

Wir stoßen auf die Spuren dieser Nachfolge bereits in der ersten Hälfte der zwanziger Jahre, als Tiepolo sich von dem bezwingenden Einfluß Piazzettas freimacht.[6] Beim *Raub der Sabinerinnen* (Helsinki) sind es einerseits die Triumphbogenarchitektur rechts, andererseits das später immer wieder variierte Tabularium-Motiv (eine Verbindung von Kolonnade und Arkade) – mit Balustrade und Zuschauern, die in mehreren Werken Veroneses vorgebildet sind. Tiepolos Gemälde *Jugurtha und der römische Konsul* geht in der Thronarchitektur und in der Schwingung der Hintergrundarchitektur wie auch zum Teil in der Gruppierung der Figuren auf Veroneses Bild *Jesus unter den Schriftengelehrten im Tempel* zurück. (Abb. 1, 2). Veroneses deutliche Wirkungen finden sich auch, wie bekannt, bei den Fresken im Erzbischöflichen Palast von Udine (1726–1728).[7]

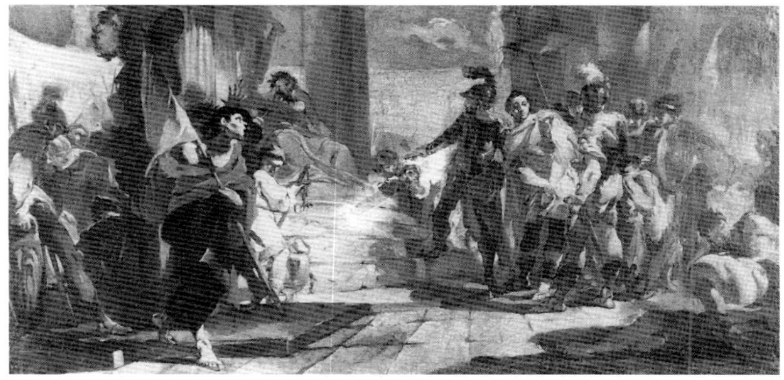

Abb. 1 Giovanni Battista Tiepolo, Jugurtha und der römische Konsul, um 1720, Mailand, Sammlung Marinotti

Damit ist klar, daß Tiepolos Beziehung zur Kunst Veroneses nicht erst mit der Freundschaft zu Algarotti Anfang der vierziger Jahre einsetzt, wie Sohm meint, der nach heute üblicher Gepflogenheit den Einfluß solcher Schriftgelehrter auf Künstler überschätzt.[8] Algarotti ist als Verkünder von Tiepolos Ruhm, als Sammler und Vermittler seiner Werke ohnedies wichtig genug. Für ihn hat Tiepolo die einzig beglaubigten Kopien nach Bildern Veroneses angefertigt: 1743 die Kopie des bereits erwähnten Gemäldes *Raub der Europa* und 1760/61 *Das Gastmahl im Hause Simons des Pharisäers* (Abb. 3–6). Mit dem zweiten Auftrag endet im wesentlichen auch

Abb. 2 Paolo Veronese, Jesus unter den Schriftgelehrten im Tempel, um 1560, Madrid, Museo del Prado

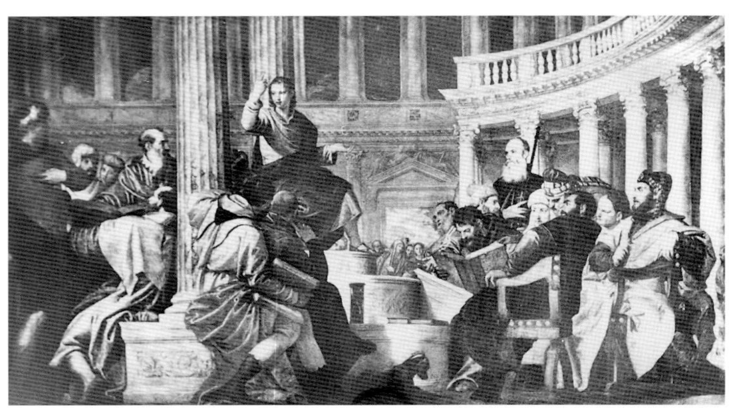

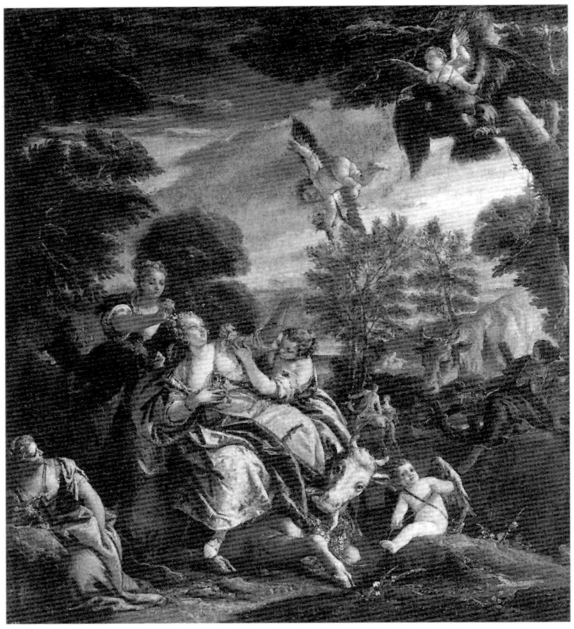

Abb. 3
Giovanni Battista Tiepolo,
Der Raub der Europa,
1743,
London, Sammlung Sir Steven Runciman

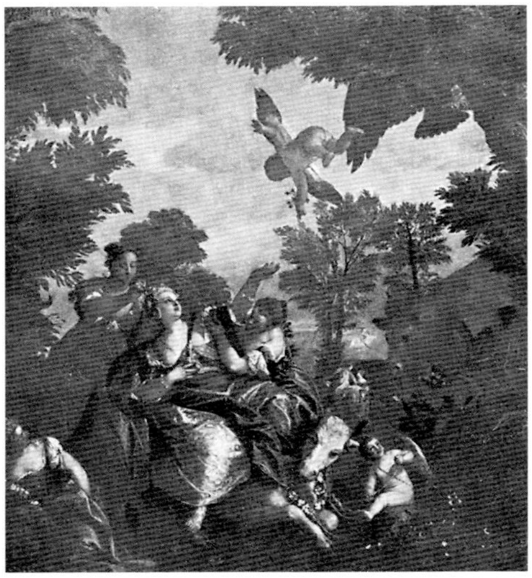

Abb. 4
Werkstatt des Paolo Veronese,
Der Raub der Europa,
um 1580
Dresden, Staatliche Kunstsammlungen Dresden, Gemäldegalerie Alte Meister

Tiepolos enge Beziehung zu Veronese. In den noch verbleibenden neun Jahren bis zu Tiepolos Tod findet keine neuerliche Annäherung statt.

Worin aber zeigt sich in der Kunst Tiepolos hauptsächlich der Einfluß Paolo Veroneses? Es sind vor allem die Motive in ihrer besonderen farbigen Erscheinung, und zwar unter den Figuren wie auch innerhalb der Bildarchitektur. Tiepolo hat bei Veronese Figurentypen hinsichtlich Geschlecht, Alter, Physiognomie, Kleidung und auch Haltung entlehnt, so etwa die afrikanischen jungen Diener, die Zwerge und die von hinten gesehenen Figuren auf Stühlen. Auch die auf Stufen sitzenden oder lagernden halbbekleideten Bettler, teilweise mit Hunden, gehen auf Veronese zurück.

Tiepolo konnte in den Bildern Veroneses außerdem die farbig glänzenden und steif-bauschigen Gewänder finden, die sich mit dem Inkarnat kontrastierend gegenseitig steigern. Zu diesem Zweck haben beide Künstler ausgiebig das Nackte beziehungsweise Entblößte genutzt. Veroneses großer Reichtum an gemusterten Stoffen ist freilich von Tiepolo nicht in gleichem Maße angestrebt worden.

Unter den Tieren ist es neben den schlanken kurzhaarigen Hunden auch das Äffchen an der Kette im Palazzo Labia, das uns von Veronese her bekannt ist (*Die Familie des Darius vor Alexander*; *Das Gastmahl Gregors des Großen*).

Innerhalb von Tiepolos Bildarchitektur findet sich im Hintergrund häufig bildparallel das eingeschossige helle Tabularium-Motiv in verschiedenen Abwandlungen, das sich durch die Balustrade mit Zuschauern oben zusätzlich als Teil einer Loggia erklärt. Bei Veronese erscheint es erstmals in dem Fresko *Der Heilige Sebastian vor Diokletian* (Venedig, San Sebastiano) und kommt dann besonders ausgeprägt auf dem Gemälde *Die Familie des Darius vor Alexander* (Abb. 9) vor, das für Tiepolo vor allem wichtig gewesen ist.

Die symmetrisch aufwendige Architektur auf den verschiedenen Fassungen des *Gastmahls der Kleopatra* (Abb. 7) geht offenkundig auf Veroneses ›Gastmahl-Bilder‹ zurück, wobei sich dort schon die Großarchitektur einer Loggia vor gestaffelter Hintergrundarchitektur findet.

In Veroneses Deckenbildern sind schließlich die verkürzten Treppen und die radikale Verkürzung der aufgehenden Architektur vorgebildet, die Tiepolo etwa für sein Deckenbild *Der Heilige Domenikus verteilt Rosenkränze* (Venedig, Gesuati) genutzt hat.

Mit den Motiven an Menschen, Tieren und Architektur erschöpft sich freilich nicht Tiepolos Beziehung zu Veronese, denn alles, auch die Landschaft, ist in der Gestaltung des Ortes und in der Komposition vereint, wobei sich Perspektive, Gruppierung, Erzählweise, Charakterisierung der Personen, Licht, Kolorismus usw. in ihrer Eigentümlichkeit bemerkbar machen.

Beiden Künstlern gemeinsam sind summarische Ortsangaben, wobei der Ort mehr angedeutet, mehr suggestiv evoziert als räumlich kohärent erläutert wird. Treppen, Bögen, Säulen oder nur Teile von ihnen rufen Vorstellungen von edler, ja prächtiger Architektur wach, die nur ganz selten ein struktives Bauwerk ergeben. Statt dessen wirken diese Architekturteile mit den bunt-bewegten Figuren und den Ausblicken zum Himmel zu einer großen festlich dekorativen Bildordnung zusammen (vgl. etwa *Die Hochzeit Barbarossas mit Beatrix von Burgund* in Würzburg, Bd. 1, Abb. S. 76).

Entsprechendes gilt für die Landschaft. Veronese ist allerdings in dieser Hinsicht noch radikaler als Tiepolo, indem er weitergehend als dieser auf den Boden als tragende und die Abstände bemessende, also klärende Fläche verzichtet.

An der festlich dekorativen Bildordnung ist in hohem Maße das Kolorit beteiligt. Veronese hatte auch wegen seiner hellen Palette, wegen der kräftigen Kontraste innerhalb leuchtender Buntfarben, für Tiepolo und andere Künstler des 18. Jahrhunderts große Bedeutung. Höchstwahrscheinlich veranlaßt durch die Freskotechnik, hat Veronese innerhalb der venezianischen Schule mit seinem hellen Kolorit einen ganz neuen, folgenreichen Weg eingeschlagen. Hierbei handelt es sich jedoch nicht um koloritgeschichtliche Fragen im eingeschränkten Sinne, vielmehr ist die Farbe an der besonderen Art des jeweils Dargestellten wesentlich beteiligt. Veroneses – und Tiepolos – Darstellungen haben nichts Dunkles in der umfassenden

Bedeutung des Wortes, nichts Geheimnisvolles und Schicksalsträchtiges. Alles ist hell, klar und festlich-bunt.

Aber bevor die darin liegende Eigentümlichkeit weiter erläutert und auch auf prinzipielle Unterschiede hingewiesen wird, seien an einem konkreten Beispiel die zwei Künstler etwas eingehender miteinander verglichen.

Ganz offenkundig hat sich Tiepolo mit seinem Fresko *Die Familie des Darius vor Alexander* (Abb. 8), 1744 in der Villa Cordellina von Montecchio Maggiore gemalt, auf Veroneses berühmtes Bild in London (Abb. 9) bezogen, das er in der Casa Pisani zu Venedig sehen konnte, und er hat sich auch in anderen Fällen gerade von diesem Gemälde anregen lassen, so daß Gould zu Recht schreiben kann: »Tiepolo was probably more influenced by Veronese's *Family of Darius* than by any other single picture by any other artist.« Er fährt fort: »In particular, his pastiche of it at Montecchio Maggiore

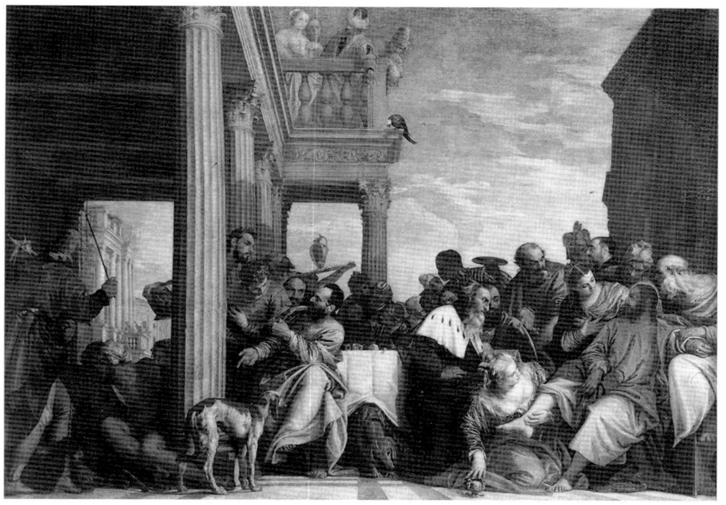

Abb. 5 Paolo Veronese, Gastmahl im Hause Simons des Pharisäers, 1560 Turin, Galleria Sabauda

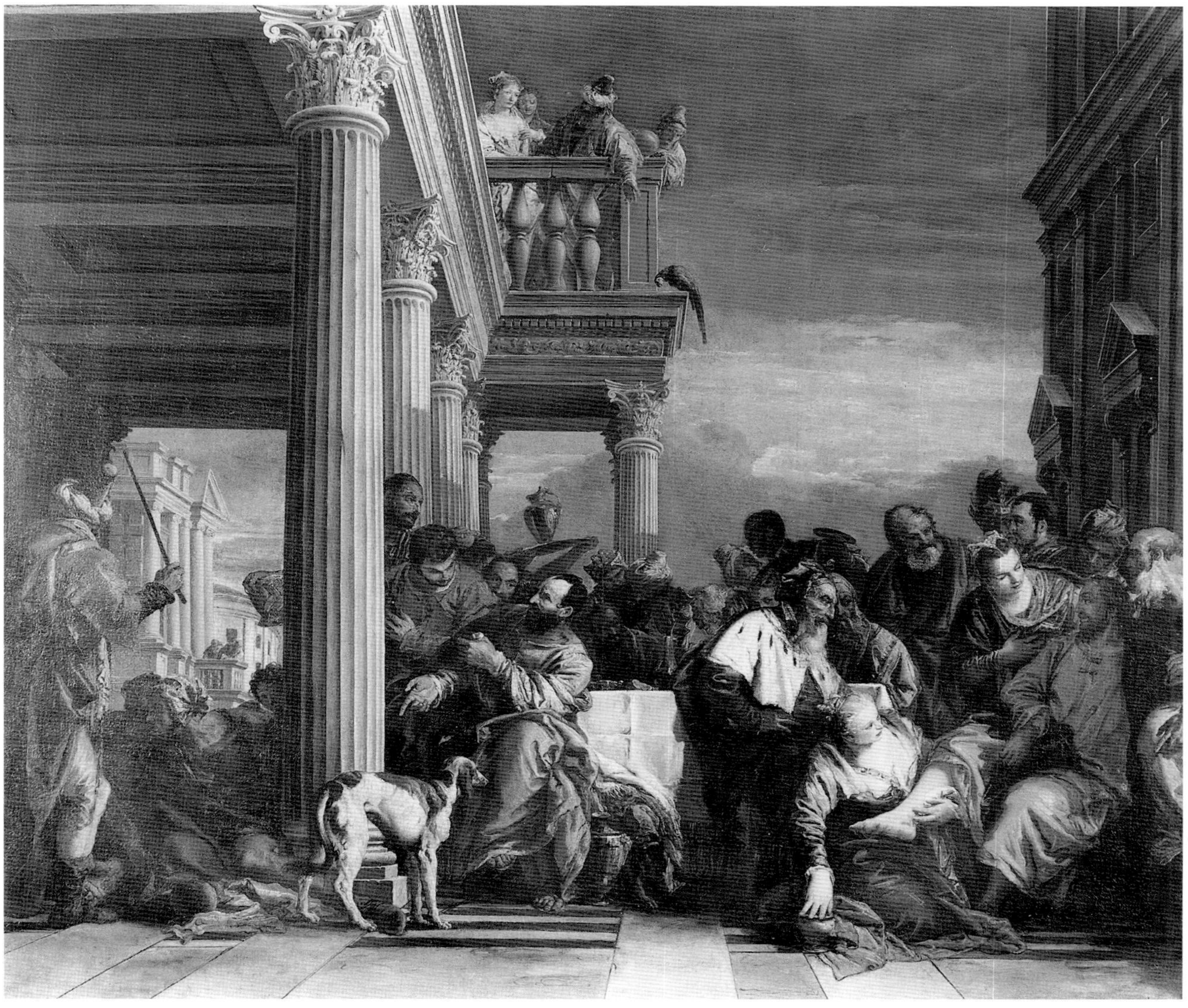

Abb. 6 Giovanni Battista Tiepolo, Gastmahl im Hause Simons des Pharisäers, 1760/61, Dublin, National Gallery of Ireland

is in effect its only true pendant – to the extend that is the only one which largely follows its design and also captures something of the spirit of the original.«[9]

Wieviel klarer jedoch hat Veronese die Personengruppe gegliedert, wie sinnvoll vollzieht sich an ihr die Abfolge von Hinab und Hinauf mit den wichtigen Pausen dazwischen! Sinnvoll deshalb, weil dadurch das zögernde Sich-Nähern, Innehalten, Weitergehen und Niedersinken vor dem Herrscher anschaulich wird. Die Familie des Darius ist so in Demut und Würde am Ziel ihres Weges, ihres Anliegens angelangt, wo die edle Gesinnung Alexanders die Täuschung beseitigt, indem sie den darin liegenden Wahrheitsgehalt bestätigt. Deshalb hat die menschliche Größe dieses Herrschers weder ein riesiges Zelt noch einen martialischen orientalischen Krieger als Demonstrationen seiner Macht nötig. Entsprechend dem Ablauf der sich vorn abspielenden Szene hat Veronese auch die Architektur dahinter eingesetzt: parallel, im Aufsteigen und Niedergehen der Bögen die Bewegung der Menschen variierend, mit den Doppelsäulen die ›Pause‹ der Bewegung betonend und durch den Sockel des Obelisken genau in der Mitte des Bildes die Hauptgruppe der Bittsteller innerhalb der Bildordnung hervorhebend und zugleich festigend.

Bei Tiepolo sind weder die Doppelsäulen noch die Bögen in derselben Weise wie bei Veronese eingesetzt, nämlich einerseits in selbständiger Geltung und andererseits kompositorisch eng mit der Gruppe der Menschen verbunden. Innerhalb dieser geht es in Tiepolos Darstellung teilweise unverständlich zu: Warum blickt die Tochter aus dem Bild heraus, wenn sie von der Großmutter so ausdrücklich empfohlen wird, und warum soll gerade ihr diese Empfehlung zugute kommen? Welchen Sinn hat die grimassierende Steigerung der Alten vorn in einer zweiten hinter der Tochter, und was macht der Diener mit dem gestreiften Gewand am Boden links davon? Dem schönen Gehalt der Geschichte widerspricht auch, daß Tiepolo die Charaktere von Alexander und dessen Freund Hephaestion aus Veroneses Darstellung vertauscht hat – zuungunsten des Herrschers, der nun nicht mehr in menschlicher Größe, sondern ganz kalt und hochmütig erscheint.

Aber dieser Ausdruck wie auch der anderer Figuren wirkt überzogen, als ob der Künstler einen geistig schwerfälligen Betrachter überreden wolle. Zu Recht bemerkt Gould: »[...] the attitudes and facial expressions of Tiepolo's figures are more stereotyped than Veronese's.«[10] Beim Vergleich beider Werke läßt sich insgesamt feststellen, daß die Personen Tiepolos ein geringeres Maß an leiblicher und seelischer *Substanz* besitzen. Deshalb ist nicht nur ihr Zusammenhang untereinander, sondern notwendigerweise auch der Zusammenhang zwischen ihnen und ihrem Ort lockerer. Das aber gilt für die Kunst Tiepolos allgemein, und so ist Anlaß gegeben, jetzt Wesensverwandtschaft und Wesensunterschiede grundsätzlich zu bedenken, wobei Tiepolos Beurteilung einerseits durch seine Zeitgenossen und andererseits in unserem Jahrhundert durch Theodor Hetzer ebenso Berücksichtigung finden müssen wie die Bemerkungen von Kurt Badt über die Kunst Veroneses.

Kurt Badt schreibt: »Die Kunst Veroneses erscheint ›ganz äußerlich‹; sie beruht auf jener Einbildungskraft, die sowohl das ihr Vorgegebene wie das von ihr Erfundene als eine sich selbst zeigende, selbstbewußte, als substantielle, schicksalhafte Wirklichkeit und nicht als deren ideale Überhöhung erscheinen läßt.«[11] Wenn Badt die Äußerlichkeit Veroneses unter anderem damit belegt, daß der Künstler nicht psychologisiere, daß er keine inneren Ursachen und inneren Wirkungen male, so liegt gerade in dieser Hinsicht der Vergleich mit Tiepolo nahe, in dessen Werken der Betrachter immer wieder durch Mimik und Gestik auf ausdrückliche Psychologisierung stößt. Theodor Hetzer gesteht den Menschen Tiepolos denn auch persönliche Energie und seelische Regungen zu. Dabei gerät er allerdings in Widerspruch mit sich selbst, hat er doch nicht nur erkannt, daß in Tiepolos Darstellungen der Inhalt an »Fülle, Tiefe, Leben und Geheimnis« verloren habe, sondern nach Hetzer ist auch die Kostümfigur (selbst bei den Akten!) für den Künstler charakteristisch.[12]

Der Begriff der ›Kostümfigur‹ bezeichnet eine Hülle, der es an Kern, an Substanz fehlt. Hülle ist auch die stereotyp wiederkehrende Physiognomie. Wie Tiepolo für den alten Orientalen mit Bart, Turban, Adlernase und herabgezogenen Augenbrauen eine physiognomische Formel gefunden hat, so hat er nicht nur weitere Nebenfiguren (Hofdame, Page, Krieger usw.), sondern auch Hauptfiguren wie Alexander, Antonius, Kleopatra und selbst Christus formelhaft behandelt.

Diese Eigentümlichkeit offenbart sich in den Ölgemälden deutlicher als in den Fresken. So hat denn Hetzer recht, wenn er Tiepolos Begabung vor allem im Fresko, in den großdekorativen, auf Distanz zu betrachtenden Werken sieht.

Je stärker sich im Vergleich die Unterschiede zwischen beiden Künstlern herausstellen, um so mehr erhebt sich die Frage, warum sich Tiepolo eigentlich derart eng an Veronese angelehnt hat. Wie eingangs angedeutet, liegt ein Grund dafür in einer allgemeinen Rückbesinnung – auch seiner Zeitgenossen – auf die Renaissance. Philip Sohm führt unter Nutzung der Quellen plausibel aus, daß nach Meinung von Tiepolos Zeitgenossen »the Renaissance was ready to be reborn after the darkness of ›modern‹ painting which we now call the Baroque«.[13] Und in Tiepolo war Veronese gleichsam wiedergeboren, ja jener wurde von dem Nachfahren sogar noch übertroffen, wie unter anderem Algarotti meinte. Indem er *Das Gastmahl der Kleopatra* (Abb. 7) rühmt, bemerkt er zugleich: »Questa Pittoresca erudizione, per cui cotanto si è distinta la Scuola Romana, e che dà tanto pregio à quadri del Poussino, era ignota può dirsi alla Scuola Veneziana«, und im weiteren Verlauf seiner Ausführungen wirft er Veronese unangemessenen Aufwand bei Darstellungen vor, deren Sujets dafür nicht geeignet seien (»questa bizzaria in soggetti che non la comportavano«), während beim *Gastmahl der Kleopatra* der besondere Aufwand dem Sujet entspräche, dem ägyptischen Luxus und der orientalischen Pracht.[14] Bei der Kritik an Veronese, mit der Algarotti einerseits Vorwürfe aus dem Inquisitionsprozeß von 1573 wiederholt und andererseits bemüht ist, Tiepolo nicht nur als Nachahmer, sondern als einen Veronese überragenden Künstler darzustellen, der die venezianische mit der römischen Schulung vereint, zeigt sich auch die Befangenheit dieses wichtigen Autors. So aufschlußreich seine Gesichtspunkte und seine Begriffe geschichtlich sind, so kann sich auf dieser Basis doch kein Urteil bilden, das immer noch Gültigkeit hätte, vielmehr sind die Werke beider Künstler neuerlich zu prüfen, um ihr Verhältnis von neuem zu bestimmen.

Zusammenfassend in aller Kürze: Giambattista Tiepolo hat sich innerhalb einer breiten Strömung des 18. Jahrhunderts ausdrücklich an Werken Paolo Veroneses orientiert, weil das Äußerliche (Badt), das Un-Problematische dieser Kunst, das klare Dasein des Dargestellten und dessen überwiegend festlicher Charakter seinem Naturell entgegenkamen. Insofern hat Tiepolo eine Vielzahl von Motiven Veroneses verwendet und hat sich im Kolorit wie in der Komposition immer wieder auf ihn bezogen, auch Kopien nach zweien seiner Werke angefertigt. Außerdem hat die Bildarchitektur Tiepolos mit der Veroneses nicht nur die wichtigsten Motive, sondern auch die Eigentümlichkeit weitgehend gemeinsam, daß es sich nicht um struktiv schlüssige Bauwerke handelt, die für sich allein bestehen könnten, wie etwa bei Raffael. Die Architekturformen (hauptsächlich Säule und Bogen) dienen zur Steigerung des vornehmen Charakters der Darstellung, insbesondere zum steigernden Kontrast für die Figuren und zur Festigung der Bildordnung.[15]

Die Unterschiede zwischen beiden Künstlern treten vor allem in der Menschen-Darstellung zutage und sind dort mit dem Begriff der Substanz zu fassen. Bei Veronese erscheinen Menschen, Götter und allegorische Figuren ungeachtet ihrer ›Äußerlichkeit‹ in naturhafter Vielfalt und Individualität, so daß sie selbst in dem vorgestellten Schauspiel, als das Veroneses Bilder verstanden werden können, von unbezweifelbarem Dasein sind, während bei Tiepolo das Schauspiel »zur Schaustellung, zum Effekt«[16] geworden ist. Zu Recht hebt Hetzer den durchgehend komödiantischen Charakter von Tiepolos Kunst hervor, womit er die Übertreibungen und den Witz, den Unernst meint. In seinen Darstellungen kann es kein ernsthaftes Leiden geben. Mit der Annäherung an Veronese zeigt sich bei Tiepolo also zugleich der große Abstand. Es ist ein Abstand zwischen zwei Künstlern, aber auch ein Abstand zwischen zwei Epochen. So sehr Tiepolo an Veronese anzuknüpfen suchte und so sehr er in der von der Renaissance ausgehenden Tradition steht, so wenig war es ihm doch gegeben, am Ende dieser Tradition noch einmal substantielles Dasein zur Darstellung zu bringen.[17] Seine Kunst kann nicht verleugnen, daß sie zu derselben Zeit wie die Malerei Bouchers entstanden ist.

Abb. 7 Giovanni Battista Tiepolo, Das Gastmahl der Kleopatra, 1743/44, Melbourne, National Gallery of Victoria

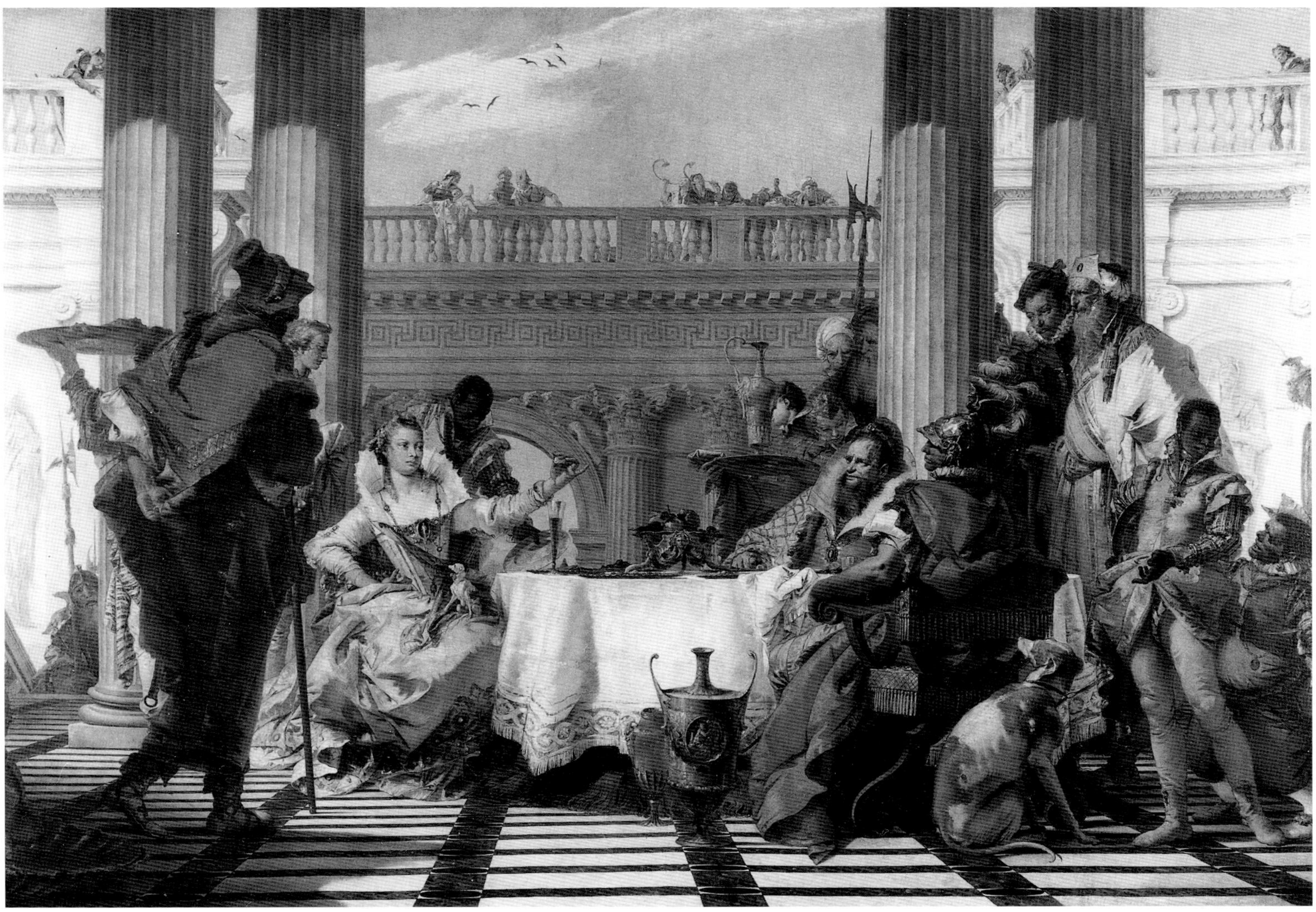

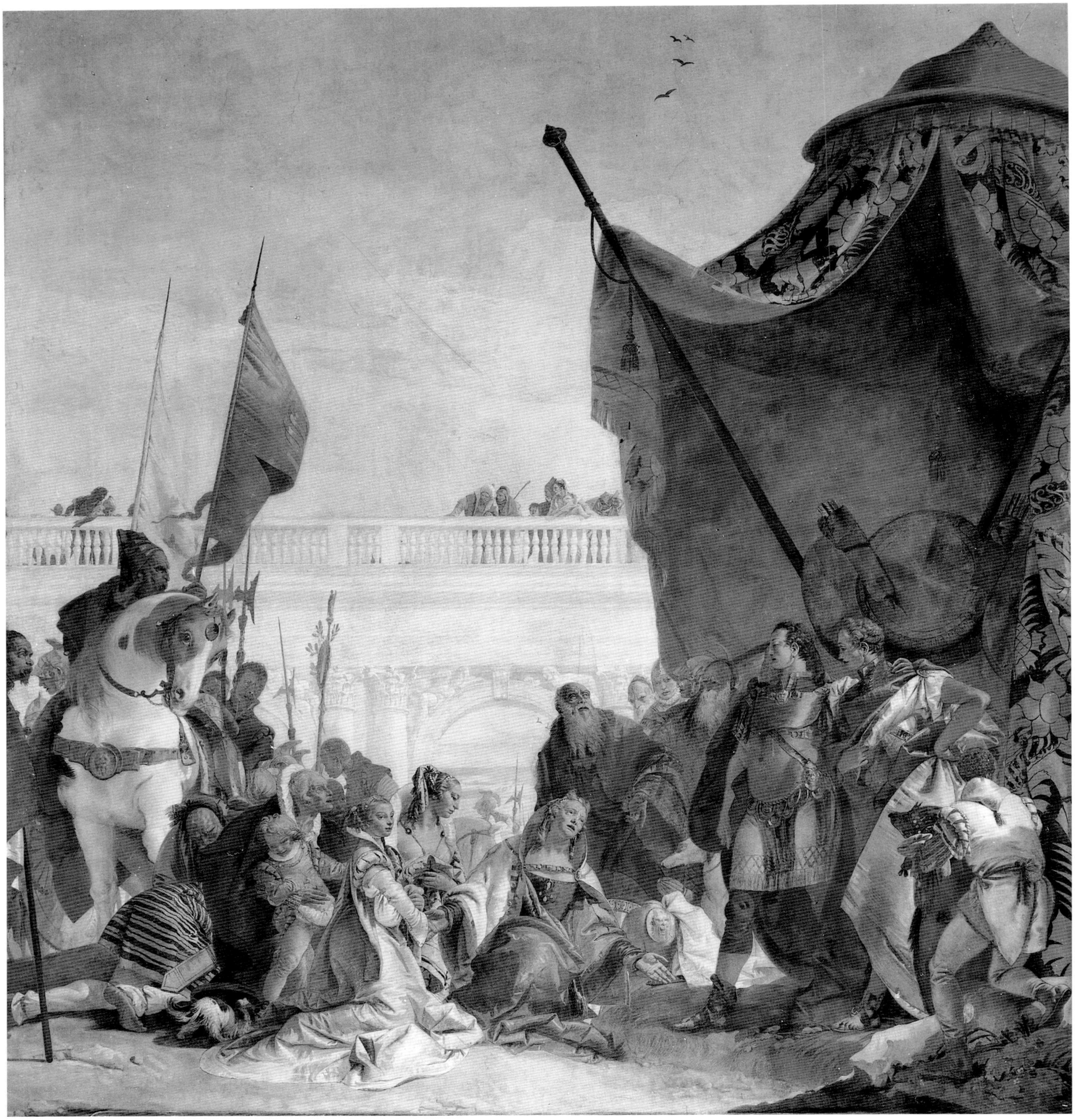

Abb. 8 Giovanni Battista Tiepolo, Die Familie des Darius vor Alexander, 1744, Montecchio Maggiore, Villa Cordellina

1 Vgl. dazu u.a. Hans Posse, ›Die Briefe des Grafen Francesco Algarotti an den sächsischen Hof und seine Bilderkäufe für die Dresdner Gemäldegalerie 1743–1747‹, in: *Jahrbuch der Preußischen Kunstsammlungen*, Beiheft zum 52. Band, 1931, S. 1–73; Max Goering, ›Paolo Veronese und das Settecento‹, in: *Jahrbuch der Preußischen Kunstsammlungen*, Bd. 61, 1940, S. 100–124; Manuela Piai, ›Il 'Veronese Revival' nella pittura veneziana del settecento‹, in: *Atti dell'Istituto Veneto di Scienze, Lettere ed Arti, Anno acc. 1974–75, Tomo CXXXIII, Classe di scienze morali, letteri ed arti*, S. 295–312; Philip Sohm, ›The Critical Reception of Paolo Veronese in Eighteenth-Century Italy: the Example of Giambattista Tiepolo as Veronese Redivivus‹, in: Jürg Meyer zur Capellen und Bernd Roeck (Hrsg.), *Paolo Veronese. Fortuna Critica und künstlerisches Nachleben*, Sigmaringen 1990, S. 87–107; Thiem 1995.
Die Dokumente finden sich vor allem bei Posse, Goering und Sohm angegeben und erörtert. Das Zitat im Titel des vorstehenden Aufsatzes ist Algarottis *Relazione Storica* entnommen, vgl. Sohm 1990, S. 97.

2 Der Begriff ›sectataire‹ findet sich in einem Schreiben Carl Gustav Graf Tessins an den schwedischen Architekten Carl Harleman, vgl. Sohm 1990 (wie Anm. 1), S. 90.

3 Algarotti an Brühl, 17. Juni 1743, Posse 1931 (wie Anm. 1), S. 41. Die entsprechende Passage des Briefes ist auch wichtig, weil dort Algarotti über Tiepolo schreibt, dieser habe »etudié toujours d'apres Paul Veroneze«. *Raub der Europa* ist allerdings eine Werkstatt-Arbeit.

4 Goering 1940 (wie Anm. 1), S. 100.

5 Ein Schlüsselwerk für die Veronese-Nachfolge des 18. Jahrhunderts ist Sebastiano Riccis *Thronende Madonna mit Heiligen* von 1708 in San Giorgio Maggiore zu Venedig.

6 Wenn auf der *Madonna vom Berge Carmel* (Mailand, Brera) hinter Maria kannelierte Säulen erscheinen, so ist nicht gleich an Veroneses *Pala di San Zaccaria* zu denken, sondern allgemein an die große Verbreitung solcher bescheidenen Bildarchitektur. Immer noch sind in diesem um 1720 entstandenen Gemälde die Hell-Dunkel-Kontraste zu heftig, streiten Licht und Schatten gleichsam um die Figuren, als daß von einem Einfluß Veroneses die Rede sein könnte. Wie fern Tiepolo der Kunst Veroneses damals noch stand, beweist geradezu sein Gemälde *Raub der Europa* (Venedig), das mit dem berühmten Bild im Dogenpalast und den weiteren Fassungen nicht mehr als den Stoff gemeinsam hat.

7 Bei den Fresken in Udine sind es vor allem zwei Deckengemälde, an denen sich die Wirkungen von Veroneses Kunst ausmachen lassen: *Das Urteil Salomos* und *Der Sturz der Engel* (S. 74, Abb. 1). Bei ersterem sind die Thronstufen in starker Untersicht, die bildparallele Architektur des Hintergrundes sowie Figurentypen verschiedenen Werken Veroneses entlehnt, während letzteres als Vorbild das Deckengemälde *Jupiter vertreibt die Laster* (Paris, Musée du Louvre) aus der Sala delle Udienze im Dogenpalast zu erkennen gibt.

8 Sohm 1990 (wie Anm. 1), S. 92: »His [Tiepolos] fullest expression of Veronese came after Algarotti befriended him and may even derive from their friendship.« Um diese Behauptung zu stützen, erklärt Sohm die Fresken im Erzbischöflichen Palast von Udine zu einem »atypical work for this period that would not be fulfilled until the early 1740«, weil er die Richtigkeit der allgemeinen Ansicht nicht bestreiten kann, daß sich bereits in diesen Fresken Tiepolos Orientierung an Veronese erkennen läßt.

9 Cecil Gould, *The Family of Darius before Alexander by Paolo Veronese*, London o.J. (ca. 1977), S. 16.

10 Ebenda.

11 Kurt Badt, *Paolo Veronese*, aus dem Nachlaß hrsg. von Lorenz Dittmann, Köln, 1981, S. 51.

12 Hetzer 1943, S. 32.

13 Sohm 1990 (wie Anm. 1), S. 95.

14 Nach Sohm 1990 (wie Anm. 1), S. 97.

15 Vgl. Christian Lenz, *Veroneses Bildarchitektur*, Bremen 1969, und derselbe, ›La destination du tableau et son architecture‹, in: *Les Noces de Cana de Véronèse*, Paris 1992/93, S. 210–234.

16 Hetzer 1943, S. 30.

17 Insofern ist Goering 1940 (wie Anm. 1), S. 100, zu widersprechen, der nicht nur die Orientierung Tiepolos an Veronese in Parallele setzt zu den Bezügen zwischen Renaissance und Antike beziehungsweise Klassizismus und Renaissance, sondern der diese Orientierung auch »in der gleichen qualitativen Höhe von Vorbild und Erneuerer« sieht.

Abb. 9
Paolo Veronese,
Die Familie des Darius vor Alexander,
um 1565,
London, National Gallery

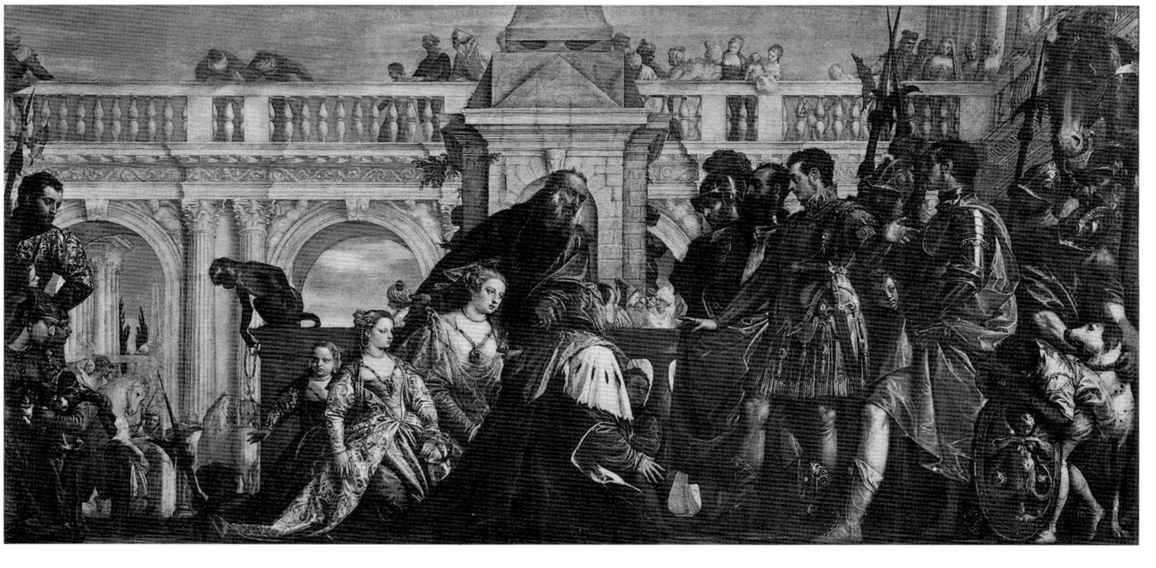

RALF WEINGART

Zum Kolorit der Kaisersaalfresken

Ein überwältigender Raumeindruck empfängt den Besucher, der vom Garde- in den Kaisersaal tritt: Lichtdurchflutete Weite verbindet sich mit einer »märchenhaften Verwandlung ins Farbige«.[1] Die harmonische Gesamtwirkung der Raumdekoration beruht vor allem auf ihrer einheitsstiftenden Farbigkeit. Anders als Johann Zicks Deckengemälde im Gartensaal fügen sich Tiepolos Fresken bruchlos in das farbige Raumbild ein. Dessen Grundzüge hatte Balthasar Neumann im Februar 1750 noch vor dem Eintreffen des Malers festgelegt.[2] Im Untergeschoß dominiert die in den Säulen konzentrierte ›Achatfarbe‹ des Stuckmarmors, dessen ineinanderfließende Äderungen ein dominantes Violettrosa, zartes Blaugrau und aufgehelltes Beige zu einer helldunkelpoligen Farbbewegung zusammenfassen. Am Gewölbe wird in der Verbindung von verputztem Wandgrund und großflächig ausgebreiteter Vergoldung der Zweiklang von Weiß und Gold bestimmend. In den hochgelegenen Fenstern tritt bei entsprechendem Wetter das Blau des Himmels hinzu. Diese Vorgaben griff Tiepolo auf: In den Wolkenzügen des Deckenfreskos nimmt er Bezug auf die ›Achatfarbe‹ der Säulen, zugleich hebt er Blau und Weiß als auszeichnende Farbwerte einer dem Himmel nahegerückten Wölbungszone hervor.[3]

Tiepolos bildparalleler Figuren- und Raumschichtung entspricht eine reliefmäßige Farb- und Lichtbehandlung, die sich auf eine weithin konturgebundene, dekorative Ausbreitung der Lokalfarben stützt. Dem Vorbild Veroneses folgt Tiepolo im Bestreben, ein bildübergreifendes Helldunkel farbig zu interpretieren.[4] Die Grundlage dafür liefert eine Aufhellung des Kolorits, wie sie die Freskomalerei auf hellen Putzgründen auch maltechnisch nahelegt. In den Kaisersaalfresken wird sie zum Ausgangspunkt für einen ›chromatischen‹ Farbeinsatz, der »mittels farbiger Kontraste [...] lichthafte Wirkungen hervorzubringen«[5] sucht und durch eine Stufung der Farben nach ihren Helligkeitswerten Helldunkelwirkungen ins Farbige übersetzt. Die Verteilung der großflächig ausgebreiteten Lokalfarbbezirke, die sich in Kontrasten unterschiedlicher Stärke voneinander abheben[6], folgt dabei einem alternierenden Wechsel hellerer und dunklerer Reliefzonen, der die Bildgründe vom Dunkleren ins Hellere staffelt. Eine ›chromatische‹ Farbstufung bestimmt vielfach auch die plastische Herausarbeitung der Gegenstandsform, die weniger durch eine gleitende Modellierung der betreffenden Lokalfarbe geschieht als durch ihre ›Zerlegung‹ in verschiedene Helligkeitsstufen. Der höchste Sättigungsgrad der Farbe konzentriert sich dabei vorzugsweise in den Schatten, der höchste Intensitätsgrad zumeist in den Halbtönen. Seine reinste Ausprägung erfährt dieses Prinzip der ›Farbteilung‹ im Einsatz unterschiedlicher Buntwerte zur Bezeichnung der Lichter, Halbtöne und Schatten (Bd. I, Tafel 12).[7]

Die tonale Farbstufung und der flächige, vielfach streifige Farbauftrag der Fresken finden eine unmittelbare Entsprechung in Tiepolos lavierten Federzeichnungen. Noch offensichtlicher wird der Bezug zur Zeichnung – aber auch zur Radierung –, wenn in den Fresken Parallel- und Kreuzschraffuren als graphischer ›Ersatz‹ einer farbigen Modellierung Verwendung finden (Bd. I, Tafel 12).

In der so ermöglichten Durchdringung von Farbe und Licht[8] erscheint Tiepolos Bildwelt von lastender Erdenschwere befreit und bei aller Formprägnanz märchenhaft entrückt.

Die harmonische Einbettung der Fresken in ihre Umgebung beruht wesentlich auf einer Angleichung an deren Helligkeits- und Farbintensitätsniveau. Mit Ausnahme von Blau und Weiß verwendet Tiepolo daher die übrigen Grundfarben seiner Palette – Rot, Gelb und Grün[9] – bevorzugt in nuancenreichen ›Abwandlungen‹, die sich auch in höheren Sättigungsstufen zwanglos mit einer Vielzahl gebrochener, zumeist aufgehellter Töne verbinden.[10] Auffallend zurückhaltend in seiner Wirkung bleibt Gelb, das jede Konkurrenz zum Gold des Stuckdekors vermeidet. Rot neigt häufig zum Bräunlichen und erscheint überwiegend dunkelwertig, Grün gewinnt als hochkonzentriertes Blaugrün den Charakter einer nicht variablen ›Spannungsfarbe‹. Von den als sekundär empfundenen Mischtönen kommt Apricot, gebrochenem Creme sowie Blaugrau, Blau- und Rotviolett besondere Bedeutung zu. Zum führenden Farbpaar erhebt Tiepolo Weiß und Blau. Letzeres gewinnt in seiner Aufhellung zur lichten Halbtonfarbe gesteigerte Leuchtkraft, ersteres verdichtet den hellsten Licht- zu einem eigenständigen Farbwert. Als untergründige ›Verbindungsfarbe‹ entfaltet Grau einen subtilen Farbreiz und vermag in der Durchdringung mit aufgehellten Ocker-, Umbra- und Violettönen farbfeindliches Dunkel zu einer gedämpften ›Schattenfarbigkeit‹ zu sublimieren. Häufig verbindet Tiepolo seine Farben zu wiederkehrenden Kontrastpaaren, die – unterstützt durch Sättigungs- und Temperaturunterschiede – einen Hell-Dunkel-Gegensatz farbig fassen.[11] Reine Komplementärkontraste sind jedoch ebenso vermieden wie ›erfüllte‹, ganz in sich ruhende Dreiklänge. Tiepolos Farbeinsatz zielt vielmehr darauf ab, durch eine enge Verschränkung der farbigen Bezüge seine asymmetrisch belebten Bildkompositionen im Sinne einer thematisch akzentuierten Figurenfolge zu gliedern und zugleich in einer bildübergreifenden ›Balance‹ zu halten.[12] Auf das vorherrschende Ostlicht der durchfensterten Gartenfront nimmt Tiepolo vor allem an den Seitenbildern Bezug, doch vermeidet er auch hier eine statisch fixierte Beleuchtungswirkung. In der Kontrastierung wie der Verknüpfung verschiedener ›Reliefschichten‹ erscheint sein Bildlicht vielmehr ähnlich ›beweglich‹ wie das aus unterschiedlichen Richtungen gespeiste Raumlicht.

Im Deckenfresko *Apoll führt dem ›Genius Imperii‹ die Braut Burgund zu* (Bd. I, Abb. S. 72) findet der Kaisersaal auch farbig sein bekrönendes Zentrum. Aufschlußreich ist ein Vergleich mit dem Stuttgarter ›Modello‹ (Bd. I, Kat. I). Dieser wahrt in stärkerem Maße eine für Tiepolos Ölgemälde charakteristische Helldunkelspannung, der eine intensivere Fassung der Buntwerte entspricht. Ein lebhafter Licht-Schatten-Kontrast hebt das Rossegespann des Sonnenwagens als figurales Bildzentrum hervor. Sein Hervorbrechen in ein gebündeltes Licht wird am vordersten Pferd zum eigentlichen Bildthema. Im Fresko dämpft Tiepolo sowohl Hell-Dunkel- wie Farbkontraste zugunsten eines durchgängig aufgehellten Kolorits, das Hell-Dunkel-Gegensätze farbig und Farbkontraste durch Lichtwirkungen zu motivieren sucht. Die ›Achatfarbe‹ des Stuckmarmors variierend, breitet er in den Wolkenfeldern Violett, Graurosa und gelbliches Apricot zu bildfüllenden Farbzonen aus. Sie schließen sich zu einer kreisenden, nach Helligkeitswerten abgestuften Farbbewegung zusammen, die im Mittelgrund zur Trägerin einer lichtverklärten Himmelsatmosphäre wird. Anders als am ›Modello‹ fügt sich im Fresko das Quadrigagespann mit seiner nach links abklingenden Farbstufung nahezu schattenlos in die aufgelichtete Farbigkeit der umgebenden Wolken ein und läßt den Brautwagen damit deutlicher als Zentrum der rechten Bildhälfte hervortreten: Licht konzentriert sich – farbig gebunden – im Weiß der Braut und – als farbzehrendes Leuchten – am aufwehenden Mantel des Sonnengottes. In ihrer Repoussoirwirkung gemildert, doch übersichtlicher zusammengefaßt, erscheinen die rechts lagernden Götter. Ceres und Bacchus werden über die eine Lichtzäsur bildende Figur der Venus hinweg durch schattenhaftes Rotbraun aufeinander bezogen. Ein scharfes Blaugrün im Gewand des Bacchus verstärkt diese vertikale Farbklammer durch einen gespannten Rot-Grün-Kontrast, der zugleich den farbig gefaßten Licht-Schatten-Wechsel zur Venusfigur präludiert. Nachdrücklicher als am ›Modello‹ bezieht Tiepolo das zu Blaß- und Dunkelviolett changierende Lichtblau der Liebesgöttin auf das leuchtende Atlasweiß der Braut. Im Fresko klingt der Weiß-Blau-Akkord auch an der Figur der Braut an und erfüllt im Kontrast des vorderen Schimmels gegen das lichte Blau des Grundes den gesamten Himmelsraum. Als farbiger ›Zielpunkt‹ der rechts aufbrechenden Kompositionsbewegung erscheint nun die zweite, vor das neutralwertige Grau des Thronsockels gesetzte Triaskonfiguration des ›Modello‹. Sie verlagert die farbigen Akzente noch entschiedener zum Bildrand hin, ordnet sich jedoch stärker dem farbigen Gesamtgefüge ein und vermeidet so eine Konkurrenz von Farb- und Figurenkomposition. An der fränkischen Fahne, deren bräunliches Rot zum Rosabraun der Wolken vermittelt, antwortet der Gegenüberstellung von lichthaftem Weiß und verschattetem Rotbraun an den Gewändern der Ceres und der Braut eine analoge, licht-schatten-wertige Interpretation des heraldisch geforderten Rot-Weiß-Paares. Zum farbigen Hauptakzent wird im Fresko das leuchtende Wasserblau am Draperietuch des Moenus. In Intensität und Quantität stärker gewichtet als das ausblassende Kirschrot der links folgenden Draperie oder das gedämpfte, zweistufige Gelb am vorderen Fahnenträger, bricht es aus der Farbtrias aus. Neben dem Schwanenweiß der tiefer stehenden Religio findet daher auch das entfernte Weiß der Braut in dem intensiven Blauwert seinen farbigen ›Gegenpol‹. Dieser abwärts gerichtete diagonale Bezug verklammert beide Hälften der Komposition nochmals farbig und läßt das am Bildrand verankerte Blau zum Ausgangspunkt einer erneuten Aufstiegsbewegung werden, die in der verkürzten Untersicht des Thronsockels zur Gestalt des Reichsgenius führt, um sich in dessen Geste und den nach rechts ziehenden Wolken wiederum zum Brautwagen hin zu öffnen. Zur Raumfarbigkeit vermittelt die stuckierte Fortsetzung der Draperie des Moenus. Durch Wandgrund und Rahmenvergoldung zum festlichen Dreiklang von Blau, Weiß und Gold ergänzt, gewinnt die farbige Hervorhebung des Flußgottes und der Nymphe auch einen thematischen Sinn: erfüllt sich in der Umarmung des Paares doch jene glückliche Vereinigung, die der allegorische Brautzug seinen Protagonisten verheißt.

An den Stirnseiten des Raumes werden die Vorhangdraperien Bossis zum ›illusionistischen‹ Requisit einer bühnenhaften Inszenierung der weit zurückliegenden Ereignisse und ihrer visionären Vergegenwärtigung. Das Fresko der Südwand schildert die *Hochzeit Kaiser Friedrichs I. Barbarossa mit Beatrix von Burgund* (Bd. I, Abb. S. 76). Tiepolos Farbigkeit erscheint hier abgestimmt auf die gedämpfte Helle eines Sakralraumes, in den von links kräftiges Seitenlicht fällt. Die Komposition setzt farbig verhalten ein mit einem Zuschauerpaar am linken Bildrand. Der vordere Fahnenträger übersetzt im gedämpften Dreiklang von blassem Cremegelb, tiefem Ultramarin und gebrochenem Elfenbeinweiß den festlichen Blau-Gold-Weiß-Akkord der Moenus-Gruppe am Deckenfresko ins Noble, Kultivierte. Sein Begleiter verbindet seidiges Silbergrün und rötlich durchstimmtes Gold zu einer delikaten Licht- bzw. Schattenfarbigkeit. Nach einer Zäsur, die den Blick aus dem Halbschatten des Vordergrundes ins helle Licht der erhöhten Altarmensa führt, findet die Farbigkeit der folgenden Figurengruppe zu klaren Kontrasten: Als retardierendes Spannungsmoment steht ein tiefes, durch kühles Flieder intensiviertes Weinrot an der Figur des Brautvaters gegen konzentriertes Blaugrün, das Tiepolo an den Pagen über durchsichtige, dunkelviolette Schatten setzt. Ein ins Licht gehobener, grau gebrochener Cremeton am dahinter knienden Geistlichen mildert diesen spannungsvollen Kontrast nur wenig und leitet bereits über zur Gestalt des segnenden Bischofs. Zur eigentlichen Hauptfigur des Geschehens erhöht, sichert eine aufgehellte Zartfarbigkeit seine Einbindung in die Umgebung und vermittelt zum tiefer knienden Brautpaar. Wirkt das Kostüm Barbarossas in seiner Musterung und seinem golddurchwirkten Glanz dem Pluviale des Bischofs verwandt, so scheint dessen Chorhemd im halblichtigen Zweiklang von Weiß und Graublau die Farbigkeit der Braut anzukündigen. Im Licht bricht das Cremeweiß und Hellblau ihrer Robe zu einem strahlenden Farbakkord auf, in dem sich die farbige Spannung des gegenübergestellten, tiefer gestimmten Rot-Grün-Kontrastes löst: Vorbereitet am Deckenfresko, wird der bildbeherrschende Zweiklang von Weiß und Blau nicht zuletzt in seiner anschaulichen ›Vermählung‹ von Farbe und Licht zur farbigen Metapher der hochzeitlichen Verbindung. Die Mantelschleppe der Braut führt weit nach rechts, wo sie von einem knienden Pagen gerafft wird, dessen Gewand im Rückgriff auf das kalte Schwanenweiß des Brautkragens den Zweiklang von Weiß und Blau nochmals aufleben läßt. Die aufgehellte, ins Weißliche gebrochene Farbigkeit des umstehenden Gefolges gewinnt im blendenden Weiß des Pagen ihre zentrierende Mitte. Zu den seitlichen Säulenpaaren vermitteln Fliedergrau, Blauviolett und Goldbraun am tiefer stehenden

Reichshofmarschall, seinem gerüsteten Begleiter und der römischen Standarte. Das blasse Grünlichgelb der Reichsfahne verbindet sich mit dem aufgelichteten Grau und Weiß der hinteren Architekturen. Nach vorn findet die dicht gedrängte Figurenschar einen ersten Abschluß im Prunktisch am rechten Bildrand. Als optisches Gegengewicht zur Figurengruppe um den Brautvater entfaltet er dessen braungold durchschattetes Rot zu einem gedeckten Zweiklang von schwerem Dunkelrot und hellerem Gelbbraun. Die aufgehellte Farbigkeit des Hochzeitsgefolges setzt sich fort in der beschließenden Figur des bischöflichen Oberhofmarschalls. Die Entgegensetzung von dunklerem Taubenblau und blassem Apricot in seinem Gewand weist gleichfalls zurück auf das Bildzentrum: Sie variiert die verwandte Zusammenstellung von kühlem Schattenblau am bischöflichen Chorhemd und einem besonnten Pfirsichton an den Altarstufen. Die Verbindung nach links sichert auch der auf den Stufen im Vordergrund kniende Hofzwerg. Zum Realraum des Betrachters vermittelnd, transponiert er die Farbigkeit der Brautvater-Gruppe in eine zart nuancierte, lichtschattenwertig eingesetzte Hellfarbigkeit, die unmittelbaren Anschluß findet an die Marmorierung des darunterliegenden Gebälkes.

Das Fresko der Gegenseite zeigt die *Belehnung des Würzburger Bischofs Herold mit dem Herzogtum Franken durch Kaiser Friedrich Barbarossa* (Bd. 1, Abb. S. 82). Der friesartigen Entfaltung der Zeremonie unter freiem Himmel entspricht die reich differenzierte, lichterfüllte Farbigkeit, die auf eine dramatische Zuspitzung einzelner Farbkontraste verzichtet. Der Zusammenklang von Weiß und Blau durchzieht nun das gesamte Bild: An der rückwärtigen Arkadenwand wird Weiß zum Widerpart des zartblauen Himmels[13], an den Treppenstufen zum verbindenden Grund aufgelichteter Blautöne, die Tiepolo in der Figur des Fürstbischofs konzentriert.[14] Ihr nach rechts gerücktes Zentrum findet die Komposition in der Gestalt des erhöht thronenden Kaisers. Er beschließt eine zickzackartig von links herangeführte Figurenfolge, die im Wechsel lichtwertiger ›Hebungen‹ und schattenwertiger ›Senkungen‹ verschiedene Raumschichten übergreift: So schlägt der am linken Bildrand kniende Hellebardenträger als einleitende, ins Licht gewandte Eröffnungsfigur in helleren und dunkleren Cremetönen eine Brücke zum gedämpften, helldunkelwertigen Farbenpaar Weiß und Rot des tiefer stehenden Kurfürsten. Der bischöfliche Hofmarschall daneben steigert – anders als im Hochzeitsfresko – den komplementärnahen Kontrast von tiefem Tintenblau und aufgehelltem Orange zu einer farbigen Helldunkelspannung. Im lichthaften Aufbrechen des Orange öffnet sich die Figur zum tiefer knienden Pagen, dessen überwiegend ins Halblicht gesetztes Gewand Blau aufspaltet in einen seidigen silberbläulichen Ton und dunkles Samtblau. Der folgende, dem Betrachter zugewandte Page entfaltet mit der bildeinwärts gerichteten Präsentation des bischöflichen Pluviale eine dreistufige, ins Licht aufsteigende und nach rechts abklingende

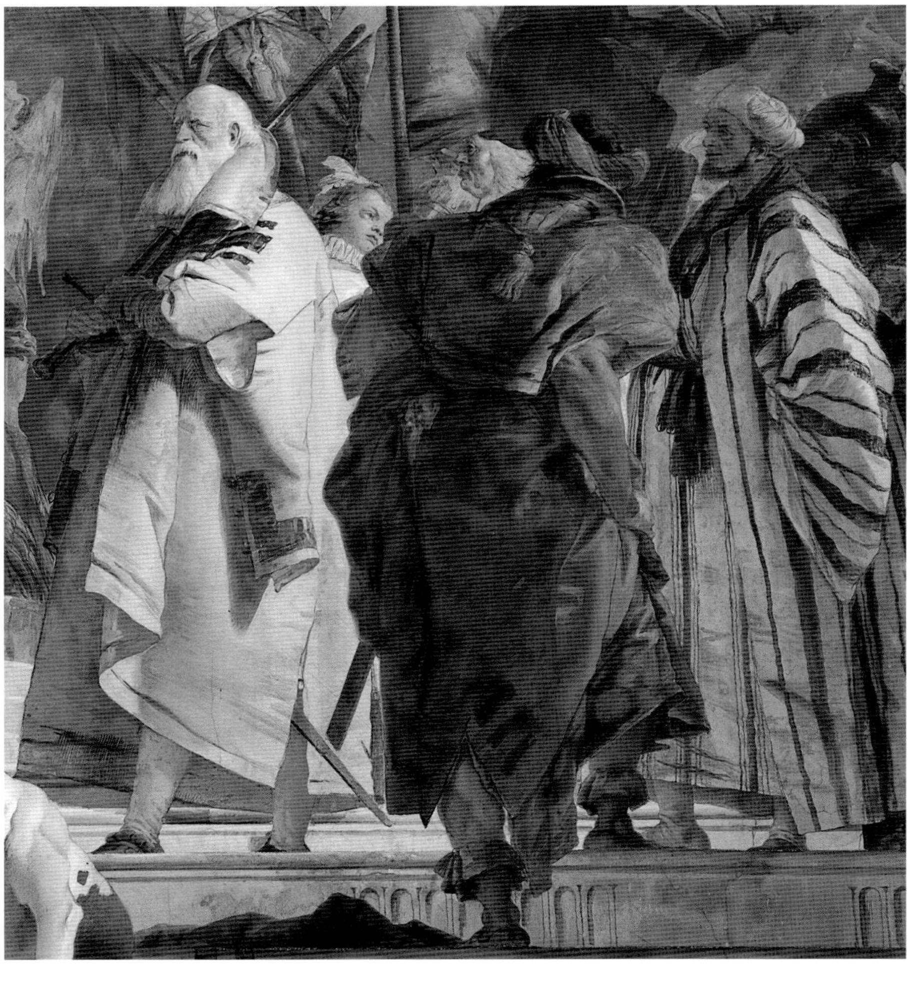

Abb. 1
Erzmarschall, Fahnenträger und Mann mit Turban, Detail aus dem Belehnungsfresko im Kaisersaal der Würzburger Residenz

Folge farbiger Zweiklänge: Schattengebundenem Lichtblau und aufglänzendem Gold am Mantel antworten an der Schulter leuchtendes Weiß und Blau, die als Reminiszenz an das Vermählungsfresko höchstes Farblicht sammeln. Am Bischofspluviale scheint sich die Farbe aus einem ins Lichthafte getriebenen Cremeton gleichsam zurückzuziehen ins hochkonzentrierte Blaugrün der Fransen. Der lichtgetränkten Farbigkeit des geistlichen Ornates treten im hermelingefütterten Herzogsmantel des tiefer knienden Bischofs in sich gekehrtes, dem Licht verschlossenes Rot und Weiß gegenüber. Auch am modischen Seidentalar des Geistlichen dominieren die dunkleren Schattenstufen eines kühlen Schiefergraublau, das ein gedämpftes Rot an der begleitenden Fahne zu einem verhaltenen Rot-Blau-Kontrast ergänzt. Dunkler und tiefer gestimmt als ihre unmittelbare Umgebung, sammelt die in die Bildmitte gerückte Bischofsgestalt farbiges ›Gewicht‹. Der ins Halblicht zurücksinkende Kaiser bleibt demgegenüber eingebettet in die Farbigkeit des Grundes. Den Helligkeitskontrast zwischen Thronwand und Sokkelstufen wendet Tiepolo am Prunkmantel Barbarossas nochmals ausdrücklich ins Farbige: Im Rankenmuster faßt er Goldbraun und Braunrot zu einem dunkelwertigen Farbpaar zusammen[15] und kontrastiert es gegen das hochgesättigte Weiß im Hermelinbesatz. Die anschließende, zum Vordergrund vermittelnde Profilfigur des kaiserlichen Erzmarschalls bezieht Tiepolo in dreifacher Weise auf die Figuren der Gegenseite: als kompositorisches Gegengewicht auf den Bischof und den vorderen Pagen, motivisch auf den bischöflichen Schwertträger, farblich auf das Blaßgelb am Mantel des Hellebardiers und den silberbläulichen Ton des hinteren Pagen, die er in einer zarten Licht-Schatten-Stufung zusammenfaßt (Abb. 1). Ein ›hinterschneidender‹ Helligkeitskontrast schafft zugleich räumliche Distanz zur verschatteten Repoussoirfigur des Fahnenträgers im Vordergrund. Im Gegenzug verweisen dessen Ockergrau und rötlich durchsetztes Braungelb in einem räumlichen Tiefensprung unmittelbar auf Thronwand und Mantel Barbarossas. Noch enger verbinden sich die mitgeführten Standarten zu einem übergreifenden Rot-Grün-Kontrast, in dem etwas von der kriegerischen Leidenschaft des kaiserlichen Gefolges aufflammt. Diese Tiefenbewegung kreuzend, ergänzt der Turbanträger am rechten Bildrand die Figur des Erzmarschalls in der echohaften Entsprechung von Haltung und Farbigkeit zu einem bildeinwärts gerichteten Bewegungszug. Als lichte Halbschattenfigur bleibt er jedoch zugleich der Dunkelgestalt des benachbarten Fahnenträgers verbunden. Ihre Gegenüberstellung schattendurchsetzter Rot-Ocker-Werte und lichterer Weiß-Gelb-Töne verweist auf die Protagonisten des tieferliegenden Supraportenbildes (*Der Hl. Ambrosius verwehrt Kaiser Theodosius den Zutritt in die Kirche;* Bd. 1, Kat. 24) und damit auf die Einheit der farbigen Raumdekoration.

1 Hubala/Mayer 1984, S. 200. Vgl. Hetzer 1943; zur Farbgestaltung Tiepolos allgemein Lorenz Dittmann, *Farbgestaltung und Farbtheorie in der abendländischen Malerei*, Darmstadt 1987, S. 254ff.; Gemin/Pedrocco 1993, S. 59, 62 f.; Alpers/Baxandall 1994, S. 63–99.

2 Im Februar 1750 verpflichtete sich Bossi, den Stuckmarmor des Kaisersaales »agat-färbig zu representiren« und »nach dem vorgezeigten riß vnd obangeführten conditionen, wie solche der obrist Neuman wegen fertigung der Säulen vnd farb an handen gegeben: die marmorier= vnd Stucker-arbeit [...] auszurichten« (Hofkammerprotokolle 1750, fol. 117). Direkten Einfluß nahm Tiepolo jedoch auf die von Franz Ignaz Roth ausgeführten Vergolderarbeiten der Gewölbezone, die jener »nach anleitung des Mahlers Tiepolo stellen wolte« (ebenda 1751, fol. 651).

3 Dementsprechend tritt *Blau*grau am Gewölbe zurück. Grau erscheint an Bossis Vorhangdraperien als helleres und dunkleres Steingrau, in den Grisailleallegorien als Graugrün.

4 Zur Farbgestaltung Veroneses vgl. Joy Thornton, ›Paolo Veronese and the Choice of Colors for a Painting‹, in: Massimo Gemin (Hrsg.), *Nuovi studi su Paolo Veronese*, Venedig 1990, S. 149–169; Franco Renzo Pesenti, ›Sul colore in Paolo Veronese‹, in: *Ricerche di storia dell'arte*, 51, 1993, S. 5–19; Ralf Weingart, ›Veroneses ‚Jesus unter den Schriftgelehrten' im Prado‹, in: Ingeborg Besch, Stephan Michaeli und Robert Floetemeyer (Hrsg.), *Von Altdorfer bis Serra. Lorenz Dittmann zum 65. Geburtstag*, St. Ingbert 1993, S. 45–63.

5 Ernst Strauss, *Koloritgeschichtliche Untersuchungen seit Giotto und andere Studien*, hrsg. von Lorenz Dittmann, 2. Aufl., Berlin und München 1983, S. 25.

6 Sie bewahren damit Züge eines von Strauss (ebenda, S. 24) als »koloristisch« bestimmten Prinzips der Farbgestaltung.

7 Tiepolos Vorliebe für gemusterte Stoffe steht gleichfalls in engem Zusammenhang mit einem farbigen ›Divisionismus‹, der auf diese Weise gegenständlich motiviert wird.

8 Antonio Maria Zanetti, *Della Pittura Veneziana libri cinque*, Venedig 1771 (Bd. v, S. 465) rühmt an Tiepolos Fresken »un sole che non ha forse esempio« (eine wohl beispiellose ›Durchsonntheit‹).

9 In geringen Quantitäten auch Schwarz.

10 Vgl. Zanetti 1771 (wie Anm. 8): »Ma il Tiepolo [...] si servì molto di tinte basse e sporche [...] mettendo poi ad esse tinte vicine altre tinte belle alquanto e nette [...].« (Tiepolo hingegen [...] verwandte häufig gedämpfte und schmutzige Farbtöne [...], neben die er wenige schöne und klare Farben setzte.)

11 Stärkste Spannung gewinnt ein farblicher Temperaturkontrast bei den Tugendallegorien der Stichkappen. Kaltes Grüngrau an den Figuren tritt dort vor warmes Rot und Gold im hinterlegten Ornamentmuster (Bd. 1, Abb. S. 91, 92).

12 Dabei treten Figural- und Farbkomposition häufig in ein ›kontrapunktisches‹ Verhältnis. Wie diszipliniert Tiepolo sein Kolorit in den Dienst einer übergeordneten Bildeinheit stellt, verdeutlicht die stoffliche Farbpracht und -delikatesse, die er – befreit von solcher Bindung – an den Trabantenfiguren über dem Kranzgesims entfaltet.

13 Das abendliche Lichtrosa der Wolken bindet sich in seiner Silhouettenführung enger an das Blaugrün der rechts angedeuteten Landschaft.

14 Hierin besteht ein grundlegender Unterschied zur vorbereitenden Ölstudie in New York (Bd. 1, Abb. S. 99). Dort präsentiert der vordere Page als Ausweis der eben verliehenen Herzogswürde den *Fürsten*mantel des Bischofs, dessen leuchtenden Weiß-Rot-Kontrast er zum farbigen Bildzentrum erhebt.

15 Die offenkundige Entsprechung zu den rotgoldenen Ornamentfeldern der monochromen Tugendallegorien bezieht deren rühmenden wie mahnenden Charakter ausdrücklich auf die Person des Kaisers. Vgl. Büttner 1980, S. 83 f.

CARLA TH. MUELLER

Die Würzburger Gemälde von Giovanni Battista Tiepolo

Am 8. November 1753 versicherte der Hofkammerpräsident des Würzburger Hofes und Nachfolger Carl Philipps von Greiffenclau, Adam Friedrich von Seinsheim (1708–1779), »das der älltere Sig. Tiepolo, welcher bey der Republique in einem besonderen Ansehen stehet, so geschickt alls derselbe in der Malerey ist, so angenehm auch in seinem Umbgang sich bezeiget, wie wir ihne nit gern hier verlohren; von demselben einen Schatz an Mahlereyen aufweisen können, wie ich besonders auch in öhlfarb 2 schöne Stuckh von demselben zeigen kan; er ist [m?]ein besonderer guter Freind, welchem mit Freiden Merckmahl meiner Freindschaft gegeben [...]«.[1] Gewöhnlich wird nur am Rande erwähnt, daß Tiepolo während seines Aufenthaltes in Würzburg von 1751 bis 1753 neben den bekannten Fresken zahlreiche Staffeleibilder für den Hof und für weitere Auftraggeber anfertigte. Die Ölgemälde stehen jedoch zu Unrecht im Schatten der Fresken, da sie genau wie diese von der schöpferischen Glanzzeit des Venezianers zeugen. Anhand von zwölf ausgewählten Werken sollen im folgenden die besonderen Eigenheiten dieser Ölbilder aufgezeigt und ihre Stellung innerhalb der Würzburger Schaffenszeit diskutiert werden.

Abb. 1 Giovanni Battista Tiepolo, Sturz der Engel, 1725, Udine, Erzbischöflicher Palast, Treppenhaus

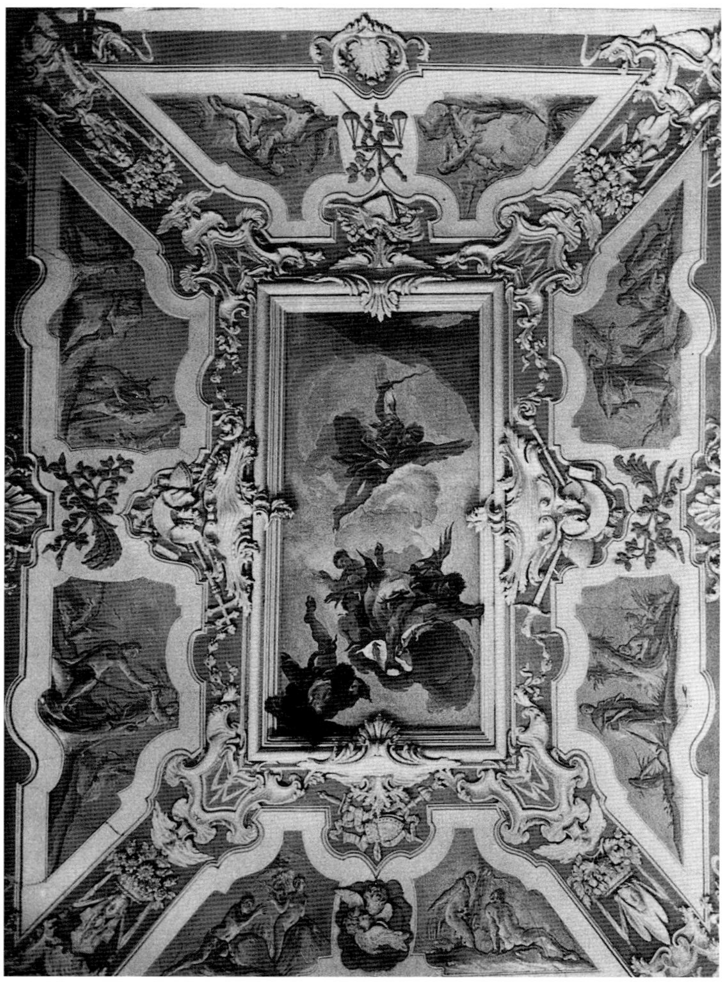

Die Bilder sind unterschiedlich groß und auch thematisch sehr verschieden. Christliche Themen wie die zur Ausstattung der Würzburger Hofkirche gehörende *Himmelfahrt Mariae* und der *Engelsturz* oder die für die ehemalige Abtei Münsterschwarzach gemalte *Anbetung der Könige* sind auf großformatigen Leinwänden in Szene gesetzt. Vier weitere Bilder haben mit der Geschichte des Liebespaares Armida und Rinaldo einen literarischen Hintergrund. Sie heben sich im Ausdruck, in mittlerer Größe das eine Bildpaar, das andere in Kabinettformat, sehr stark von den vielfigurigen, großen Altarbildern ab. In die Würzburger Schaffenszeit gehört vermutlich ebenfalls die mythologische Darstellung vom *Tod des Hyazinth*. Vier mittelgroße Historienbilder mit Erzählungen aus der römischen Geschichte, *Mucius Scaevola vor Porsenna* und *Coriolan vor den Mauern Roms*, und aus dem Alten Testament, *Esther vor Ahasveros* sowie *David und Abigail*, bilden den Abschluß.

Alle diese Werke, deren Entstehung während der naßkalten Wintermonate angenommen wird, in denen das Arbeiten an den Fresken nicht möglich war, sind von sehr guter Qualität. Tiepolo malte die Ölbilder ›alla prima‹, das heißt, die Farbe wird mit zügigen Strichen direkt auf die Leinwand aufgetragen. Diese Maltechnik, bei der nicht mehrere Lasurschichten übereinandergelegt werden, sondern das Bildwerk vielmehr auf das erste Mal entsteht, verrät bereits eine enge Verbindung zur Freskomalerei.[2] Die enge Zusammenarbeit innerhalb der Werkstatt Tiepolos erschwert bei zahlreichen Bildern eine eindeutige Zuweisung. Da Giovanni Battista Tiepolo und seine Söhne sämtliche Bildmotive wiederholt verwendeten, ist eine Datierung oder Zuschreibung anhand von Einzelmotiven äußerst problematisch. Diese werden als formale Elemente in andere Zusammenhänge gebracht und häufig mit neuem Inhalt besetzt.[3] Aussagekräftig scheint der Blick auf das schöpferische Talent des Vaters, der traditionelle Themen originell und damit überraschend neu gestaltete.

Die beiden von Giovanni Battista Tiepolo signierten und 1752 datierten Altarbilder der Würzburger Hofkirche (Bd. 1, Kat. 69, 70) entstanden im Winter 1751/52, nach der Fertigstellung der Fresken am Gewölbe und wohl auch nach dem Hochzeitsbild im Kaisersaal. In beiden Bildern fallen die mit Wolkenformationen gefüllten und teilweise in fahlem Licht gehaltenen atmosphärischen Leerstellen auf. Während die *Himmelfahrt Mariae* als zweigeteilte Komposition mit der auf Wolken stehenden und von Engeln umgebenen Jungfrau Maria oben und mit den Aposteln unten gewichtet ist, schwebt auf dem zweiten Altarbild die exaltierte Erscheinung des Hl. Michael über den stürzenden Mächten der Finsternis. Übertriebene Gestik und der übermütig burschikose Ausdruck des Erzengels lassen an die Mitarbeit Giandomenicos denken.[4] Daß hier eine Zusammenarbeit von Vater und Sohn innerhalb eines Gemäldes bestand, kann wohl vermutet werden, obwohl dies maltechnisch eher ungewöhnlich wäre. Der etwas starr wirkende, frontal gezeigte Erzengel mit Feuerschwert ist in weitem Ausfallschritt in der mittleren Bildebene von den aus dem Himmel Stürzenden formal isoliert. Mit seinem linken verschatteten Fuß steht er rückwärtig auf einer Wolke, das vordere durchgestreckte rechte Bein schwebt frei. Das orangerote Gewand ist, ausgenommen die gebauschten Falten um die Hüfte, streng gespannt und zur Seite hin versteift. Das Thema des Engelsturzes bot wenig Anlaß für großzügig drapierte Gewänder, mit denen Tiepolo mühelos farbliche Schwerpunkte setzen und Übergänge kaschieren konnte. Es forderte vielmehr die Darstellung angespannter und muskulöser Körperpartien, die der Künstler nur selten einsetzte. Die nackten Körper der Fallenden scheinen durch die Hell-Dunkel-Kontraste in Bewegung versetzt. Im Zentrum der Gruppe ist eine hellweiß leuchtende Drapierung eingepaßt, ein dunkelblaues Gewand umschließt die unterste Figur, die in den verschatteten Bildbereich überleitet. Die Bildordnung mit ihren akzentuiert gesetzten Figurenkomplexen und Einzelfiguren sowie den Leerstellen fügt sich dennoch in Tiepolos erste Ausstattungsphase von Würzburg, die Ausmalung des Kaisersaales, gut ein.

Der Vergleich mit einem Werk gleichen Themas aus der Frühzeit Tiepolos, dem um 1725 in Fresko ausgemalten Treppenhausgewölbe des Erzbischöflichen Palastes zu Udine, zeigt eine grundlegend andere Auffassung der Stilmittel (Abb. 1). Während in Udine vorwiegend mit illusionistischen Mitteln, etwa einem über den Bildrahmen in Stuck verlängert gemalten Arm oder stark verkürzten Untersichten, gearbeitet wurde, dominieren im Würzburger Bild die durch Licht betonten Oberkörper, einzelne Farbpartien und der in seiner Haltung übertrieben gezeichnete Hl. Michael. Tiepolo distanzierte sich in seinen frühen Jahren bereits von dem konsequenten Einsatz barocker Stilmittel, die den Betrachter täuschen sollten, und bevorzugte eine auf Überraschungseffekte zielende Darstellung, in der er nach malerischen Gesichtspunkten gewichtete.

In Tiepolos Bild der *Himmelfahrt Mariae* lassen sich im Vergleich mit Giovanni Battista Piazzettas Bild zum gleichen Thema für die Deutschordenskirche in Sachsenhausen (1736), heute im Louvre in Paris, gravierende Unterschiede feststellen (Abb. 2). Piazzetta dramatisierte das Geschehen, indem er das Bild mit vielen kleinteiligen Hell-Dunkel-Kontrasten anreicherte, Tiepolo hingegen verzichtete zugunsten großflächiger dunkler Partien an den Rändern des Bildvordergrundes auf eine unruhige Licht-Schatten-Wirkung. Er verschattete die beiden seitlichen Rückenfiguren in der vordersten Bildebene, die mit weiteren Kunstgriffen wie Verkürzungen oder Überschneidungen zusätzlich verfremdet wurden. Der in Licht getauchte Bildmittelgrund mit der Hauptgruppe, der nur unerhebliche Schattenpartien aufweist, steht in beabsichtigter Distanz zum Betrachter. Die Bildordnung Piazzettas zeigt formal aufeinander abgestimmte Bildeinheiten, so etwa die rautenartig gemalte Engelgruppe, die in den freigelassenen Raum zwischen den Aposteln eingepaßt ist. Sie wird gegen eine dem Himmel entspringende Lichtöffnung gelenkt. Tiepolo hingegen komponierte in spielerischer Freiheit, indem er bildhafte Figurenkomplexe ausschnitthaft zusammenfügte und diese mit malerischen Akzenten in Form von Wolken, Atmosphäre, Erdboden oder Gegenständen verband. Die weißgewandete Erscheinung Mariae blickt zum Himmel und brei-

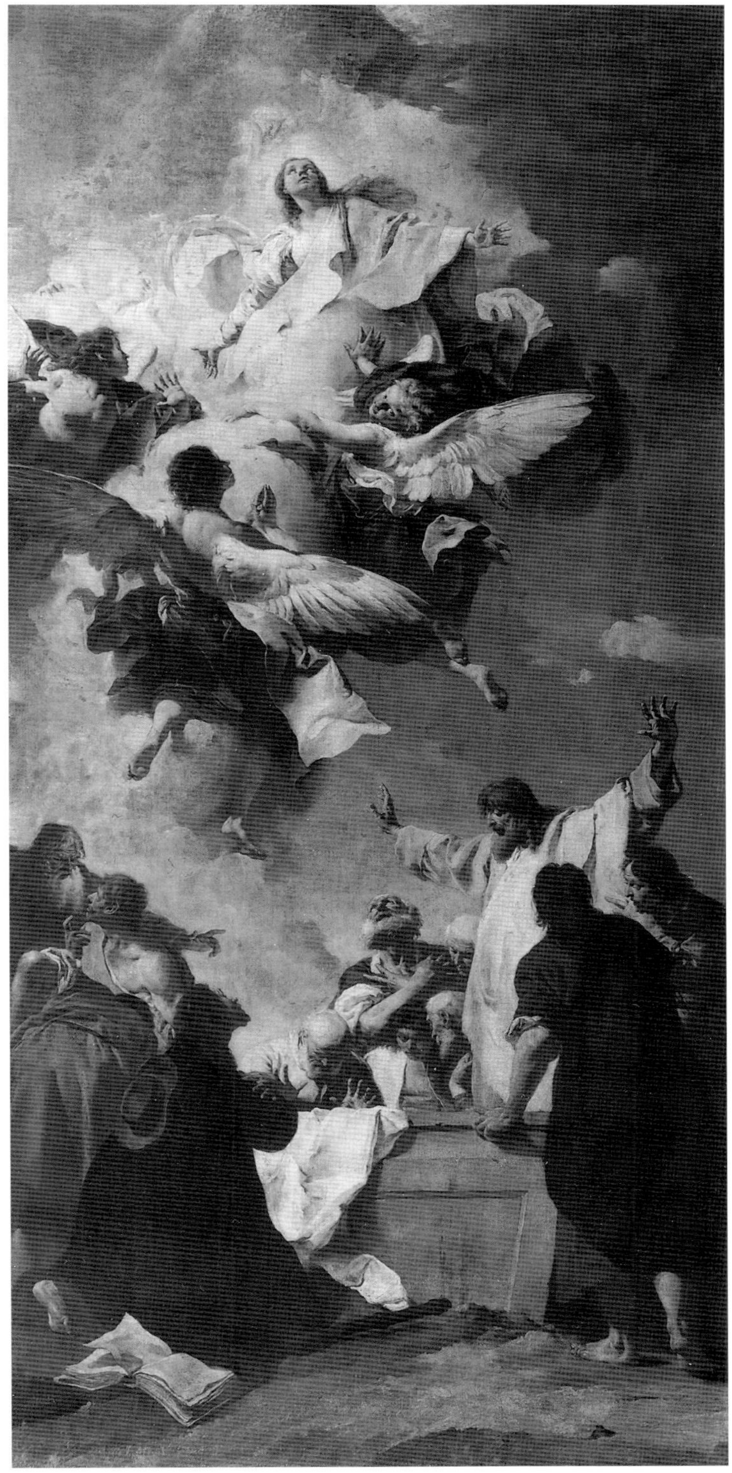

Abb. 2 Giovanni Battista Piazzetta, Himmelfahrt Mariae, 1736, Paris, Musée du Louvre

tet ihre Arme aus, doch der Himmel bleibt ohne Zeichen der Aufnahme. Weder ein sogartiger Höhenzug noch eine Himmelsöffnung weisen ihr den Weg. Ihre Begleitengel scheinen eher Schutz zu suchen, als die Jungfrau auf Wolken nach oben zu tragen. Von den Aposteln sind lediglich neun gut sichtbar. Zwei winzige Apostelköpfe sind mit angeschnittener Profil- und Dreiviertelansicht in formaler Inkonsequenz über der Kante des schräg ins Bild gebrachten Steingrabes zu entdecken, ein weiterer Apostel ist hinter der dunklen, angeschnittenen Figur im Hintergrund durch den Ansatz eines Kopfes lediglich angedeutet. Durch solche Verfremdungs- und Überraschungseffekte bereicherte Tiepolo das religiöse Thema der Himmelfahrt mit kapriziösen Einwürfen, die er als Stilmittel schätzte und in zahllosen Varianten hervorbrachte.[5] Insgesamt gesehen ist die Verteilung der Figuren in verschiedensten Erscheinungsformen durchaus vergleichbar mit den frei verteilten Figuren, Gruppen und Bruchstücken im Fresko des Kaisersaals, wo die atmosphärische Weite die unterschiedlichsten Elemente zu einer Einheit zusammenfaßt (Bd. 1, Abb. S. 72).

Am Beispiel des von Tiepolo 1753 vollendeten Altargemäldes für die ehemalige Benediktinerabtei Münsterschwarzach wird sichtbar, wie sich die zweite Ausstattungsphase in Würzburg mit der Freskierung des Treppenhausgewölbes (1752/53) in der künstlerischen Gestaltung der Ölgemälde widerspiegelt (Bd. 1, Abb. S. 128). Für das Gemälde der *Anbetung der Könige*, heute in den Bayerischen Staatsgemäldesammlungen, vermittelte der Stukkator Antonio Bossi auf Wunsch des Abtes Balbus den vielbeschäftigten Venezianer.[6] Ein zu Anfang erbetenes Bild einer ›Auferstehung Christi‹ vermochte Tiepolo der Proportionen wegen jedoch nicht anzufertigen. Nachdem er eigene Bildkonzeptionen vorgeschlagen hatte, einigte man sich allem Anschein nach auf die Darstellung der *Anbetung der Könige*.[7] Tiepolo inszenierte das religiöse Geschehen in diesem Bild auf unverwechselbare Weise. Durch den dicht gedrängten und in weiten Partien flächig angelegten Bildaufbau wirkt die Darstellung der Anbetung ausgesprochen unnatürlich. Das inhaltliche Zentrum bildet die nach rechts aus der Bildachse verlagerte und auf Stufenfragmenten erhöht thronende Maria mit dem Christuskind in der mittleren Bildebene. Das hell erleuchtete Umfeld des Christuskindes, in das Maria und der erste König miteingeschlossen sind, läßt weniger an die Anbetung der Könige als vielmehr an den Gedanken der Epiphanie, der Erscheinung Christi, denken.

Ein Vergleich mit Veroneses Bild der *Anbetung der Könige* (1573) in der National Gallery in London macht neben vielen gemeinsamen Formelementen den Unterschied in der Bildauffassung deutlich (Abb. 3). Tiepolo war nicht nur ›Imitatore‹ Veroneses. Vor der rückwärtigen Palastfassade und der mächtigen Stallarchitektur, die zusammen einen streng orthogonal gegliederten und festgefügten Hintergrund ergeben, spielt sich bei Veronese die Szene der Anbetung in einem regelrechten Handlungsablauf ab. Der auf das Christuskind gerichtete Lichtstrahl, von Putten umgeben, verheißt den ankommenden Königen ihr Ziel. Während Melchior und Balthasar in Begleitung der Schärpenträger bereits vor dem Erlöser knien, wendet sich Kaspar von links gerade dem Geschehen zu. Maria, auf den ersten König herabblickend, präsentiert anmutig ihren Sohn, Josef wendet sich neugierig zur Mitte, und auch Ochs und Esel fehlen nicht. Nebenhandlungen und detailliert herausgearbeitete Einzelfiguren sowie ein Hund bereichern das Bild. Alle agieren in Bezug zu ihrem Umfeld. So ist Veroneses Bildkomposition in erzählerischer Absicht und logischer Konsequenz entstanden.

Tiepolo dagegen erzählt mit Hilfe eigenständiger Elemente, die er häuft oder bezuglos einstreut, und entwirft inkonsequent. Angeschnittene und unvollendete Bildmotive, wie etwa die Könige selbst, die Zuschauermenge, die mitgebrachten Geschenke oder die Requisiten im Vordergrund, sind unvermittelt und verstreut eingebracht. Der obligate Esel erscheint gar nicht, der Ochse ist lediglich mit einem Horn am rechten Bildrand angedeutet. Eine dunkle Zone mit verschatteten Randpartien – hier vor allem die hoch aufragende und in stolzer Pose wiedergegebene Rückenfigur des dritten Königs und der mit Weinreben und einem Holzradfragment gefüllte rechte Vordergrund – trennt den Betrachter von der Lichterscheinung, die durch den abgedunkelten Hintergrund noch stärker hervorgehoben wird. Dort sind vor einer ruinösen Stallarchitektur Joseph, der mit ausgebreiteten Armen die Szene hinterfängt, und die bei Tiepolo häufig zu beobachtende abgegrenzte Gruppe von Zuschauern plaziert. Alle Blicke konzentrieren sich auf das hell erleuchtete Zentrum, wo der kleine Christus den ersten König mit kindlicher Neugier betrachtet. Die Szene ist durch farbliche Kontraste belebt. Das intensive Rot der beiden vorderen Rückenfiguren, insbesondere der Turban Kaspars, das hell leuchtende Blau von Marias Gewand sowie das gleißende Licht des inhaltlichen Zentrums und das Weiß der Wolken im linken rückwärtigen Bereich, bilden Farbwerte, die das pittoreske Ganze bestimmen.

In diesem Werk ist ebenso wie in den umlaufenden Fresken des Treppenhauses festzustellen, daß Tiepolo die Effekte durch Kunstgriffe enorm steigerte (vgl. Bd. 1, Abb. S. 104, 108/109, 112/113, 116). Hier wie dort zeigen sich Tiepolos künstlerische Vorlieben in höchster Entfaltung. Vertikale und orthogonale Stützen sind auf ein Minimum reduziert, und das Bildgefüge ist in drastischer Weise verdichtet. Hervorgehobene und überschnittene Figuren, Architekturfragmente sowie vollständig oder fragmentarisch dargestellte Motive und Gegenstände sind mit- und gegeneinander, über- oder untereinander, überraschend und inkonsequent eng zusammengefügt. Vertikale Stützen bilden im Altarblatt ansatzweise der Mohr sowie eine verschattete Säule und zwei erhobene Hellebarden. Der aufstrebende Holzpfeiler ist durch eine schräggestellte Leiter und durch seine leichte Neigung nach rechts aus dem Lot gebracht. Mit spotartiger Beleuchtung, prächtigen Kostümen, Bühnenrequisiten und in verschiedenen Rollen verwendeten Figuren werden zwar Anleihen aus der Theaterwelt genommen, Bühne und Handlungsraum als solche fehlen jedoch. Die Betonung liegt damit weniger auf der Handlung als auf der bunt belebten Präsentation der Epiphanie, die hier mit dem menschlich erscheinenden Christuskind sehr irdisch anmutet.

Bereits in Tiepolos Frühwerk in Udine ist neben den Kunstgriffen aus der Theaterwelt mit der Aufhellung seiner Farbpalette ein Bezug zur lokalen Dekorationskunst zu beobachten.[8] In der Dekoration des Würzburger Treppenhauses brachte er jedoch seine zwischenzeitlich weiterentwickelte und im Kaisersaal gesteigerte Kunst zur höchsten Vollendung. Diese Steigerung der bildkünstlerischen Mittel findet sich auch in den Ölbildern wieder. Die vier Darstellungen der Weltteile im Treppenhaus sind in sich ausgewogene Monumentalbilder, als umlaufender Figurenfries gestaltet und nicht nur mit unzähligen Einfällen angereichert, sondern durch den virtuosen Einsatz von Farbe zu einem geballten pittoresken Ganzen zusammengefaßt. Die aufgelockerte und spielerische Behandlung der Bildmotive spricht durchaus für Tiepolos Interesse an der Würzburger Stuckdekoration des reifen Rokoko, die im Umkreis des Architekten Balthasar Neumann und des Stukkators Antonio Bossi perfektioniert worden war.[9] Wenngleich der Stuck in seiner zarten und blassen Farbigkeit eher im Kontrast zu Tiepolos Malereien steht und einer andersartigen Ausführung bedarf, so ist das Gestaltungsprinzip der umlaufenden Dekorationen in ihrer flächenfüllenden Ausgewogenheit und den mit- und gegeneinander schwingenden Bildmotiven gut vergleichbar. Tiepolo vereinte die tragenden Gedanken eines Themenkreises mit unvergleichlichen, geistreichen Einfällen und genrehaften Einwürfen in einem ornamentalen Geflecht. Die Bildinhalte können durch Auslassungen oder Hinzufügungen und ebenso durch eingestreute Zitate aus der Realität verfremdet werden. Der locker gefügte Figurenfries ist zudem mit Architektur- und Landschaftsteilen oder einer Wolkenkulisse hinterlegt, so daß die Gesamtwirkung ein bildhaftes Ganzes ergibt. Daß sich diese verdichtete und einfallsreiche Kunst in der Gestaltungsweise der Staffeleibilder niederschlug, ist in der vorangegangenen Besprechung der *Anbetung der Könige* deutlich geworden.

Auch im folgenden Beispiel läßt sich diese besondere Eigenart Tiepolos erkennen. Zu den bedeutendsten Ölgemälden der Würzburger Schaffensperiode zählen zwei Bilder mit beliebten Episoden aus dem XVI. Gesang von Torquato Tassos *Gerusalemme liberata* (Bd. I, Kat. 88, 89). Sie sind heute in der Würzburger Residenz zu sehen. Quellenkundlich konnte erst jüngst gesichert werden, daß beide Bilder vor dem 8. November 1753 für den damaligen Hofkammerpräsidenten Adam Friedrich von Seinsheim, zuständig für die Finanzen am Würzburger Hof, entstanden waren.[10] Möglicherweise waren sie als Supraporten[11] für die Ausstattung seiner privaten Zimmer gearbeitet.

Die beiden Bilder zeigen Armida und Rinaldo im Zaubergarten und die Trennung des Liebespaares: Mitten im Kampf um Jerusalem wird der christliche Ritter Rinaldo von der entzückenden heidnischen Magierin Armida in ihr idyllisches Zauberreich entführt. Bis seine beiden Gefährten ihn aufspüren, ist Rinaldo der als her-

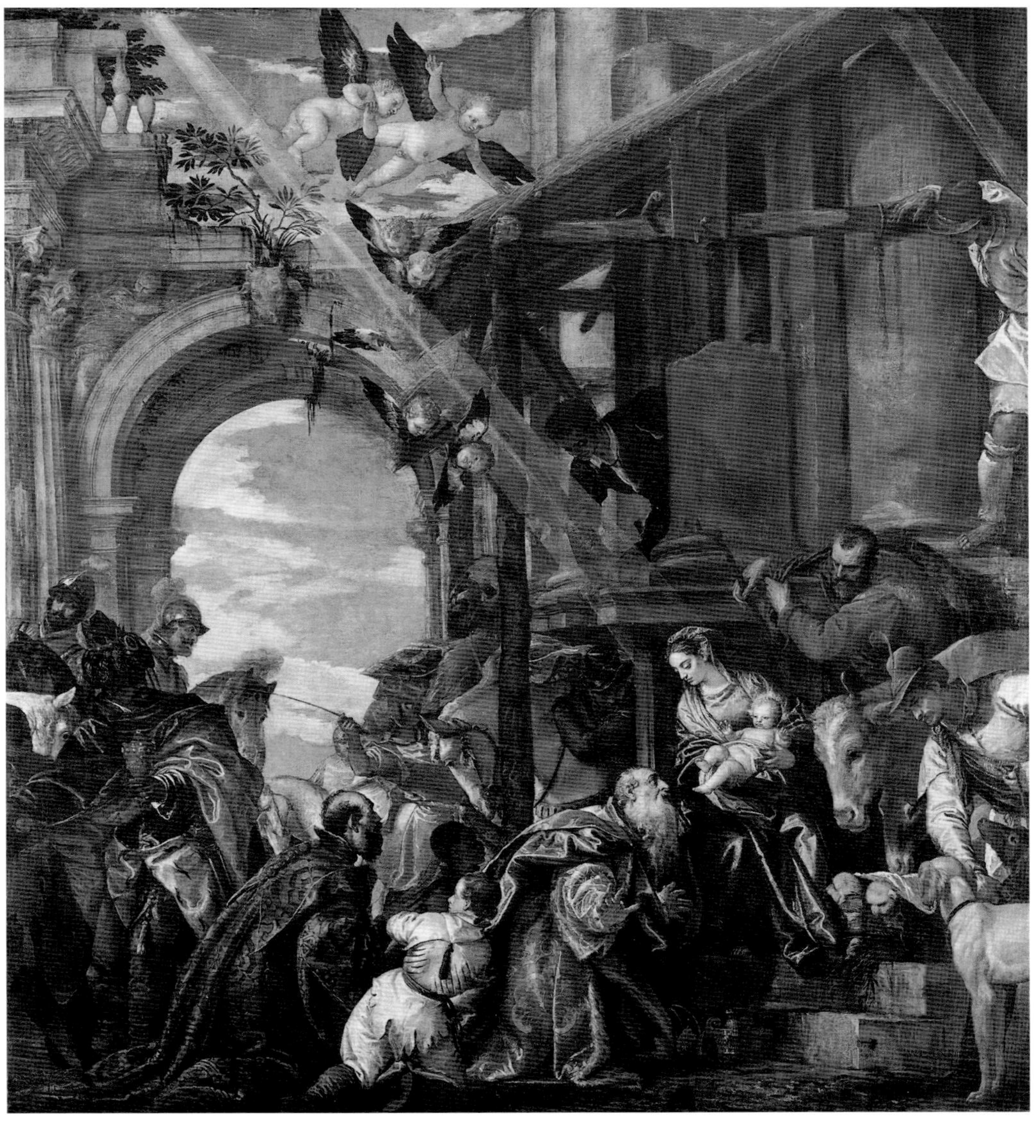

Abb. 3
Paolo Veronese,
Anbetung der Könige,
1573,
London, National Gallery

risch und stolz charakterisierten Geliebten ergeben. Als er in dem glänzenden Schild des Gefährten Ubaldo sein Spiegelbild erblickt, erwacht Rinaldo aus dem Liebestaumel, erinnert sich an seine Verpflichtung, dem christlichen Heer im Kampf um Jerusalem beizustehen, und verläßt die Geliebte.

Die Begegnung der Liebenden aus dem Tasso-Epos hat Tiepolo eigenwillig interpretiert. Motive aus dem Umfeld des Textes im xvi. Gesang wie das Haupttor des Zaubergartens, die Gefährten, ein Amor oder der Papagei, der von der Nichtigkeit der Liebe spricht, werden mit den Vorstellungen eines idyllischen Gartens verbunden. Kürzelhaft sind die konstitutiven Motive des Erzählstoffes derart montiert, daß der innere Zusammenhang des Sujets mit Wissen um den Inhalt des xvi. Gesangs in assoziativen Gedanken kombiniert werden kann. Nimmt man die Figuren und einzelne Begleitmotive wörtlich, so treten teils ungereimte und humorvolle gedankliche Verbindungen auf.

Der Farbgebung Tiepolos kommt hier eine tragende Rolle zu. Zunächst könnte man über die glühenden und sich gegenseitig steigernden Farben der Zaubergarten-Szene ins Schwärmen geraten. In dem Bild mit der Trennungs-Szene wird die kontrastreiche, warme und satte Farbintensität in dem betont kargen Ambiente deutlich zurückgenommen. Tiepolo veränderte hier nachträglich – wie an einigen Stellen zu erkennen ist[12] – Armidas loderndes rot-

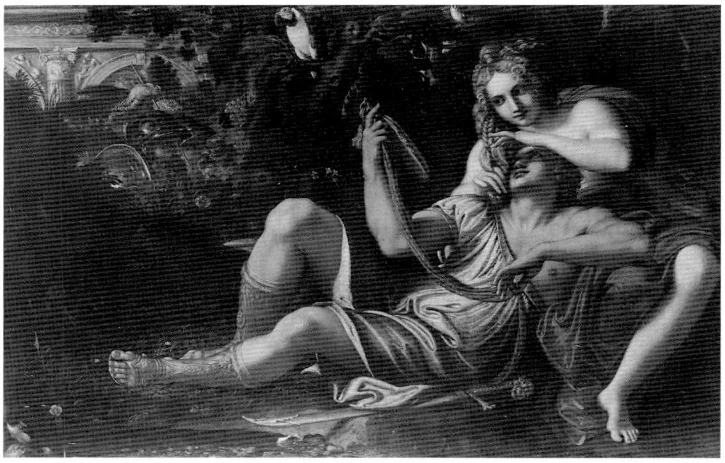

Abb. 4 Annibale Carracci, Rinaldo im Zauberbann Armidas, 1601/02, Neapel, Museo Nazionale di Capodimonte

orange-gelbes Gewand, das ihrer Person in der Zaubergarten-Szene einen entflammten Ausdruck verleiht, in einen sandigen Beigeton, Ausdruck der gewandelten inneren Stimmung der Enttäuschten. Die Nüchternheit der ins Bild gesetzten Figuren, ihr statischer Ausdruck und ihre unnatürliche Haltung werden von kräftigen, kontrastierenden und warmen Farbwerten stark dominiert, ja geradezu überspielt. Der Betrachter nimmt erst durch seine eigene analytische Absicht den eigentlich gefühlsarmen Ausdruck der Figuren und den nicht gemalten, durchaus aber assoziierbaren Aktionsraum wahr. Die Glaubwürdigkeit der beiden Hauptfiguren und der Szene an sich tritt mit diesen verfremdenden Kunstgriffen hinter der malerischen Wirkung des Bildes weit zurück.

Ein Vergleich mit der Zaubergarten-Szene von Annibale Carracci (1601/02), der die Liebesgeschichte wahrscheinlich als erster umsetzte, ist sehr aufschlußreich (Abb. 4). Obwohl die Bildmotive nahezu austauschbar sind, ist die künstlerische Gestaltung geradezu konträr. Als Schauplatz der Szene ist ein in Nahansicht wiedergegebener Winkel des idyllischen und fruchtbaren Gartens gewählt. Carraccis Protagonisten sind als innig verliebtes Paar gezeigt. Textgetreu hält Rinaldo den Spiegel, während er sich in Armidas Augen gespiegelt sieht. Ihre Haltung ist nachvollziehbar und glaubhaft in das detailliert ausgeführte und stimmige Ambiente eingepaßt. In die Bildtiefe gestaffelt, erscheinen die Gefährten Rinaldos und abschließend eine weiter entfernte Architektur.

Der Blick auf den locker gefügten Bildaufbau bei Tiepolo, in dem Figuren, Architektur- und Skulpturteile sowie Landschaftsmotive beinahe gleichwertig nebeneinanderstehen und sich überschneiden, zeigt wiederum Tiepolos Vorlieben in ihrer höchsten Vollendung: die Betonung vereinzelter und zusammengruppierter Bildmotive innerhalb eines ornamental angelegten Umfeldes. In diesem malerischen Aufbau und bizarren Arrangement liegt ein dekorativer Zug, der sich ebenfalls in der Stuckdekoration des Antonio Bossi wiederfinden läßt, in der einzelne Figuren und Motive zusammenhanglos eingestreut oder als ornamentale Bindeglieder in die bewegten Rocaillen eingebunden sind.

Vergleichbar mit den beiden Würzburger Bildern sind zwei Versionen des gleichen Themas in der Berliner Gemäldegalerie (Bd. 1, Kat. 90, 91). In welchem Zusammenhang sie mit diesen stehen, ist umstritten. Den einen gelten diese kleinformatigen Gemälde als Bozzetti für die Würzburger Bilder, andere werten sie als Ricordi oder als autonome Stücke. Der malerischen Qualität nach zu urteilen, könnten sie durchaus als eigenständige Werke angesehen werden. Sie sind sehr differenziert und in vibrierendem Duktus gemalt. In der Bildanlage jedoch weisen sie starke Abweichungen gegenüber den Würzburger Bildern sowie einige Schwächen auf. So ist die Trennungsszene seitenverkehrt angelegt. Auch ist die Ortsangabe durch das Boot als Ufer näher bestimmbar. Augenfällig ist die im Verhältnis zu den Würzburger Bildern fehlende Nahansichtigkeit der Motive und eine weit geringere versatzstückhafte Dichte. Das Liebespaar im hinteren Bildbereich der Zaubergarten-Szene ist sehr zurückgenommen, und zugleich ist das Umfeld räumlicher gestaltet. In beiden Bildern strahlen die Figuren zudem eine spürbare Emotionalität aus. Die Bilder fügen sich bezüglich ihrer Anlage und ihres Ausdrucks nicht in die Würzburger Zeit ein und dürften als spätere Werke Tiepolos einzuordnen sein.

Tiepolos Darstellung vom *Tod des Hyazinth* aus der Sammlung Thyssen-Bornemisza, Madrid, weist neben wiederholten Bildmotiven aus der Zaubergarten-Szene des Würzburger Bildes verwandte Merkmale auf (Bd. 1, Abb. S. 139). Danach läßt sich das Werk, das im Auftrag des Grafen von Bückeburg gemalt worden war, sehr gut in die Zeit um 1753 einstufen. Möglicherweise fertigte Tiepolo das Bild erst nach seiner Rückkehr aus Würzburg in Venedig an.[13]

Apoll, der seinen Liebling Hyazinth nach Ovids *Metamorphosen* (x, 162 ff.) beim Spiel durch einen Diskuswurf getötet hat, beklagt den Verlust seines Freundes. Die Deutung des Spieles als Tennismatch, das Tiepolo mit Schläger, Bällen und Netz andeutete, ist vermutlich keine eigene abgeänderte Variante des Künstlers, sondern war aus einer italienischen Ovidübersetzung (1561) des Giovanni Andrea dell' Anquillara bekannt.[14] Der im Vordergrund auf eine orangerote Drapierung gebettete Leichnam des Hyazinth wird von dem verzweifelten Apoll gestützt. Die Panherme, die wie der Papagei und der Torbogen aus dem Würzburger Zaubergarten-Bild entlehnt ist, beobachtet die Szene. Tiepolo nutzte die Figur damit als weiteren Zuschauer und gleichzeitig als Lichtakzent. Dem locker gefügten Figurenarrangement im Vordergrund wirkt die im Dunkel verschwindende blockhafte Zuschauermenge im etwas zurückversetzten Bildbereich entgegen. Der Hintergrund ist mit weißen Wolken und einem hellen Blau flächig hinterlegt.

Auch die beiden Historienbilder aus dem Würzburger Martin von Wagner-Museum mit Begebenheiten aus der römischen Geschichte fügen sich hinsichtlich der dichten und aufgelockerten Bildanlage gut in die zweite Ausstattungsphase um 1752/53 ein (Bd. I, Kat. 82, 84). Tiepolo malte sie vermutlich für seinen Freund Balthasar Neumann, den Architekten der Residenz. Die beiden Pendants mit den Themen *Coriolan vor den Mauern Roms* (Livius, II, 40; Plutarch, XII, 34–36) und *Mucius Scaevola vor Porsenna* (Livius, II, 12; Plutarch VI, 17) sind spiegelbildlich zueinander angelegt, waren also vermutlich für zwei gegenüberliegende Wände bestimmt. Auf dem einen Bild sehen wir Coriolan im Lager der Volsker, der auf Bitten seiner Mutter die Belagerung Roms aufhebt. Das andere Gemälde zeigt Mucius Scaevola, der ›Linkshändige‹ genannt, wie er vor König Porsenna zur Demonstration seiner Entschlossenheit, Rom zu verteidigen, die Rechte ins Feuer hält. Die vielfigurigen Bilder wirken mit den blauen und roten Farbwerten sowie den aufgehellten Partien und den sparsamen Schatten sehr ausgewogen. Im Bild mit Coriolan ist keine der Figuren aufrecht wiedergegeben; die Figuren neigen sich fast ausnahmslos zu- und voneinander, wodurch der Eindruck einer wogenden Bewegung im Bild entsteht. Auch im zweiten Gemälde, dessen Komposition durch Zelt und Tisch etwas mehr gefestigt ist, dominieren die mit- und gegeneinander spielenden Bildelemente. Der Altar, die Lattenzäune mit den davor oder dahinter plazierten Beobachtern, das aus den Armida-und-Rinaldo-Bildern bekannte Stufenpodest, hier für Porsenna, und der Tisch sind durch abgerundete Formen und durch einen ausschnitthaften Einsatz in dekorative Flächen verwandelt. Auch die als Draperien ins Bild gesetzten Zelte mit den unwirklichen Stützen und dem unbestimmbaren abgedunkelten Innenraum sind als Ornamente und nicht als Architekturen eingebracht. Sie vermitteln zudem den Eindruck eines baldachinartigen Würdemotivs. Im Vordergrund liegen Gegenstände verstreut, summarisch gestaffelte Zelte oder eine entfernt gelegene Stadt suggerieren Bildtiefe. Mit diesen malerisch komponierten Bruchstücken und einem kontinuierlichen Rhythmus von Schwung und Gegenschwung sind beide Bilder, obwohl sie sehr viel zarter und kleinteiliger sind, gut mit den umlaufenden Treppenhausfresken und den fließenden Stuckdekorationen in Verbindung zu bringen, so daß auch sie die zweite Ausstattungsphase in Würzburg repräsentieren.

Die alttestamentlichen Darstellungen mit *Esther vor Ahasveros* (Esther 5, 1–2; 9–18) sowie *David und Abigail* (1. Sam. 25, 14–35), die aus dem Nachlaß der fürstbischöflichen Nachfahren in eine schweizerische Privatsammlung und die Städtischen Sammlungen Fürth gelangten, wirken dagegen weitaus schwerfälliger (Bd. I, Kat. 85, 86). Im Bild der Esther, die vor Ahasveros für das jüdische Volk um Gnade bittend in Ohnmacht fällt, ist mit den streng gliedernden Bildsäulen und der hinterlegten Architekturkulisse kein Zusammenhang mit den Würzburger Treppenhausfresken zu erkennen. Auch das zweite Bild, das die auf Knien gesunkene Abigail im Lager des David zeigt, wie sie ihren Mann Nabal vor der Rache Davids bewahrt, weist trotz der vielen ähnlichen Motive aus der Mucius-Darstellung eine fest gefügte Komposition auf. Vor allem die Zeltdrapierung, die ein Drittel des Bildes einnimmt und als Hintergrund für die seitlichen Beobachter dient, sowie der zweigeteilte Bildaufbau stärken diesen Eindruck. In beiden Gemälden sind weder die für die zweite Würzburger Ausstattungsphase so charakteristische Dichte noch auffällige geistreiche Einfälle zu beobachten, so daß die Bilder – sofern sie überhaupt der Würzburger Zeit zuzurechnen sind – am Beginn seines Aufenthaltes entstanden sein dürften.

Die während der Würzburger Schaffensperiode entstandenen Ölbilder zeigen also Vorlieben und Stilmittel des Künstlers, wie sie auch in den Fresken der Residenz zutage treten. Durch Balthasar Neumann und Antonio Bossi scheint Tiepolo mit der reifen Dekorationskunst des Rokoko konfrontiert worden zu sein, was ihn in seiner Bilderfindung offensichtlich inspirierte und ihn unermüdlich experimentieren ließ. Hier in Würzburg gewann Tiepolo weitere entscheidende künstlerische Impulse, die seine Kunst zur höchsten Entfaltung brachten. Und auch die meisten der besprochenen Ölbilder gehören wie die Fresken zu den Höhepunkten von Tiepolos künstlerischer Laufbahn in der relativ geschlossenen und überschaubaren Entwicklungsphase des Künstlers in Würzburg.

1 Empfehlungsschreiben des Adam Friedrich von Seinsheim an seinen Bruder Joseph Franz von Seinsheim in München vom 8. November 1753; vgl. hier S. 179, Dok. 47. Siehe auch Knorn 1994, S. 18.

2 Maltechnik, Farbe und Leinwand sind von Bettina Schwabe, Sonja Seidel und Ingrid Stümmer untersucht worden. Vgl. hier S. 148 ff.

3 Vgl. hierzu Ausst. Kat. Stuttgart 1970, vor allem S. 9 und 169 ff., die auf das Ineinandergreifen der Arbeitsprozesse hinweisen; Santifaller 1971, S. 205–211.

4 Vgl. Goering 1939, S. 149; Levey 1986, S. 198.

5 Vgl. hierzu Andersson 1985; Bauer 1984 und 1990.

6 Levey 1986, S. 209–210; Barcham (1989) erwähnt das Bild nicht.

7 E. Schneider, *Die barocke Benediktinerabteikirche Münsterschwarzach*, Münsterschwarzach 1984, S. 199.

8 Vgl. Mueller 1995, S. 122 ff., 143.

9 Vgl. Alpers/Baxandall 1994, S. 143 ff., Abb. 156 sowie zum Beispiel Abb. 136.

10 Knorn 1994, S. 18–21. Zu Rinaldo und Armida vgl. weiterhin Achim Aurnhammer, *Torquato Tasso im deutschen Barock*, Tübingen 1994, S. 90–93; Andersson 1984, S. 141–149; Knox 1978, S. 49–95; Rensselaer W. Lee, ›Ut pictura poesis: The humanistic theory of painting‹ in: *Art Bulletin*, XXII, 1940, S. 242–250.

11 Vgl. die Untersuchungen von Schwabe, Seidel und Stümmer, hier S. 148 ff.

12 Ebenda.

13 Levey 1986, S. 208 f.; Alpers/Baxandall 1994, S. 42.

14 Vgl. Fehl 1978/79, S. 779–780.

CORNELIA SYRE

»Wahrhafte Kopie« des Vaters?

Giovanni Domenico Tiepolo und seine Gemälde der Würzburger Zeit

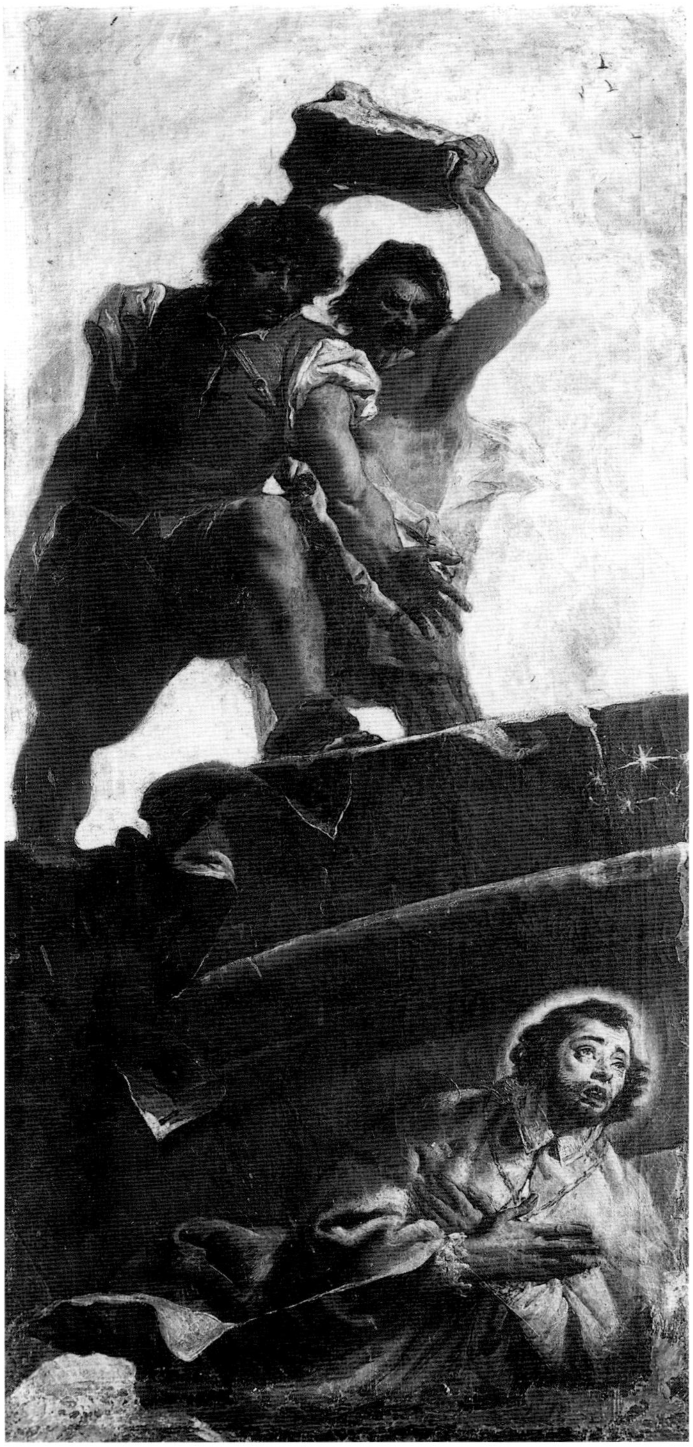

Abb. 1 Giovanni Domenico Tiepolo, Das Martyrium des Hl. Johannes von Nepomuk, um 1747–1749, Venedig, San Polo, Oratorio del Crocifisso

Als Giovanni Domenico Tiepolo am 12. Dezember 1750 mit seinem Vater und Bruder Lorenzo nach Würzburg kam, war er nicht nur Mitarbeiter des berühmten Giambattista Tiepolo, sondern ein Maler, der bereits selbst Aufträge erhalten und ausgeführt hatte. Sein frühestes gesichertes Werk ist die Ausstattung des Oratorio del Crocifisso in San Polo (Venedig, Abb. 1), zu der eine vierzehn Gemälde umfassende Folge der Kreuzwegstationen gehört. Station IX trägt das Datum 1747, Station XIII die Signatur.

Die Werke fanden Beachtung bei den Kunstinteressierten Venedigs. Flaminio Cornaro erwähnt sie in seiner 1749 erschienenen Beschreibung der venezianischen Kirchen als »mit bewunderungswürdiger Kunst gemacht«.[1] Der Maler Pietro Visconti schreibt dagegen am 19. Dezember 1749 an seinen Freund Gian Pietro Ligari, die Bilder hätten keinen großen Anklang gefunden, obschon sie ganz von der Hand des Vaters übergangen worden seien, außerdem seien sie kritisiert worden wegen »der vielen fremdländischen, zum Teil nach spanischer Tracht gekleideten Figuren, der Sklaven und anderer Karikaturen, und man sagt, daß man in der Zeit dieser Art von Leuten nicht begegnete, aber daß er sie gemalt habe, weil sie seinem Charakter mehr entsprachen«.[2]

Diese Bemerkungen berühren die entscheidenden Aspekte zur Beurteilung des Schaffens des Domenico und bezeichnen das Spannungsfeld, innerhalb dessen sich seine Kunst entwickelte: Die Assistenz bei den Unternehmungen des Vaters bedeutete die selbstverständliche Verpflichtung, sich dessen Stil weitestgehend anzugleichen, die eigene Begabung ließ das Bedürfnis entstehen, eine »seinem Chrakter« entsprechende Ausdrucksweise zu finden.

Die Gemälde in San Polo zeigen in nahezu drastischer Weise die für das weitere Werk Domenicos charakteristischen Merkmale und unterscheiden sich von denen Giambattistas. Dies war sicher für Visconti ein entscheidender Grund zur Kritik. Denn die an Domenico gestellte Erwartung war, dem künstlerischen Vorbild des großen Vaters getreu zu folgen. So schreibt Fürstbischof Adam Friedrich von Seinsheim im Tenor des wohlwollenden Komplimentes nach dem Würzburger Aufenthalt an Domenico, daß sein schönes Talent ihn dazu führen werde, »eine wahrhafte Kopie des Originals, d. h. des virtuosen Herrn Vaters«, zu werden.[3] Wie Domenico diese Erwartung empfunden hat, ob sie eine Belastung für ihn bedeutete, läßt sich nicht erschließen. Höchstwahrscheinlich war sie für ihn selbstverständliche Grundlage seines Schaffens.

Obwohl sich die Forschung bereits früh um eine Abgrenzung des malerischen Werkes Domenicos von dem des Vaters bemühte, geschah dies meist im Rahmen der Literatur über Giambattista. Nach einer Reihe von Einzeluntersuchungen wie der von M. Precerutti Garberi (1960) über die Würzburger Zeit erschien 1971 die erste umfangreiche Monographie, in der G. Mariuz die eigenständige künstlerische Persönlichkeit Domenicos würdigte.[4] Für ihn wie auch für die folgende Literatur blieb die Frage nach dem Verhältnis zu Giambattista Grundlage für eine Wertung, wobei unterschiedliche Positionen bezogen wurden. Für A. Morassi (1941) und Mariuz (1971) war – trotz aller Eigenständigkeit – die Gegenwart des Vaters so bestimmend, daß nach dessen Tod 1770 eine Schwäche der künstlerischen Phantasie bei Domenico zu beobachten sei.[5] G. Knox (1980) hingegen anerkennt die individuelle Sprache in den frühesten Werken wie den Kreuzwegstationen, die Domenico dann nach 1770 wieder aufgenommen und konsequent zu Höhepunkten weitergeführt habe.[6] M. Levey (1986) hebt seine Fähigkeit hervor, dem Stil des Vaters – jedoch nicht sklavisch – zu folgen und dennoch spezifisch eigene Lösungen zu entwickeln.[7] Gerade die Würzburger Zeit zeigt diese Ambivalenz in anschaulicher Weise: eine deutliche Orientierung an den Werken des Vaters, jedoch auch eine spürbare Distanz zu ihnen. Allen Werken gemeinsam ist eine erstaunliche malerische Perfektion und das Bemühen um eigene Ausdrucksmittel.

Domenico, am 30. August 1727 geboren, machte die ersten künstlerischen Erfahrungen im Atelier des Vaters mit dem Kopieren von Zeichnungen. Wohl um 1744 begann er, Kompositionen des Vaters zu radieren, eine Technik, die er virtuos zu beherrschen lernte. Zeugnis dafür ist die Folge der *Idee Pittoresche sopra la Fugga in Egitto* (Bd. 1, Kat. 121), die in Würzburg entstand. Seine Anfänge in der Malerei sind nicht dokumentiert; die Forschung hat versucht, seine Mitarbeit bei Aufträgen des Vaters nachzuweisen.[8] Die ab 1747 einsetzenden signierten Werke belegen, daß Giambattista die Selbständigkeit des Sohnes respektiert und gefördert hat.

In Würzburg bestand die vordringliche Aufgabe Domenicos in der Mitarbeit bei den Fresken des Kaisersaales und des Treppenhauses. Wie seine Beteiligung zu bewerten ist, ob und welche Partien der Fresken für ihn in Anspruch genommen werden können – so wurden im Kaisersaal die Figurengruppen unter den Fenstern und die Grisaillen in den Stichkappen mit ihm verbunden –, ist wohl kaum zu entscheiden.[9]

Faßbar wird das Schaffen Domenicos durch signierte und datierte Tafelbilder, um die M. Precerutti Garberi (1960) stilistisch verwandte Gemälde gruppierte und das Würzburger Œuvre Domenicos rekonstruierte.

Die frühesten, im Jahre 1751 entstandenen Bilder sind die drei Supraporten im Kaisersaal (Bd. 1, Kat. 22, 24, 29). Eine davon (Kat. 29) trägt Datum und Signatur: »1751 D°T ETATTIS XXII.«[10] Aufschlußreich ist, daß Domenico in der Gesamtdekoration des Saales – für dessen Deckenfresko der Vater verpflichtet worden war und an dem er sicher mitwirkte – einen eigenständigen Part übernahm, den er durch seine Signatur als solchen auswies und für den er mit 180 Speziesdukaten bezahlt wurde.[11] Eine entsprechende Zusammenarbeit von Vater und Sohn ist nur noch für die Ausstattung der Villa Valmarana von 1757 dokumentiert.

Die drei Supraporten stehen, wie F. Büttner (1980) erstmals darlegte, inhaltlich in engem Zusammenhang mit den Deckenmalereien. Sie veranschaulichen das Verhältnis von geistlicher und weltlicher Macht am Beispiel von Persönlichkeiten des frühen Christentums[12]: Konstantin, der erste christliche Kaiser, erscheint als Triumphator über seinen Widersacher Licinius und Bezwinger des Heidentums, Justinian als Gesetzgeber mit dem Schwert der richterlichen Gewalt. Das dritte Bild schildert die Episode, wie Bischof Ambrosius von Mailand Kaiser Theodosius den Zutritt zur Kirche verwehrt. Es ist naheliegend, daß sich Domenico der Gesamtkonzeption unterzuordnen hatte. Das galt sowohl für den Figurenmaßstab wie auch für die Komposition. *Kaiser Konstantin als Überwinder des Licinius und Beschützer der Kirche* (Kat. 22) ist in dieser Hinsicht erhellend. Die mächtige Figur des Kaisers beherrscht die Szene. Zu seinen Füßen liegt das Haupt des Licinius. Das Siegeszeichen des Kreuzes, das der Kaiser mit festem Griff auf den Boden setzt, durchschneidet diagonal das Bildfeld. Dies verleiht der Gestalt eine kraftvolle dynamische Wirkung, der Komposition insgesamt dramatische Spannung.

Zu diesem Bild ist eine Ölskizze (Bd. 1, Kat. 23) erhalten, die wohl die ersten Vorstellungen Domenicos wiedergibt und sich auffällig von dem endgültigen Werk unterscheidet. Die Figuren sind kleiner im Maßstab. Konstantin, als Hauptfigur kaum kenntlich, wird eng mit der Architektur und den übrigen Figuren verbunden. Der Kreuzesstab, der die Aussage der Darstellung im ausgeführten Bild klärt, fehlt. Die Komposition wirkt eigentümlich ruhig und verhalten. F. Büttner (1980) hat wohl zu Recht vermutet, daß die völlig andere Wirkung der endgültigen Fassung, ihr eindrucksvolles Pathos, auf Eingriffe des Vaters zurückgeht.[13]

Entsprechendes ergibt ein Vergleich des Bildes *Der Hl. Ambrosius verwehrt Kaiser Theodosius den Zutritt in die Kirche* (Kat. 24) mit der dazugehörigen Ölskizze (Bd. 1, Kat. 25). Auch hier ist die Komposition des Entwurfes ruhig, nahezu statisch. Das dramatische Geschehen teilt sich trotz der heftigen Geste des Ambrosius dem Betrachter nicht mit. Auch hier zielen die Veränderungen in der endgültigen Fassung auf die Akzentuierung der Protagonisten und die Erhöhung der dramatischen Effekte ab.

Die stilistischen Merkmale der Ölskizzen wie der Verzicht auf tiefenräumliche Wirkung und das Vermeiden von hohem dramatischen Pathos zeichnen auch die übrigen Würzburger Werke aus.

In das Jahr 1751 ist noch ein weiteres Tafelbild datiert, *Christus und die Ehebrecherin*, zu dem als Pendant *Rebecca am Brunnen* gehört.[14] Stilistisch nahe stehen ihnen *Die Enthaltsamkeit des Scipio* in Frankfurt und dessen Gegenstück *Alexander und die Frauen des Darius* in Detroit (Abb. 2, 4).[15] Allen Gemälden gemeinsam ist, daß die Protagonisten in knappem Ausschnitt und in Dreiviertelfigur gegeben sind. Diesen spezifischen Typus hat Domenico in seinem späteren Werk nicht wiederaufgenommen. Bemerkenswert ist, daß er im Œuvre des Giambattista kaum eine Rolle spielt, hat er doch in der venezianischen Malerei eine lange Tradition.[16] Es liegt nahe, daß sich Domenico an früheren Bildern wie beispielsweise Tizians *Zinsgroschen* von 1568 in London (Abb. 3) orientierte.

Die Themen der beiden Werke beziehen sich auf vorbildliches tugendhaftes Verhalten. Der römische Feldherr Scipio gibt ein ihm als Kriegsbeute zugefallenes Mädchen dem Verlobten und Vater zurück; Alexander ehrt die Familie des besiegten Perserkönigs Darius. Die Formensprache der *Enthaltsamkeit des Scipio* (Abb. 4) zeigt in den dekorativen Effekten und der festlich erlesenen Atmosphäre deutlich Anklänge an den Stil Giambattistas, wie auch die Figurentypen dem Repertoire des Vaters entlehnt sind. Die Ordnung der Figuren ist jedoch anders. Das Mädchen und ihre Begleiter reihen sich dicht gedrängt, einander überschneidend, in hellem Licht und von vorn gesehen vor Scipio. Es entsteht eine subtile, spannungsreiche Beziehung zwischen dem Feldherrn und der

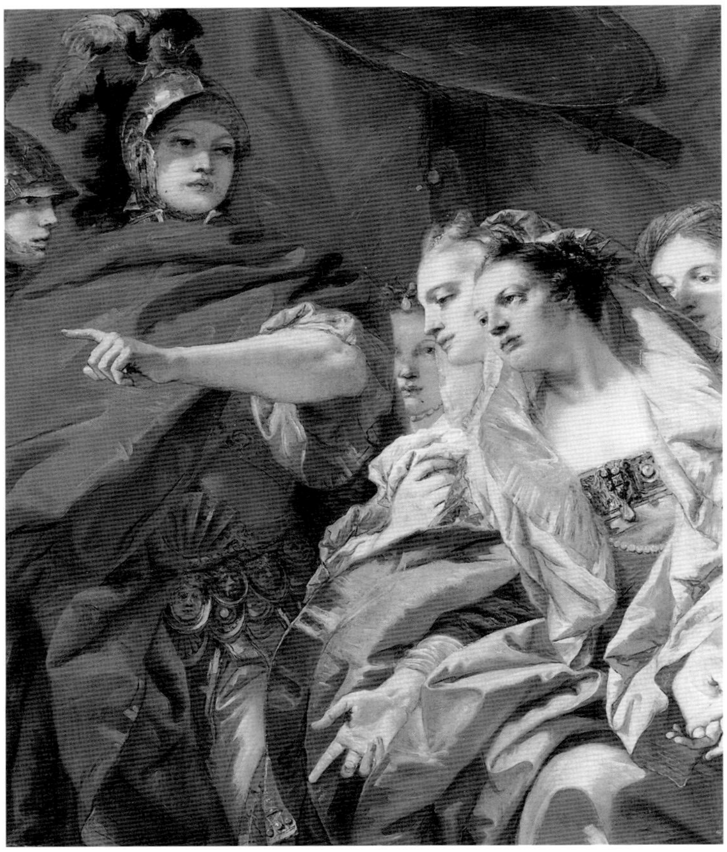

Abb. 2 Giovanni Domenico Tiepolo, Alexander und die Frauen des Darius, um 1751, Detroit, Institute of Arts

Abb. 3 Tizian, Der Zinsgroschen, 1568, London, National Gallery

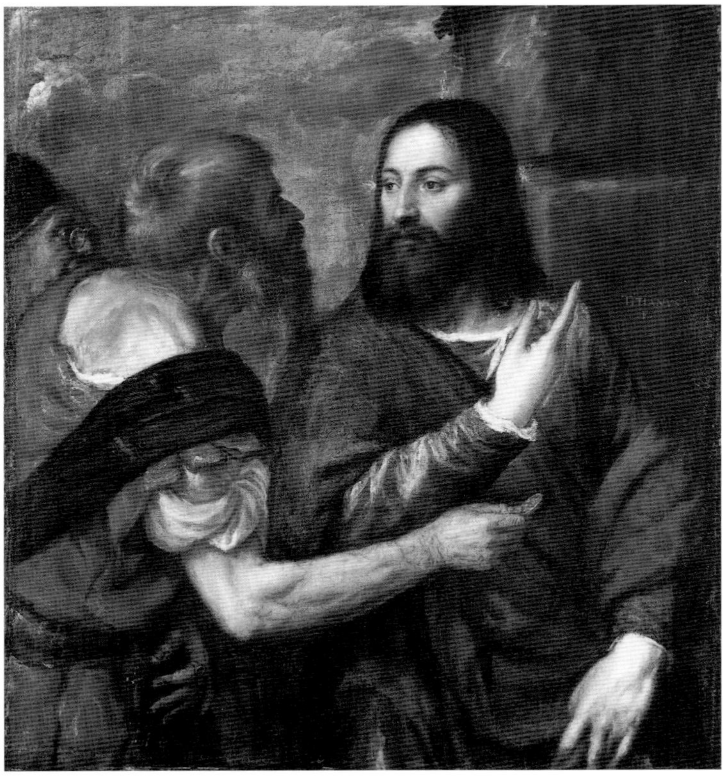

Gefangenen und zugleich eine innere Dramatik, die auf ausdrucksstarke Posen verzichtet. Das Bild gehört zu den schönsten Schöpfungen Domenicos dieser Jahre. Hier scheint ein Entwicklungsschritt vollzogen, der die beiden Ölskizzen zu den Würzburger Supraporten weit hinter sich läßt.

Das Abendmahl Christi und *Christus und Magdalena* (Bd. 1, Kat. 145, 146) sind in das folgende Jahr 1752 datiert. Die beiden Bilder wurden bisher mit vier Supraporten in Zusammenhang gebracht, die Domenico für das Sommerschloß des Fürstbischofs in Veitshöchheim schuf – wobei zwei davon als verschollen galten – und für die er 1753 100 Dukaten erhielt.[17] Diese Verbindung ist jedoch nicht wahrscheinlich. *Das Inventarium aller in der hochfürstlichen Residenz und ... denen beeden Lust-Schlössern Werneck und Veitshöchheim befindlichen Schildereyen. Anno 1778*, das der Fürstbischof Adam Friedrich von Seinsheim vor seinem Tode anlegen ließ, verzeichnet in der Residenz »In dem Hauptstock, Nro. III: In dem Neuen Speis-Zimmer [...] An der vierten Wand von der Thür bis zum Fenster [...] 2 Stück, das eine die Fußwaschung von Magdalena, und das andere, wie Christus denen Jüngern das Abendmahl reichet [...] von Dominico Tiepolo [...]«.[18] In dem gleichen Inventar werden unter den Gemälden in Schloß Veitshöchheim die vier Supraporten des Domenico noch genannt: »In dem oberen Stock Nro 1 in dem hochfürstlichen Speise Saal 4 Supraporten mit vielen Figuren, von Dominico Diepolo [...]«.[19] Bei den beiden Bildern in der Residenz dürfte es sich um unsere Gemälde handeln, die vier Supraporten aus Schloß Veitshöchheim müssen als verschollen gelten.[20]

Der Eintrag, der sich auf die zwei Gemälde bezieht, ist mit dem Vermerk »fürstl[ich] Privat« versehen, sie gehörten also zum Privatbesitz des Fürstbischofs. Möglicherweise war Adam Friedrich von Seinsheim, bis zum Tod seines Vorgängers 1755 Kammerpräsident am fürstbischöflichen Hof, der erste Besitzer oder selbst Auftraggeber der Bilder.

Christus und Magdalena weist zahlreiche Anregungen aus dem Werk des Vaters auf, hier sei nur auf Giambattistas *Abendmahl* in Paris hingewiesen (Abb. 5). Für die Gruppe von Christus, Magdalena und Simon diente wohl Veroneses Gemälde in Turin als Vorbild (S. 65, Abb. 5). Die Szene ist hell beleuchtet, ihre Komposition streng und klar. Christus, gerahmt von Simon und Magdalena, wird von der mächtigen Architektur überfangen und herausgehoben. Hinter der Tafel erscheinen als dichte Masse die Jünger. Ihre Empörung über Magdalenas Dreistigkeit und ihre Betroffenheit über die Antwort Christi, der auf seinen Tod vorausweist, veranschaulichen ihre ausdrucksstarken Physiognomien. Sie sind, nicht zuletzt durch ihre Farbigkeit, die sie optisch mit der Architektur verbindet, von den Hauptfiguren deutlich getrennt. Ihre Erregung scheint Christus nicht zu berühren, der gelassen zu ihnen spricht. Dieser Gegensatz macht die besondere Wirkung des Bildes aus. Eigentümliche Verhaltenheit bestimmt auch hier das Geschehen, wozu die helle, kühle Farbigkeit entscheidend beiträgt. Ein Blick auf Giambattistas um die gleiche Zeit entstandene Gemälde mit den Rinaldo-und-Armida-Szenen (Bd. 1, Kat. 88, 89) bietet sich – trotz des anderen Themas – an. Sie waren in dem »neuen Speiszimmer« gegenüber unseren beiden Bildern präsentiert, quasi als deren ›Pendants‹.[21] In ihrer kräftigen, festlichen Farbigkeit und den bewegten, von Diagonalen bestimmten Kompositionen verweisen sie auf eine andere künstlerische Vorstellungswelt.

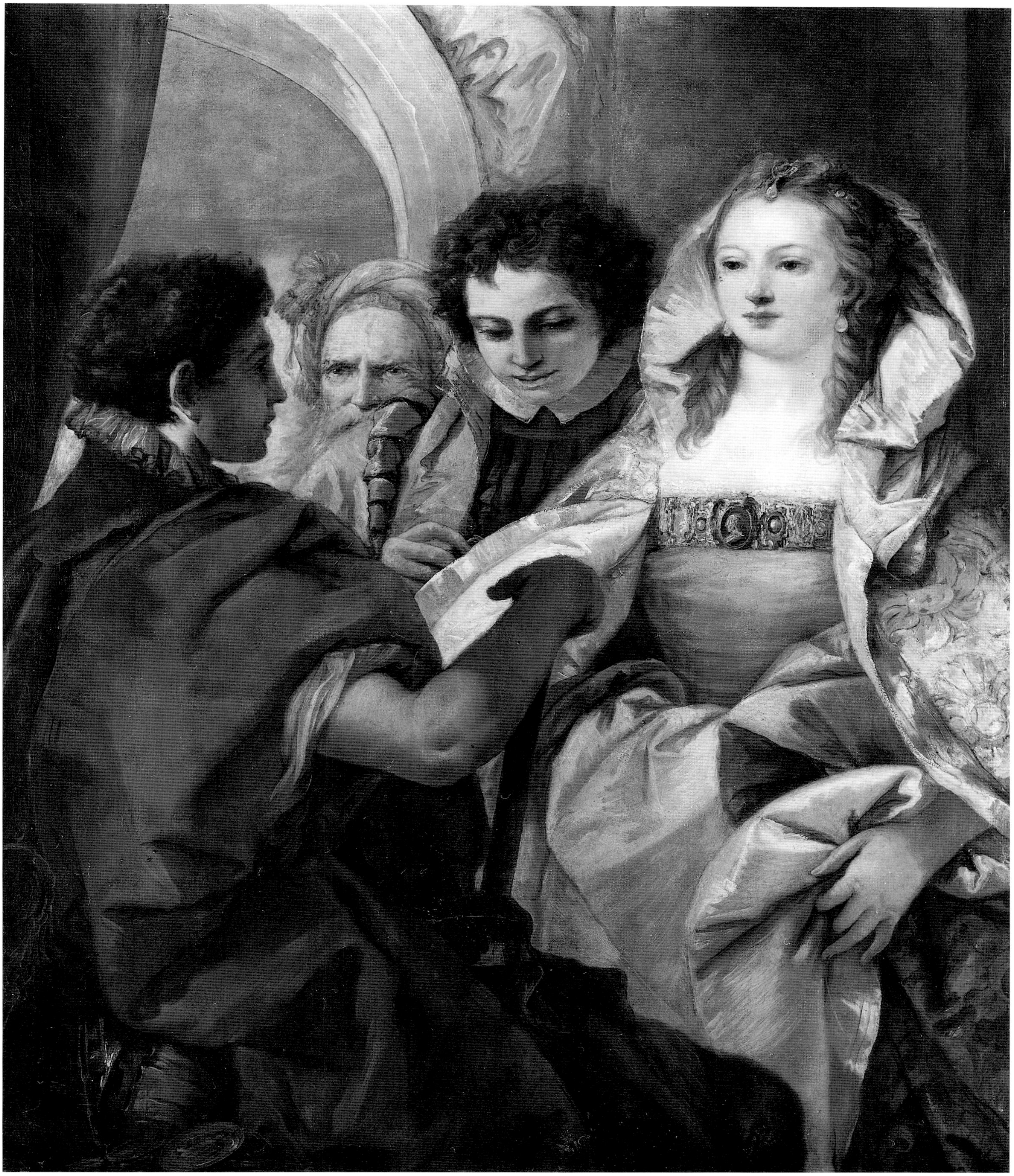

Abb. 4 Giovanni Domenico Tiepolo, Die Enthaltsamkeit des Scipio, um 1751, Frankfurt am Main, Städelsches Kunstinstitut

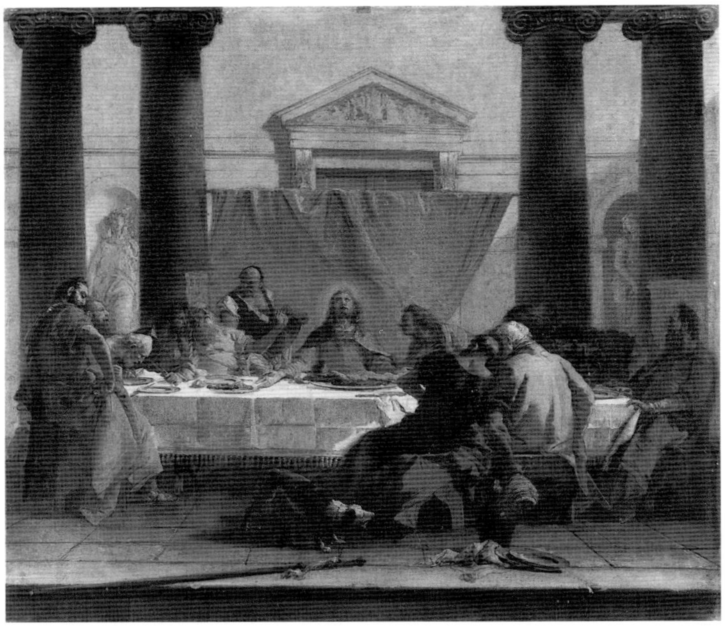

Abb. 5 Giovanni Battista Tiepolo, Das Abendmahl, um 1745–1750, Paris, Musée du Louvre

Im gleichen Jahr wie die beiden eben besprochenen Bilder entstand *Christus heilt einen Blinden* in Hartford (Abb. 6).[22] Das Gegenstück *Christus und die Ehebrecherin* ist verschollen.[23] Das Gemälde zeigt den Stil Domenicos in nahezu exemplarischer Weise: Auch hier ist auf raumgreifende Plastizität und individuelle Entfaltung der Figuren verzichtet. Dennoch wird in den erregt tastenden Händen des Blinden und der beruhigenden Geste des hinter ihm Stehenden der Vorgang psychologisch erfaßt. Die Landschaftsmotive des Hintergrundes schieben sich wie Kulissen hintereinander und betonen die flächige Gesamtwirkung. Einen besonderen Akzent erhält die Komposition durch die in das Bild einführende Rückenfigur. Sie ist nicht in die Handlung einbezogen, sondern ein die Erzählung bereicherndes Motiv.

Der *Blindenheilung* stilistisch verwandt ist das *Zeltlager* in Mainz (Bd. 1, Kat. 142). Das Bild hat im Werk des Domenico eine besondere Bedeutung, da es am Beginn einer Reihe steht, die nicht religiöse oder mythologische Themen, sondern Szenen des alltäglichen Lebens zum Inhalt hat. Ein schönes Beispiel dafür ist *Das Menuett*, um 1756 entstanden, in Barcelona (Abb. 7).

Anregungen dafür dürfte Domenico von Pietro Longhi (1702–1783) erhalten haben. Dessen kleinformatige Bilder mit Volksbelustigungen oder familiären Ereignissen in den Patrizierhäusern erfreuten sich großer Beliebtheit. Darüber hinaus wurden sie mit den Ideen einer neuen Kunstauffassung verbunden. Der Dichter Carlo Goldoni schrieb (1750), Longhi sei ein Maler, der die Wahrheit suche und (1760) seine »imitazioni« des alltäglichen Lebens seien nicht weniger vollkommen als (Giambattista) Tiepolos große »imaginazioni«.[24] Es ist verständlich, daß Giambattistas idealer Vorstellungswelt solche Themen nicht entsprachen und sie in seinem Œuvre fehlen. Auch seine radierten Folgen der *Scherzi di fantasia* und *Capricci*, Phantasiestücke, die nicht von Helden der Antike oder des Christentums erzählen, sondern dem ›Divertimento‹ des Betrachters dienen, sind in einer dem Alltäglichen enthobenen Sphäre angesiedelt. Wie sehr diese bizarre und spielerische Welt der künstlerischen Phantasie Domenicos entsprach, belegt eines seiner bekanntesten Werke, die 104 Blätter umfassende Zeichnungsfolge mit den *Divertimenti per li regazzi*.[25]

Das *Zeltlager* gehört letztlich in den Bereich des ›Capriccio‹. Es gibt eine Fülle von Szenen in phantastischer Zusammenstellung wieder, die sich zu keinem erzählerischen Ablauf verbinden. Links promeniert ein elegantes, zeitgenössisch gekleidetes Paar, daneben sitzen Landleute beim Picknick, im Zelt tafeln Orientalen, rechts hält ein Mann ein scheuendes Pferd. Eine Gruppe von prächtig gekleideten Orientalen, vor denen ein Liegender seine Mahlzeit verzehrt, präsentiert sich in der Mitte. Die eigentümlichen Brüche, die in der Komposition spürbar werden, beruhen wohl auch auf der Verwendung unterschiedlicher Vorbilder: Die Gruppe der Orientalen, der Liegende und der Pferdebändiger gehen auf Giambattista zurück[26], das Zelt mit dem Schild, das Weinausschank anzeigt, und die Gruppe der Bauern dürften ihre Wurzeln in niederländischen Darstellungen haben, das elegante Paar scheint Bildern Longhis entlehnt.

Gerade durch diese Sprödigkeit erhält das Bild seinen Reiz. Die helle, nur durch wenige kräftige Akzente belebte Farbigkeit und die trotz aller Aktion verhaltene Stimmung sind wieder charakteristische Merkmale von Domenicos Stilsprache.

An dieses Bild schließen sich die beiden Gemälde in der Sammlung Carandini-Albertini an, die wohl am Ende des Würzburger Aufenthaltes entstanden sind.[27] Das eine zeigt das Wappen des Carl Philipp von Greiffenclau – ein Indiz dafür, daß das Bild für ihn gemalt wurde. Aus den *Scherzi di fantasia* des Vaters entlehnten Anregungen und im Rückgriff auf eigene Bildfindungen entwickelt Domenico hier eine künstlerische Sprache, die seine Eigenständigkeit besonders deutlich macht.[28]

Die Darstellungen werden allgemein als Szenen aus dem Alten Testament, Genesis 13, gedeutet: *Die Ankunft Abrahams und Lots in Bethel* (Abb. 8) und *Die Trennung Abrahams von Lot* (Abb. 9).[29] Schon die Unsicherheit bei der Benennung der konkreten Themen zeigt, daß Domenico zwei biblische Geschehen lediglich zum Anlaß nimmt, um ›Phantasiestücke‹ zu entwickeln. Die Ausbreitung erzählerischer Motive wird zum bestimmenden Bildinhalt, die eindeutige Identifizierung der Protagonisten ist kaum möglich.[30] Bezeichnend ist auch hier die eigenwillige, nahezu surreale Kombination unterschiedlicher Motive. Neben Gestalten in orientalischen Gewändern, die sich durchaus mit Vorstellungen vom Alten Testament verbinden lassen, gibt Domenico Beobachtungen des alltäglichen Lebens wieder: die alte, einen Korb tragende Bäuerin und der ein Holzbündel schleppende Mann neben ihr in *Die Ankunft Abrahams und Lots in Bethel* oder das vor den Hunden zur Mutter flüchtende Kind in *Die Trennung Abrahams von Lot*. Eingebunden in die unwirkliche und phantastische Szenerie, verlieren auch sie den Charakter des Alltäglichen. Auch hier bleiben die einzelnen Figuren eigentümlich isoliert und schließen sich nicht zu einem Handlungsablauf zusammen. Trotz ihrer Geschäftigkeit scheinen sie in einer unwirklichen Ruhe zu verharren.

Beide Bilder weisen in den Motiven der bäuerlichen Welt auf eines der Hauptwerke Domenicos voraus, die 1757, vier Jahre nach seiner Rückkehr aus Würzburg entstandenen Fresken in der Foresteria der Villa Valmarana bei Vicenza (Abb. 10).

Am 8. November 1753 kehrte Domenico mit seinem Vater und seinem Bruder Lorenzo nach Venedig zurück. Für ihn waren die Würzburger Jahre von entscheidender Bedeutung: Die zahlreichen Werke belegen seinen Erfolg und seine Anerkennung als selbständiger Maler. In engster Zusammenarbeit und Auseinandersetzung mit dem Vater war es ihm gelungen, eine eigenständige künstlerische Sprache zu entwickeln, die Grundlage für sein gesamtes späteres Schaffen bildet.

Schönes Zeugnis für seine Hochschätzung ist, daß Abt Christoph Balbus von Münsterschwarzach ihn noch vor seiner Abreise nach Venedig bat, ein großes Altarbild für die Klosterkirche zu malen (Bd. 1, Kat. 65). Die Bedeutung dieses Auftrags läßt sich daran ermessen, daß das Werk für die vierte südliche Langhauskapelle bestimmt war, benachbart jener, in der sich seit 1753 die *Anbetung der Könige* von Giambattista befand, und diesem in Größe und Format entsprechen sollte (Bd. 1, Abb. S. 128). Für Domenico war es sicher eine besondere Herausforderung, hier gleichberechtigt neben den berühmten Vater zu treten.

Am 1. Februar 1754 schreibt Domenico aus Venedig an Abt Balbus und erbittet die genauen Maße sowie das Thema des Bildes. Den Preis möge er nach eigenem Gutdünken bemessen. Außerdem will Domenico ein »Compagnon« zu einem Kabinettstück seiner Hand, das der Abt bereits besitzt, malen und ihm zum Geschenk machen, aus Dank für den Auftrag.[31]

Abt Balbus antwortet umgehend am 14. Februar 1754: »Das glorreiche Martyrium des Hl. Stephanus, von dem das 7. Kapitel der Apostelakten eine genaue Beschreibung gibt, wird Ihnen das Thema für das Bild liefern das die Ehre haben wird, das Gegenstück dessen zu werden, das Ihr sehr verehrter Herr Vater gefertigt hat. – Die Geburt unseres Heilandes soll [...] das Thema für das Bildchen sein, mit dem Sie die Güte haben, mein Kabinett zu bereichern.«[32]

Die Ruhe auf der Flucht nach Ägypten in Budapest ist möglicherweise identisch mit einem der beiden Kabinettstücke (Abb. 11).[33] Die Provenienz wird seit Molmenti (1909) mit Münsterschwarzach angegeben, jedoch ohne Nachweis.[34] In einem Verzeichnis vom 17. Februar 1803, das die im Zuge der Säkularisation aus Münster-

Abb. 6 Giovanni Domenico Tiepolo, Christus heilt einen Blinden, 1752, Hartford, Connecticut, Wadsworth Atheneum

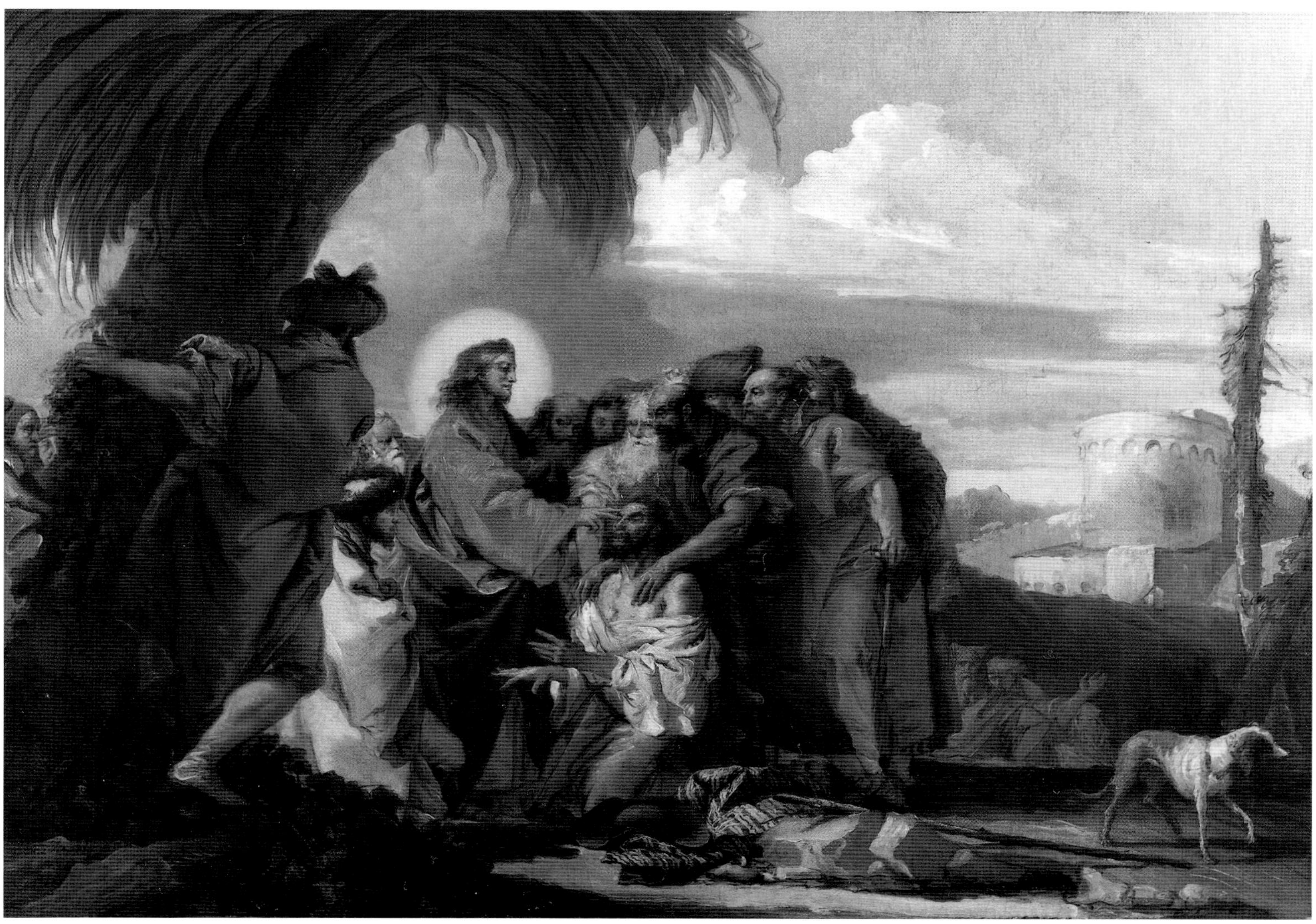

schwarzach in die kurfürstlichen Sammlungen nach München zu überführenden Gemälde auflistet, wird genannt: »Eine h. Familie mit vielen Engeln eine Skizze von Joh. Bapt. Tiepolo ganze Figuren auf Leinwand, hoch 1 Schuh 5 Zoll, breit 2 Schuh.«[35] Das Bild wird unter der Nr. 1796 in das Inventar der kurfürstlichen Sammlungen aufgenommen.[36] Sowohl Darstellung als auch Maße entsprechen dem Budapester Gemälde.[37] Der Eintrag in dem Verzeichnis ist mit dem Vermerk »eingetauscht« versehen; wann es ›eingetauscht‹ wurde, ist nicht bekannt.[38]

Die Komposition der Szene entspricht seitenverkehrt der 1750 datierten Radierung Blatt 13 aus der Folge der *Flucht nach Ägypten* (Bd. 1, Kat. 121). Dies könnte ein Indiz dafür sein, daß das Gemälde Vorlage für die Radierung war, wie häufig der Fall. Jedoch weist sein Stil auf eine Entstehung um 1752/53. Die Komposition ist gegenüber jener der Radierung konzentrierter, die Figuren sind dichter zusammengeschoben. Darin verbindet es sich beispielsweise mit der

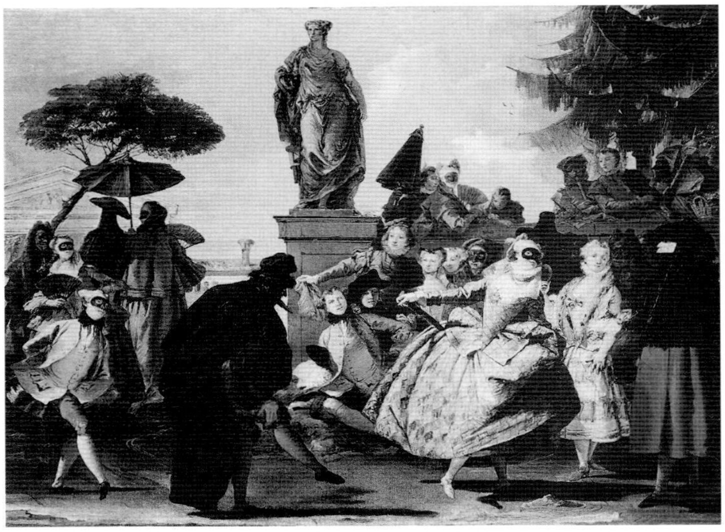

Abb. 7 Giovanni Domenico Tiepolo, Das Menuett, um 1756, Barcelona, Museu Nacional d'Art de Catalunya

Abb. 8 Giovanni Domenico Tiepolo, Die Ankunft Abrahams und Lots in Bethel, um 1753, Rom, Sammlung Carandini-Albertini

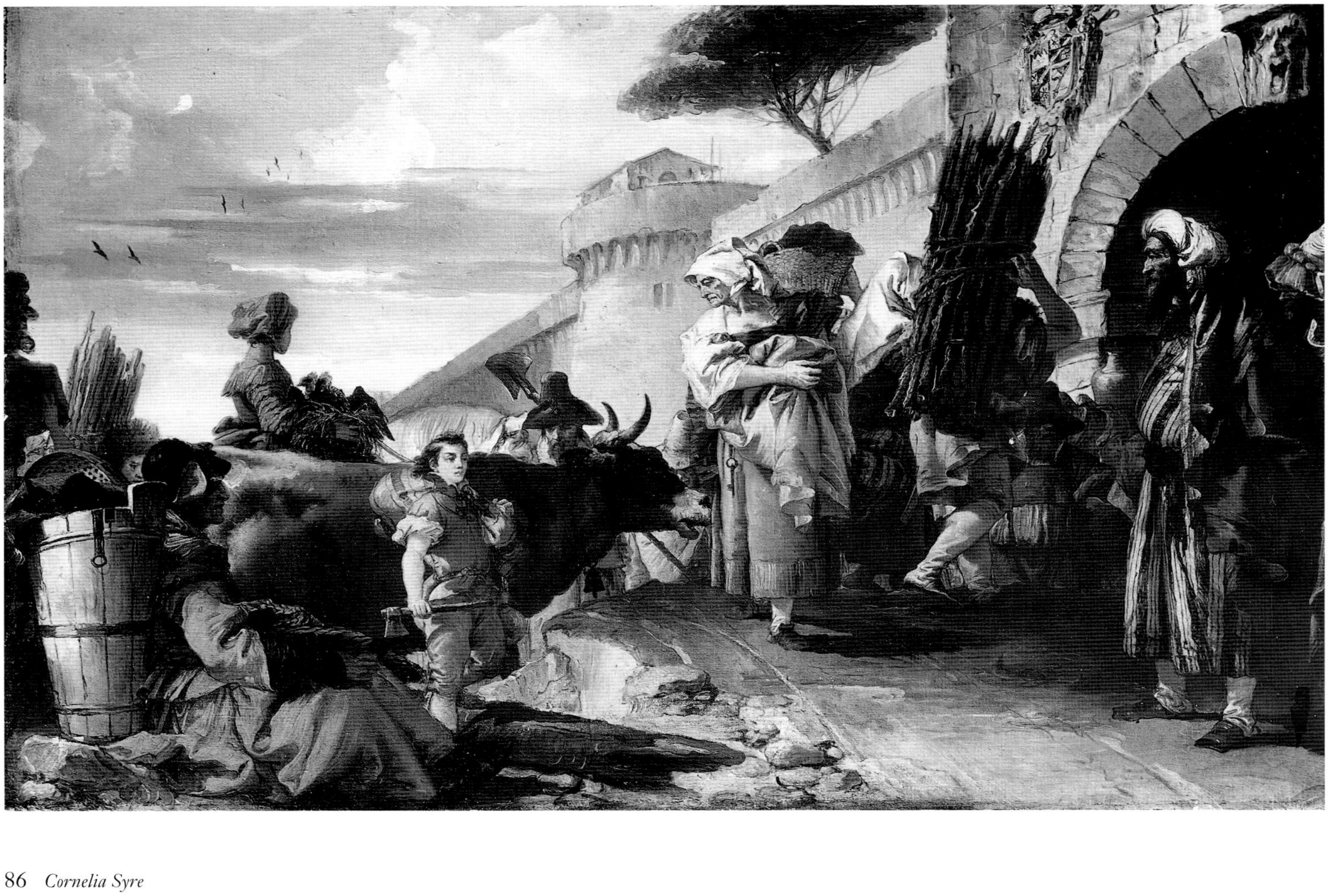

Blindenheilung (Abb. 6).[39] Auch die Farbigkeit – die Hauptfiguren sind durch kräftige Töne akzentuiert, Hintergrund und Engelgruppe in zurückhaltenden, gebrochenen Tönen gegeben – entspricht jener von *Christus und Magdalena*. Bezeichnend ist, daß Domenico hier eine frühere radierte Bildfindung aufgreift, sie verändert und in das Medium der Malerei umsetzt.

Das Münsterschwarzacher Altarbild mit der *Steinigung des Hl. Stephanus* galt lange als zerstört, seine Komposition war nur durch eine Radierung Domenicos bekannt (Bd. 1, Kat. 68). Mariuz hat dieses Hauptwerk Giandomenico Tiepolos 1978 wiederentdeckt (Bd. 1, Kat. 65). Die Bilderzählung folgt, entsprechend dem Wunsche Balbus', der Apostelgeschichte 7, 54–60. Abt Balbus hatte in einem Postskriptum zu seinem Schreiben vom 14. Februar 1754 noch vier Punkte genannt, die er der besonderen Beachtung Domenicos empfahl: »Jesus Christus soll rechter Hand im offenen Himmel erscheinen. Das Aufgeben des Geistes [l'esprit mourant] des gesteinigten Stephanus. Die Wut der Verfolger. Paulus voller Aufmerksamkeit beim Bewachen der Kleider der Juden.«[40]

Die monumentalen Figuren von Stephanus und seinen beiden Peinigern beherrschen das Bildfeld. Stephanus kniet am Boden, er hat die Arme emporgestreckt, als wolle er die himmlische Erscheinung der Trinität in seiner Qual anrufen. Seine Peiniger umdrängen ihn, ihre Gesten lassen die Wucht ahnen, mit der die Steine ihn treffen werden. Rechts steht Paulus, der die Kleider der Peiniger bewacht. Zuschauer haben sich am Fuße der Anhöhe gesammelt, auf der das grausige Geschehen stattfindet.

Domenico hat die Vorstellungen von Balbus wohl in exemplarischer Weise erfüllt. Die Wut der Verfolger und das qualvolle Sterben von Stephanus sind zum eigentlichen Thema geworden. Die Übersteigerung der Gesten verleiht dem Gemälde eine Expressivität, die gegenüber der eher verhaltenen Stimmung der Würzburger Bilder ungewöhnlich ist. Domenico knüpft darin an frühere

Abb. 9 Giovanni Domenico Tiepolo, Die Trennung Abrahams von Lot, um 1753, Rom, Sammlung Carandini-Albertini

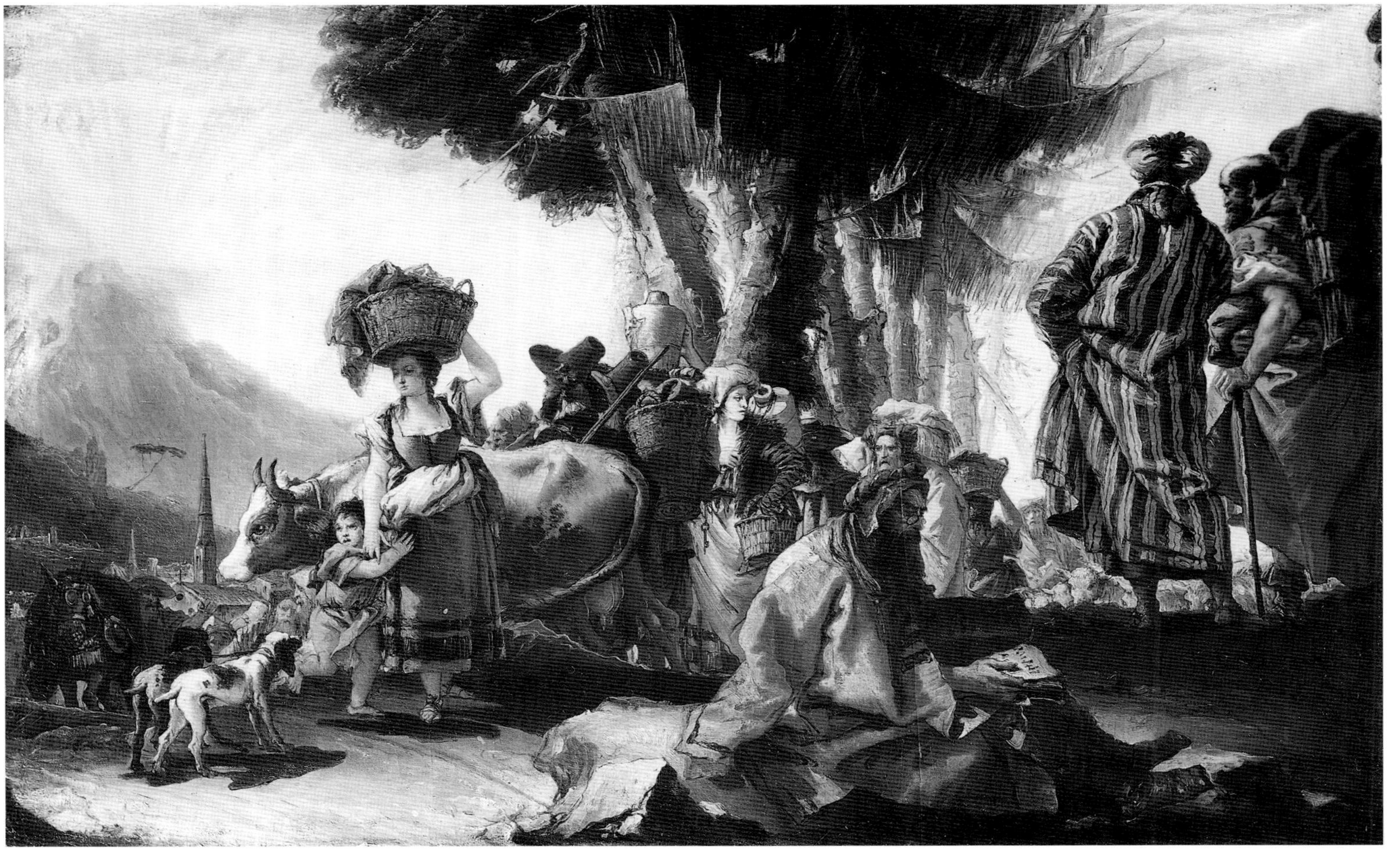

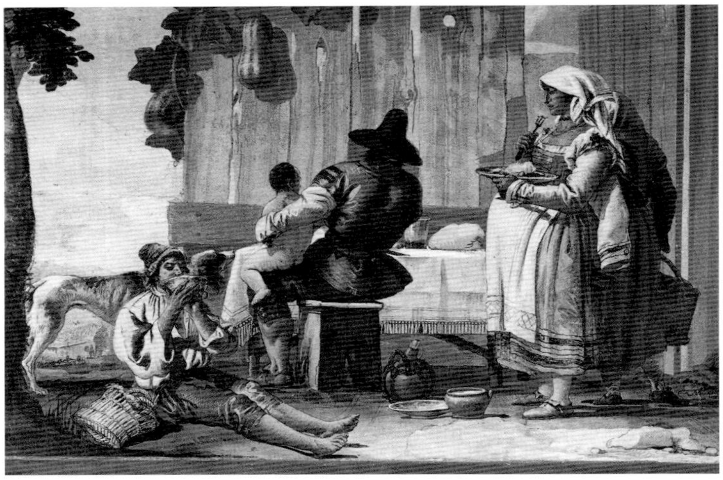

Abb. 10 Giovanni Domenico Tiepolo, Bauernfamilie beim Mahl, 1757, Vicenza, Villa Valmarana (Ausschnitt)

Abb. 11 Giovanni Domenico Tiepolo, Die Ruhe auf der Flucht nach Ägypten, um 1752/53, Budapest, Szépművészeti Múzeum

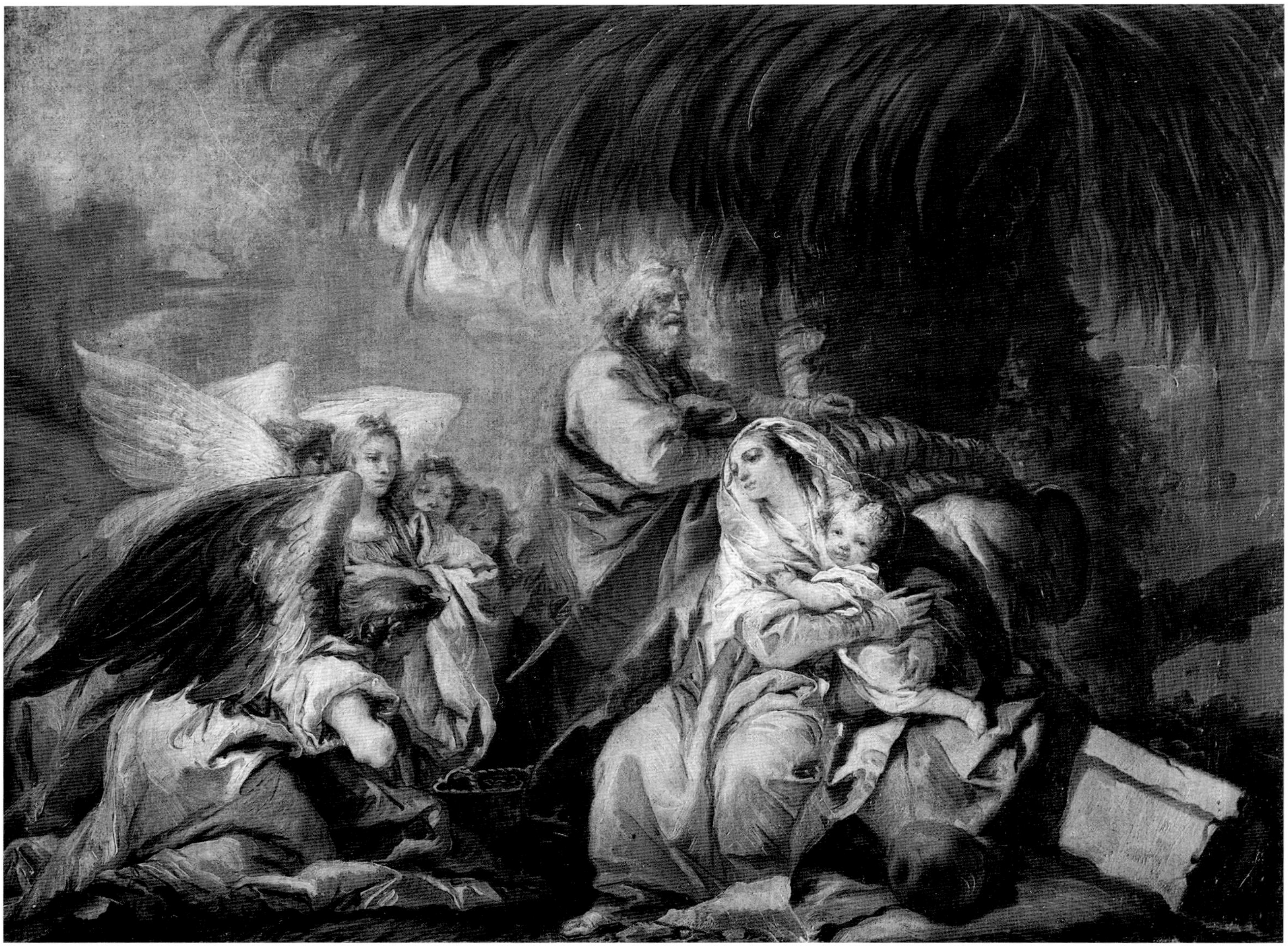

Lösungen an, wie das *Martyrium des Hl. Johannes von Nepomuk* (um 1747–1749) im Oratorio del Crocifisso in San Polo (Abb. 1). Einzelmotive verweisen auf Werke des Vaters. Der kniende Heilige hat sein Vorbild im *Martyrium des Hl. Johannes, Bischof von Bergamo* (um 1743–1745) in der Kathedrale von Bergamo, ebenso der Engel mit Krone und Palme.[41]

Entscheidende Anregungen erhielt Domenico möglicherweise von dem 1597 datierten Stephanus-Martyrium des Ludovico Cigoli, ehemals in der Klosterkirche der Clarisse di Montedomini, Florenz (Abb. 12). Die brutale Gewalt der Folterer, vor allem das Motiv desjenigen, der den Stein mit beiden Händen gepackt hat und zum Wurf ausholt, ist vergleichbar. Das Gemälde Cigolis hatte bald nach seiner Entstehung große Wirkung auf die zeitgenössischen Künstler, wie zahlreiche Beispiele belegen.[42] Auch Rubens hat sich in seinem *Martyrium des Hl. Stephanus* in Valenciennes darauf bezogen.[43] Daß Domenico die Komposition kannte, ist wahrscheinlich und wird durch ein weiteres Argument gestützt: Der den Heiligen mit voller Wucht zu Boden Tretende bei Cigoli könnte Domenico zu dem Schergen in der um 1772 entstandenen *Geißelung Christi* im Prado, Madrid, angeregt haben.[44]

Mit diesem bedeutenden Auftrag und außergewöhnlichen Werk wird die Reihe der Arbeiten Giandomenico Tiepolos für Würzburg beschlossen. Briefe aus den Jahren 1757 und 1761 belegen nicht nur weiteren Kontakt, sondern auch, daß Domenico noch Gemälde für Würzburger Auftraggeber schuf, die bisher nicht identifiziert werden konnten.[45]

Im März 1762 begleitete Domenico seinen Vater, der einer Einladung des spanischen Königs Karl III. folgte, nach Madrid. Am 27. März 1770 starb Giambattista überraschend, und Domenico kehrte im November des Jahres nach Venedig zurück. Ähnlich wie in Würzburg dürfte Domenicos vorrangige Aufgabe dort die Mithilfe bei den großen Projekten des Vaters gewesen sein. Es ist jedoch erstaunlich, daß aus der Madrider Zeit kein einziges gesichertes Werk Domenicos bekannt ist. Möglicherweise hatte er dort nicht die Freiheit zu eigener künstlerischer Bestätigung, wie sie sich ihm in Würzburg in so reichem Maße geboten hatte.

Überblickt man Domenicos Schaffen nach 1770, so wird deutlich, daß die Zeit in Würzburg für ihn nicht nur die Ausprägung eines spezifisch eigenen Stiles bedeutete, sondern daß – aus heutiger Sicht – einige seiner schönsten Gemälde damals entstanden. Gegen Ende des Lebens schuf er sein heute berühmtestes Werk, die Fresken in der Villa Tiepolo in Zianigo, 1791 datiert (Abb. 13). In diesen ›Phantasiestücken‹ mit Volksbelustigungen oder dem Treiben der Pulcinella, von Gestalten der Commedia dell'arte ließ Domenico seine künstlerische Vorstellungswelt noch einmal lebendig werden. Sie weisen letztlich in die Würzburger Zeit, in der sich Domenico erstmals mit Themen dieser Art auseinandergesetzt hatte.

Am 3. Mai 1804 starb Giandomenico Tiepolo in Venedig als letzter großer Vertreter der venezianischen Barockmalerei.

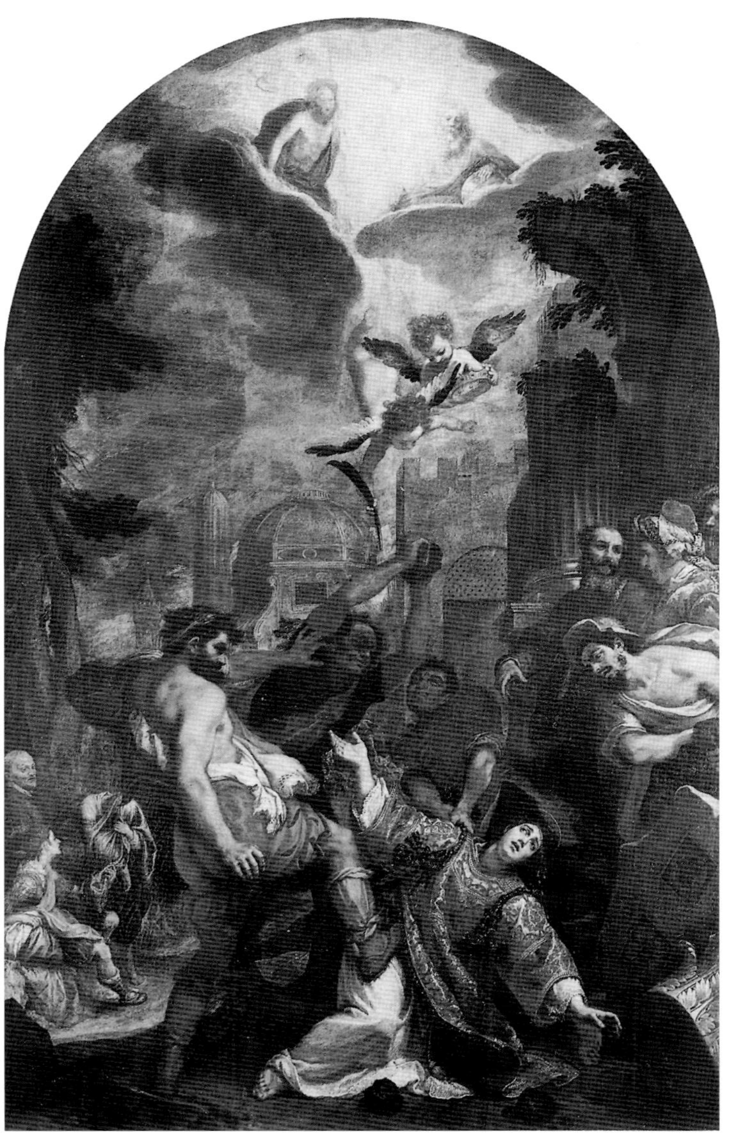

Abb. 12 Ludovico Cigoli, Die Steinigung des Hl. Stephanus, 1597, Florenz, Palazzo Pitti

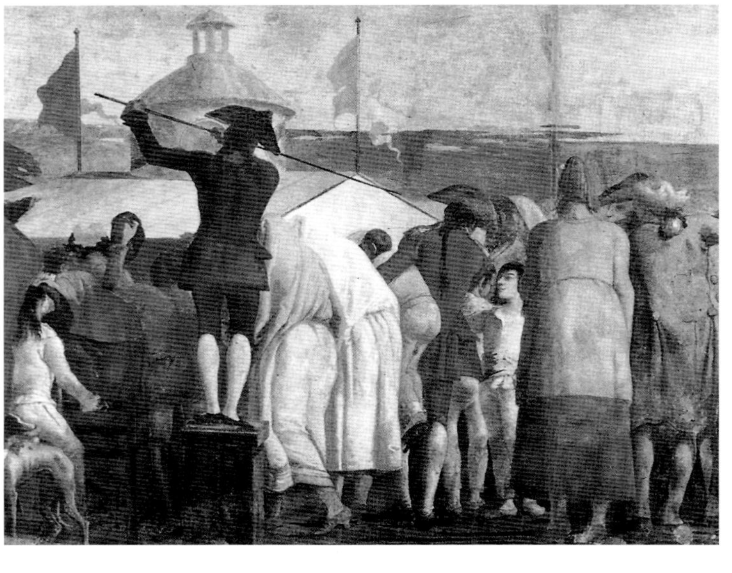

Abb. 13 Giovanni Domenico Tiepolo, Il mondo novo (Die neue Welt), 1791, ehem. Zianigo, Villa Tiepolo, Venedig, Ca' Rezzonico

1 »[…] mira arte confecit.« Flaminio Cornaro (Flaminius Cornelius), *Ecclesiae Venetae…*, Bd. II, Venedig 1749, S. 314. Erstmals wies Levey (1971, S. 312–313) auf den Passus hin.

2 »[L'opera] è gritichata per eserli li chostumi à fatti tutte figure straniere parte vistiti alla spanola, schiavoni e altre carichature che dicono che in quel tempo non si ritrovava tal sorte di gente ma che lui li à fatti perchè meglio comodono al suo caratro.« Publiziert von E. Arslan, ›Quattro lettere di Pietro Visconti a Gian Pietro Ligari‹, in: *Rivista Archeologica dell'antica provincia e diocesi di Como*, 133, 1952, S. 69.

3 »[…] nulla dubitando, ch[e] […] il Suo bel talento verrà ad esser'un giorno nella bella arte di pittura una vera copia dell'originale, cio'è, del virtuoso Suo Sig. Padre.« Stadtarchiv Würzburg, Nachlaß Ziegler, Nr. 5117, fol. 5; vgl. hier S. 177, Dok. 38. Ich bin Herrn Dr. Kossatz zu großem Dank für seine Hilfe bei der Auffindung und Lektüre der Archivalien verpflichtet.

4 Siehe auch Whistler 1994.

5 Morassi 1941; Mariuz 1971, S. 73–80.

6 Knox 1980, S. 76–79.

7 Levey 1986, S. 135.

8 Ebenda, S. 136. Siehe auch Whistler 1993.

9 Hetzer 1943, S. 53; von Freeden/Lamb 1956, S. 101–102; Büttner 1980, S. 83; Levey 1986, S. 185–186 und 190–191.

10 Domenico war 1751 bereits 24 Jahre alt! Nach freundlicher Auskunft von B. Schwabe sind keine späteren Veränderungen an der Zahl feststellbar.

11 Zahlung am 8. September 1751. Hofkammerprotokoll 1751, fol. 809v, Staatsarchiv Würzburg. Siehe hier S. 176, Dok. 34.

12 Büttner 1980, S. 85–86.

13 Ebenda, S. 85. Die Einführung und Betonung des Schwertes in der Supraporte hat eine gewichtige inhaltliche Bedeutung.

14 Ehemals in der Sammlung Guttenberg, heute Paris, Musée du Louvre. Sie wurden von Sack 1910, S. 305, Domenico zugewiesen. Siehe Mariuz 1971, S. 152 und Abb. 36–37; Knox 1980, S. 326, P 341, 342.

15 Ehemals in der Sammlung Martinengo, Würzburg. Sack 1910, S. 188, brachte sie erstmals mit Domenico in Verbindung. Siehe Mariuz 1971, S. 118, 119; Knox 1980, S. 298, P 57, 66. Zu dem Frankfurter Gemälde siehe auch E. Valentiner, in: *Meisterwerke alter Malerei im Städelschen Kunstinstitut*, Frankfurt am Main 1932, S. 171–173.

16 Morassi 1962, Abb. 286–289.

17 Zahlung am 4. September 1753. Hofkammerprotokoll 1753, fol. 381v, Staatsarchiv Würzburg; vgl. hier S. 176, Dok. 35. Sack 1910, S. 306, stellte erstmals einen – möglichen – Zusammenhang zwischen der Zahlung und den beiden Bildern her, worin ihm die Forschung folgte.

18 »breit 5 Schue 8 Zoll, und 4 Schue 2 Zoll hoch« (1 Schuh = ca. 33 cm; 12 Zoll = 1 Schuh); sogenanntes Rösnerbuch 215, fol. 11, Staatsarchiv Würzburg; vgl. hier S. 180, Dok. 53a. N. Knorn wies in ihrer unveröffentlichten Magisterarbeit, die ich dankenswerterweise einsehen durfte, auf den Eintrag hin (Knorn 1994, S. 20).

19 »3 Schue hoch, und 4 Schue 6 Zoll breit«; sogenanntes Rösnerbuch 215, fol. 359, Staatsarchiv Würzburg; vgl. hier S. 180, Dok. 53e.

20 G. Knox, in: *18th Century Venetian Art in Canadian Collections*, Ausst.Kat. Vancouver Art Gallery 1989, Nr. 10, S. 22–24, schlägt das Bild mit der *Vertreibung der Wechsler aus dem Tempel*, Sammlung Thyssen-Bornemisza (Mariuz 1971, S. 125 und Abb. 40) als eine der Supraporten vor. Siehe zuletzt H. W. Grohn, in: Ausst.Kat. Hannover/Düsseldorf 1991/92, Kat. Nr. 80D, S. 248.

21 *Inventarium… 1778*, sogenanntes Rösnerbuch 215, S. 19; vgl. hier S. 180, Dok. 53b.

22 Das Gemälde ist – links unterhalb der Palme – signiert und datiert. Über die unterschiedliche Lesung der Jahreszahl (1751 bzw. 1754) und den Forschungsstand siehe zuletzt J. Cadogan, *Wadsworth Atheneum Paintings II, Italy and Spain*, Hartford 1991, S. 214–242. Eine Variante (Ölskizze dazu?) befand sich ehemals in der Sammlung Bertini, Mailand (Mariuz 1971, S. 126 und Abb. 50).

23 Precerutti Garberi 1960, Abb. 7. Eine Variante (Ölskizze dazu?) war ehemals in der Sammlung Baroness Essen, Rom (Mariuz 1971, S. 135 und Abb. 49).

24 Zitiert nach Haskell 1980, S. 323–324.

25 Gealt 1986.

26 Siehe zu den Vorbildern: Ausst.Kat. London/Washington 1994, Kat. Nr. 233, S. 507–508.

27 Die Gemälde wurden von E. Modigliani, ›Capolavori del Settecento veneziano ritornati in Italia‹, in: *Dedalo*, 5, 1924, S. 333–357, als ein Werk Giambattistas bekannt gemacht. Morassi 1941, wies sie Domenico zu. Siehe zuletzt Knox 1980, S. 315, P 227, 228.

28 So erinnert die Gestalt des vorn sitzenden Alten in *Die Trennung Abrahams von Lot* an den Philosophen in einem der *Scherzi di fantasia* (Russell 1972, Nr. 34 mit Abb.). Die Rückenfigur im orientalischen Gewand rechts am Bildrand ist aus der Kreuzwegstation VII, Venedig, San Polo, übernommen (Mariuz 1971, Abb. 7).

29 Die Benennung der Szenen – mit Fragezeichen – geht auf Modigliani 1924 (wie Anm. 27) zurück.

30 Modigliani 1924 (wie Anm. 27) vermutet in dem am Boden sitzenden Alten Abraham, in der Rückenfigur rechts am Bildrand Lot. Letzterer erscheine auch in dem Pendant rechts unter dem Torbogen.

31 Archiv der Abtei Münsterschwarzach, I, C I f; vgl. hier S. 176 f., Dok. 36a.

32 Archiv der Abtei Münsterschwarzach, I, C I; vgl. hier S. 177, Dok. 36b.

33 Schon Precerutti Garberi (1964) hatte versucht, die »Tablette« und ihr »Compagnon« zu identifizieren. Das Bild wurde von Sack 1910, S. 308, Domenico zugeschrieben. Siehe Mariuz 1971, S. 115; Knox 1980, S. 295, P 30, und zuletzt I. Barkóczi, in: *Treasures of Venice, Paintings from the Museum of Fine Arts Budapest*, Ausst.Kat. High Museum of Art Atlanta, Seattle Art Museum, The Minneapolis Institute of Arts, 1995/96, Kat. Nr. 18, S. 112–113.

34 Molmenti 1909, S. 180, unter Hinweis auf S. Göbl, *Die große Parade… Anhang: Würzburg, die Stadt des Rococo*, Würzburg 1879, S. 44–45.

35 *Die Kunstschaetze der aufgeloesten Stifte und Kloester in Bayern, July 1803-1807*; Fach IX, Lit. K. Nr. 1, Konv. II, Archiv der Bayerischen Staatsgemäldesammlungen, München.

36 Sogenanntes Zweibrücker Nachtragsinventar, 1800–1822, Archiv der Bayerischen Staatsgemäldesammlungen, München.

37 Das Budapester Bild mißt 47,7 x 65 cm.

38 Das Bild erscheint schon nicht mehr in dem Inventar von 1822, es wurde vermutlich bereits vorher abgegeben. 1909 ist es im Besitz von József K. Beer, Budapest, der es 1932 dem Szépmüvészeti Múzeum, Budapest, schenkte.

39 Für eine Entstehung des Gemäldes vor der Radierung sprechen sich Rizzi 1971, Nr. 78, S. 171; Russell 1972, Nr. 75, S. 108–109, und zuletzt Barkóczi 1995/96 (wie Anm. 33) aus; für eine Datierung um 1752/53 plädiert Mariuz 1971, S. 115.

40 Vgl. hier S. 177, Dok. 36b.

41 Mariuz 1978.

42 M. Chiarini, in: *Lodovico Cigoli 1559–1613 tra Manierismo e Barocco*, Ausst. Kat. Palazzo Pitti, Florenz 1992, Nr. 13, S. 94–96.

43 W. Friedländer, ›Early to full Baroque: Cigoli and Rubens‹, in: *Studien zur toskanischen Kunst. Festschrift für L. H. Heydenreich zum 23. März 1963*, München 1964, S. 65–82.

44 Mariuz 1971, Abb. 233.

45 Siehe hier S. 178 f., Dok. 41 und 42.

FLORIAN FIEDLER

Giovanni Battista Tiepolos Würzburger Zeichnungen

Die kurze, äußerst fruchtbare Schaffensperiode von Giambattista Tiepolo in Franken ist durch etwa hundert erhaltene Handzeichnungen dokumentiert, die als Kompositionsentwürfe, Skizzen oder Detailstudien den Entwurfsprozeß von insgesamt vierzehn Werken offenlegen: drei Fresken im Kaisersaal mit der *Hochzeit Friedrich Barbarossas*, der *Belehnung Bischof Herolds* und dem ›Genius Imperii‹, dem die burgundische Braut zugeführt wird, das riesige Treppenhausfresko, die zwei Altarblätter für die Würzburger Schloßkapelle mit der *Himmelfahrt Mariae* und dem *Engelsturz*, die *Anbetung der Könige* für das Kloster Münsterschwarzach, die beiden Ölgemälde mit Szenen aus dem Liebesleben von Rinaldo und Armida, dann *Coriolan vor den Mauern Roms*, *Mucius Scaevola vor Porsenna*, *Esther vor Ahasveros*, *David und Abigail* und schließlich der *Tod des Hyazinth*.[1] Giambattista muß in diesen drei Jahren unermüdlich gearbeitet haben, in der warmen Jahreszeit an den Fresken, in den beiden Wintern 1751/52 und 1752/53 an den Ölgemälden. Aus all diesen Werken strömt der Eindruck von Virtuosität und Leichtigkeit, ein Phänomen, das schon immer an seiner Malerei gerühmt wurde, das aber in Wirklichkeit das Ergebnis gründlicher Vorarbeiten war.

Die Rolle der Zeichnungen im Schaffensfortgang

Wie hat man sich den Schaffensprozeß vorzustellen, und welche Folgen hat das für die Klassifizierung der Zeichnungen, die hier untersucht werden sollen? Zunächst ging es Giambattista Tiepolo um die Kompositionsfindung: Er tastete sich nicht mühsam um Ideen ringend an eine endgültige Fassung heran wie beispielsweise Domenico, sondern ging mit geradezu sprunghafter Leichtigkeit von einer Kompositionsstudie zur nächsten, die jede für sich als abgeschlossenes Meisterwerk gelten könnte.[2] Außergewöhnlich gut läßt sich Tiepolos Vorgehensweise am *Tod des Hyazinth* verfolgen. Dieses Ölgemälde wurde von Graf Wilhelm von Schaumburg-Lippe 1750 für zweihundert Zechinen erworben, hing zuerst in seinem Schloß zu Stadthagen, später in Bückeburg und befindet sich heute im Besitz der Sammlung Thyssen-Bornemisza (Bd. 1, Abb. S. 139).[3] Zu diesem Bild haben sich noch neunzehn Blätter erhalten mit insgesamt dreizehn Kompositionsstudien, sechzehn Aktstudien des jugendlichen Körpers des Hyazinth und neunzehn Details wie Arme, Beine, Köpfe, die Giambattista möglichst papiersparend auf Vorder- und Rückseiten skizzierte. Diese Zeichnungen teilen sich in zwei Gruppen: Für die Kompositionsstudien verwendete er ausschließlich weißes Hadernpapier, das er mit Feder und Lavierpinsel in brauner Bistertinte bearbeitete. Blaues Papier benutzte er für die Detailstudien, auf die er mit dem Rötelstift zeichnete und dann in weißer Kreide mit leuchtenden Höhungen versah. Das bedeutet also einerseits Braun auf weißem Grund für malerisch orientierte Gesamtwirkungen, andererseits Rot und Weiß auf blauem Grund für Einzelstudien, in diesem Fall für den rosig schimmernden, wie aus Porzellan modelliert wirkenden Oberkörper des Hyazinth. Dieses Verhältnis von Kompositionsvorzeichnungen zu Detailvorzeichnungen pegelt sich bei den meisten Werken bei 1 : 3 ein, eine Aussage, die natürlich unter Berücksichtigung der Verlustquote nur vorbehaltlich gelten kann.

Zunächst stellt sich die Frage, wie Giambattistas Schaffensprozeß voranschritt, zunächst einmal unabhängig vom Zeichenstil, der später noch ausführlich besprochen werden soll. Der Arbeitsfortgang läßt sich rekonstruieren, die hier vorgestellte Abfolge der Entwürfe besitzt eine, wenn auch hypothetische Chronologie. Das erste Blatt (Abb. 1) zeigt eine in nervösen Zügen ausgeführte Rötelskizze, die nicht viel mehr als einen Figurenhintergrund andeutet, vor dem sich zwei Personen aufhalten, einen in sich zusammengesunkenen Körper und eine von hinten herbeieilende, stützende Figur. Hier kam Tiepolo die ›Idea prima‹, in der er schon das grundsätzliche Figurenarrangement festlegte, wenn auch in so allgemeiner Form, daß man es in der älteren Literatur für eine Vorzeichnung für *Angelica, die Medoro heilt* gehalten hat.[4] Erst auf der Rückseite des Blattes (Abb. 2) läßt sich eine klare Bedeutung ablesen: Der bestürzte Apoll eilt seinem Liebling Hyazinth zu Hilfe, den er beim Ballspiel tödlich verletzt hat.[5] Alle danach folgenden Zeichnungen variieren die Körperhaltung des Verunglückten. Manche sind sogar ausführlicher in der Detailbehandlung als die letzte Kompositionsstudie (Bd. 1, Kat. 72), zeigen schon Details wie den Ballschläger oder eine neuartige Hintergrundbehandlung mit Pappelallee und Architekturversatzstücken (Bd. 1, Kat. 73). Man erkennt an diesen Vorzeichnungen, daß Giambattistas Vorstellungen ohne Verzögerung aufs Papier flossen, weil sich seiner Spontaneität beim Komponieren keine maltechnisch bedingten Einschränkungen in den Weg stellten. Es ist typisch für den Ideenreichtum des Künstlers, daß die verschiedenen Kompositionsentwürfe ein Bündel von zum Teil sehr unterschiedlichen Alternativen in Vorschlag bringen: Tiepolo geht nicht linear, sondern eher sprunghaft vor, und das erklärt, warum die endgültige Lösung unter den Kompositionsentwürfen nicht die genaueste, ausführlichste Zeichnung ist.

Die Federzeichnungen

Die erste Federzeichnung baute Giambattista auf einer nur rasch angedeuteten Skizze in Rötel auf, ein Medium, für das er in dieser Schaffensperiode eine Vorliebe entwickelt hatte, denn das Gros der Würzburger Zeichnungen ist in roter Kreide hergestellt worden. Diese Gedankenskizze in Rot fuhr er dann mit einem in Bistertinte getauchten Federkiel nach. Der energische Duktus glitt förmlich übers Papier, die Konturen bleiben vage und nehmen konkrete Formen nur dort an, wo es sich um wichtige Details handelt. Das Gesicht des Apoll erscheint in zwei Fassungen: zunächst in einer schon relativ genauen Form, mit einem herzförmig geschnittenen Gesicht, einer kleinen Nase, zu Schlitzaugen reduzierten Augen und mit geradezu kalligraphischer Schwunghaftigkeit ausgeführtem Haar, das sich an der Gedankenskizze in Rötel orientiert. Dieses Apollgesicht kam der Endfassung in Öl schon erstaunlich nahe. Aber kaum war die Tinte trocken, skizzierte Tiepolo eine zweite Fassung, indem er den wie zu einer Fechtmaske reduzierten Kopf in seiner Haltung veränderte, die Schultern und den Oberkörper leicht drehte und mit wenigen Pinselstrichen die Zeichnung in ein dramatisches Helldunkel tauchte. In dieser Zeichnung wollte der Künstler offensichtlich Körperhaltung und Lichtverhältnisse studieren, aber es gelang ihm ein Kunstwerk: Ein dunkler Pinselstrich geht über die linke Seite von Apolls Oberkörper, man sieht, wie sich einzelne Pinselhaare von diesem Hauptfluß abspreizen und in drei dünnen Linien auf den Kopf des Hyazinth zustreben. Diese dramatisch wirkende Linie besitzt darüber hinaus einen körperungebundenen, arabesken Charakter, der auf dem hellen Zeichengrund wie eine Kalligraphie zu schweben scheint – ein Phänomen, das vom Künstler nicht beabsichtigt war, aber ein Qualitätsmerkmal darstellt.

Analysiert man Giambattistas Federzeichnungen der Würzburger Periode hinsichtlich ihres jeweiligen Entstehungsprozesses, in dem sich innerhalb kürzester Zeit verschiedene Techniken und Zeichenmittel schichtenweise überlagerten und zu einem Gesamteindruck fügten, dann läßt sich folgende Schlußfolgerung ziehen: Fast immer baute Giambattista seine Federzeichnungen auf einer Rötelvorzeichnung auf, ging dann mit der Feder darüber und lavierte meistens unmittelbar danach, was den Vorteil besitzt, daß sich Konturlinien in der verschattenden Pinsellavierung so gut einfügen oder auflösen, daß die Zeichnung wie eine Grisaillemalerei wirkt – eine schwierige Methode, die eine schnelle Ausführung erfordert. Die freibleibenden weißen Stellen sollten außerdem vom Betrachter als Höhungen gesehen werden. Wo dieser malerische Effekt nicht beabsichtigt war, wartete der Künstler einfach, bis die Tinte der mit der Feder gezogenen Konturen soweit getrocknet war, daß sich eine helle transparente Lavierschicht darüberlegen ließ. Diese zweite Methode war die bevorzugte Arbeitsweise des etwas langsameren Domenico Tiepolo, der die Umrißlinien seiner Figuren auf diese Weise betonte und somit einen graphisch orientierten, etwas trockeneren Gesamteindruck erzeugte.

Abb. 1 Giovanni Battista Tiepolo, Der Tod des Hyazinth, um 1750, Triest, Museo Civico di Storia e Arte

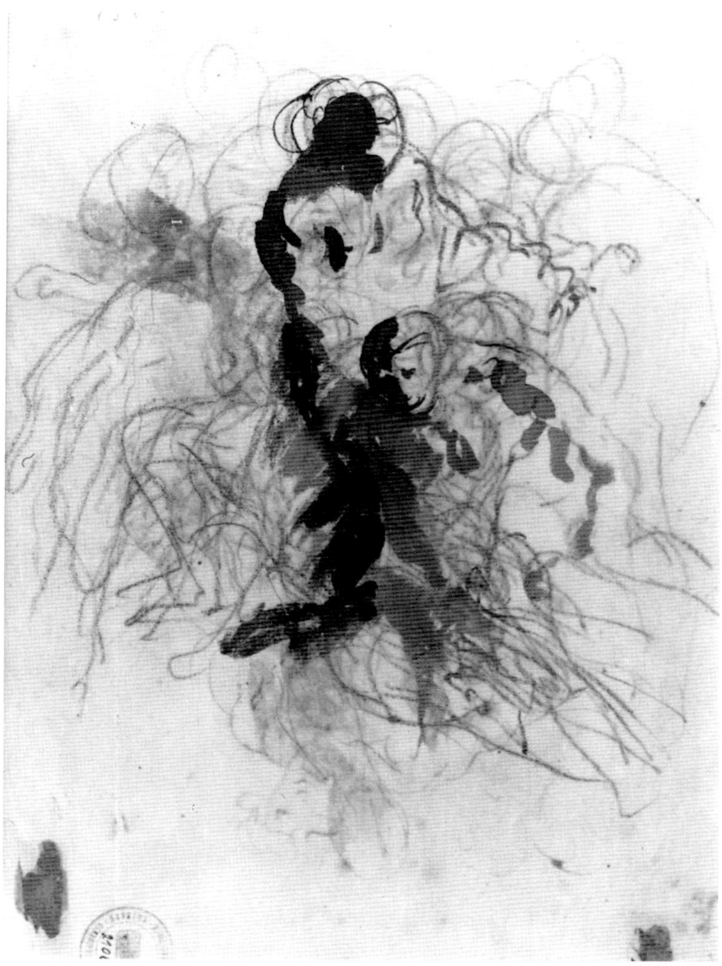

Zur Händescheidung bei den Federzeichnungen

Der Sohn arbeitete meistens schon bei der ersten Vorzeichnung in Bleigriffel oder Rötel etwas gründlicher, führte dann die Feder bedächtig, häufig absetzend, meistens in einem tremulierenden, leicht zittrigen Duktus. Dann ließ er alles so ruhen, bis die Tinte trocken war, was bei dem aus Buchenholzruß und Gummiarabicum hergestellten Bister des 18. Jahrhunderts eine gewisse Wartefrist erforderte. Anschließend erst lavierte Domenico, wartete wieder einige Zeit, begann mit der Binnenzeichnung, vervollständigte bei dieser Gelegenheit die Umrißlinien der Figur, ließ wieder Zeit verstreichen und lavierte schließlich zum zweiten Mal. Diese sich teilweise überlappende doppelte Lavierschicht erzeugt eine reizvolle Tiefenwirkung. Domenicos Federzeichnungen sind in vielen Fällen wie Gemälde gearbeitet. Immer wieder legte er in einem neuen Arbeitsgang eine weitere Schicht auf, so daß die hellen, dünnen Partikel der Bistertinte stellenweise durch die schon aufgelöste Kreideschicht der ursprünglich glattgestrichenen Papieroberfläche sickerten und hinten auf der Rückseite honiggelbe Flecken verursachten, während auf der Vorderseite des Papiers die größeren dunklen Rußteilchen verblieben und sich zum Teil wie ein Schleier über Teile der Darstellung legten. Diese Vorgehensweise charakterisiert vor allem Domenicos Zeichnungen, die er um ihrer selbst willen geschaffen hat, kleine Kabinettstücke, die unabhängig von einem Auftraggeber entstanden. Diese Federzeichnungen, die er mit zunehmendem Alter immer häufiger anfertigte, begründen sein Renommee in der Kunstgeschichte. Dennoch wirken die Federzeichnungen des Vaters sowohl sicherer in der Ausführung, fülliger in der Figurenbehandlung, dramatischer in der Hell-Dunkel-Wirkung als auch plastischer beim Aufbau der Komposition.

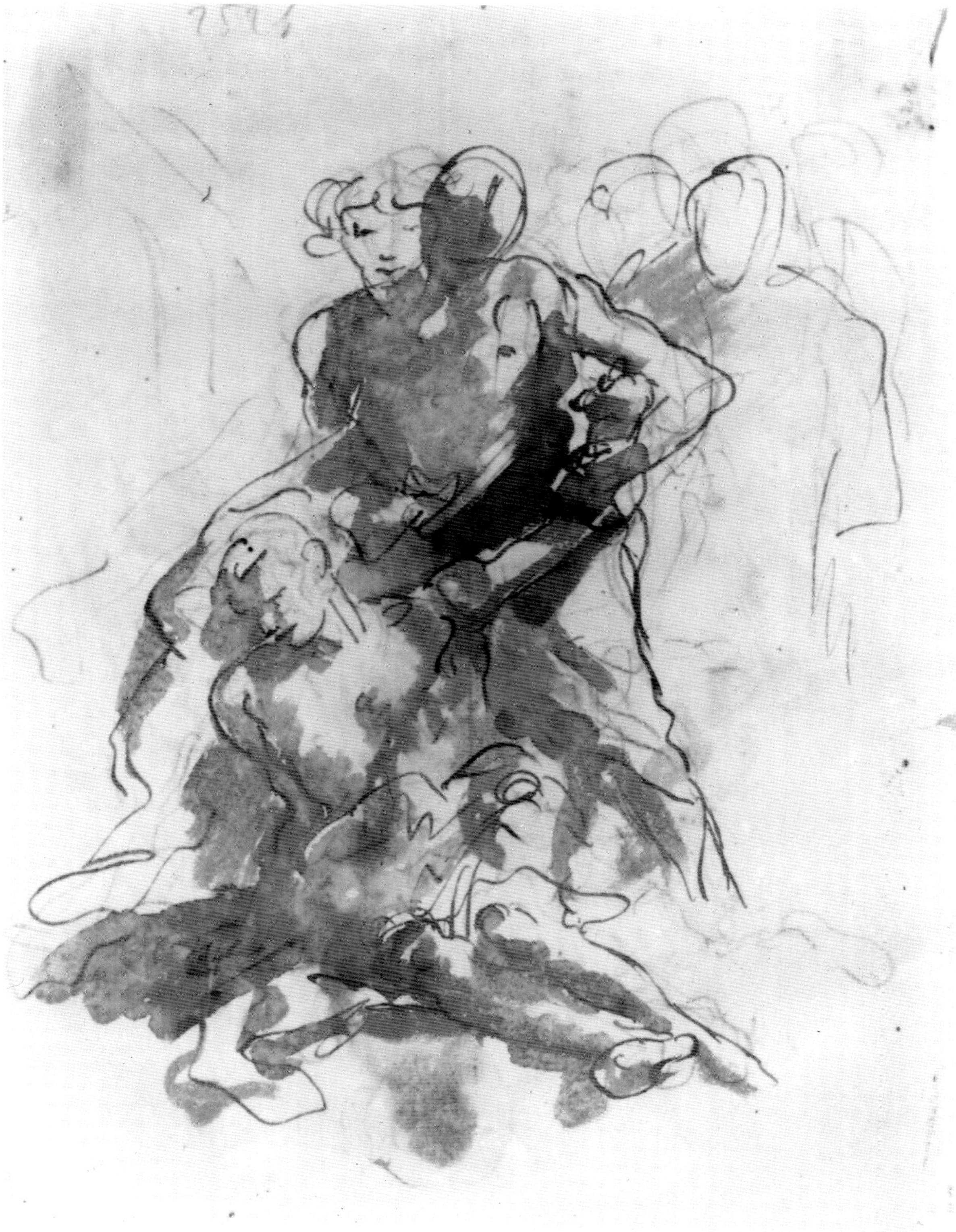

Abb. 2 Giovanni Battista Tiepolo, Apoll und Hyazinth, um 1750, Triest, Museo Civico di Storia e Arte

Die Kreidezeichnungen

So deutlich die Dinge im Bereich der Federzeichnungen liegen, so schwierig, ja teilweise unlösbar, zeigt sich die Händescheidung bei den Kreidezeichnungen. Dieses Problem läßt sich sehr gut an den Kreidevorzeichnungen zum *Tod des Hyazinth* darstellen. Sie wurden in dem Moment gezeichnet, als die Kompositionsfindung durch die besprochenen Federzeichnungen im großen und ganzen erreicht war und es nun um wichtige Detailfragen ging. Bei der Vorbereitung des Hyazinth kam wahrscheinlich ein Aktmodell in die Werkstatt, ein junger Mann mit breiten Schultern und einer Stupsnase (vgl. Bd. 1, S. 138, Abb. 3). Anders als beispielsweise bei Piazzetta zeichnete man in der Tiepolo-Schule selten nach einem Aktmodell. Domenico dürfte diese Gelegenheit wahrgenommen haben, jedenfalls existiert auch eine Kreidezeichnung von Domenico von diesem Epheben.[6] Die heitere Miene des Jünglings erwies sich für ein so dramatisches Ereignis als unpassend, und Giambattista bemühte sich offensichtlich, einen ernsteren Gesichtsausdruck zu Papier zu bringen.

Die folgenden fünf Vorzeichnungen (Bd. 1, Kat. 77, 78, 80 recto und verso, S. 138, Abb. 1), für die vielleicht ein reiferes Modell mit halblangen Haaren posierte, erinnern an einen toten Christus. Diese Pietà-Stimmung dürfte für ein profanes Thema zu feierlich gewirkt haben und Giambattista gelang schließlich eine Synthese, die auf der Rückseite der Zeichnung Kat. 80 zwar jugendlich frisch, aber ernster wirkt.

Dasselbe Blatt der Stiftung Ratjen zeigt auf der Vorderseite die Halbfigur eines stehenden männlichen Aktes mit Lendentuch und darunter die Studie eines linken Arms.[7] Der breitschultrige, muskulös gebaute Jüngling stützt sich links ab und blickt in die Ferne. Der Gesichtsausdruck wirkt aufmerksam gespannt, die Körperhaltung lässig. Im Bereich des Unterkörpers skizzierte Giambattista die Umrißlinien in Rötel relativ summarisch. Auch die wellig verlaufenden Konturen der Arme sind mehrfach gezogen worden und vermitteln einen impressionistisch bewegten, transitorischen Eindruck, der eine momentane Situation während des Aktsitzens nachvollziehbar macht. Die Geschwindigkeit der Ausführung verlangsamt sich in der Brust- und Kopfpartie, bei der Giambattista sehr behutsam vorging. Nach der Umrißzeichnung wurde der Oberkörper durch Schraffuren strukturiert und dann pastellhaft weich in der Fläche behandelt, so daß in den verschatteten Zonen der Eindruck entstand, als ob der Körper des Jünglings wie mit Puder überzogen wäre. Besonders überzeugend läßt sich dieser zweifache Effekt an Hals und Schlüsselbein nachvollziehen: Die Linien und Schraffuren bilden die Textur der Anatomie, auf die dann in einem zweiten Arbeitsgang die weiche Rötelkreide auf die ungestrichene und daher poröse Oberfläche des blauen Papiers abgerieben wurde. Nicht alle Partien des Kopfes sind so akribisch durchgebildet, die Haare sind beispielsweise nur mit wenigen Linien angedeutet. Im dritten Arbeitsschritt zeichnete Giambattista mit weißer Kreide den Lendenschurz und höhte die Glanzpunkte des Körpers, eine Maßnahme, die eine Oberfläche von ziselierter Feinheit entstehen ließ. Auf diese Weise setzte er der nervösen, sehr graphisch orientierten Linienführung des Unterkörpers eine volumenbetonte Geschlossenheit im Zentrum der Zeichnung entgegen.

Giandomenicos Kreidezeichnungen

In diesem Zusammenhang erhebt sich die Frage, wie Domenico sich dem Medium der Kreidezeichnung stellte und welche Möglichkeiten zur Händescheidung aufgezeigt werden können. Bei den Federzeichnungen war die Zeichengeschwindigkeit letztendlich das entscheidende Kriterium in der Zuschreibungsfrage. Diese Differenzierungsmöglichkeit fehlt bei den Kreidezeichnungen. Domenicos Ausbildung hatte darin bestanden, väterliche Giornate-Vorzeichnungen bedächtig, sozusagen Strich für Strich zu kopieren und auf diese Weise Giambattistas Stil zu assimilieren. Es ist sehr schwierig, Unterschiede festzustellen. Erschwerend kommt noch das Problem des Abreibens, Abpuderns und Verschmierens hinzu, bei dem die oberste Kreideschicht verlorengeht, weil sie nicht haftet wie Tinte, sondern sich im Lauf der Jahrhunderte und vor allem bei unsachgemäßer Behandlung vom Papier löst. Helfen kann in diesem Fall die Untersuchung der spezifischen Darstellungsunterschiede der beiden Künstler. Domenico tendiert gelegentlich dazu, die Extremitäten wie an den Rumpf angestückelt darzustellen. Gelegentlich gewinnt man den Eindruck von Puppen mit ausgeleierten Gliedern,

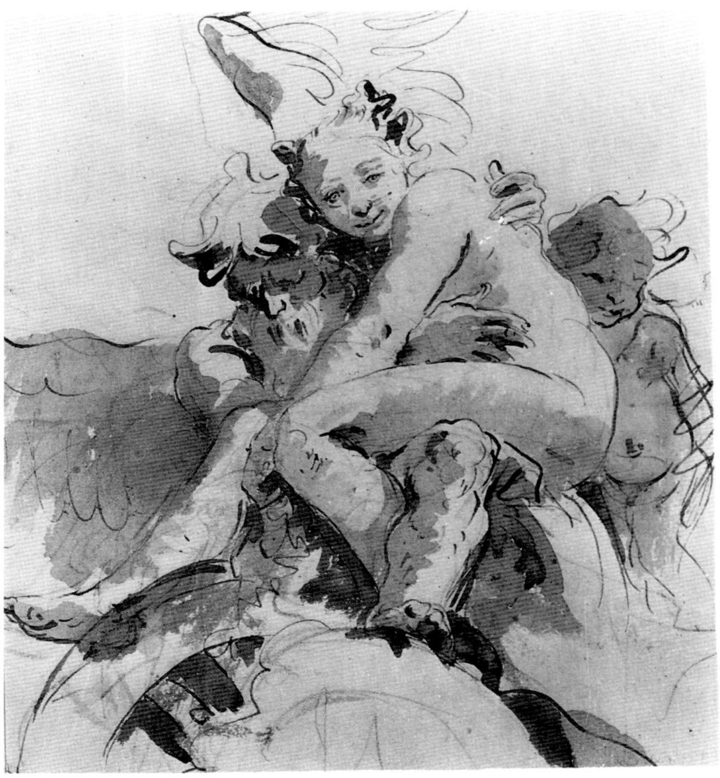

Abb. 3 Giovanni Battista Tiepolo, Die Personifikation der Zeit mit nackter junger Frau und Putto, um 1739, New York, The Metropolitan Museum of Art, Rogers Fund, 1937

Rechte Seite: Abb. 4 Giovanni Battista Tiepolo, Merkur erscheint Flußgott und Nymphe, um 1739, New York, The Metropolitan Museum of Art, Rogers Fund, 1937

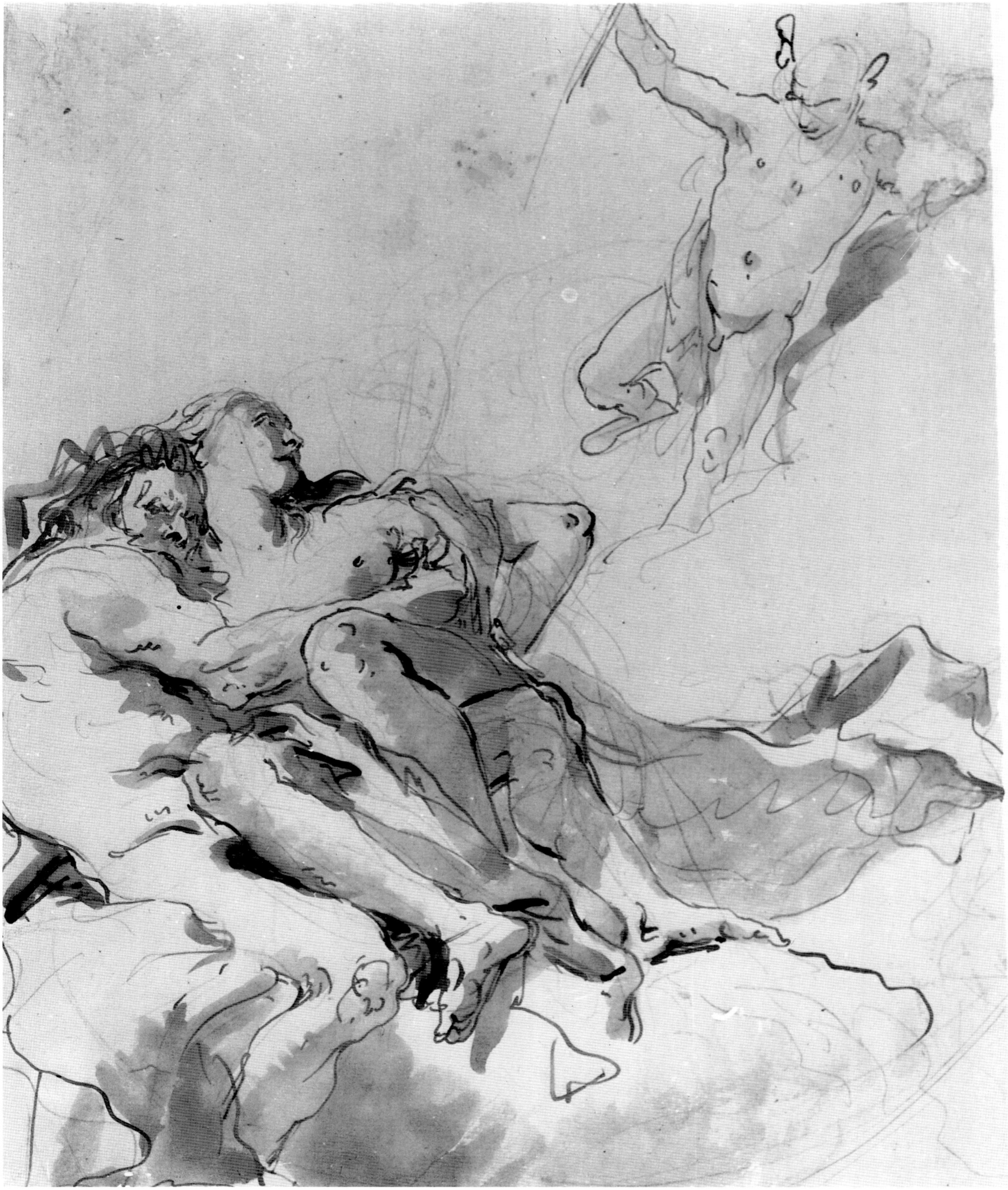

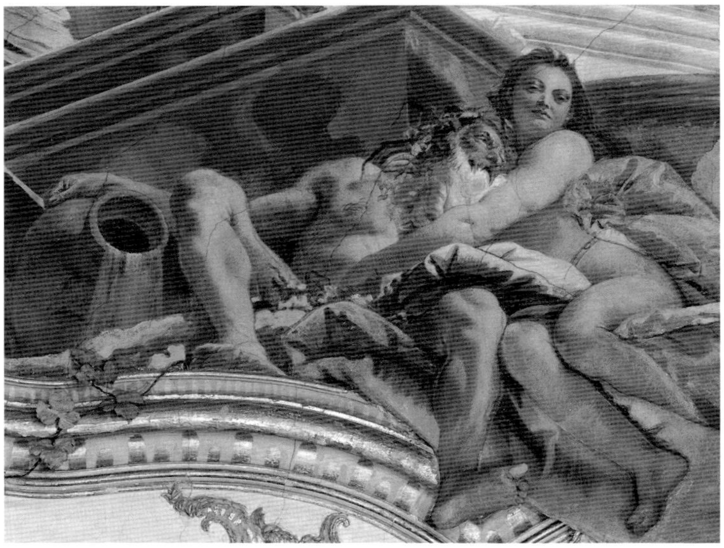

Abb. 5 Flußgott und Nymphe, Detail aus dem zentralen Deckenfresko im Kaisersaal

mit zu kleinen Köpfen oder winzigen Füßen. James Byam Shaw vermutet, daß das an der Ausbildung Domenicos gelegen haben könnte, dem Nachzeichnen väterlicher Detailstudien, die Domenicos additiven Stil herbeigeführt haben könnte.[8] Eine im Zusammenhang mit Giambattistas *Hyazinth* entstandene Kreidezeichnung (Bd. 1, S. 138, Abb. 2)[9] zeigt anatomische Verzerrungen, die für Domenico typisch sind: Ein viel zu kleiner Kopf sitzt auf einem überdimensionierten Torso, die Arme sind zu lang, die Unterarme lassen in ihrer unsicheren Umrißführung zu wünschen übrig, die Daumen spreizt er zu weit vom Handteller ab. Dennoch ist der Oberkörper bravourös modelliert, und dies beweist, daß Domenico ein hervorragender Künstler war, auch wenn er im Vergleich mit dem Vater nicht bestehen kann. Das tritt sehr deutlich zutage, wenn man diese Zeichnung von Domenico neben Giambattistas schon beschriebene Kreidezeichnung aus der Sammlung Ratjen hält. Bei anderen Zeichnungen scheint uns eine eindeutige Zuschreibung nicht möglich zu sein, jedenfalls fehlt der Tiepolo-Forschung noch das verbale Instrumentarium zur Händescheidung, ganz besonders beim Gros der Kreidezeichnungen von mittlerer Qualität. Dieser Vergleich der Zeichenstile von Vater und Sohn führt auf den eingangs dargestellten Entwurfsprozeß des *Hyazinth* zurück. Die sehr lebendige Aktzeichnung der Sammlung Ratjen entfernte sich, wie gesagt, zu weit vom eigentlichen Thema, der Darstellung eines Sterbenden.

Erst in zwei sehr detaillierten Zeichnungen (Bd. 1, Kat. 80, 81) erkennt man die elegische Stimmung, die für die endgültige Fassung in Öl genau dieses Sterben in Schönheit trifft, das der Betrachter für den Tod eines Lieblings des Apoll erwartet. (Möglicherweise handelt es sich dabei um sehr sorgfältig ausgeführte Kopien Domenicos nach verlorenen Vorzeichnungen des Vaters oder nach dem fertigen Ölgemälde.) Damit war das wesentlichste Problem gelöst – was blieb, war die Frage der Hintergrundbehandlung, der Darstellung wichtiger Details wie zum Beispiel des Ballschlägers oder der Anordnung von Assistenzfiguren. Den vorläufigen Abschluß der Entwurfsarbeit bildete in aller Regel eine Ölskizze, die in ihrer Komposition und Farbgebung dem Auftraggeber zur Beurteilung vorgelegt wurde. Für den *Tod des Hyazinth* ist sie nicht überliefert, dafür aber im Falle des Treppenhausfreskos.

Zum Entwurfsprozeß des Treppenhausfreskos

Viel sorgfältiger als bei der besprochenen Vorbereitung eines Ölgemäldes von mittlerer Größe wie dem *Tod des Hyazinth* mußte Giambattista die Ausmalung des riesigen Treppenhauses angehen, denn erstens erfordert Freskomalerei ein sehr zügiges und gleichzeitig sicheres Arbeiten, um spätere Seccoarbeit in Grenzen zu halten, zweitens kann sich die Farbe beim Trocknen verändern. Drittens mußte sich Giambattista während des Malens auf dem Gerüst gleichzeitig auch vorstellen können, wie seine Figuren aus zehn bis zwanzig Metern Entfernung einmal aussehen würden, eine Schwierigkeit, die angesichts der Komplexität der Komposition und der räumlichen Verhältnisse der in die Tiefe gestaffelten Figuren mit besonderer Bravour gelöst wurde. Viertens arbeitet der Freskomaler in der Regel von oben nach unten, um schon vollendete Partien nicht beispielsweise durch tropfende Pinsel oder umstürzende Farbeimer zu gefährden. Dies steht aber im Gegensatz zur ›Leserichtung‹ eines Deckenfreskos, das der Blick des Betrachters meistens von unten nach oben abtastet. Fünftens mußte sich die Freskierung in den raffinierten architektonischen Rahmen einpassen. Giambattista Tiepolo erhielt von Balthasar Neumann sozusagen die Bildregie vorgegeben, und mit jeder Stufe, die der Betrachter im Treppenhaus nach oben schreitet, bietet sich ihm ein sich weitender Ausschnitt des Deckenfreskos. Bruchlos verschmilzt die Darstellung des Götterhimmels mit den Erdteilfresken, die eigentlich jeweils für einen anderen Betrachterstandpunkt konzipiert waren.[10] Auch zueinander sind diese vier Fresken geschickt durch Antonio Bossis große, in den Ecken lagernde Stuckfiguren zusammengefügt worden.

Die Treppenhausbemalung nimmt wohl auch eine Sonderstellung in Giambattista Tiepolos Freskotechnik ein: Während andere Hauptwerke überwiegend in Freskotechnik ausgeführt wurden, so in Udine (Erzbischöflicher Palast, Capella della Purità) oder in Venedig (Palazzo Labia), bestätigen die letzten Befunduntersuchungen in Würzburg, daß Tiepolo dort seine letzten Malschichten an vielen Stellen in Secco auftrug.[11]

Wie hat man sich den Ablauf der Freskierung vorzustellen? Nachdem durch Kriegsschäden an den Ecken des Treppenhauses ein Teil der obersten Putzschicht abgefallen war, zeigten sich auf dem darunter befindlichen sogenannten Rauhputz (italienisch: ›Arriccio‹) Spuren eines Quadrierungsnetzes.[12] Das könnte bedeuten, daß Tiepolo eine quadrierte Zeichnung angefertigt hatte, um die Komposition dann auf den Rauhputz zu übertragen – eine sehr plausible Hypothese, die sich allerdings erst bestätigen ließe, wenn das Fresko noch an anderen Stellen abgenommen werden könnte. Das Quadrieren war jedenfalls untypisch, denn in Giambattistas gesamtem zeichnerischen Œuvre ist keine einzige Zeichnung dieser Art bekannt.

Danach wurde der Feinputz (italienisch: ›Intonaco‹) aufgetragen, den Tiepolo unverzüglich bemalte, und zwar äußerst zügig. Jedenfalls müßte er täglich quadratmetergroße Flächen bemalt haben, falls er allein gearbeitet haben sollte, was bei einer derart umfangreichen Arbeit unwahrscheinlich ist. Nach wie vor unklar ist die Frage nach der Arbeitsteilung am Gerüst. Welcher Gehilfe hatte die Figurenumrisse mit dem Pinselstil in den feuchten Putz geritzt, bzw. vom Karton durchgepaust? Anspruchsvoller war dann der nächste Arbeitsschritt, bei dem die Figuren gemalt wurden. Später kamen umfangreiche Secco-Arbeiten, auf die dann noch eine feine Binnenzeichnung aufgetragen wurde. Dieser Farbauftrag konnte sich mit dem schon fast trockenen Mörtelgrund meist nicht mehr chemisch so verbinden, wie das bei der Technik des ›Fresco buono‹ der Fall gewesen wäre, wo sich die Farben so mit dem Mörtel verbinden, daß oft noch die feine Sandkörnung sichtbar bleibt, die durch die aquarellhaft transparente Farbschicht durchschimmert. Statt dessen überwiegt ein deckender Farbauftrag in mehreren Schichten, der zur Zeit ein konservatorisches Problem darstellt, weil er abpudert, sobald man mit dem Finger über die Freskooberfläche streicht. Es erhebt sich die Frage nach der Verwendung von Kartons.

Schon bei der Restaurierung 1948/49 entdeckte man Nagellöcher im Fresko, wie sie zur Anbringung großformatiger Kartons nötig waren, um sie dann im Maßstab 1:1 auf den feuchten Putz durchzupausen. Keiner dieser Kartons hat überlebt, denn die Feuchtigkeit hatte das Papier ruiniert und damit auch eine eventuelle zweite Verwendung ausgeschlossen, woraus gefolgert werden kann, daß sich die entscheidenden Ricordi aus den schon behandelten Vorzeichnungen konstituierten. Die angesprochenen Nagellöcher wurden fast überall entdeckt, nicht nur um die Hauptfiguren. Wenn man das Fresko aus der Nähe betrachtet, dann erkennt man auch überall die durchgepausten Umrißlinien. Das heißt, daß Tiepolo offensichtlich keine Figur ohne diese Hilfestel-

Abb. 6 Giovanni Battista Tiepolo, Sitzender Flußgott, Nymphe mit Ruder und Putto, um 1739, New York, The Metropolitan Museum of Art, Rogers Fund, 1937

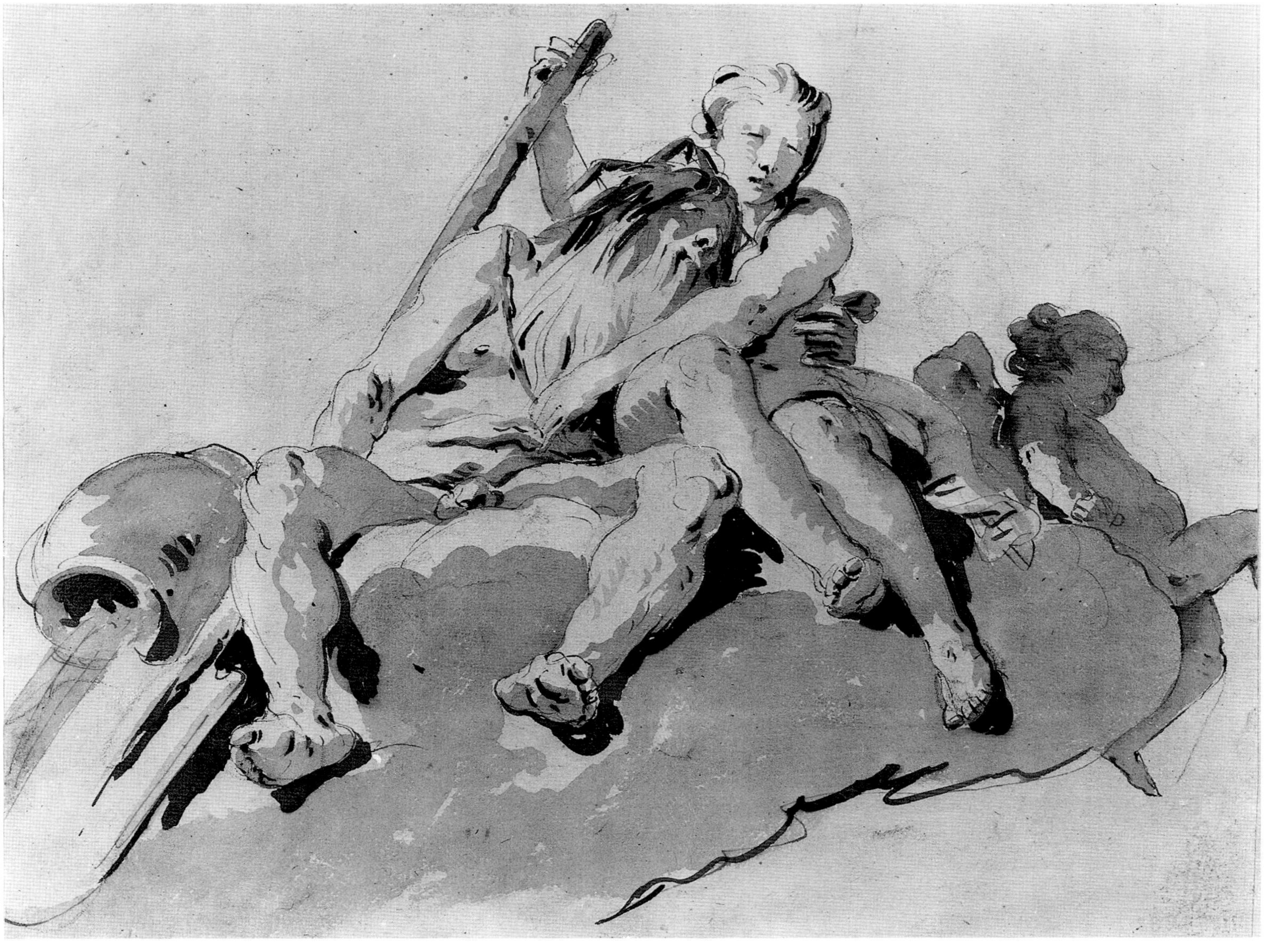

lung gemalt hatte. Dieses sorgfältig planende und sehr überlegte Vorgehen begleitete also den Schaffensprozeß von Anfang bis Ende, von den ersten Kompositionsentwürfen über die große Zahl an Vorzeichnungen, bei denen sich Giambattista in problematische Details und Einzelstudien vertiefte, bis zur Übertragung auf den Putz. Während seine Freskotechnik noch in manchen Punkten ungeklärt bleibt, solange keine Befunduntersuchungen zu allen Fresken vorliegen, dienten Tiepolos Arbeiten auf Papier, soviel kann abschließend behauptet werden, als Laboratorium seines kreativen Schaffens.

Der Zeichenstil der Würzburger Zeit

Welche spezifische Stilstufe Giambattistas Zeichenkunst in Würzburg einnimmt, wäre dann relativ leicht zu beantworten, wenn von einer Evolution des Œuvres ausgegangen werden könnte, beginnend mit einem jugendlichen Frühstil und endend mit einem reifen Spätstil, zwischen dem sich verschiedene Schaffensphasen aneinanderreihen. Das ist aber nicht der Fall. Dieses sich Ablösen verschiedener Stile tritt weder in der Malerei noch bei den Handzeichnungen in Erscheinung. Abgesehen von einem klar abgrenzbaren Frühstil und einem etwas verflachenden Spätstil bleibt Giambattista seiner künstlerischen Ausdrucksform zwischen ca. 1740 und 1760 treu. Seine Zeichnungen hat er grundsätzlich nicht datiert, und ohne ein Gerüst von sicher datierten archetypischen Zeichenstilen läßt sich keine Chronologie erstellen, zumindest nicht in den Jahrzehnten seiner mittleren Schaffensperiode, in die Würzburg fällt.

Ganz deutlich läßt sich sein Frühstil erkennen, denn er steht noch in der späten Tenebroso-Tradition der venezianischen Malerei, deren letzter großer Vertreter Giambattista Piazzetta war. Auch bei den Zeichnungen schlägt sich dies in ausgeprägten Licht- und Schatteneffekten nieder, in die er seine enigmatischen Figuren taucht. George Knox umschreibt diesen Eindruck mit »moon-light atmosphere«.[13] 1726 erfolgte in Udine der endgültige Durchbruch zu einer hellen, lichtdurchfluteten Palette. Aus dieser Zeit haben sich nicht sehr viele Zeichnungen erhalten, dafür ist die Vorbereitung der wenige Jahre später erfolgten Ausmalung der Villa Loschi (1734) gut dokumentiert. Dort hat Tiepolo seinen reifen Zeichenstil erreicht, geht virtuos mit Feder und Pinsel übers Papier und scheint für die Figurenkonturierung den Bleigriffel zu bevorzugen, was den hellbraunen Bisterzeichnungen noch einen metallischen Glanz verleiht. Man kann einräumen, daß seine Figuren in den dreißiger Jahren des 18. Jahrhunderts noch eine barocke Rundlichkeit spüren lassen und daß er im Umgang mit den Zeichenmitteln noch nicht über die traumwandlerische Sicherheit verfügte, die man ihm später bescheinigen kann. In dieser Zeit, jedoch spätestens in den vierziger Jahren, hatte der Künstler seinen Zenit erreicht, und er konnte ihn mehr als zwanzig Jahre halten.

Die dann eintretende stilistische Konstanz im malerischen Werk unterscheidet sich vom gleichzeitigen Stilpluralismus im Bereich der Zeichnungen, denn Giambattista verwendete gleichzeitig verschiedene Zeichenstilmodi[14], machte stilistische Sprünge, griff gelegentlich auf ältere Zeichenstile zurück und variierte je nach Zeichenmittel, das heißt der Zeichenstil der Kreidezeichnungen unterscheidet sich trotz Zeitgleichheit aufgrund der Materialeigenschaft von dem der lavierten Federzeichnungen: Die poröse Struktur und die noch recht unregelmäßige Festigkeit des Kreidestiftes im 18. Jahrhundert führten häufig zum Abbrechen desselben, und um das zu verhindern, war ein gleichmäßiges Zeichnen bei konstantem Druck erforderlich. Die Beschaffenheit des Kohlestiftes gängelte die graphische Ausdrucksweise des Künstlers mehr als Feder oder Bleigriffel, die jede Bewegung der Hand mit seismographischer Genauigkeit zu Papier bringen. Dadurch, daß Giambattistas Stilentwicklung eben genau an diesen Feinheiten ablesbar ist, entziehen sich die gerade für Würzburg so zahlreichen Kohlezeichnungen dem stilkritischen Vergleich, der zur Eingrenzung des Zeichenstils zwischen 1750 und 1753 erforderlich wäre. Stilkritik kann aber auch deswegen nicht weiterhelfen, weil sich ab etwa 1740/50 Giambattistas Zeichenstil, oder genauer, seine verschiedenen Zeichenstilmodi, nicht mehr grundlegend weiterentwickelten. Er verwendet sie eben parallel. Diese Kontinuität des Zeichenstils im mittleren und späten Œuvre ist genauso problematisch wie die Sprunghaftigkeit im Frühwerk. Und so kommt es, daß scheinbar wohlfundierte Stilkritik unter dem Eindruck eines neuen archivalischen Fundes zusammenbrechen kann wie ein Kartenhaus. Dafür gibt es mehrere spektakuläre Beispiele, sowohl in der Malerei und der Druckgraphik als auch bei den Handzeichnungen. So glaubte man beispielsweise über Jahrzehnte hinweg, daß Giambattista und Domenico 1737 die Villa Valmarana gemeinsam freskiert hätten. Erst Morassi hat den Irrtum aufgeklärt, aber nicht aus stilkritischen Erwägungen, sondern weil er nachrechnete. Er kam zu dem Schluß, daß Domenico 1737 erst zehn Jahre alt war und nicht als Gehilfe des Vaters in Frage kam. Die schlecht zu entziffernde Datierung konnte nur 1757 heißen.[15] Dieses und andere Beispiele (vgl. die Diskussion um die Druckgraphik) können als indirekter Beweis dafür dienen, daß sich Stilkritik nur sehr begrenzt zur Datierung eignet. Erst im späten Schaffen stellte sich langsam eine Wiederholung der Figuren und Verflachung des Stils ein, der nicht mehr über die innovative Frische verfügt, die in Giambattistas Œuvre in Würzburg bekanntermaßen seine virulenteste Ausprägung gefunden hatte.

Giambattistas Leistung in Würzburg bestand im Kaisersaal in der Fähigkeit, sich in den schon geschaffenen architektonischen und dekorativen Rahmen so einzufügen, daß sich eine Synthese ergab, die wiederum die Leistungen des Architekten und des Stukkateurs aufwertete.[16] Ein Gesamtkunstwerk also, zu dem Tiepolo sozusagen das Sahnehäubchen beisteuerte. Im Treppenhausfresko lag die Meisterschaft darin, die riesige Fläche so zu bemalen, daß sie aus jeder denkbaren Perspektive beeindruckt. Das Fresko kann dadurch von einem sich bewegenden Betrachter in einem zeitlich verzögerten Ablauf erlebt werden. Es ist also nicht statisch wie ein Staffeleibild. Das figurative Repertoire beherrschte Giambattista jedoch schon viel früher, auch wenn ihm verschiedene Einfälle erst in Würzburg kamen, so beispielsweise die auf einem Alligator sitzende Amerika oder das von einem Greif umspannte Medaillon des Auftraggebers, passend zu dessen Namen Greiffenclau.

Gerade die Zeichnungen belegen, wie ökonomisch Tiepolo vorging, wenn er beispielsweise eine Nymphe mit Flußgott und Putto von ca. 1739 zwölf Jahre später wieder verwendete und an den Rand des Kaisersaaldeckenfreskos setzte (Abb. 3–6). Man könnte fast zu allen Figuren Zeichnungen finden, die belegen, wie sie schon einmal in einem anderen Zusammenhang verwendet worden waren oder in seinen späteren Werken nochmals auftauchen. Die Zeichnung eines kräftigen Mannes, der ein Krokodil schultert, so daß der helle Bauch des Reptils silbrig glänzt, kann also beispielsweise nicht vor dem Würzburgaufenthalt entstanden sein, könnte aber durchaus auch aus Spanien stammen, wo Tiepolo dieses einprägsame Motiv nochmals aufgriff. Vom figurativen Standpunkt aus betrachtet, kann man also mit den Zeichnungen der Würzburger Schaffensperiode eher beweisen, in welch homogenem Formenkanon sich Giambattistas Œuvre bewegt, wenn man einmal absieht von den schon angesprochenen Innovationen. Vom zeichnerischen Standpunkt aus kann eine enorme Produktivität bescheinigt werden, aber das eben ausschließlich, um die malerischen Aufgaben vorzubereiten. Daß Giambattista nicht auf alle Zeichnungen dieselbe Sorgfalt verwendet hat, fällt bei den Kreidezeichnungen weit mehr auf als bei den Federzeichnungen. So sind die Zeichnungen aus dem Album der Sammlung Gatteri (heute im Besitz des Museo Correr in Venedig) zum Teil von einer Qualitätsstufe, die sich nur erklären läßt, wenn man bedenkt, unter welchem Zeitdruck sie entstanden waren und in welchem Zustand sie sich heute befinden.

Drei grundsätzliche Probleme begleiten die Erforschung der Zeichenkunst der Tiepoloschule. Zunächst muß von einer hohen Verlustquote ausgegangen werden, sonst könnte nicht erklärt werden, warum beispielsweise zum *Tod des Hyazinth* neunzehn Vorstudien existieren, während die Vorbereitungen nicht minder komplexer Gemälde wie *Mucius Scaevola vor Porsenna*, *Esther vor Ahasveros* oder *David und Abigail* durch keine einzige Vorzeichnung dokumentiert ist. Über das Ausmaß dieser Lücken kann nur spekuliert werden.

Zweitens ist eine klare Händescheidung zwischen Giambattista, Domenico und Lorenzo Tiepolo oft schwierig, sie erscheint mir bei den Kreidezeichnungen manchmal unmöglich zu sein, denn wir verfügen über keinen Kern gesicherter Kreidezeichnungen, auf dem man durch Stilvergleich einen plausiblen Corpus für jedes Mitglied der Tiepolo-Werkstatt aufbauen könnte. Die fehlende Bereitschaft, Kreidezeichnungen zu signieren, gilt sowohl für Giambattista und Domenico (der ansonsten fast alle Federzeichnungen mit seinem Namenszug versehen hatte) als auch für Lorenzo Tiepolo und Mitarbeiter wie Francesco Lorenzo oder Anton Urlaub. Hinzu kommt als weiteres Hindernis beim Versuch einer Händescheidung die schon angeführte Lehrlingsausbildung, die ja hauptsächlich im Kopieren von Zeichnungen lag. Bei Lorenzo Tiepolo, der bei der Ankunft in Würzburg vierzehn Jahre alt war, weiß man, daß er nicht nur Giambattistas Zeichnungen, sondern auch Domenicos Zeichnungen kopierte, welcher seinerseits das gesamte figurative Repertoire des Vaters übernommen hatte. Diese beinahe inzestuöse Verschränkung führte zur vollkommenen Homogenität des künstlerischen Ausdrucks in der Tiepolo-Schule. Dadurch wirken Gemeinschaftsarbeiten wie die Ausstattung des Kaisersaals mit Fresken (Giambattista) und Supraporten (Domenico) wie aus einem Guß. So war es beispielsweise auch möglich, daß Giambattista seinem Sohn bei der Ausführung der Supraporten im Kaisersaal helfen konnte, indem er ihm Skizzen zu den Händen des Hl. Ambrosius lieferte (vgl. Bd. I, Kat. 24, 27).[17] Das läßt die Vermutung zu, daß dieses für Domenicos Verhältnisse ungewöhnlich großformatige Bild mit seiner dynamischen Komposition vielleicht komplett auf Anregungen des Vaters zurückgegangen sein könnte. Jedenfalls wird deutlich, daß die Vorzeichnung als bevorzugtes Medium des Austausches kreativer Anregungen diente, und zwar sowohl im Vorfeld der endgültigen Fassung als auch danach, wenn eine väterliche Anregung Jahre später wieder aus der Zeichenmappe gezogen wurde und in einem Zusammenhang Gebrauch fand.

Dieses mehrmalige Aufgreifen und Weiterentwickeln einer älteren Idee über Jahrzehnte hinweg stellt das dritte Problem der Tiepolo-Zeichnungen dar: Giambattista hat seinen Lieblingsfiguren die lebenslange Treue gehalten.

1 Gemin/Pedrocco 1993, Nr. 410–423, S. 421–432 mit der gesamten älteren Literatur.
2 Florian Fiedler, *Die Zeichnungen von Giambattista und Domenico Tiepolo in den Uffizien*, ms. Diss. Salzburg 1994, Nr. I.1, S. 53f., und Nr. I.4, S. 98.
3 Widersprechen muß man der 1961 im Katalog *From van Eyck to Tiepolo. Pictures from the Thyssen-Bornemisza Collection* (S. 52) aufgestellten Hypothese, daß dieses Bild erst 1757 im Zusammenhang mit der Ausmalung der Villa Valmarana entstanden sein soll: Ein Blatt mit einer Zeichnung zum Hyazinth zeigt Details für das Würzburger Deckenfresko. Daraus läßt sich folgern, daß beide Werke zeitlich nicht weit auseinanderliegen können.
4 Vigni 1942, Nr. 214, 214 bis, S. 69.
5 W. H. Roscher, ›Hyakinthos‹, in: *Ausführliches Lexikon der griechischen und römischen Mythologie*, Bd. I.2, Leipzig 1886–1890, S. 2763: »Die ursprüngliche Form der Sage [...] lautet: H., der Liebling Apollons, wird beim Diskosspiel unglücklicherweise von der Scheibe Apollons, die durch den Wind abgelenkt wird oder von einem Felsen zurückspringt, getötet und vom Gott tief betrauert.« Aus dem Blut entsprossen Hyazinthen, die Tiepolo, in Kenntnis der *Metamorphosen* des Ovid, in den Bildvordergrund plazierte. Allerdings machte er aus dem todbringenden Diskus einen Tennisball, und den eifersüchtigen Zephyr, der ebenfalls in Hyazinth verliebt gewesen sein soll und der den Unfall provoziert hatte, indem er den Wind drehen ließ, verwandelte er in einen feisten Putto.
6 Knox 1980, M 382.
7 Maria Santifaller, in: *Stiftung Ratjen. Italienische Zeichnungen des 16. bis 18. Jahrhunderts*, Ausst. Kat. München, Hamburg, Berlin, Düsseldorf und Stuttgart, München 1977, S. 214–217.
8 Byam Shaw 1962, S. 16.
9 Knox 1980, M 382.
10 Vgl. hier den Beitrag von Peter O. Krückmann, Bd. I, S. 28 ff.
11 Vgl. hier den Beitrag von Matthias Staschull, S. 128 ff.
12 Von Freeden/Lamb 1956, S. 99 f.
13 George Knox, *Catalogue of the Tiepolo Drawings in the Victoria and Albert Museum*, 2. Aufl., London 1975, Nr. 2, S. 37.
14 Fiedler 1994 (wie Anm. 2), S. 91.
15 Antonio Morassi, ›Giambattista e Domenico Tiepolo alla Villa Valmarana‹, in: *Le Arti*, 1941.
16 Florian Fiedler, ›Die Würzburger Residenz‹, in: *ARX, Burgen und Schlösser in Bayern, Österreich und Südtirol*, 2, 1994, S. 411, und derselbe, ›Zur Geschichte der Würzburger Residenz‹, in: *Weltkulturdenkmäler in Deutschland*, (ICOMOS, Hefte des Deutschen Nationalkomitees, Bd. III, Neuauflage), München 1995, S. 26–30.
17 Diese Hypothese stammt von George Knox, vgl. Knox 1980, C 13 verso.

CATHERINE WHISTLER

Giovanni Domenico Tiepolo als Zeichner in Würzburg

Daß eine große Anzahl der seit den vierziger Jahren in der Tiepolo-Werkstatt entstandenen Zeichnungen erhalten geblieben ist, ist zu einem guten Teil Domenico Tiepolos Verhältnis zur Kunst der Zeichnung zu verdanken. Er war ein geborener, bisweilen besessener Zeichner, und er wußte um die Notwendigkeit, Giambattistas Zeichnungen als Belegmaterial aufzubewahren, um damit jüngere Schüler zu unterweisen und als Anregung für weitere Bilderfindungen. Seine eigenen Zeichnungen bewahrte Domenico als stetig wachsendes Repertoire für den zukünftigen Gebrauch auf. Diese Arbeitsmethode kristallisierte sich höchstwahrscheinlich in den späten vierziger Jahren während der Arbeit an dem großen Auftrag für die 24 Kreuzwegstationen für San Polo, Venedig, heraus, die er zwischen 1747 und 1749 malte. Inwieweit unterschied sich Domenicos Arbeitsweise in den späten 1740er und frühen 1750er Jahren aber von der seines Vaters?

Abb. 1 Giovanni Domenico Tiepolo, Ein Papst segnet die Gläubigen, um 1751, New York, Kunsthandel

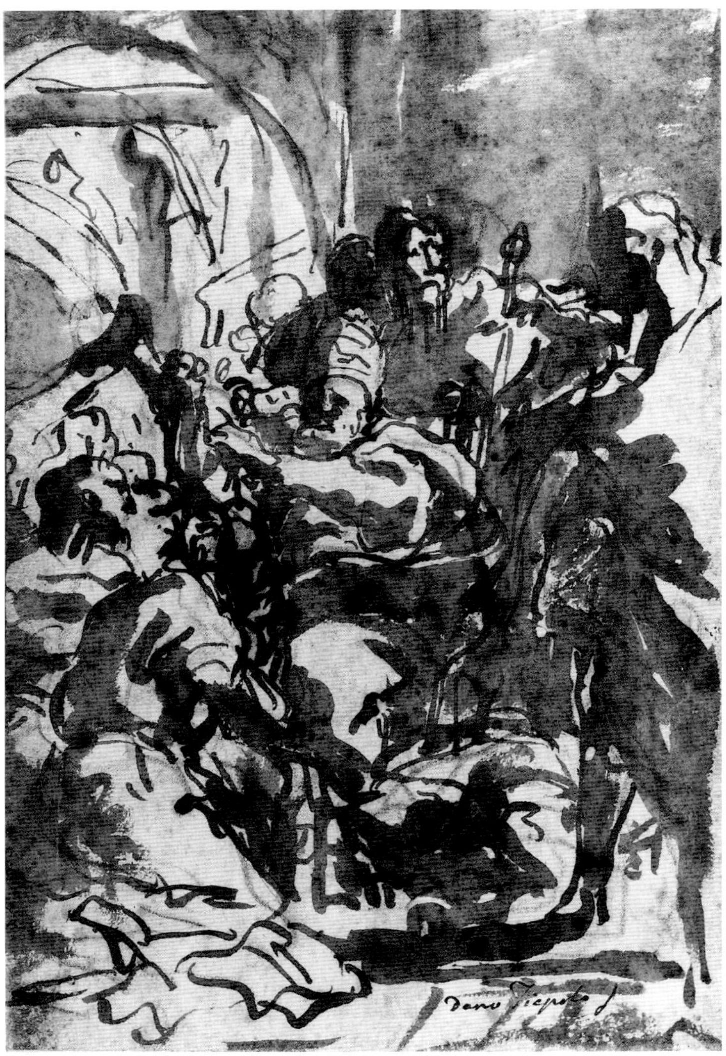

Der Hauptunterschied besteht darin, daß Domenico in diesen frühen Jahren keine Ölskizzen als Mittel zur Festlegung und Entwicklung einer Komposition gefertigt zu haben scheint.[1] Statt dessen haben offenbar Federzeichnungen eine bedeutende Rolle bei der Vorbereitung gespielt.[2] Eine Gruppe von vier kraftvoll gearbeiteten Zeichnungen eines Papstes, der die Gläubigen segnet, die mehrheitlich in die Würzburger Jahre datiert werden, spiegelt Domenicos Vorgehensweise bei der Arbeit an einem Kompositionsentwurf wider – ein unbekannter Auftrag, oder vielleicht, wie Knox vermutet, ein verworfenes Sujet für eine der Supraporten im Kaisersaal.[3] Domenico konzentrierte sich hier auf bestimmte Aspekte – das genaue Thema der Komposition mit einer dramatischen Handlung war schon vorher festgelegt. Er hielt das Thema zunächst in einer Rötelzeichnung fest, die er kraftvoll mit dichten lavierten Wirbeln ausarbeitete (Abb. 1). Die Verwendung von roter Kreide als Vorzeichnung ist vergleichbar mit Giambattistas Vorgehen bei Studien zum *Tod des Hyazinth* (vgl. Bd. 1, Kat. 72–81). Auf einem weiteren Blatt (Abb. 2) führte Domenico dann rasch dieselbe Idee noch einmal aus, wobei er die Figur im Vordergrund variierte. Danach zeichnete er diesen Entwurf abermals, diesmal mit einem anderen Hintergrund und, wie in der zweiten Zeichnung, einer größeren räumlichen Distanz zwischen dem Papst und den Vordergrundfiguren (Besançon, Musée des Beaux-Arts). Schließlich klärte er die Komposition in einer sparsamer lavierten Federzeichnung, indem er den zweiten Hintergrund verwendete und die Bildidee sowohl einer knienden Figur als auch einer zu Boden geworfenen Figur im Vordergrund integrierte (Abb. 3). Dies mag etwas arbeitsaufwendig erscheinen, aber Domenico ist ein Künstler, der seine Ideen entwickelte, indem er sie wiederholte und überarbeitete; in seiner späteren Laufbahn sollte er unzählige Variationen einer begrenzten Anzahl von ausgewählten Themen zeichnen.[4] Eine ungemein flüssig mit Pinsel und Tinte festgehaltene Vorzeichnung zu *Christus und Magdalena* (Abb. 8) zeigt Domenico ganz am Anfang seiner Arbeit an diesem Auftrag. Hier gibt es keine Kreide-Unterzeichnung, möglicherweise weil Domenicos Entwurf auf einer älteren Kompositionsstudie von Giambattista basiert.[5] Zweifellos folgten anschließend weitere rasch hingeworfene Tuschzeichnungen, in denen Domenico schrittweise seine Komposition festlegte, wobei er die meisten Zuschauer nach links versetzte und die Architekturstaffage abwandelte, so daß sich die Figur Christi vor dem freien Himmel abhebt. Die ursprüngliche Pinselzeichnung ist in ihrer Ausführung

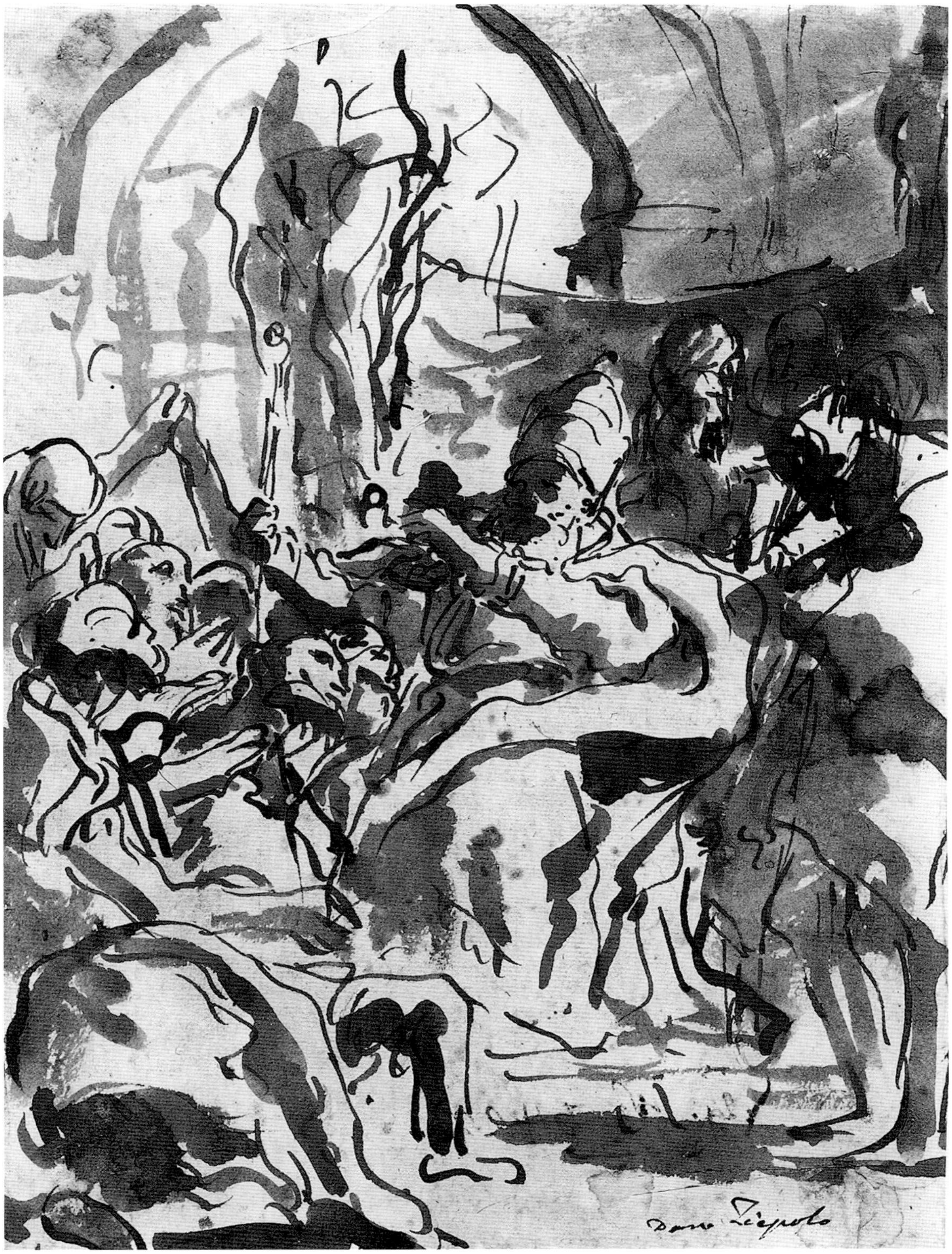

Abb. 2
Giovanni Domenico Tiepolo,
Ein Papst segnet die Gläubigen,
um 1751,
Stuttgart, Staatsgalerie,
Graphische Sammlung

und Funktion vergleichbar mit einer kleinen Gruppe von Pinselzeichnungen, die mit den Radierungen der *Flucht nach Ägypten* in Verbindung gebracht werden (Bd. 1, Kat. 124, 125, S. 182, Abb. 3). Auch diese Zeichnungen sind ›Primi pensieri‹, spontane Ideenskizzen, schnell und in groben Zügen aufs Papier gebracht, um gegebenenfalls später aufgegriffen und weiterentwickelt zu werden.

Hatte sich Domenico einmal für die Komposition eines Gemäldes entschieden, folgten einige sorgfältig ausgearbeitete Studien zu einzelnen Figuren, Draperien und anderen Details als weiß gehöhte Rötelzeichnungen, einschließlich genauer Studien für Hände und Füße. Giambattista wird wahrscheinlich großen Wert darauf gelegt haben, daß seine Schüler sich intensiv mit solchen Detailstudien beschäftigten, und eine Reihe von Zeichnungen bezeugt, daß sie in einer Weise, die an die traditionelle akademische Ausbildung erinnert, Hände und Füße sowohl nach dem Leben als auch nach gezeichneten und gemalten Vorlagen studierten.[6] In stärkerem

Maße als sein Vater benötigte Domenico in der Endphase seiner Vorarbeiten zahlreiche kleine Detailstudien in Kreide, gerade so, als ob er zögerte, mit dem Gemälde zu beginnen, und den Vorbereitungsprozeß zu verlängern suchte.[7]

Vielleicht fühlte sich Domenico aufgrund seiner gründlichen Ausbildung im Zeichnen und seiner Erfahrung in der Druckgraphik eher in der Zeichnung als der Malerei zu Hause. Dies mag auch eine Erklärung dafür sein, daß offensichtlich keine gemalten Modelli in diesen Jahren entstanden (obwohl es möglich ist, daß die Auftraggeber keine Modelli verlangten, nachdem stillschweigend Giambattistas Überwachung der Arbeit seines Sohnes vorausgesetzt werden konnte). Einige von Domenicos vorbereitenden Kreidestudien sind kraftvoll ausgeführte kreative Studien, die sich eng an die Arbeitsweise seines Vaters anlehnen, so etwa eine Zeichnung, bei der er den Fall eines Faltenwurfes und mögliche Haltungen für den Kopf eines Apostels beim *Abendmahl* erarbeitet (St. Petersburg, Ermitage), oder die sichere Studie eines sitzenden Mannes von hinten (Venedig, Museo Correr, Inv. Nr. 7065) für das Gemälde *Christus und Magdalena* (Bd. 1, Kat. 145, 146).[8] Ähnlich kraftvolle Figurenstudien wurden für die Radierungen der *Flucht nach Ägypten* angefertigt (Bd. 1, Kat. 123), und genau solche Zeichnungen wurden für die spätere Wiederverwendung bei anderen Projekten aufbewahrt. Wegen ihres Charakters als graphische Variationen über ein Thema, ›Idee pittoresche‹, erforderten diese Radierungen keine ausgearbeiteten vollwertigen Zeichnungen. Im Vergleich dazu sind die 35 ovalen Rötelzeichnungen von Heiligen und religiösen Themen (Bd. 1, Kat. 138, 139), die eindeutig im Hinblick auf eine Serie von Druckgraphiken gefertigt wurden, sehr ausgearbeitete, vollendete Zeichnungen, wenn auch in einem kleinen Format. Diese Radierungen wären klein genug gewesen, um in einem Gebet- oder Meßbuch aufbewahrt zu werden, oder sie hätten als Sammlung zusammengebunden werden können.

Abb. 3 Giovanni Domenico Tiepolo, Ein Papst segnet die Gläubigen, um 1751, Stuttgart, Staatsgalerie, Graphische Sammlung

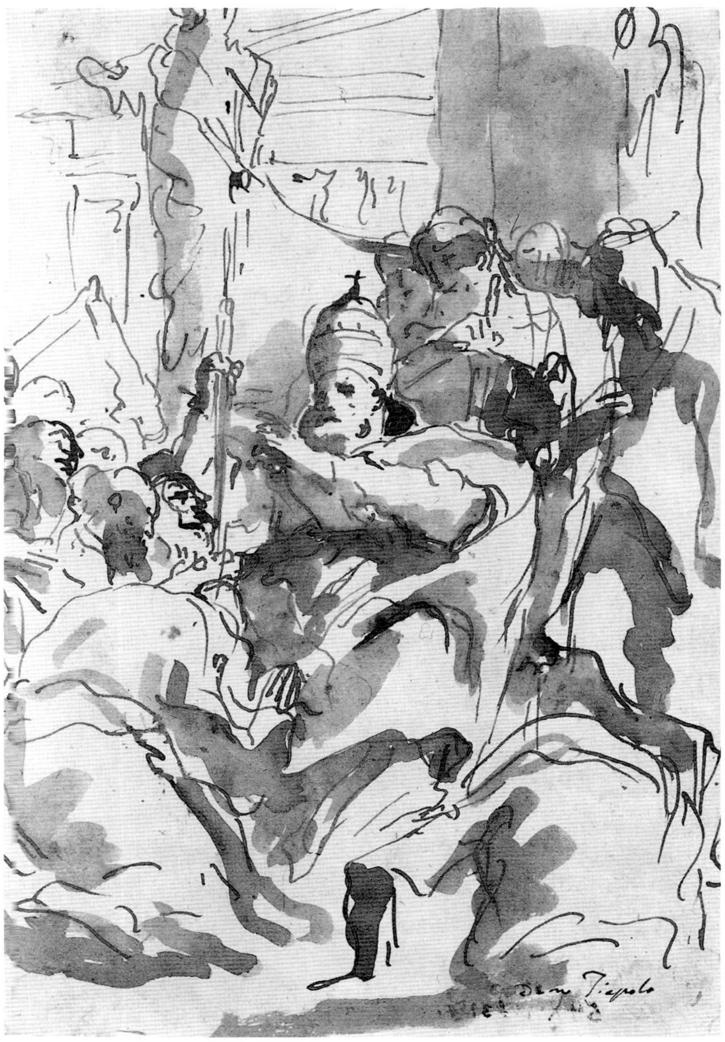

Domenicos Gemälde werden gewissermaßen aus Details konstruiert, durch die Zusammenfügung von separat ausgebildeten Elementen wie Figuren, Köpfen oder Gruppen.[9] Dies wird besonders beim *Zeltlager* (Bd. 1, Kat. 142) deutlich, wo die Komposition trotz all ihres Reizes einen seltsam unorientierten Eindruck macht, mit dem eleganten Paar auf der linken Seite oder dem Reiter und dem tänzelnden Pferd auf der rechten, beides selbständige, wiederverwendbare Motive, die in das Bild eingefügt wurden. Die Figuren selbst sind wie bei einem Flachrelief oft dicht aneinandergedrängt, eine die andere überschneidend – so auch die Apostel des Gemäldes *Christus und Magdalena* –, was unharmonische räumliche Effekte zur Folge hat. Domenicos mosaikartige Annäherung an eine Komposition ist durch seine Ausbildung bedingt, bei der großer Wert auf das Kopieren von Details aus den Gemälden seines Vaters gelegt wurde.[10]

Diese Arbeitsweise war in ihm tief verwurzelt; darüber hinaus war es für Domenico von entscheidender Bedeutung, die neuen Bilderfindungen seines Vaters in Würzburg zu studieren und in sich aufzunehmen, da sein Vater und seine Auftraggeber von ihm erwarteten, daß er in tiepolesker Manier arbeitete. Gleichzeitig kam Domenico als ernstzunehmendem Mitarbeiter beim Treppenhausfresko sicherlich eine bedeutendere Rolle zu als jemals zuvor. Diese beiden Aspekte – die ihm zur Gewohnheit gewordene Praxis des Kopierens und seine zunehmend gewichtigere Rolle bei der Ausführung – müssen bei der Beurteilung der großen Gruppe von Kreidezeichnungen aus den Würzburger Jahren berücksichtigt werden.[11] Im Falle von Blättern mit unterschiedlichen Motiven und Details, die sich auf vollkommen verschiedene Gemälde beziehen, oder mit Figuren und Gruppen, die in der Tat ›en bloc‹ aus einem Gemälde übernommen wurden, haben wir allen Grund, diese als Kopien zu betrachten. Lorenzo, Domenico und andere Mitarbeiter der Tiepolo-Werkstatt, machten aus verschiedenen Gründen Kopien nach den Gemälden Giambattistas: unmittelbar zu Studienzwecken, als Ricordi, Gedächtnisstützen, um in Zukunft auf diese zurückzugreifen, und als Übung im tiepolesken Malstil. Domenico (und vielleicht auch Lorenzo) trugen sich möglicherweise mit dem Gedanken an eine Folge von Radierungen mit dekorativen, spielerischen Kombinationen von Figuren und Motiven – drei von Domenicos Radierungen nehmen motivisch auf Würzburger Werke Bezug.[12] Bei manchen dieser Blätter sind die kopierten Einzelmotive sogar zu einer geistreichen, eigenwilligen Komposition zusammengefügt (z. B. Bd. 1, Kat. 31). Überdies mag Domenico bei einigen Kopien sich selbst künstlerisch an seinem Vater gemessen haben. Gelegentlich finden wir solche Kopien dann auf

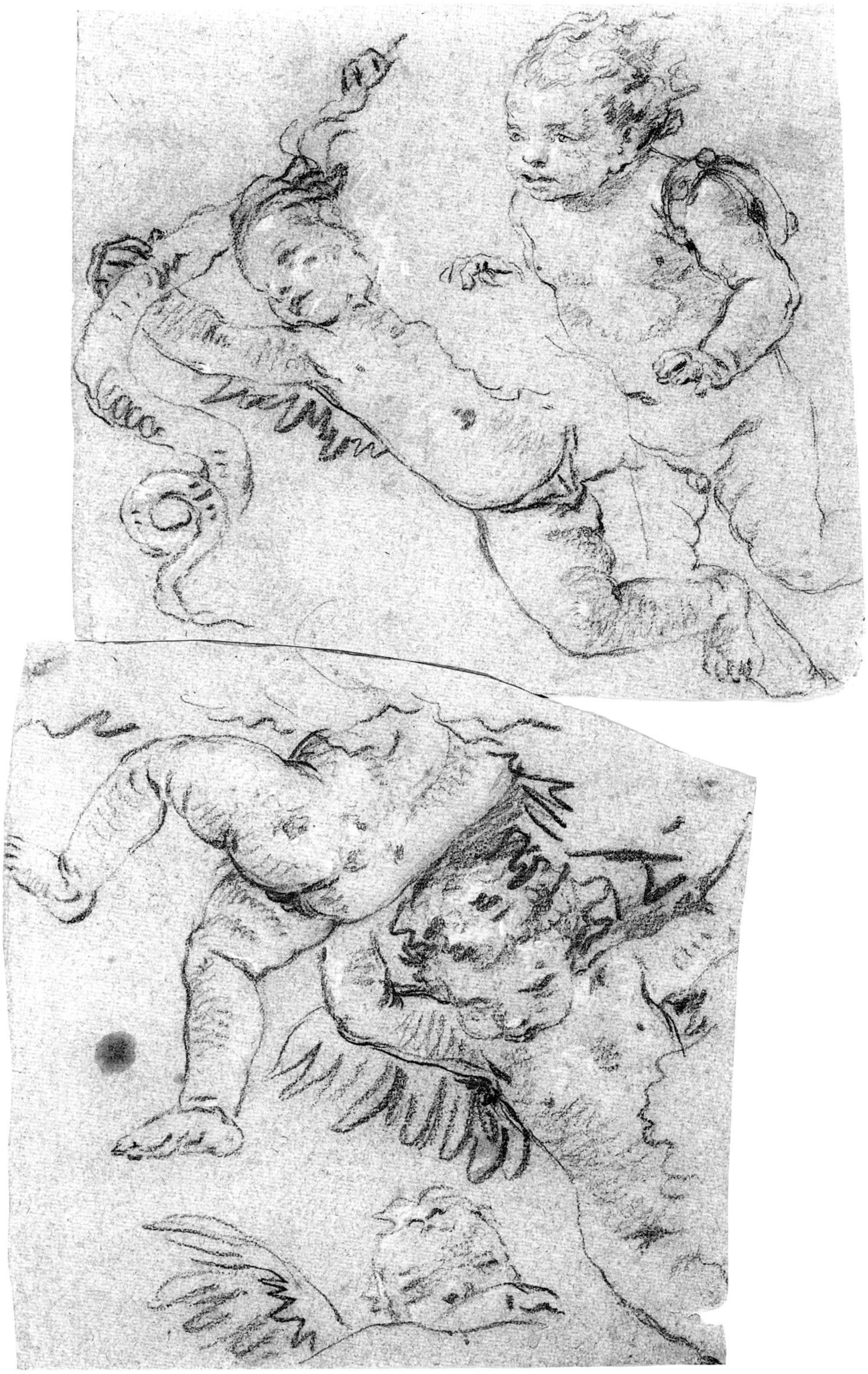

Abb. 4
Giovanni Battista und
Giovanni Domenico Tiepolo,
Zwei Blätter mit Putten,
um 1750–1753, Stuttgart, Staatsgalerie,
Graphische Sammlung

Blättern mit Vorzeichnungen von Giambattista – bisweilen eher zufällig, aber manchmal ist die Kombination passend, wie zum Beispiel bei einem Blatt in den Sammlungen der Ermitage, St. Petersburg (Inv. Nr. 35135), wo sich eine detailliert ausgearbeitete Kopie des weiblichen Tigers der Asia auf einem Blatt mit Studien für die Kampfszene beim Budapester *Hl. Johannes* findet; oder wenn Domenico auf einer freien Stelle eines Blattes mit Studien für Putten an der Decke des Palazzo Della Vecchia, Vicenza einen weiteren Putto hinzufügt, den er nach dem *Tod des Hyazinth* kopiert. Diese Figur unterscheidet sich durch einen anderen Rotton, die ausgesprochen feine Behandlung des Haares und die exakte Schraffierung in Charakter und Funktion von den anderen Figurenstudien des Blattes (Abb. 4). Trotzdem entsteht durch die Hinzufügung dieser charakteristischen Figur eine neue Beziehung zwischen den Bestandteilen des Blattes. In den zwei ziemlich frei behandelten Figuren eines anderen Blattes (Bd. 1, Kat. 20), die leicht, aber den-

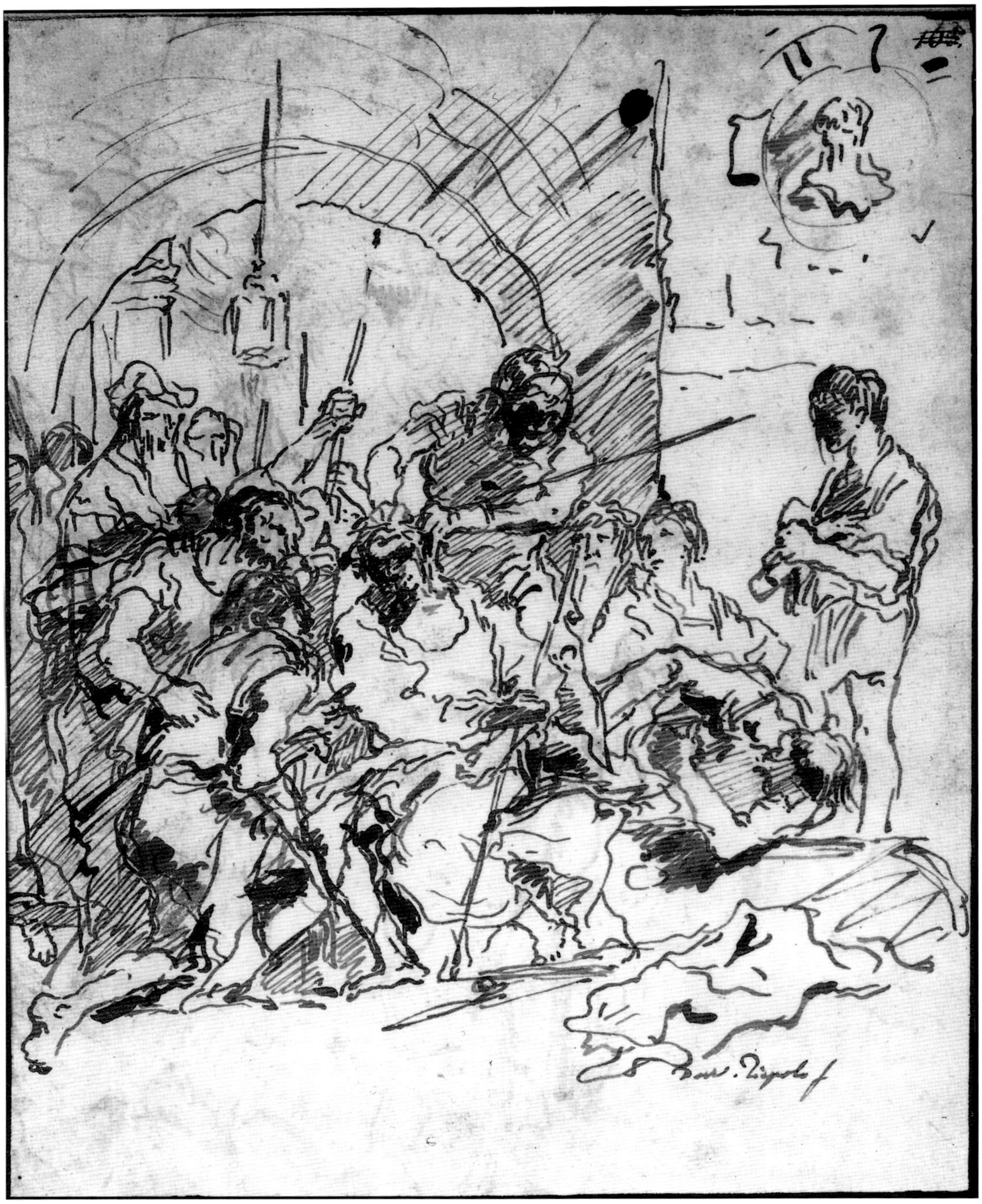

Links und rechte Seite:
Abb. 5 und 6
Giovanni Domenico Tiepolo,
Die Dornenkrönung (recto) und
Stehender Orientale sowie Studien
von Köpfen und eines Engels (verso),
um 1750–1753,
Rotterdam,
Sammlung Van der Waals-Koenig,
als Leihgabe im Museum
Boymans-van Beuningen

noch ausgeprägt schraffiert sind, werden vielleicht vorbereitende Studien von Giambattista für zwei Begleitfiguren in der Wölbung des Kaisersaales wiedergegeben: unmittelbar über ihnen findet sich eine sorgfältig gezeichnete Kopie eines sitzenden Kriegers von der linken Seite der *Belehnung des Bischofs Herold.* Diese Figur kennzeichnet eine sorgfältige, wohlüberlegt gesetzte rote Lavierung mit angefeuchteter Kreide in verschatteten Bereichen, die anschließend mit starken Strichen in roter Kreide überarbeitet wurde.

Die Methode der Lavierung in roter Kreide verwendeten Vater und Sohn in unterschiedlicher Weise. Gerade so, wie Giambattista seine Federzeichnungen zwanglos, aber sparsam laviert, so setzt er auch diese rote Lavierung knapp und sinnvoll in einigen (aber nicht allen) seiner Vorbereitungszeichnungen ein. Keine Lavierung wird verwendet beim *Kaiser Barbarossa* (Bd 1, Kat. 15); beim *Knienden Mohr mit Sonnenschirm* (Bd. 1, Kat. 40) schattiert die Lavierung den Köcher oder bezeichnet den Rauch des Weihrauchfasses, während die nasse Kreide in anderen Fällen genauso wie die Lavierung bei den Federzeichnungen gebraucht wird. Bei der Zeichnung mit einem *Mann, der einen Warenballen hebt,* (Bd. 1, Kat. 41) ruft ihr ungezwungener Einsatz reiche tonale Effekte hervor. Domenico gebrauchte diese Technik sowohl bei den Kopien wie auch den Arbeitszeichnungen oft in einer ausgearbeiteten, schichtenweise übereinandergelegten Form: sein Umgang mit Feder und Lavierung neigt darüber hinaus dazu, kräftiger und verschwenderischer als der seines Vaters zu sein. In seinen fast übergenauen Kopien sorgt die feuchte Kreide oder Lavierung für einen delikaten, luftigen Mittelton, über den Domenico fedrige Striche mit leichter Hand legt, gefolgt von kräftigen Linien unter Ausnutzung der dicken, öligen Qualitäten der Kreide. Zum Beispiel ist in einem Stuttgarter Blatt mit der Figur des Vulkan und einer Studie eines Kopfes aus der *Investitur* (Staatsgalerie, Graphische Sammlung, Inv. Nr. 1453) die Lavierung sehr zurückhaltend verwendet und dabei in klar definierten Bereichen, so auf Vulkans Rücken und bei dem gesonderten Kopf, eingesetzt. Dazu steht die Behandlung der Draperie mit ihrer heftigen Schraffierung über reichlich roter Lavierung in starkem Gegensatz. Bei einem hervorragend gearbeiteten Blatt mit dem Körper des Hyazinth als Hauptstudie (Bd. 1, Kat. 81) wird durch den ausgeklügelten Einsatz von Lavierung und weißer Höhung der weich modellierte Eindruck von Ölmalerei erzielt: abgesehen von der für Domenico typischen übertriebenen, ungeschlachten Qualität der Schultern, kann die Zeichnung neben Giambattistas Gemälde durchaus bestehen.

Das direkte Kopieren auf dem Gerüst war vermutlich ein weit hastigerer Vorgang als die Arbeit an Kopien in der Werkstatt. Domenico machte eine Kopie mit weich aufgelegter Lavierung nach der Musikergruppe im Europa-Fresko (Bd. 1, Kat. 54) und hielt Details der Amerika-Darstellung fest (Bd. 1, Kat. 36). Ein anderes Blatt zeigt schnell hingeworfene Kopien der Figur Neumanns und anderer Teile des Europa-Freskos sowie von jenem Teil von Afrika, der an die Europa-Darstellung angrenzt, was den Eindruck erweckt, als sei sie auf dem Gerüst gemacht worden, während der Kopist sich von einem Detail zum nächsten bewegte (Bd. 1, Kat. 49). Hier ist die Linienführung sehr zaghaft und zittrig mit zurückhaltender Verwendung von Kreide und Lavierung; das fast nervöse Erscheinungsbild der Zeichnungen auf der Rückseite läßt vermuten, daß hier eher Lorenzo als Domenico am Werk gewesen sein müßte.

Domenico schuf in Würzburg, zwar nach wie vor auf Giambattistas Zeichnungen basierend, jedoch zu einer wesentlich ausgearbeiteteren Form gereift, einige großartige Darstellungen. Die Figuren der Asia, America und Africa sind die besten Beispiele dieser Art, während die Figuren von Chronos und des Nils ebenfalls beeindrucken (Bd. 1, Kat. 34, 38, 43): Sie alle haben die Qualität von Vorlagezeichnungen. Nachdem bekannt ist, daß Giambattista bei der Decke des Treppenhauses viel ›al secco‹ malte, scheint die Vermutung von Alpers und Baxandall plausibel[13], daß einige der Kreidezeichnungen nach der ersten Etappe des Freskierens gefertigt worden sein müssen. Möglicherweise sind diese vollendeten, vielschichtigen Blätter Arbeitszeichnungen Domenicos, die er aus der Ölskizze, groben Vorzeichnungen Giambattistas und aus dem Fresko selbst erarbeitete und dann wohl dem Vater zur Begutachtung vorlegte. Unter der Voraussetzung, daß Domenico bei diesem Projekt eng mit seinem Vater zusammenarbeitete, wird ihm sicherlich die Ausführung mehrerer wichtiger ebenso wie unbedeutenderer Figuren des Freskos als Tribut an seine künstlerische Reife zuzuschreiben sein, obwohl die Entwürfe natürlich von Giambattista stammen. Domenico mußte seine großartigen, jedoch manchmal etwas bemüht wirkenden Zeichnungen von einzelnen wichtigen Figuren machen, bevor er sich der Herausforderung, sie zu malen, stellen konnte. Wir können uns Vater und Sohn manchmal Seite an Seite malend vorstellen, zum Beispiel beim Erdteil Afrika, wo Domenico die Figur der Africa geschaffen haben könnte (bei der, wie Knox feststellte, der erhobene Arm in der letzten Phase der Überarbeitung mit einer über eine ›Problemzone‹ gelegten Draperie korrigiert werden mußte) und Giambattista seinerseits die Figur des Pagen. Vielleicht malte Giambattista selbst einen großen Teil der Europa-Darstellung, des wichtigsten Teils des Deckenfreskos, weil er viele Mühen darauf verwandte, die Figuren Neumanns und Bossis zu studieren (vgl. Bd. 1, Kat. 47–49 zu Neumann und Kat. 51–53 zu Bossi).[14]

Domenico setzte auch weiterhin seine hochentwickelte Technik der Rötelzeichnung mit Kreidelavierung bei seinen Kopien ein, so bei einem sorgfältig gearbeiteten Blatt mit Details aus einem älteren Ölgemälde Giambattistas, das er im Rahmen seiner Vorbereitung auf einen neuen Auftrag im Jahr 1754 studierte.[15]

Obwohl Domenico in Würzburg auch mit eigenständigen Aufträgen beschäftigt war, so war er doch von seinen Freunden und gewohnten Aktivitäten in Venedig entfernt, und es gab unendlich viele Gelegenheiten zum Zeichnen, vor allem an den langen Winterabenden. Eine eigene Gattung von Zeichnungen repräsentiert jene des *Hl. Ambrosius* (Bd. 1, Kat. 28), eine sorgfältige Wiederholung der Hauptfigur einer der Supraporten im Kaisersaal in Form einer lavierten Federzeichnung: Domenico mag mehrere dieser Zeichnungen gefertigt haben, vielleicht als Geschenke für Mitglieder des Würzburger Hofstaates. Daneben finden wir ihn aber auch mit alten und neuen Ideen experimentierend, wobei er immer dieselbe Art von Kompositionen zeichnet, als ob er auf der Suche nach unendlichen Variationen wäre. In einer Folge von kraftvollen Federzeichnungen besinnt er sich auf das vertraute Thema des Kreuzwegs zurück (Abb. 5). Diese Gruppe von Zeichnungen ist

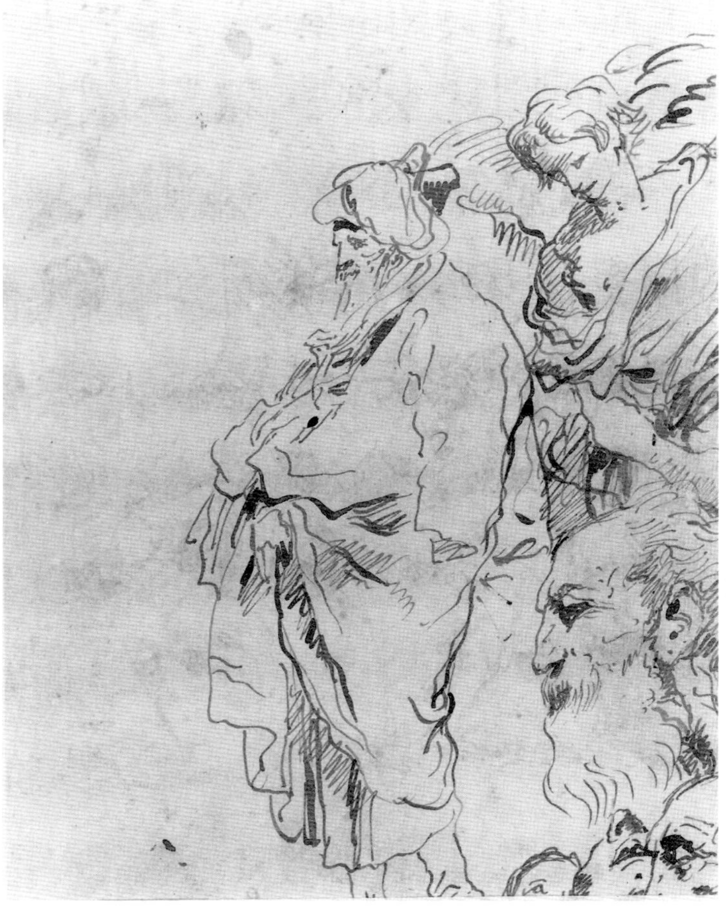

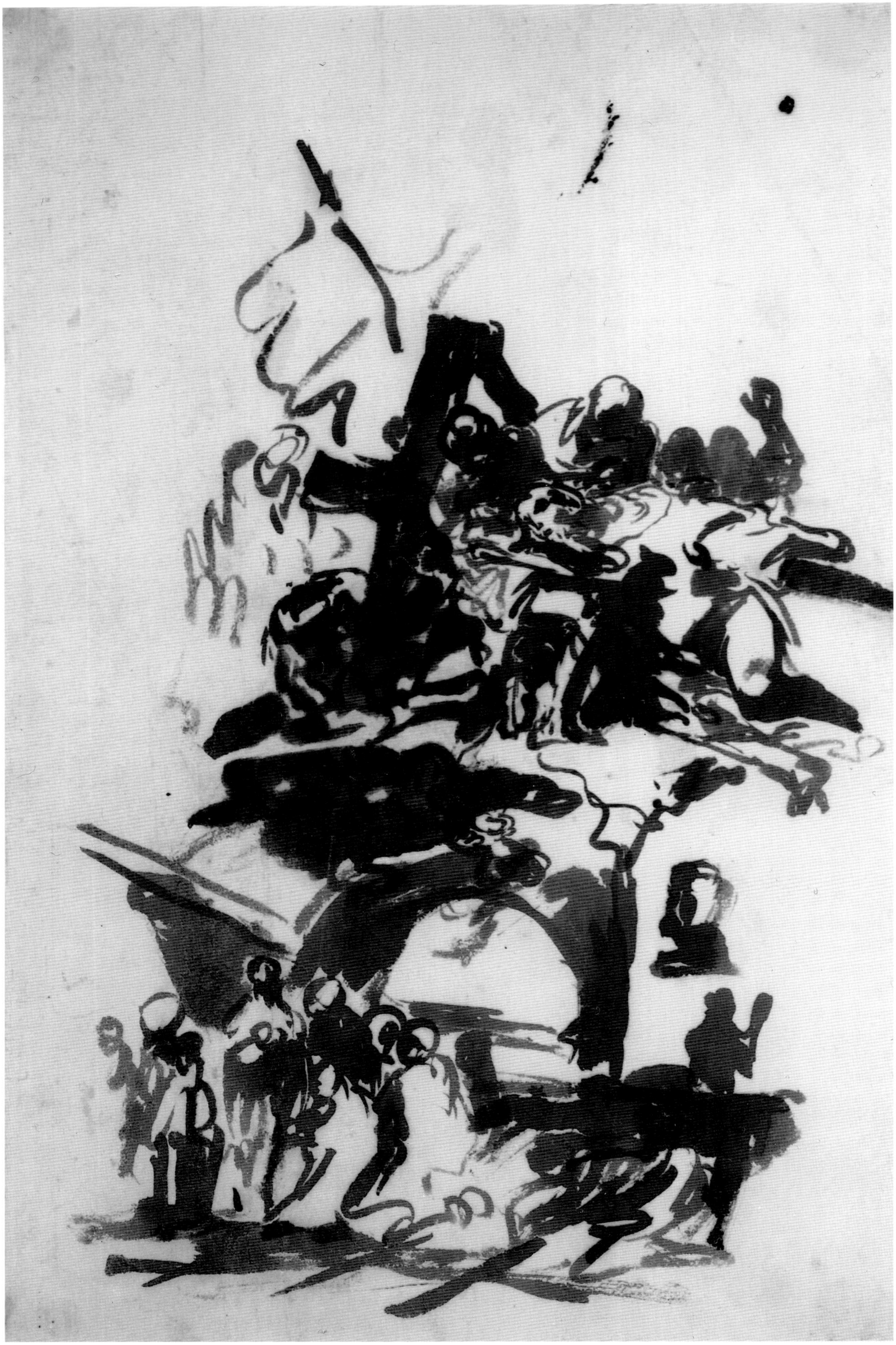

Linke Seite: Abb. 7
Giovanni Domenico Tiepolo, Zwei Entwürfe für die Kreuztragung Christi, um 1750–1753, Privatbesitz

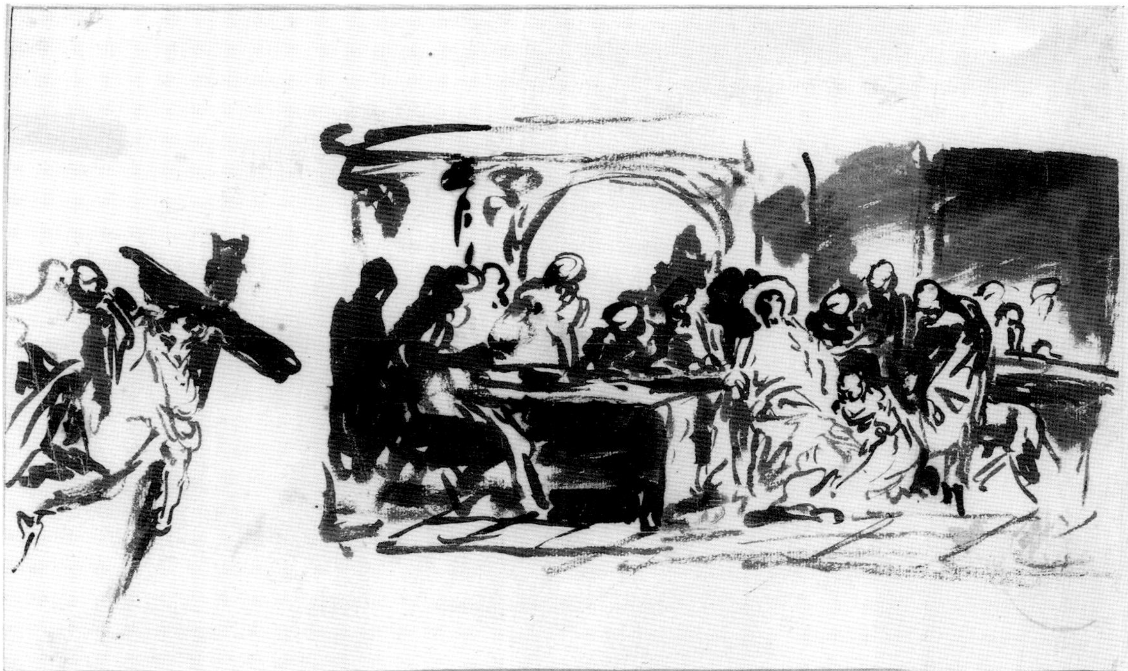

Rechts: Abb. 8
Giovanni Domenico Tiepolo, Magdalena wäscht die Füße Christi, um 1750–1753, Sammlung des Herzogs Roberto Ferretti

unterschiedlich auf 1747–1749 und um 1760 datiert worden. Jedoch erscheint aufgrund ihrer Ähnlichkeit mit anderen Zeichnungen dieser Zeit eine Datierung in die frühen fünfziger Jahre wahrscheinlicher.[16] Ein Blatt mit Pinselzeichnungen (Abb. 7), das äußerst charakteristisch für die frühen fünfziger Jahre ist, zeigt zwei Szenen aus der ›Via Crucis‹: Die obere Komposition, *Christus stürzt unter der Last des Kreuzes* vor einer Landschaftsszenerie, könnte der erste Entwurf für das Stuttgarter Blatt dieses Themas sein.[17] Auf demselben Blatt wie der ›Primo pensiero‹ für *Christus und Magdalena* (Abb. 8) befindet sich eine andere Pinselzeichnung: wenn man das Blatt umdreht, erkennt man eine rasche Skizze für die Figur des Christus am Kreuz mit aufgeregten Zuschauern. Die Rückseite der Rotterdamer Zeichnung (Abb. 6) vereinigt fragmentarische Studien von Köpfen in ebenso gedrängter Zusammenstellung wie jene auf dem Blatt in Besançon (Bd. 1, S. 182, Abb. 3). Darüber hinaus zeugt die *Dornenkrönung*, die Domenico mindestens siebenmal ausführte, von der Kenntnis des Gemäldes Tizians, heute in der Alten Pinakothek, München, das seit 1748 in Schleißheim war (Bd. 1, Abb. S. 186). Die Zeichnungen zum *Kreuzweg* sind in Feder und Tusche ausgeführt, ohne Lavierung, und ohne Kreidevorzeichnung. Einige sind lebhaft gezeichnet[18], mit variierender Haltung einzelner Gliedmaßen. Andere wurden erst zaghaft in einer leichten Federskizze angelegt und dann kräftiger überarbeitet, während tiefe Schattierungen erst am Ende hinzugefügt werden[19]: Möglicherweise gingen diesen Zeichnungen erste Skizzen mit dem Pinsel voraus.

Eine zweite Serie von Federzeichnungen ohne Lavierung mag ebenfalls aus den Würzburger Jahren stammen (Abb. 9, 10): Sie basieren weitgehend auf dem Stoff der *Scherzi*-Radierungen.[20] Einige von Giambattistas Vorzeichnungen mit friesartigen Figurengruppen, die in lebendiger Weise mit Feder und Tusche gearbeitet sind, dienten Domenico als Ausgangspunkt. Hier ist nicht der Platz, um die Datierung der *Scherzi* zu diskutieren; jedenfalls muß die Tatsache, daß Domenico von den Graphiken seines Vaters inspiriert wurde, nicht eine Datierung der genannten Zeichnungen in die späten vierziger Jahre implizieren. Die anspruchsvolle Folge zeigt eine große Vielfalt an Charakteren vor Landschaftshintergrund, der in manchen Zeichnungen stärker entwickelt ist als in anderen. Sie sind lediglich mit der tief in Tusche getauchten Feder gezeichnet, in einer kräftigen, sogar groben Manier; manche haben eine stark gekräuselte Schraffierung, ähnlich den Kreuzweg-Zeichnungen. Bei Abb. 9 erinnert das spielerisch gezeichnete Detail von fragmentarischen Köpfen an die einzelnen Köpfe bei der Amerika-Darstellung im Fresko und ist typisch für Domenicos Gewohnheit, planlos Köpfe dicht aneinanderzureihen. Ungefähr zur selben Zeit entwickelte Domenico in einer Reihe von Pinselzeichnungen die Idee von stehenden orientalischen Figuren[21] und fuhr mit einigen Federzeichnungen einzelner Orientalen oder Zweiergruppen vor angedeuteter Landschaft fort.[22] Ähnliche Figuren erscheinen auf dem Blatt von Besançon, das mit den Radierungen der *Flucht nach Ägypten* im Zusammenhang steht, und auf einem Blatt des Martin von Wagner-Museums in Würzburg[23], das auch eine gekritzelte Studie nach dem Fragment der Diana von Ephesos aus der Asien-Darstellung des Treppenhausfreskos zeigt. Ich möchte behaupten, daß die komplexeren Gruppierungen diesen Zeichnungen eher nachfolgen als vorausgehen und daß auch sie in die Würzburger Jahre zu datieren sind: Zur selben Zeit beschäftigte sich auch Lorenzo mit Zeichnungen zu *Scherzi*-Themen.[24] Es scheint, daß Domenico gerade in Würzburg seine Gewohnheit entwickelt hat, Serien von Federzeichnungen zu einzelnen Themen zu fertigen, was zu einer Art Leitmotiv für den Rest seiner Karriere werden sollte.

(Übersetzung: Rainer Schuster)

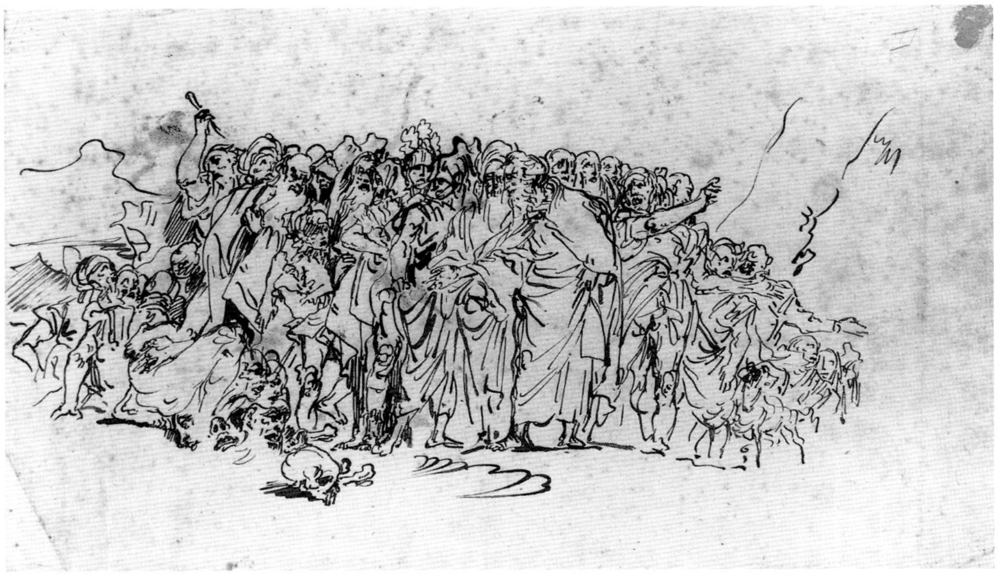

1 Es haben sich keine Ölskizzen für die Gemälde in San Polo und die Kaisersaal-Supraporten erhalten. Bd. I, Kat. 23, 25 sind kleinformatige Variationen, die für Sammler hergestellt wurden. Wo sich mögliche Ölskizzen erhalten haben, wie jene für die Darstellung *Christus heilt den Blinden* in Hartford und dessen Pendant (1752), handelt es sich vielleicht ebenfalls um kleinere Varianten, wie von Knox 1980, P 144 und P 229, vorgeschlagen wurde.

2 In Zusammenhang mit dem Kreuzweg in San Polo ist nur eine lavierte Federzeichnung als Kompositionsstudie für die zweite Kreuzwegstation überliefert (Knox 1980, M 201 a), die vielleicht auf einer vorhergehenden Zeichnung basiert. Domenico hatte bereits die Komposition festgelegt und erarbeitete sich hier die dramatische Verteilung von Licht und Schatten.

3 Sotheby's New York, 10. Januar 1995, Los 30; Ausst. Kat. Stuttgart 1970, Nr. 30, 31; Musée des Beaux-Arts, Besançon, Ausst. Kat. Udine 1971, Nr. 72.

4 Byam Shaw 1962, S. 31–37.

5 Paris, Sammlung Lugt; Byam Shaw 1983, Nr. 273.

6 Knox (1980) hat zahlreiche Kopien von Zeichnungen von Händen und Gliedmaßen aus dem Martin von Wagner-Museum, die Lorenzo zugeschrieben werden, identifiziert. Einen Stab haltende, offene oder zu Fäusten geballte Hände finden sich in großer Zahl in der großen Gruppe von Zeichnungen im Museo Correr, Venedig. Viele der dort verwahrten sorgfältiger gearbeiteten Studien von Händen und Gliedmaßen mögen als Werkstatt-Übungen Domenicos entstanden sein, die dann als Belege und zur abermaligen Verwendung aufbewahrt wurden, so die Blätter Knox 1980, D 195, D 203, D 197, D 208, D 124.

7 Vgl. die große Zahl von Detailstudien in Vorbereitung der Gemälde von San Polo, Knox 1980, S. 322–323.

8 Diese Rückenansicht einer Figur leitet sich eher von einer Komposition Sebastiano Riccis (J. Daniels, *Sebastiano Ricci*, Hove 1976, Nr. 284, aufgeführt mit anderen Versionen) her als von einer ähnlichen Figur in Giambattistas *Letztem Abendmahl*, heute im Musée du Louvre. Domenicos Idee, diese entscheidende Figur ziemlich linkisch auf einem kleinen Stuhl sitzend zu zeigen, wurde beim endgültigen Gemälde abgewandelt.

9 Seine Figuren sind, wie Byam Shaw 1962, S. 16, feststellte, oftmals unproportioniert.

10 Vgl. dazu auch Whistler 1993.

11 Zu den Zuschreibungsproblemen vgl. auch Knox 1980, Kapitel VIII; Morassi 1970; Byam Shaw 1971; Boeck 1971 und Borries 1971. Eines der Argumente von Knox ist, daß die besprochenen Zeichnungen die Tagwerke des Treppenhausfreskos wiedergeben und deshalb Arbeitszeichnungen Giambattistas seien. Die neueste Untersuchung des Freskos zeigt jedoch, daß die Zeichnungen nicht mit den Tagwerken übereinstimmen.

12 Ausst. Kat. Mirano 1988, Nr. 167, 176, 177.

13 Alpers/Baxandall 1994, S. 78. Diese Frage kann erst dann angemessen berücksichtigt werden, wenn die noch laufende Untersuchung des Freskos abgeschlossen ist.

14 Während die Studien nach dem lebenden Objekt im ›Quaderno Gatteri‹ (Venedig, Museo Correr) mit dem Gedanken an die Figur Bossis gemacht wurden, nutzte Domenico gleichzeitig auch die Gelegenheit, nach dem Modell zu zeichnen, was die Zuschreibung dieser Gruppe erschwert.

15 Knox 1980, M 419. Spätere Beispiele für den Einsatz dieser Technik bei Arbeitszeichnungen sind drei Studien für die Fresken von Meolo 1758, Knox 1980, M 428, M 429, D 54.

16 Zur Datierung vgl. Ausst. Kat. Stuttgart 1970, Nr. 22–28; Byam Shaw 1983, Nr. 120, und Ausst. Kat. Venedig 1985, Nr. 108. Zwei weitere Zeichnungen aus dieser Zeit variieren das Thema der *Anbetung der Könige:* eine (Sotheby's London, 8. Dezember 1972, Los 68) ähnelt geringfügig Domenicos Gemälde, heute in Köln, während die andere (Sotheby's London, 9. April 1981, Los 57) eindeutig auf Giambattistas Münchner Altarblatt basiert. Eine *Anbetung der Hirten* im Castello Sforzesco, Mailand (Ausst. Kat. Udine 1971, Nr. 59) und der *Kniende Heilige vor der Jungfrau und dem Kind* (Ausst. Kat. Paris 1971, Nr. 110) sind ebenfalls in die Jahre 1750–1753 zu datieren.

17 Ausst. Kat. Stuttgart 1970, Nr. 25.

18 Ebenda, Nr. 24, 27.

19 Ebenda, Nr. 25, 26.

20 Weitere Beispiele sind Zeichnungen des Museo Civico, Triest, des Art Institute, Princeton, der Pierpont Morgan Library und der Sammlung Lehman, New York, des Royal Museum, Canterbury und des Fitzwilliam Museum, Cambridge; ein gutes Beispiel auf dem Kunstmarkt war das Los 37, Sotheby's New York, 10. Januar 1995.

21 Vgl. Byam Shaw/Knox 1987, Nr. 161. Byam Shaw stellt fest, daß diese Zeichnungen charakteristisch für Domenico in den Jahren um die Jahrhundertmitte seien, als er seinem Vater am nächsten stand.

22 Vgl. zum Beispiel Bjurström 1979, Nr. 225–227, und Ausst. Kat. Canterbury 1985, Nr. 28.

23 Ausst. Kat. Stuttgart 1970, Nr. 192.

24 Thiem 1994, S. 319–331.

Oben: Abb. 9 Giovanni Domenico Tiepolo, Eine Gruppe von Orientalen, Köpfe und Totenkopf, um 1750–1753, Cambridge, Mass., Fitzwilliam Museum

Rechts: Abb. 10 Giovanni Domenico Tiepolo, Eine Gruppe von Orientalen, um 1750–1753, Amsterdam, Rijksprentenkabinett

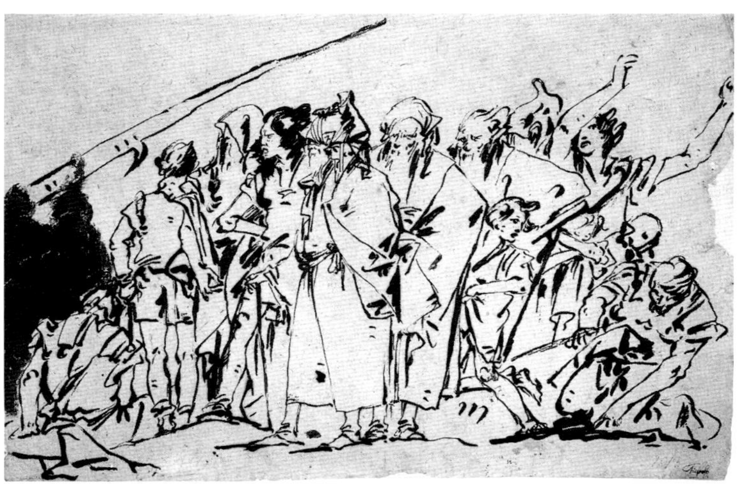

HELENE TROTTMANN

Giovanni Domenico Tiepolos Radierungsfolge *Die Flucht nach Ägypten*

Mit ihren 27 Blättern ist Domenico Tiepolos Radierungsfolge (Bd. 1, Kat. 121) wohl die ausführlichste zum Thema der Flucht nach Ägypten. Drei Blätter gehören zum Titel: Das Frontispiz (Blatt 2) und zwei Textseiten (Blatt 1 und 3), in denen er die Bildserie *Idee Pittoresche sopra la Fugga in Egitto* benennt und dem Fürstbischof Carl Philipp von Greiffenclau mit der Jahreszahl 1753 widmet.

Auf den übrigen Blättern, die jeweils am unteren Bildrand die Nummern 4 bis 27 tragen, wird in einer Sequenz von 24 Einzelszenen das Thema der Flucht nach Ägypten illustriert. Giandomenico Tiepolo wählt dafür innerhalb des traditionellen Topos Gestaltungsmittel und Bildmotive, die er in immer neuen Variationen auf außerordentlich phantasievolle Weise so aufeinander folgen läßt, daß die ganze Länge der Reise mit all ihren Momenten von Mühsal und Beschwernis, aber auch Ruhe und Zuflucht Blatt für Blatt abzulesen ist.

Von der Flucht der Hl. Familie nach Ägypten wird in der Bibel ausschließlich und recht knapp im Matthäus-Evangelium (2, 13–15) berichtet: Ein Engel erscheint Joseph im Traum und fordert ihn auf, mit Maria und dem Kind nach Ägypten zu fliehen, um den Verfolgungen des Königs Herodes zu entkommen. Sehr ausführlich und breit, mit vielen wunderbaren Begebenheiten ausgeschmückt, wird die Flucht hingegen in den apokryphen Schriften geschildert, vor allem im Pseudo-Matthäus-Evangelium (17–24) und im *Evangelium Infantiae Salvatoris Arabicum* (10–25).[1] Auch die *Legenda Aurea* gibt einen kurzen Bericht davon.[2] Die beiden erstgenannten Texte sind die Hauptquellen für die Darstellungen der Flucht nach Ägypten in der bildenden Kunst.[3] Zu den geläufigsten Legenden und zu jenen, die auch Tiepolo anklingen läßt, gehören das Baumwunder (eine Palme, die auf Geheiß des Jesuskindes ihre Zweige neigte, damit die Hl. Familie die durststillenden Früchte pflücken konnte), das Quellwunder (das Jesuskind läßt unter dem Baum eine Quelle entspringen), die Verfolgung durch die Wegelagerer (Räuber überfallen die Hl. Familie) und der Götzensturz (die heidnischen Standbilder, an denen sie beim Einzug in Ägypten vorüberziehen, zerbersten beim Erscheinen des Messias). Von der Überquerung eines Flusses, die Tiepolo in fünf Szenen darstellt, und von der Begleitung der Engel ist weder in den kanonischen noch in den apokryphen Schriften die Rede. Hier knüpft er an Bildüberlieferungen an, die in der Malerei des 17. Jahrhunderts, insbesondere der italienischen, inzwischen beliebt und geläufig geworden waren.[4]

Als Bildthema war die Flucht nach Ägypten in Italien bereits im 15. und 16. Jahrhundert sehr verbreitet und wurde um so populärer, je mehr die Verehrung für die Hl. Familie zunahm.[5] In der ikonographischen Entwicklung ist hierbei eine Tendenz zu beobachten, die im Lauf der Zeit wegführt von der gewissermaßen wortgetreuen Ausschmückung der apokryphen Schriften, die dort erwähnten Wunder nur noch allusiv wiedergibt und sich ganz auf die künstlerisch-ästhetischen Möglichkeiten des Themas konzentriert – so auch bei Tiepolo. Wie kaum ein anderes ist das Sujet der drei Figuren in der Landschaft dazu geeignet, im Formalen variiert zu werden und der Erfindungskraft, der ›Invenzione‹, im Kompositionellen freien Lauf zu lassen.

Bei Tiepolo beginnt die Flucht überraschenderweise nicht mit der Erscheinung des Engels, sondern gleich mit der Aufforderung Josephs, die sicheren Mauern des Hauses der Hl. Familie in Bethlehem zu verlassen. Vor einem Stall erfolgt nächtens das hastige Aufzäumen des Lasttieres mit Hilfe der Engel, dann der Aufbruch zur Flucht, vorbei an einer Mauer, durch das Tor der Stadt, wo sich hinter dem Rücken der Davonziehenden eine Handvoll Neugieriger zusammendrängt. Der Weg führt die Fliehenden an mächtigen Bastionen vorbei, an einer Stadt mit spitz aufragendem Kirchturm, durch bergiges Gelände, dann über einen Fluß und wiederum durch hügeliges Land, vorbei an Ruinen, zerfallenen Mauern, bergauf und bergab, bis sie schließlich – am Ziel ihrer Flucht angekommen – durch den großen Torbogen einer ägyptischen Stadt Einzug halten.

Grund- und Leitmotiv der Bilderfolge ist die Bewegung des Dahinziehens der Gruppe von Maria mit dem Kind, Joseph und dem Esel. Die Blätter sind durchweg querformatig angelegt, eine Disposition, die für die Darstellung dieses Dahinziehens die mannigfaltigsten Möglichkeiten bietet: Führt der Zug auf einem Blatt aus der Bildmitte hinaus zum rechten Vordergrund, so führt er auf dem nächsten von rechts nach links, um danach gleich wieder einer neuen Richtung, zum Bildhintergrund hin zu folgen (vgl. zum Beispiel Blatt 8–10 oder 14–16). Auch die Figuren selbst sind dabei in immer neuen Aktionen wiedergegeben: Maria einmal auf dem Esel sitzend, dann wieder ein Stück des Weges zu Fuß zurücklegend, während der Esel von Joseph geführt wird, dann bei der Rast. Hand in Hand mit dem Reichtum der Bewegungsmotive geht die Vielfalt in der Ansichtigkeit der Gruppe: Einmal sind die drei frontal gegeben, dann wiederum von der Seite, oder – überaus häufig – vom Rücken.

Der Mannigfaltigkeit in der Bewegung des Dahinziehens ist wiederum kontrastierend das Motiv der Ruhe und des Verweilens entgegengesetzt. Insgesamt sind es drei Szenen, die dem Thema ›Ruhe auf der Flucht‹ gewidmet sind (Blatt 13, 19, 23): nach der Bedrohung durch die Wegelagerer, nach der Flußüberquerung und nach dem Götzensturz. Hier kommt das Vorandrängende der Bewegung vorübergehend zum Stillstand, hier ist Raum für Konzentration, Ruhe, Sammlung und Verehrung, zum Teil in idyllischer Szenerie, mit genrehaften Zügen.

Auf jedem Blatt überraschen die je neuen Bezüge von Figur zu Figur: einmal Maria und Joseph in engem Nebeneinander, dann

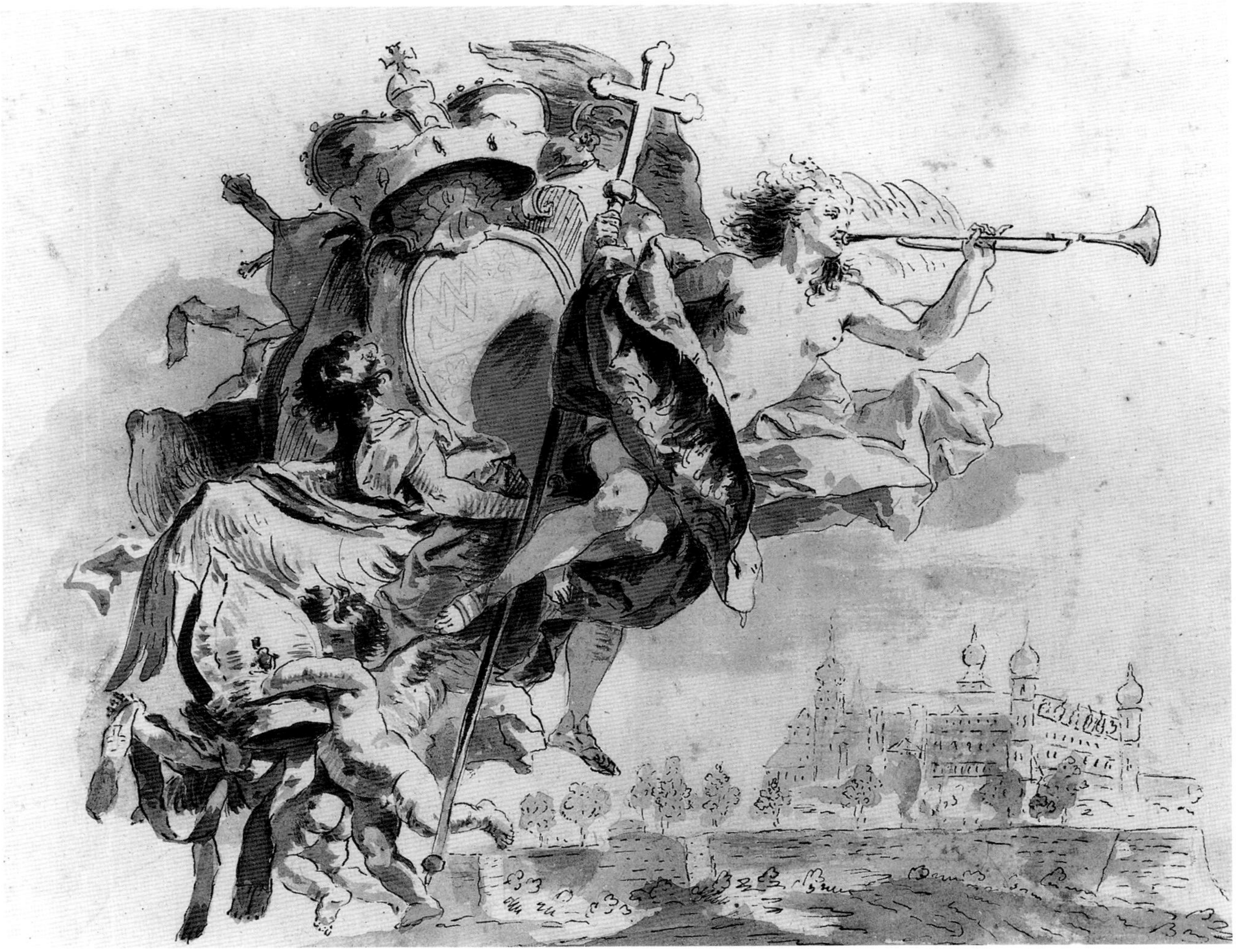

Abb. 1
Giovanni Domenico Tiepolo, Vorzeichnung zum fürstbischöflichen Wappen, Blatt 2 der Radierungsfolge ›Die Flucht nach Ägypten‹ um 1750–1753, London, British Museum

wieder durch die Umstände in Distanz gerückt. Es fällt auf, daß sich auch das Erscheinungsbild der einzelnen Figuren innerhalb der Serie ändert. Am evidentesten läßt sich dies an der Gestalt des Joseph ablesen. Als immerwährender Beschützer der Hl. Familie tritt er in jeder Szene auf, doch wird sein Aussehen mehrfach variiert: Einmal ist er als besonnener, weiser Alter geschildert, dessen Haltung stets leicht gebeugt ist (Blatt 4, 6, 8, 9, 17, 22, 23, 27), während er in anderen Szenen als energisch kraftvoller Mann mit langem, wild zerzausten Haar und Bart auftritt (Blatt 5, 11, 12, 13, 16, 18, 19, 21, 24, 25, 26). Schließlich erscheint er in einigen Blättern als kräftiger Mann mittleren Alters, in einen langen Reisemantel gekleidet, immer als Rückenfigur (Blatt 7, 10, 14, 15, 20). Gelegentlich nimmt er Maria das Kind ab, stützt sie, breitet in der Hitze ein Tuch über ihr aus (Blatt 13) oder kniet nieder, um das Kind zu verehren (Blatt 19).

Durchgehend ist seine Helfer- und Beschützerrolle. Er ist stets wachsam und darauf bedacht, mögliche Bedrohungen von der Hl. Familie fernzuhalten. Er ist Führer, Schützer und Begleiter der Flucht.

Die Figur der Maria hingegen wird wenig variiert; immer ist sie eine würdevolle junge Frau, von einem schützenden, weiten Mantel umhüllt, unter dem sie das Kind birgt. Von den Strapazen der Reise, von drohenden Gefahren und Mühen scheint sie nur wenig berührt; bisweilen wirkt sie geradezu unbeteiligt und unnahbar in ihrer Heiligkeit. Himmlisches Licht scheint sie zu überstrahlen, als sie aus dem dunklen Stall tritt, durch das Stadttor reitet und in der sengenden Hitze des Tages dahinzieht. Sie ist sowohl die besorgte Mutter, deren innige Aufmerksamkeit voll und ganz auf das heilige Kind in ihren Armen gerichtet ist, als auch die erhaben thronende Madonna, deren Kind in den Ruheszenen von musizierenden Engeln und von Joseph verehrt wird (Blatt 13 u. 19). Wenn einmal auf dem mühsamen Fluchtweg ihre Kräfte zu erlahmen drohen, nimmt ihr Joseph den Knaben ab (Blatt 9, 12), oder sie wird von Engeln gestützt (Blatt 24, 25, 26), die sie in fast jeder Szene begleiten. Sie scheinen ausschließlich ihr und dem Kind zugeordnet. Sie schweben als Puttenköpfe in den Wolken oder kommen als große, kräftige Schutzengel zu Hilfe, wenn es nötig scheint: so beim Aufbruch zur Reise (Blatt 4, 5, 6), bei der Bedrohung durch die Wegelagerer (Blatt 12), bei der Flußüberquerung (Blatt 14–18) und am Ende, als Maria kurz vor dem Ziel ermattet. Sie halten das Zaumzeug des Esels, treiben ihn an oder führen ihn (Blatt 5, 6, 12, 18, 21).

Doch sind die Engel nicht die einzige himmlische Begleitung der Hl. Familie: Am Anfang der Reise erscheint Gottvater selbst in den

Wolken (Blatt 8); seine mächtige Schutzhand begleitet die Dahinziehenden und scheint die himmlischen Strahlen, in deren Schutz die Gruppe von da ab dahinwandert, auf Maria und das Kind niederzusenden.

Die Landschaft, durch die ihr langer Weg führt, ist mit wenigen, doch sorgsam ausgewählten Mitteln charakterisiert. Bisweilen ziehen sie an einer Festung oder einer Stadt vorbei, die im Bildhintergrund wie eine Kulisse am tiefliegenden Horizont erscheint (Blatt 8–11). Eine Hügelkette, nur schemenhaft in der Ferne wahrnehmbar, begleitet den Fluß, den sie überqueren müssen, und auf dem vorletzten Blatt der Folge (Blatt 26) sind schließlich im fernen Hintergrund gar die Böschungsmauern der Würzburger Marienveste mit dem Machicoli-Turm zu erkennen. Auf anderen Blättern hingegen dominiert der Himmelshintergrund, teils wolkenlos, den Eindruck glühender Hitze vermittelnd, teils mit leichtem Gewölk, von Schwalben oder Putten bevölkert, teils mit hoch sich auftürmenden Gewitterwolken (Blatt 14). Die Konzentration der Darstellung liegt mehr auf dem Weg als auf der Umgebung. Immer wieder tauchen am Wegrand einsame Denkmäler auf, Ruinen, Pylonen, kolossale, halbverfallene Torbauten, Bruchstücke von Mauern. Auch Reste figürlicher Darstellungen der Antike sind zu erkennen: das abbröckelnde Bildnismedaillon eines Herrschers (Blatt 7) sowie Fragmente von Relieffriesen (Blatt 12, 13). Sie sind Symbole für den Verfall des römischen Weltreichs. In aller Deutlichkeit wird schließlich das Motiv des Untergangs der vorchristlichen Welt dargestellt in der Szene des Zerberstens eines antiken Götterbildes (Blatt 22): Mit dem Erscheinen des Messias ist das Ende der heidnischen Götterwelt gekommen.

Bei der Schilderung von Motiven aus der Natur geht es Tiepolo weniger um detailgetreue Ausarbeitung als um den Variationsreichtum, den diese Motive erlauben. Es gibt verschiedenartige, teilweise stilisiert und artifiziell wirkende Sträucher und Bäume. Sind es auf einem Blatt Dattelpalmen und Schirmpinien, die eine südliche Vegetation kennzeichnen, so sind auf anderen Blättern Erlen, Lärchen und nordische Fichten zu erkennen, deren bemooste, zottige Zweige Schatten spenden. Immer wieder taucht die Palme auf, die den Reisenden in der Sonnenglut mit ihrem zerzausten Blätterdach Schutz bietet; mit ihr ist die Bildüberlieferung des Palmenwunders angedeutet.

Eine andere Dimension der Variationen stellt das ›Personal‹ der Staffage dar. Obwohl sie immer unter sich bleiben und nur von der Schar der Engel eskortiert werden, begegnen die drei Reisenden auch anderen Personen. Bereits beim Aufbruch aus dem nächtlichen Stall (Blatt 5) steht ihnen ein Mann gegenüber und zieht ehrfurchtsvoll seine Mütze. Wie zufällig werden sie auf dem nächsten Blatt von einer Händlerin beobachtet, die mit einem Korb voller Eier neben ihrem Hund vor der Stadtmauer hockt. Als sie die Stadt verlassen (Blatt 7), drängt sich im Torbogen eine Gruppe von Menschen, um ihnen nachzustarren. Mehrmals tauchen Hirten auf, die den Fliehenden mit ihren Blicken folgen: einmal ist es ein Schafhirte, halb hinter einem Baum verborgen (Blatt 8), ein anderes Mal sind es Ziegenhirten, die auf einer Anhöhe stehen (Blatt 11). Mehrmals werden die Begegnungen bedrohlich, so in Blatt 12, wo die Gruppe offenbar von mehreren orientalisch gewandeten Männern verfolgt wird; Joseph hat vorsorglich Maria das Kind abgenommen, und ein starker Schutzengel mit Stab schirmt mit seinen mächtigen Schwingen die Gruppe gegen die Verfolger ab. Wenig später, auf Blatt 21, wird der Esel durch eine Schafherde, die mit ihrer Hirtin inmitten des Weges steht, so irritiert, daß ihn einer der Engel am Zaum fassen und führen muß. Auch auf diesem Blatt tauchen am Wegesrand Gestalten auf, die Verfolger zu sein scheinen. Bei der Ankunft in der ägyptischen Stadt (Blatt 27) stoßen sie schließlich wiederum auf eine Gruppe von Menschen, die gerade das Tor durchqueren und daher ihren Einzug nicht beachten; einzig ein junger Mann wendet sich nach ihnen um.

Der Weg, den die Hl. Familie gehen muß, ist mühsam, uneben, steinig; manchmal scheint er unter sengender Sonne schier endlos in die Weite zu führen, dann sind unvorhergesehene Steigungen zu überwinden; er folgt überraschenden Biegungen, führt über schmale Brücken oder sandige Stege. Besondere Schwierigkeiten bringt die Überquerung eines Flusses mit sich, die Tiepolo sehr eindringlich (Blatt 14–18) schildert. Mit Hilfe der Engel besteigt die Hl. Familie samt Esel einen schwankenden Kahn, den ein kraftvoll zupackender Engel an das sichere Ufer stakt, vorbei an zwei aufgestörten Schwänen (Blatt 17).

Meisterhaft ist Tiepolos Schilderung der Stimmungen, die die Flucht beherrschen: Immer wieder tauchen Situationen auf, die unabwägbar, unsicher, fast beklemmend erscheinen und denen die Gruppe nur durch beständige Flucht entgehen kann. Am deutlichsten wird dieses Motiv des permanenten Fliehens ausgedrückt durch die immer wieder in Rückenansicht gegebenen Figuren. Dieser Topos hat Tradition. Schon in Cesare Ripas *Iconologia* von 1603 ist die Personifikation der Flucht, die »Fuga«, eine immer in Rückenansicht gezeigte Frauengestalt, die einen Knaben in den Armen hält. Sie sei stets mit Flügeln darzustellen – man denke hier an die Engel –, um ihre Eile anzudeuten, und in ein bequemes Reisegewand gekleidet, das ihre Flucht nicht behindert. Die Rückenansicht ist das Zeichen schlechthin für den Akt des Fliehens: »in latina locutione voltar la schiena non vuol dir altro che fuggire.«[6]

Es stellt sich die Frage, warum Domenico Tiepolo für seine Schilderung der Flucht nach Ägypten gerade die Anzahl von 24 Blättern gewählt hat. Zweifelsohne wäre auch eine geringere Anzahl ausreichend gewesen, um das Thema hinlänglich zu illustrieren. Schon mit der Formulierung des Titels gibt er seine eigentliche Absicht an: »Idee Pittoresche sopra la Fugga in Egitto« – malerische und pittoreske Ideen *über* ein bestimmtes Thema also, das er in 24 Variationen darlegt. Hier kommt der Sprachgebrauch der Musikwissenschaft in den Sinn: ›Tema con variazioni‹ – zu einem vertrauten und aus der Tradition bekannten Thema werden spielerisch, phantasievoll und virtuos Variationen erfunden, die aus unterschiedlichsten Perspektiven das Grundthema ausschmücken und abwandeln. Und eine zweite musikalische Assoziation drängt sich auf: ›Fuga‹. Wie eine Fuga ist Tiepolos Radierungsfolge ein Werk, das geprägt wird von einem alle Stimmen durchwandernden Thema, das sinnfällig von jeder der einzelnen Stimmen in wiederholtem Einsatz variiert wird. Die Fuga ist in der Lehre von den musikalisch-rhetorischen Figuren des 17. und 18. Jahrhunderts »eine Metapher, die Handlungen, die aufeinanderfolgen, ausdrückt«.[7] In musikalische Form übersetzt, wäre Tiepolos Komposition so als »Fuga, alio nempe sensu« (im Sinne von G. Janowka, 1701) zu bezeichnen, die allgemein das Fliehen als Bildfigur durch rasche, flüchtige Tonfolgen darzustellen sucht.[8]

Daß Tiepolo sich bei seinen pittoresken Variationen über das Thema ›Fuga‹ am musikalischen Vorbild der ›Fuga‹ orientiert hat, liegt nahe, bedenkt man die enorme Bedeutung, die der Musik am Hofe des Würzburger Fürstbischofs zukam. Sie war weit über die Grenzen des Landes hinaus berühmt, und eines der Hofkonzerte hat Greiffenclau sogar im Deckenfresko verewigen lassen (Bd. 1, Abb. S. 116).[9]

Warum nun wurde gerade das Thema der ›Flucht nach Ägypten‹ gewählt? Nach dem Pseudo-Matthäus-Evangelium (22,2) endete die Flucht der Hl. Familie nach Ägypten im Gebiet von Hermopolis – »in finibus Hermopolis« –, wo sie in der Stadt Sotinen Einzug hielt (»in unam ex civitatibus Egypti quae Sotinen dicitur ingressi sunt«). Nach dem *Evangelium Infantiae Salvatoris Arabicum* (24, 25) und dem Bericht des Zacharias von Saḫā (Anfang 8. Jh.) zogen sie nach Matarea.[10] Dort sollen sie ein Haus bewohnt haben, in dessen Garten noch heute der ›Madonnenbaum‹, eine Sykomore, verehrt wird.[11]

Matarea (arab. al Maṭariyah, hebr. Matarîja) liegt unmittelbar neben den Ruinen der antiken Stadt Héliopolis (arab. On, hebr. 'ōn, ägypt. iwnw), der heiligen Stadt des Sonnengottes Atum (Re).[12] Die unmittelbare topographische Nähe Matareas zu diesem bedeutenden Heiligtum und die Symbolträchtigkeit seines Namens (Sonnenstadt) mögen die Gründe dafür sein, daß im Laufe der Zeit in den Berichten über die Flucht nach Ägypten als Ziel mehr und mehr schlichtweg nur Héliopolis angegeben wurde, das heißt Héliopolis, Matarea und On gleichgesetzt wurden.[13]

Schließt man sich nun der These Frank Büttners an, daß dem Würzburger Publikum des 18. Jahrhunderts die allusive Parallelisierung des Namens ›Herbipolis‹ (der lat. Name für Würzburg) mit ›Heliopolis‹ durchaus geläufig, zumindest verständlich war[14], so wäre damit eine nicht unwahrscheinliche Antwort auf die Frage gefunden, warum Tiepolo für seine Radierungsfolge ausgerechnet das Thema der Flucht nach Ägypten gewählt hat.

So erscheint auch auf dem Titelblatt die Marienveste, um die Stadt Würzburg emblematisch zu repräsentieren. Von alters her Herrschaftssitz der Würzburger Fürstbischöfe und zudem Maria geweiht, schien sie als Identifikation für die Stadt in diesem Themenzusammenhang zweifelsohne besser geeignet als die gerade im Umbau befindliche Residenz.

Dem Frontispiz muß nicht nur wegen seiner hohen künstlerischen Qualität besondere Beachtung geschenkt werden. Es ist auch inhaltlich von größter Bedeutung. Kompositionell ist es zweigeteilt: Die linke Bildhälfte wird von den fürstbischöflichen Insignien bestimmt, die von Engeln in die Lüfte emporgetragen werden, während rechts unten im Hintergrund die Festung Marienberg dargestellt ist. Ein posauneblasender Engel mit wehendem Mantel führt als ›Fama‹ diesen Triumphzug der Insignien an. In seiner rechten Hand hält er das Vortragekreuz, das sich deutlich in der oberen Bildmitte gegen den Himmel abhebt. Mit den Füßen stützt er sich auf den Hermelinmantel, der mit seiner mächtigen Draperie die ganze Anordnung hinterfängt und umschlingt. Auch der zweite große Engel unter ihm trägt das schwere Gewand, auf dem das Wappenschild des Fürstbischofs präsentiert wird, bekrönt von der Fürstenkrone. Neben ihr sind links der Knauf des Herzogsschwertes und die Stola, rechts die Krümme des Bischofsstabes zu erkennen. Zu Füßen der beiden großen Engel schweben zwei Putti, von denen der eine die bischöfliche Mitra trägt, während der andere gleichsam demonstrativ ein Ende des Palliums emporhebt. Dieses mit schwarzen Kreuzen gezierte weiße Wollband verdient in einer Würzburger Arbeit des Jahres 1753 besondere Aufmerksamkeit.

Mark Ashton hat 1978 zu Recht bemängelt, daß es für gewöhnlich bei Beschreibungen dieses Blattes keine Erwähnung findet beziehungsweise oft irrtümlich als die bischöfliche Stola angesprochen wird.[15] Das Pallium spielt jedoch für Würzburg eine entscheidende Rolle: Es war dem Fürstbischof 1752 von Papst Benedikt XIV. verliehen worden als Entschädigung dafür, daß die Diözese Würzburg das Territorium des Fürstabtes von Fulda abgeben mußte, nachdem Fulda zum Bischofssitz erhoben worden war.

Der Verleihung des Palliums an den Fürstbischof von Würzburg war ein jahrelanger Rechtsstreit mit dem Erzbistum Mainz vorangegangen, in dem es in erster Linie um die erzbischöfliche Titulatur, bestimmte zusätzliche Rechte und die Exemtion des Bistums ging.[16] Vor allem unterstellte man Greiffenclau, er habe das Pallium auf unrechtmäßige Art und Weise erworben.[17] Für Fürstbischof Carl Philipp muß es wohl der größte Erfolg seiner Laufbahn gewesen sein, als der Papst schließlich am 5. Oktober 1752 mit einer Bulle die Verleihung dieser Auszeichnung verfügte.[18] Der Würzburger Kleriker Friedrich Karl Freiherr von Guttenberg brachte das Pallium von Rom nach Würzburg, wo es dem Fürstbischof am Dreikönigstag des Jahres 1753 in feierlicher Zeremonie zum ersten Mal umgelegt wurde.

Was liegt nun näher, als anzunehmen, daß Domenico Tiepolo mit seiner Radierungsfolge dem Fürstbischof nicht zuletzt zu dieser Auszeichnung, die in Würzburg mit großen, mehrere Tage dauernden Feierlichkeiten begangen wurde, gratulieren wollte? Ein großzügiges Abschiedsgeschenk des Künstlers, der im gleichen Jahr Deutschland wieder verließ.[19]

Die Radierungsfolge wurde 1753 publiziert, wie aus der Widmung an den Fürstbischof (Blatt 3) hervorgeht. Drei der Blätter tragen eine Datierung: Auf Blatt 13 ist auf den großen Bruchsteinen der Ruine links zu lesen »1750«; auf Blatt 19 links unten »1752« und auf Blatt 21 rechts unten »1753«. Das erste Datum überrascht, denn erst am 12. Dezember dieses Jahres kam Domenico Tiepolo mit seinem Vater Giovanni Battista in Würzburg an. Entweder hat Domenico umgehend mit der Arbeit an der Radierungsfolge begonnen, oder – und das dürfte wahrscheinlicher sein – er hatte sich das Projekt bereits in Venedig vorgenommen, um es dann in Würzburg zu vollenden. Aufgrund der Datierungen kann man sicher sagen, daß er mindestens zwei Jahre an der Serie gearbeitet hat. Dies mag die unterschiedliche künstlerische Ausführung mancher Blätter erklären: Blatt 22 zum Beispiel, den *Götzensturz* darstellend, unterscheidet sich von allen anderen durch seine bildmäßige Konzeption, es wirkt fast wie die Vorzeichnung eines Gemäldes. Auch die *Ruhe* auf Blatt 23 zeigt diesen Bildcharakter. Die sich über längere Zeit erstreckende Entstehung könnte auch ein Grund dafür gewesen sein, daß sich Tiepolo so unerwartet große Freiheit im Wechsel von Aussehen und Charakterisierung des Joseph erlaubte.[20] Alternative Fluchtszenen, die engste stilistische Bezüge zu der Würzburger Folge aufweisen – drei davon sind erhalten –, wurden offenbar verworfen und im Zyklus durch andere ersetzt.[21] Wichtig ist jedoch eines: Domenico Tiepolo hat die Folge in der überlieferten Form zusammengestellt und die Blätter der Reihe nach durchnumeriert.

Sicher ist auch, daß die Radierungen vollendet waren, bevor er 1753 Deutschland wieder verließ. Die zeitliche Reihenfolge, in der die einzelnen Blätter entstanden sind, muß sich dabei nicht unbedingt mit der numerischen Folge, in der sie publiziert wurden, decken.

Tiepolos Graphiken sind ›pittoreske‹ Variationen über ein Thema – zum Genre des ›Capriccio‹, wie in der Literatur häufig behauptet[22], gehören die Szenen jedoch nicht, denn immer bleibt ein ernster, fast sakraler Grundgehalt in der Stimmung bestehen, und alle Darstellungsmittel sind auf die Heiligkeit der Dreiergruppe hin abgestimmt. Nie bekommen Randmotive oder Nebensächlichkeiten ein unangemessenes Übergewicht. Alles Verspielte, Zufällige, alles Beliebige oder Belanglose (was etwa die *Capricci* des Stefano della Bella oder auch die *Scherzi* Giambattista Tiepolos auszeichnet) geht den Szenen ab. Auch fehlt die für das Genre des Capriccio charakteristische Übertreibung von Kontrasten, von Gesten oder Bewegungen. Es fehlt auch alles, was ins Burleske oder Satirische ginge: kein Bruch mit Normen, keine Überzeichnung des Menschlichen – nie gerät bei aller ›Alltäglichkeit‹ die Perspektive der Heilsgeschichte aus dem Blick.[23]

Die hohe künstlerische Leistung bei dieser Radierungsfolge liegt in Tiepolos imaginativer Kraft begründet, in seiner schöpferischen Phantasie, die es ihm gestattet, immer neue Variationen des gewählten Themas zu erfinden. Hinzu kommt die größte Virtuosität im Umgang mit der Radiernadel. Das hellste Licht, die tiefste Schwärze eines dichten Gestrüpps, die leichteste Himmelsbewölkung, die fasrigen Stämme der Palmen mit ihren ausgefransten Blättern, jeder Lichtreflex auf einer Gewandfalte: All das wird mit der Dichte subtilster Strichelungen wiedergegeben. Selten sind es tief eingegrabene Linien oder parallele Schraffuren; es sind feinste ›Federstriche‹ von großer Freiheit und Leichtigkeit.

1 Edgar Hennecke und Wilhelm Schneemelcher, *Neutestamentliche Apokryphen in deutscher Übersetzung*, Tübingen 1959, Band I, S. 306–309. Im lateinischen Text abgedruckt bei Constantius de Tischendorf, *Evangelia Apocrypha*, Ed. alt. Lipsiae MDCCCLXXVI (1876), (Reprint Hildesheim 1966), S. 84 ff., S. 164 ff., S. 181 ff.

2 Die *Legenda Aurea* des Jacobus de Voragine (übersetzt von Richard Benz), 10. Auflage, Heidelberg 1984, S. 75.

3 An einschlägiger Literatur sei hier genannt: Karl Vogler, *Die Ikonographie der Flucht nach Ägypten*, (Diss.) Heidelberg 1930; Hermann Voss, ›Die Flucht nach Ägypten‹, in: *Saggi e memoria di Storia dell'arte*, I, Venedig 1957, S. 27–61; Louis Réau, *Iconographie de l'art chrétien*, II, Paris 1957, S. 281 ff.; Hildebrecht Hommel, ›Profectio Mariae‹, in: *Theologia Viatorum*, IX, (Jahrbuch der kirchlichen Hochschule Berlin 1963) Berlin 1964; Sheila Schwartz, *The Iconography of the Rest on the Flight into Egypt*, (Diss. New York 1975) Ann Arbor 1988, S. 125 ff.

4 Darstellungen der Flußüberquerung mit Hilfe von Engeln gibt es vor Tiepolo unter anderem von Nicolas Poussin, Annibale Carracci, Luca Giordano, Giovanni Benedetto Castiglione, Giovanni Battista Tiepolo. Vgl. Réau 1957 (wie Anm. 3), S. 283.

5 Vor allem Graphik und Druckgraphik machten sich das Thema zu eigen. Verwiesen sei auf die Zeichnungs- bzw. Radierungsfolgen mit drei bis sechs Blättern von Luca Cambiaso, Camillo Procaccini und Simone Cantarini. Schwartz 1988 (wie Anm. 3), S. 158.

6 Cesare Ripa, *Iconologia*, Rom 1603 (Reprint Hildesheim und New York 1970), S. 175. In Johann Georg Hertls 1758–1760 erschienener Augsburger Edition der *Iconologia* ist die Flucht nach Ägypten bereits als Exemplum für ›Flucht‹ aufgeführt.

7 Vgl. den Artikel ›Fuga‹ von E. Platen, in: Marc Honegger und Günther Massenkeil (Hrsg.), *Das große Lexikon der Musik*, Freiburg, Basel und Wien 1980, Band III, S. 189.

8 Ebenda. Siehe auch Klaus Jürgen Sachs, ›Fuga‹, in: *Riemann Musik Lexikon*, Bd. III, 12. Auflage, Mainz 1967, S. 307.

9 Zur Bedeutung der Musik am Hof des Würzburger Fürstbischofs vgl. Oskar Kaul, *Geschichte der Würzburger Hofmusik im 18. Jahrhundert*, Würzburg 1922; ders., *Musica Herbipolensis*, Marktbreit 1980.

10 Vorbei an 'Ayn snams (= Héliopolis). Vgl. D. Stiernon, ›Heliopolis‹, in: *Dictionnaire d'histoire et de géographie ecclésiastiques*, hrsg. von R. Aubert, Bd. 23, Paris 1990, Sp. 1504.

11 Herbert Haag (Hrsg.), *Bibel-Lexikon*, Einsiedeln 1951, Sp. 683. Schon im 12. Jahrhundert gab es an dieser Stelle eine christliche Kirche. Mitte des 16. Jahrhunderts wurde die Stätte erweitert, auf Betreiben des damaligen venezianischen Konsuls, der eine von Franziskanern betreute Kapelle errichten ließ. Stiernon 1990 (wie Anm. 10), Sp. 1505.

12 Es war neben Theben und Memphis der wichtigste religiöse Mittelpunkt des alten Ägypten. Von dem berühmten Tempel stehen heute nur noch Trümmer und einer der Obelisken.

13 Das Problem der Gleichsetzung der Namen wird ausführlich erörtert bei Stiernon 1990 (wie Anm. 10), Sp. 1504–1505. Vogler 1930 (wie Anm. 3) gibt, wie andere Autoren, abwechselnd Hermopolis (S. 49) oder Héliopolis (S. 8, S. 16) als Ziel der Flucht an. In neueren Nachschlagewerken wird fast durchweg Héliopolis als Ziel der Flucht nach Ägypten angegeben, z. B. Gertrud Schiller, *Ikonographie der christlichen Kunst*, Bd. I, Gütersloh 1966, S. 127; Réau 1957 (wie Anm. 3), S. 283.

14 Büttner 1980, S. 173 f.

15 Ashton, *Iconographic asterisks* 1978, S. 160, 161.

16 In diesen Streit schaltete sich nicht nur der Papst selbst, sondern auch die kaiserliche Regierung in Wien ein. Vgl. Friedrich Merzbacher, ›Der Streit um das Palliumsrecht der Würzburger Fürstbischöfe von 1752–1755‹, in: *Archiv für katholisches Kirchenrecht*, 125, 1951, S. 330–339, hier: S. 337.

17 1753 erschien in Würzburg eine diesbezügliche Rechtfertigungsschrift des Würzburger Juristen und Theologen Johann Caspar Barthel. Merzbacher 1951 (wie Anm. 16), S. 332.

18 Das Pallium ist ausschließlich eine Insignie des Papstes und der Erzbischöfe. Seine Verleihung ist an die Würde der Person, nicht an das Amt gebunden. Vgl. Theodor Klauser, ›Pallium‹, in: *Lexikon für Theologie und Kirche*, Bd. 8, 2. Auflage, Freiburg 1963, Sp. 8. Verbunden mit dem Privileg des Usus pallii an bestimmten kirchlichen Feiertagen war die Erlaubnis eines Vortragekreuzes.

19 Es läßt sich zeigen, daß das Ereignis der Verleihung des Palliums für den Fürstbischof der Anlaß war, bestimmte Änderungen im Bildprogramm der Fresken und Ölgemälde in der Residenz vornehmen zu lassen. Dies soll Gegenstand einer eigenen Studie sein (in Vorbereitung).

20 D. Russell hat für die Ausführung eine Chronologie vorgeschlagen, die sich nach dem jeweils wechselnden Erscheinungsbild des Joseph richtet (Russell 1972, S. 94).

21 Abgebildet bei Rizzi 1970, S. 215, 217, 219.

22 Zum Beispiel Harald Keller, *Gian Domenico Tiepolo, Die Flucht nach Ägypten*, Dortmund 1986, S. 67: »[...] so handelt Domenicos ›Flucht nach Ägypten‹ als einzige Folge dieser Gattung ein sakrales Thema ab.«

23 Eine vortreffliche Charakterisierung des ›Capriccio‹-Begriffs im 18. Jahrhundert bei Dario Succi, *L'arte dell'arte: i capricci veneziani del Settecento*, Ausst. Kat. Gorizia 1988, S. 13–38.

CHRISTEL THIEM

Lorenzo, der Jüngste der Künstlerfamilie Tiepolo

Lorenzo Tiepolo, 1736 in Venedig geboren und 1776 in Madrid gestorben, ist eine wenig bekannte Künstlerpersönlichkeit, die erst dank jüngster Forschungen in ein helleres Licht gerückt werden konnte.[1] Dafür gibt es drei Gründe: Erstens stand der jüngste Sohn von Giovanni Battista Tiepolo und der Cecilia Guardi – wie so oft in Künstlerfamilien – in seiner Frühzeit im Schatten des Vaters; zweitens lag Lorenzos Begabung anfangs mehr im graphischen als im malerischen Bereich, das heißt in der Zeichnung und vor allem im Pastell sowie in der Radierung, in der er eine spezielle Technik entwickelte.[2] Es sind nur ganz wenige Ölgemälde bekannt, so daß er bei Sammlern kaum bekannt gewesen sein kann.

Der dritte Grund für die Unbekanntheit von Lorenzo Tiepolo ist wohl darin zu sehen, daß er 1762 Italien für immer verließ, um in Madrid in den Dienst des spanischen Königs zu treten. Hier fand eine persönlich und künstlerisch tiefgreifende Neuorientierung statt; sie manifestiert sich in der radikalen Loslösung von der Bildwelt des Vaters, obwohl Lorenzo als dessen Mitarbeiter zusammen mit seinem älteren Bruder Domenico an der Ausmalung des Königspalastes beteiligt war. Während der vierzehn Jahre in Madrid hat Lorenzo mit den ›Tipi popolari‹ eine eigene Bildwelt geschaffen, in der sich ein neues Zeitalter ankündigt.

Hinzu kommt, daß nicht nur das erhaltene Œuvre Lorenzos klein ist, sondern daß seine Frühzeit in Würzburg von der Forschung seit den zwanziger Jahren unseres Jahrhunderts falsch beurteilt wurde, indem ihm irrtümlich die beiden Porträts des Bildhauers Jacob van der Auwera und seiner Frau Christina, geborene Onghers (im Mainfränkischen Museum) als Jugendwerke der Würzburger Zeit zugeschrieben wurden. Verschiedene Argumente sprechen gegen diese Attribution, vor allem das Todesjahr von Christina Onghers 1743 – also sieben Jahre vor der Ankunft der drei Tiepolo in Würzburg.[3] Darüber hinaus liegen, da keine Biographie eines zeitgenössischen Historiographen überliefert ist, nur wenige Daten zum Werk des Künstlers vor. Erst im Jahr 1800 hat ihm der Spanier Ceán Bermudez in den *Diccionario historico de los mas ilustres profesores de las bellas artes en Espania* aufgenommen.

Die Arbeiten der Lehrjahre werden bei Künstlern selten als bedeutende Leistung gewertet. Bei Lorenzo Tiepolo ist das anders, denn er schulte sich als ganz junger Mensch an den Zeichnungen des Vaters Giambattista mit dem hohen Anspruch, diese getreu für den Formenvorrat des Tiepolo-Studios festzuhalten. Dies war seine einzige Schulung. Die Lehr- und Arbeitsjahre während des Würzburger Aufenthaltes – Lorenzo war vierzehneinhalb Jahre alt, als er dort am 12. Dezember 1750 zusammen mit seinem Vater Giovanni Battista Tiepolo und seinem älteren Bruder Domenico eintraf – waren prägend für seine Entwicklung. Seine Begabung fürs Porträt erwies sich schon damals: ihm kam die Aufgabe des Porträtierens zu, sei es nach selbstgewählten Modellen oder nach Bildnis-Zeichnungen seines Vaters Giambattista.

Die künstlerische Entwicklung des Lorenzo Tiepolo läßt sich an Werken aus den drei Abschnitten seines nur kurzen Lebens verfolgen. Dies sind der Aufenthalt in Würzburg vom 12. Dezember 1750 bis zum 8. November 1753 als sehr junger Mitarbeiter seines Vaters und älteren Bruders Domenico an den Fresken in der fürstbischöflichen Residenz, danach ein knappes Jahrzehnt in seiner Heimatstadt Venedig, zum Schluß die Zeit am spanischen Hof in Diensten des Königs Carlos III. vom 4. Juni 1762 bis zu seinem Tod in Madrid vor dem 8. August 1776.

Wie dieser schöne und später wohl auch sehr eigenwillige Lorenzo ausgesehen hat, ist dadurch belegt, daß er dem Vater Giambattista und dem älteren Bruder Domenico als Modell diente und daß er sich zweimal wohl selbst dargestellt hat, in einer Zeichnung und in einem Gemälde.

Zu den schönsten Kreidezeichnungen des Giovanni Battista Tiepolo gehört ein Porträt, das Lorenzo im Alter von etwa zehn Jahren, also um 1746/47 darstellt (Abb. 1).[4] Der Vater und der ältere Bruder haben Lorenzo als Modell in mehreren Gemälden verwendet: Giambattista in dem *Knaben mit Buch*, heute in New Orleans, das ihn etwa siebenjährig zeigt – also um 1743[5], und Domenico in der Zeit kurz vor dem Würzburger Aufenthalt im Gemälde *Christus bricht unter dem Kreuz zusammen*, der neunten Kreuzwegstation im Oratorio del Crocifisso der Chiesa di San Polo in Venedig, das 1747 datiert ist[6], sowie im kranken Knaben in dem signierten und 1750 datierten Gemälde *Der Hl. Oswald erfleht von der Hl. Familie die Heilung eines Jungen* in der Pfarrkirche in Merlengo[7]; ferner diente Lorenzo als Modell für den Knaben Ismael im Gemälde *Der Engel erscheint Hagar und Ismael*, das Domenico 1752 für den Freiherrn von Guttenberg in Würzburg schuf (Abb. 2).[8] Zu vermuten ist Lorenzo auch in der Figur des kostbar gekleideten Pagen links hinter der Figur der Pittura im Europa-Fresko des Treppenhauses der Würzburger Residenz, dies hat Max von Freeden bereits 1956 geäußert (Bd. I, Tafel 8).[9]

Am 8. November 1753 traten die drei Tiepolo die Heimreise von Würzburg nach Venedig an. In der folgenden Zeit in Venedig hatte Lorenzo Gelegenheit, seine Begabung fürs Porträt unter Beweis zu stellen. Davon zeugt das Pastell einer *Älteren Dame mit Fächer*, das signiert und 1757 datiert ist.[10] Der 21jährige Lorenzo hat damit eine hervorragende Probe standesgemäßer Bildniskunst abgelegt.

Abb. 1 Giovanni Battista Tiepolo, Porträt des Lorenzo Tiepolo, um 1746/47, Paris, Fondation Custodia, Collection Frits Lugt

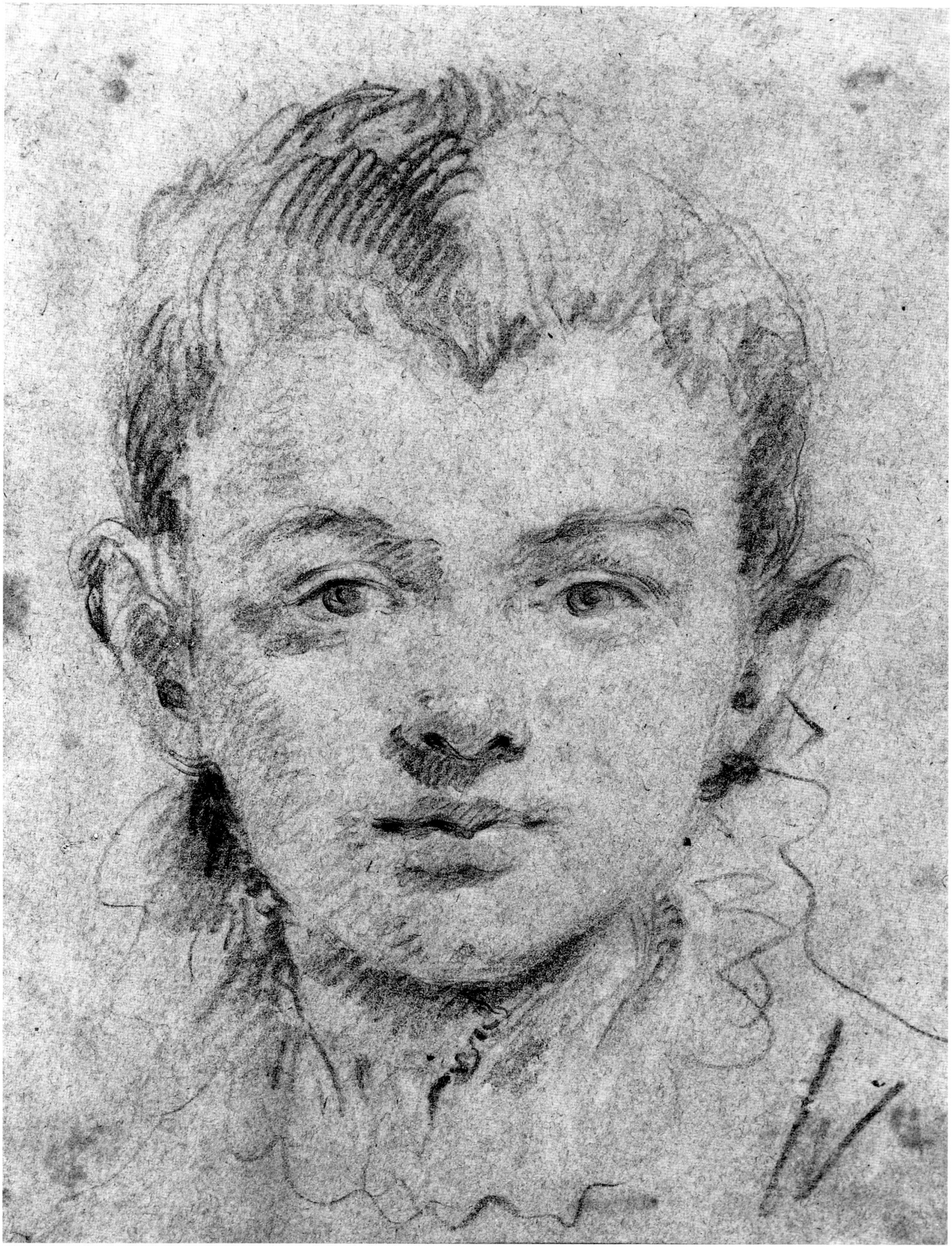

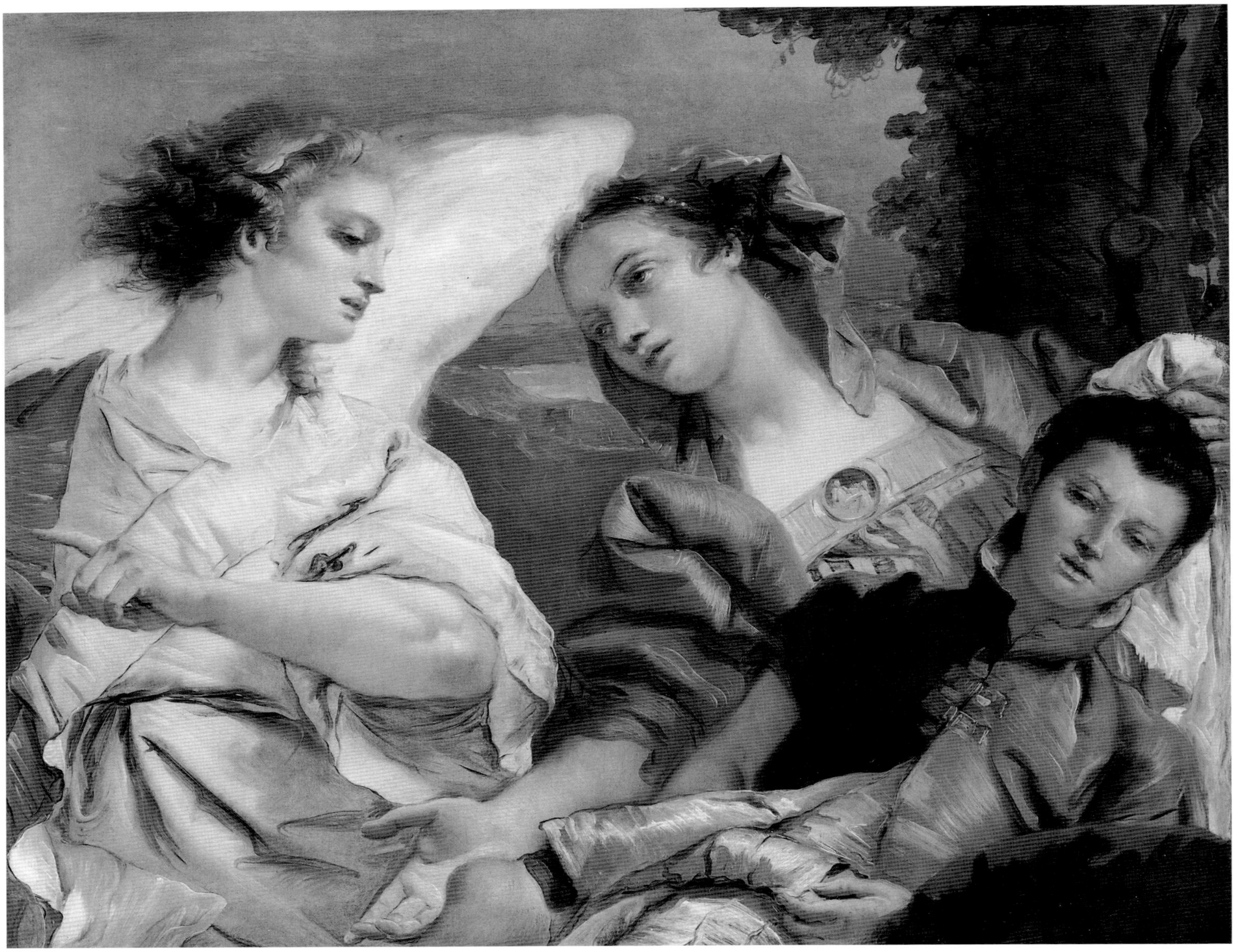

Abb. 2 Giovanni Domenico Tiepolo, Der Engel erscheint Hagar und Ismael, 1752, Kansas City, The Nelson-Atkins Museum of Art

Sicherlich sind Anregungen zur Pastell-Malerei von der international renommierten venezianischen Porträtistin Rosalba Carriera ausgegangen, die in diesem Jahr 1757 nahezu erblindet in Venedig starb. Lorenzo war der einzige in der Künstlerfamilie Tiepolo, der in Pastell gearbeitet hat. Leider ist ein anderes Pastell mit der Darstellung eines Hl. Franziskus, das Lorenzo dem Fürstbischof Adam Friedrich von Seinsheim schenkte, verschollen; erhalten ist das Begleitschreiben dazu, das er am 1. Juli 1757 aus Venedig übersandte.[11]

Das Kupferstichkabinett in Berlin bewahrt unter dem Namen von Lorenzo eine Rötel-Zeichnung auf blauem Papier von vorzüglicher Qualität: *Porträt eines jungen Mannes mit Mütze* (Abb. 3).[12] Selbstbewußt blickt der Dargestellte auf den Betrachter; das wohlgeformte Gesicht mit kleinem Mund und vollen Lippen ähnelt dem Porträt, das Giambattista zehn Jahre zuvor von seinem Sohn Lorenzo geschaffen hatte. Es ist zu vermuten, daß im Berliner Porträt ein Selbstbildnis Lorenzos im Alter von etwa zwanzig Jahren vorliegt, das würde auf eine Entstehungszeit um 1756 schließen lassen. Es zeigt den Künstler mit ›natürlichem‹ Haar und einer Mütze mit Quaste am Zipfel. Ebenfalls ohne Perücke und mit demselben Mützentyp ließ sich der venezianische Lustspieldichter Carlo Goldoni porträtieren; in seinem Dankesbrief für das von Marco Pitteri gestochene Porträt schreibt er an Pitteri 1754: »[...] bizzarra è l'invenzione del berrettino e dei capelli naturali che rendono più costante la somiglianza« (sonderbar sind der Einfall der Mütze und die natürlichen Haare, die eine getreuere Ähnlichkeit ergeben).[13]

Ein einzigartiger Beleg für die spezielle Art der Porträt-Zeichnung der Tiepolo während der Würzburger Jahre hat sich in einem Zeichnungs-Album des Martin von Wagner-Museums Würzburg erhalten.[14] Auf 63 Blättern sind hier Porträts bzw. Kopfstudien von Personen festgehalten, die zum Künstlerkreis um Tiepolo und Balthasar Neumann gehörten, sowie Hofbeamte des Fürstbischofs und vermutlich Personen, mit denen die drei Tiepolo beim ›Kammerdieneressen‹ zusammentrafen, dazu bäuerliche Menschen, denen die drei Künstler auf der Hinreise von Venedig nach Würzburg begegnet sind (vgl. Bd. 1, Kat. 98–100).

Lorenzo legt dort die ersten Proben seines Könnens vor, sowohl in eigenen Porträt-Zeichnungen (Abb. 4) wie auch in Zeichnungen nach Vorbildern des Vaters Giambattista. Auffallend ist an den Zeichnungen des Albums, daß immer nur der Kopf des Modells fixiert ist, aber keinerlei Details, die auf einen kompositionellen Zusammenhang deuten. Diese unprätentiöse Darstellungsweise ist im Zeitalter des ›Roccoco‹ etwas Außergewöhnliches.

In der spanischen Zeit hat Lorenzo bei den Porträt-Zeichnungen den Ausschnitt größer gewählt und damit die Bedeutung der ›Tipi populari‹ hervorgehoben. Exemplarisch dafür ist das hier aus-

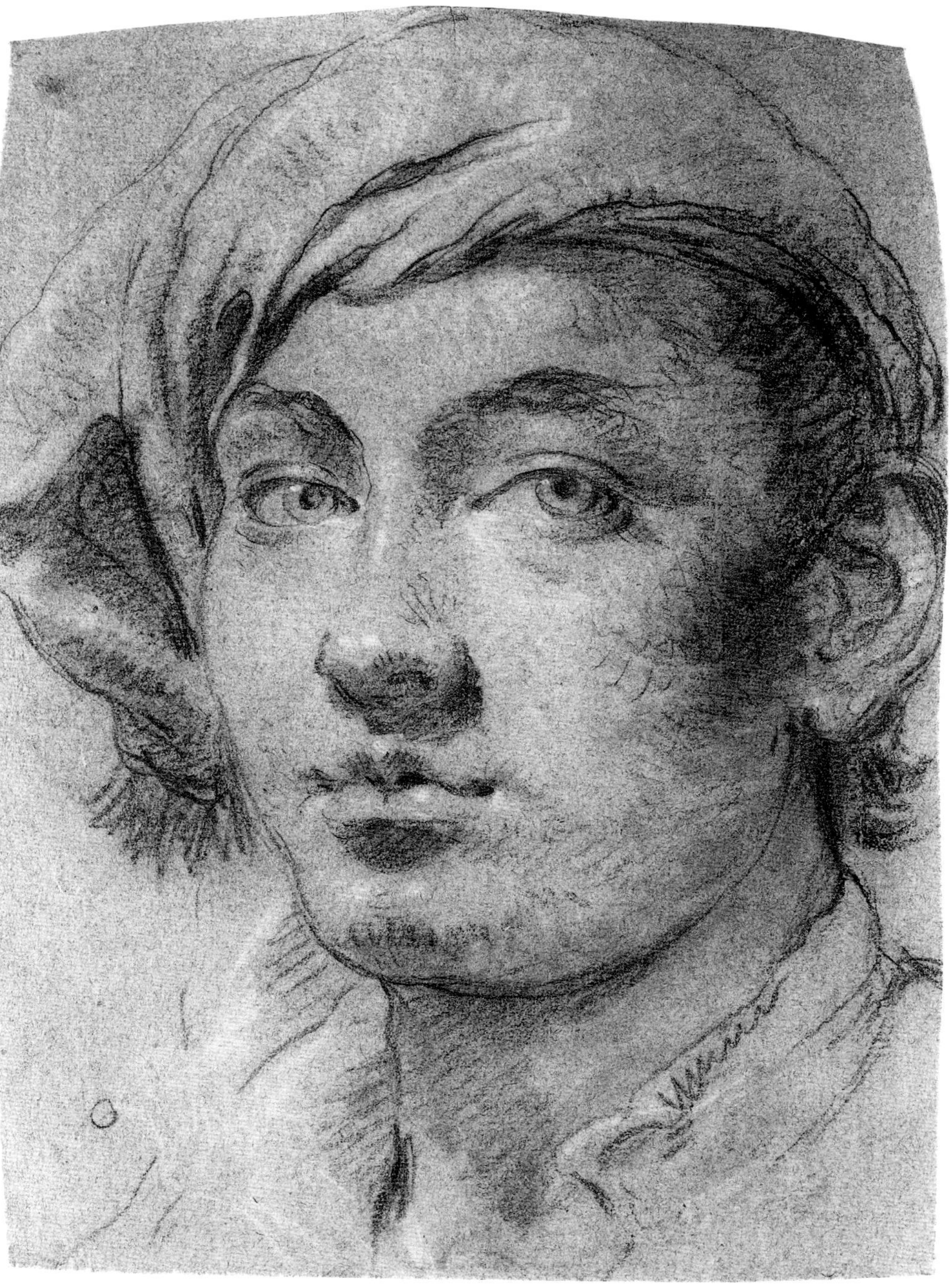

Abb. 3 Lorenzo Tiepolo (zugeschrieben), Porträt eines jungen Mannes mit Mütze, um 1756, Berlin, Staatliche Museen zu Berlin – Preußischer Kulturbesitz, Kupferstichkabinett

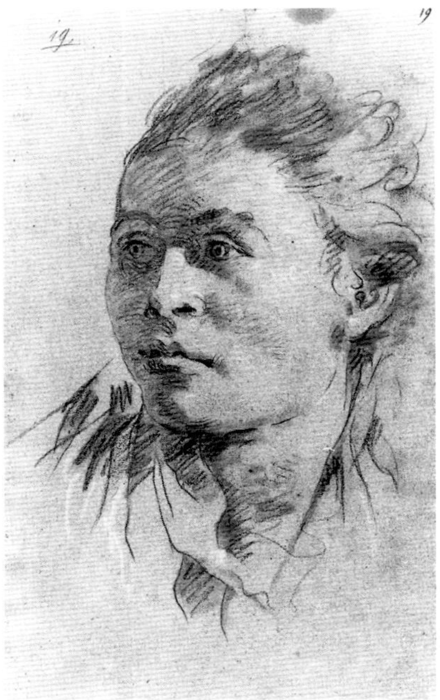

Abb. 4 Lorenzo Tiepolo, Kopf eines jungen Mannes, um 1750–1753, Würzburg, Martin von Wagner-Museum

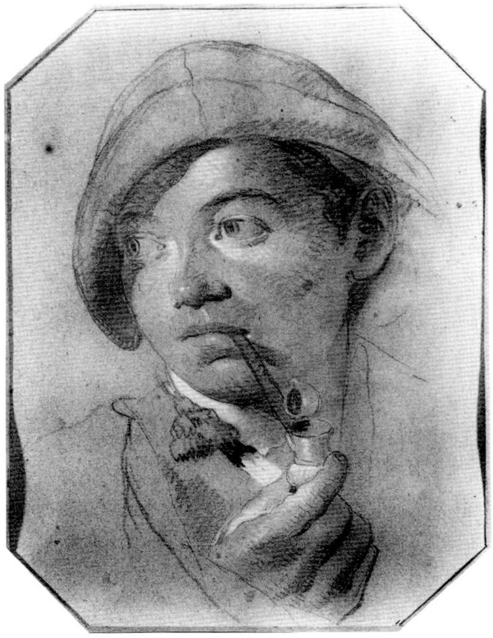

Abb. 5 Lorenzo Tiepolo, Pfeiferauchender junger Mann, nach 1762, Madrid, Königliche Sammlung

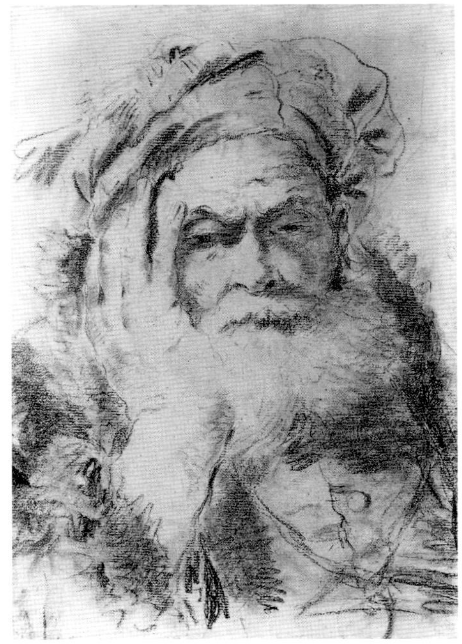

Abb. 6 Lorenzo Tiepolo, Kopf eines bärtigen alten Mannes mit Turban, späte 1750er Jahre, Vaduz, Stiftung Ratjen

gewählte Beispiel *Pfeiferauchender junger Mann*, ein Blatt von starker Plastizität und Präsenz (Abb. 5).[15]

Tiefere Dimensionen des Menschen hat Lorenzo in anderen porträtartigen Zeichnungen mit großer Sensibilität erfaßt wie in dem *Kopf eines bärtigen alten Mannes mit Turban* in der Stiftung Ratjen (Abb. 6).[16] Der sinnende Ausdruck des Gesichtes wird durch die stützende rechte Hand verstärkt. Die lichte Atmosphäre, die das Bildnis umfängt, ist allein mittels der Abstufung der Schwarz-Weiß-Töne der Kreide auf weißem Papier erreicht, sie zeugt von großer Könnerschaft.

In den psychologisierenden Tendenzen weist die Zeichnung eines *Jungen Menschen, den Kopf in die linke Hand gestützt* (Abb. 7)[17] auf neue Möglichkeiten der Darstellung existenzieller Situationen voraus, die erst zwei Generationen später – vornehmlich durch französische Künstler – erweitert wurden.

Daten zum Leben des Lorenzo Baldissera Tiepolo

1736	am 8. August geboren in Venedig als neuntes Kind von Giovanni Battista Tiepolo und Cecilia Guardi
1737	getauft am 2. Juni in San Silvestro
	geschult in der Werkstatt des Vaters Giambattista Tiepolo und an Pastellen der Rosalba Carriera
1750–1753	zusammen mit dem Vater und dem älteren Bruder Giovanni Domenico in Würzburg
1757	Brief und Übersendung eines Pastells an den Fürstbischof Adam Friedrich von Seinsheim, Würzburg, Stadtarchiv (vgl. den Quellenanhang, Dok. 41)
1757	*Bildnis einer Dame mit Fächer*, signiert und datiert auf der Rückseite, Venedig, Ca' Rezzonico
1761	eingeschrieben bei der ›Fraglia dei pittori veneziani‹ in Venedig
1762	31. März Abreise nach Madrid zusammen mit dem Vater und dem Bruder Domenico, Ankunft am 4. Juni; Lorenzo kehrt nie mehr nach Venedig zurück
1763	10. Januar Aranjuez: Lorenzo malt Bildnisse des Don Carlos de Borbón, Príncipe de Asturias, und des Infanten Don Gabriel
	Heirat mit Maria Corradi, in Dokumenten erwähnt als einzige Tochter des Buchhändlers Don Angel Corradi (»hija unica del Mercader de Libros, Don Angel Corradi, sugeto rico en esta corte«)
1768	Die Bitte, als ›Pintor de camera‹ in den Dienst des Königs Carlo III. zu treten, wird nicht gewährt
1770	27. März Tod des Vaters Giambattista in Madrid
	Lorenzo erhält bescheidenes Salär vom Königshaus
1773	Ehrenmitglied der Accademia di Venezia
1771–1773	Serie von Pastellen für den spanischen Hof
1774	16. Februar: Rechnung über Pastelle und Gemälde während der Jahre 1770–1773
1776	vor dem 8. August gestorben in Madrid, die Witwe Maria Corradi bewirbt sich um eine Pension

1 Thiem 1993, mit vollständiger Bibliographie; dies. 1994.
2 Succi 1983, S. 406–409 mit Bibliographie.
3 Rasch 1970; Thiem 1993, S. 148, 149, Anm. 60 und 61.
4 Inv. Nr. 3128, schwarze und weiße Kreide auf blauem Papier, 274 x 203 mm, bezeichnet verso in Feder »[...] f 3 No 2090«, in schwarzem Stift »Tiepolo«. Provenienz: Bossi Beyerlen, Versteigerung Stuttgart 27. März 1882. – Prof. Holmberg, München. – Nebehay, Wien. – Am 10. November 1927 von Frits Lugt erworben. Literatur: Knox 1980, M 166; Byam Shaw 1983, Nr. 275, Abb. 324.
5 New Orleans, Museum of Art, Öl auf Leinwand, 48 x 39 cm. Gemin/Pedrocco 1993, Nr. 256 mit Bibliographie. Datierungsvorschläge schwanken bisher zwischen 1725–1730 und 1740–1750.
6 Mariuz 1971, S. 144, Abb. 9; Thiem 1993, S. 139.
7 Merlengo, Pfarrkirche. Mariuz 1971, S. 125, Abb. 27; Thiem 1993, S. 140, Abb. 6.
8 Kansas City, The Nelson-Atkins Museum of Art, Inv. Nr. 30–23. Provenienz: Prinz Albrecht von Preußen, Schloß Reinhartshausen. Mariuz 1971, S. 120, Abb. 39; Thiem 1993, S. 140, Abb. 7.
9 von Freeden/Lamb 1956, S. 94.
10 Venedig, Museo di Ca' Rezzonico, Inv. Nr. 1211, Pastell auf Karton, 67 x 54 mm, autographe Aufschrift auf dem verso »Lorenzo Tiepolo – filio – 1757«. Thiem 1993, Farbabb. II mit Bibliographie.
11 Vgl. hier den Quellenanhang, S. 178, Dok. 41.
12 KdZ 15442, Rötel, leicht gewischt und etwas weiße Kreide auf blauem Papier, 280 x 204 mm, unregelmäßig beschnitten, aufgezogen. Provenienz: Albert Figdor, Wien (1843–1927; Lugt Supplement 926[d]), erworben 1936. Inventareintrag »zugeschrieben«. – Kartonnotiz Antonio Morassi »yes« für Giambattista. Knox 1980, M 579. Die Publikationserlaubnis verdanke ich Dr. Hein-Th. Schulze-Altcappenberg.
13 Frdl. Mitteilung der Briefnotiz von Filippo Pedrocco, Venedig, September 1995.
14 Christel Thiem, *Ein Zeichnungs-Album der Tiepolo in Würzburg* (im Druck).
15 Inv. Nr. F. A. 708. Rötel und weiße Kreide auf blauem Papier, 236 x 180 mm, alle Ecken beschnitten. Provenienz: Sammlung des spanischen Königs Carlos III (gest. 1788). Pérez Sánchez 1978, Nr. 75; Mena Marqués 1990, S. 144, Abb. 278.
16 Schwarze Kreide, weiß gehöht, etwas rote und blaue Kreide auf weißem Papier, 389 x 265 mm, verso Aufschrift in Feder: »f 2 30 Xrs CM No 2824 / L. T.«. Thiem 1994, S. 347, Abb. 31.
17 Rötel und schwarze Kreide auf weißem Papier, 380 x 280 mm, verso Studie zu einer linken Hand und Aufschrift in Feder: »Lorenso Tiepolo morto in spagnia / 4 f 39 Xrs No 3855«. Thiem 1994, S. 347, Abb. 36.

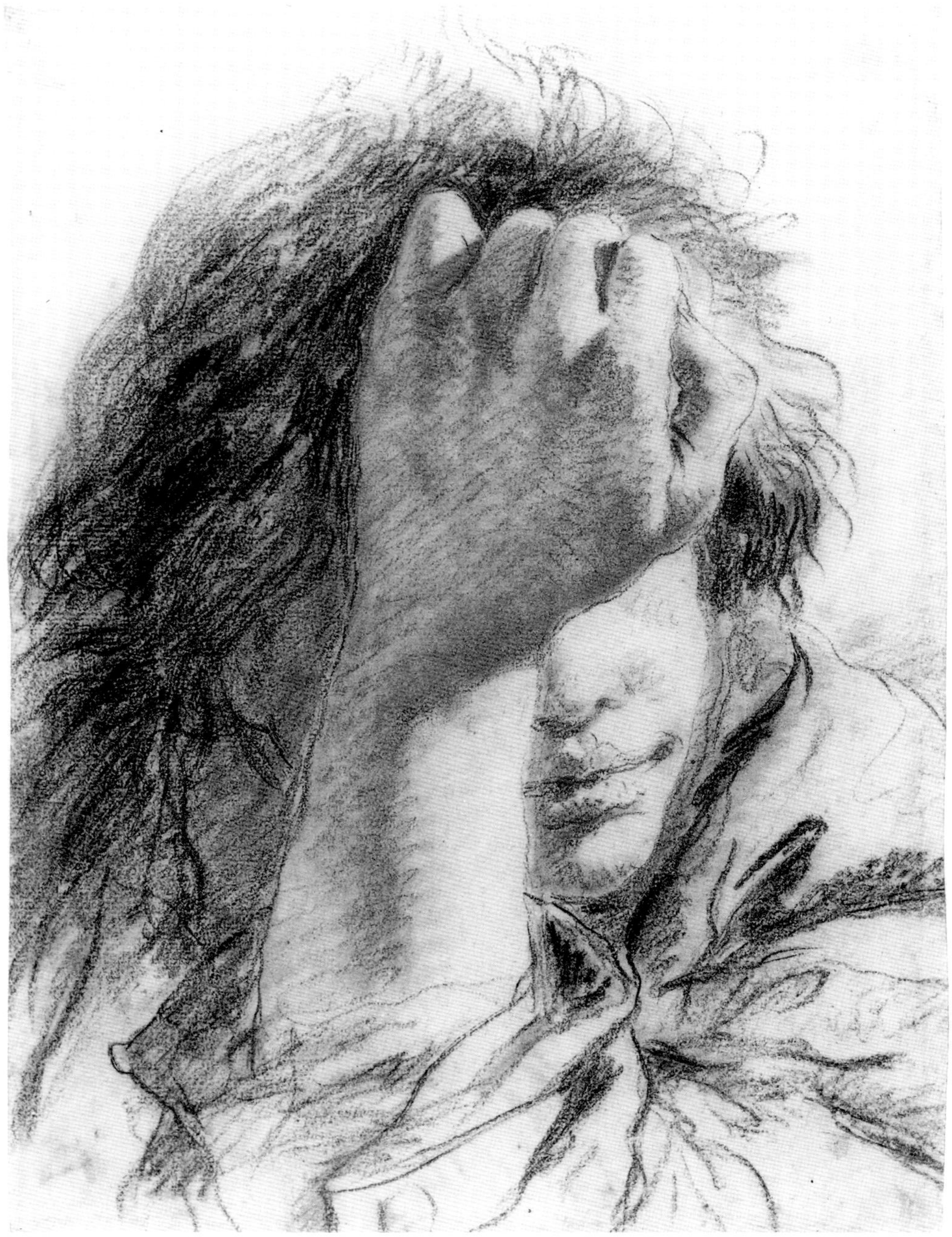

Abb. 7 Lorenzo Tiepolo,
Junger Mensch, den Kopf in die linke Hand gestützt,
späte 1750er Jahre,
USA, Privatbesitz

GUNTHER THIEM

Tiepolo in Deutschland

Versuch einer Geschichte und Feststellung der Gemälde und Zeichnungen von Giambattista und Domenico Tiepolo in deutschem Besitz

Tiepolos Ruhm hat sich über Venedig hinaus auf seine dreijährige Tätigkeit in Würzburg vom 12. Dezember 1750 bis zum 8. November 1753 konzentriert: »lasciando dietro di loro, anche quantitativamente, una delle più grandi decorazioni ad affresco di tutti i tempi«, das heißt »wo er eine der größten Freskodekorationen aller Zeiten zurückließ«, wie Filippo Pedrocco im jüngst erschienenen Œuvrekatalog der Gemälde von Giambattista Tiepolo schreibt.[1]

Giambattista schuf dieses gigantische Werk, assistiert von seinen Söhnen Giandomenico[2] und Lorenzo[3] Tiepolo, im Zenit seines Lebens auf der Höhe seiner Kunst sowie des Geschmacks jener Epoche, des Rokoko. Dieser erste Auslandsaufenthalt des Venezianers war mehr von Glück und Nachruhm begünstigt als der zweite und letzte in Spanien von 1762 bis zu seinem Tode am 27. März 1770. Dort geriet er in die Schußlinie des Klassizismus, personifiziert in dem mit Johann Joachim Winckelmann befreundeten sächsischen Hofmaler Anton Raphael Mengs (1728–1779), der seit 1761 – also gleichzeitig mit Tiepolo! – am Hof des spanischen Königs Karl III. tätig war. Damit waren – abgesehen vom Generationenkonflikt (Mengs war mehr als 30 Jahre jünger als Tiepolo) und den Intrigen der Kamarilla – Rivalitäten unvermeidbar. Symptomatisch dafür ist, daß die 1769 vollendeten sieben Altargemälde Tiepolos für die neuerbaute Klosterkirche in Aranjuez bei seinem Tode 1770 noch nicht aufgehängt, aber spätestens 1773 schon wieder abgehängt und durch klassizistische Bilder von Mengs und seinen Schülern ersetzt waren.

Dagegen war die Konstellation, die Tiepolo 1750 in Würzburg antraf, künstlerisch und wirtschaftlich die denkbar günstigste.[4] Daß er mit seinen beiden Söhnen und einem Diener am 12. Dezember von Fürstbischof Greiffenclau fürstlich empfangen und – drei Jahre lang – behandelt wurde, ist nicht erstaunlich, wenn man weiß, daß er schon vorher in den feudalen Kreisen Deutschlands kein Unbekannter gewesen war; es hatte sich gewiß auch herumgesprochen, daß er 1736 den Auftrag, das Schloß in Stockholm auszumalen, abgelehnt hatte. 1738 schuf er ein noch in situ befindliches Altargemälde mit der *Marter des Hl. Sebastian* für die Augustinerchorherren in Dießen am Ammersee (Bd. I, Abb. S. 126) und ein weiteres, von Kurfürst Clemens August in Köln bestelltes, mit der *Verehrung der Dreifaltigkeit durch den Hl. Papst Clemens* für die Kirche der Englischen Fräulein im Nordflügel des Nymphenburger Schlosses, jetzt als Leihgabe der Bayerischen Verwaltung der staatlichen Schlösser, Gärten und Seen in der Alten Pinakothek München (Bd. I, Kat. 56).

An den Dresdner Hof gelangten im März 1744 durch Vermittlung des mit dem Grafen Brühl befreundeten Förderers von Tiepolo, des Conte Algarotti[5], zwei Staffeleibilder, die aber bereits 1769 an die Zarin Katharina verkauft wurden. Das eine, *Maecenas empfiehlt die Künste dem Schutz des Augustus*, blieb in der St. Petersburger Ermitage (Bd. I, Kat. 95), das andere, *Das Gastmahl der Kleopatra*, wurde 1932 auf Anordnung Stalins zur Beschaffung von Devisen mit anderen Meisterwerken verkauft (jetzt in Melbourne; Bd. I, S. 67, Abb. 7). Ein drittes nach Dresden geliefertes Bild, *Der Triumph der Flora* von 1743 (Bd. I, S. 48, Abb. 3), behielt Graf Brühl für sich; er schenkte es dann seinem Geheimsekretär, dem Direktor des ›Königlichen Kupferstichkabinetts‹, Carl Heinrich von Heineken (1706–1791), der es bereits 1765 in Paris verkaufte; seit 1954 hängt es in San Francisco.

Die Frage drängt sich auf, ob jene Verkäufe erstklassiger Werke Tiepolos damals eine Folge der finanziellen Nöte nach der Niederlage Sachsens im Siebenjährigen Krieg gegen Preußen (1756–1763) waren oder eine Folge der eingangs geschilderten Ablehnung Tiepolos durch Mengs, dessen Präsenz in Dresden durch seine Hochaltargemälde von 1766 in der Hofkirche bezeugt ist. Die Lektüre von Carl Justis Kapitel ›Das Augusteische Dresden‹ in seinem 1866 erschienenen ersten Band von *Winckelmann und seine Zeitgenossen* belehrt, daß beide Faktoren zu den Verkäufen geführt haben. Außerdem starben Brühl und Algarotti kurz hintereinander 1763 und 1764, und Heineken – um das Dresdner Kabinett hochverdient – wurde in das Debakel der nach Brühls Tod aufgedeckten Milliardenschuld hineingezogen; er kam ein Jahr in Haft.[6] Dank der Initiative von Hans Posse hängen seit 1926/27 wieder zwei Gemälde von Giambattista Tiepolo in der Dresdner Galerie: der mehrfach restaurierte, viereinhalb Meter breite *Triumph der Amphitrite* (um 1740) und die strahlend schöne *Vision der Hl. Anna* von 1759.[7] Von Domenico besitzt Dresden seit 1875 das Bild der *Darbringung im Tempel* aus der Sammlung Minutoli in Liegnitz (1753/54).

In Würzburg war es 1750 Tiepolos einzigartige Chance als Freskant, daß ihn die großen leeren Wände des 1742 von Balthasar Neumann fertiggestellten Kaisersaales und der weitgespannten Gewölbe des Treppenhauses – herausfordernd – erwarteten (man hatte sie nicht Johann Zick anvertrauen wollen, der statt dessen das Bruchsaler Schloß – auch eine Schöpfung Neumanns – ausmalte). Außerdem traf der Venezianer auf ebenbürtige Mitarbeiter: auf den brillanten oberitalienischen Stukkateur Antonio Bossi, auf den virtuosen Bildhauer Wolfgang van der Auwera und als Maler auf Franz Ignaz Roth, den er im Europa-Fresko des Treppenhauses (links von seinem Selbstbildnis, durch eine Skulptur etwas verdeckt) porträtierte. Über eine eventuelle Mitwirkung des fränkischen Malers Georg Anton Urlaub, den aus den Diensten des Fürstbischofs Friedrich Carl von Schönborn »entloffenen Kerl«, der unter dem Schutzmantel Tiepolos aus Italien nach Würzburg heimkehren konnte, wird 1996 eine ihm gewidmete Ausstellung auf der Festung Marienberg unterrichten.[8]

Zum Thema ›Tiepolo in Deutschland‹ gehört schließlich noch ein dritter von ihm geprägter deutscher Maler, der sich noch vor der Würzburger Zeit bei Tiepolo in Venedig von 1746 bis 1747 schulte: der 1719 in Weißenhorn bei Ulm geborene Freskant Franz Martin Kuen (gestorben 1771).[9]

Daß das Gesamtkunstwerk der Würzburger Residenz glückte, ist dem hohen künstlerischen Anspruch und der Großzügigkeit des seit April 1749 regierenden Fürstbischofs Carl Philipp von Greiffenclau zu verdanken – und daß es zwei Jahrhunderte später, am 16. März 1945, nicht ein Opfer des durch Bomben entflammten und zusammengebrochenen Dachstuhls wurde, dem amerikanischen Kunstschutzoffizier John D. Skilton, der Holz für das Notdach der durch Nässe gefährdeten Gewölbe und damit der Fresken Tiepolos besorgte.

Als wahrer Souverän ließ Greiffenclau sowohl seinem Oberbaudirektor Neumann wie auch Tiepolo große Freiheiten. Dadurch konnten sie über Würzburg hinaus wirken. Die bedeutendsten Bauten Neumanns, der noch während Tiepolos Tätigkeit in Würzburg am 19. August 1753 starb, sind – außer der Würzburger Residenz – die beiden doppeltürmigen Wallfahrtskirchen, das gegenüber der Festung Marienberg gelegene Käppele und das Kleinod Vierzehnheiligen.[10]

Tiepolo konnte – vor allem in den Wintermonaten, wenn die Freskomalerei an den Gewölben ruhen mußte – Ölgemälde auf Leinwand schaffen: nicht nur für Altäre in Bauten Neumanns, wie die beiden Seitenaltäre in der Hofkirche der Würzburger Residenz mit der *Himmelfahrt Mariae* (Bd. 1, Kat. 70) und dem *Engelsturz* (Bd. 1, Kat. 69), beide datiert 1752, oder das vier Meter hohe Altarblatt mit der 1753 datierten *Anbetung der Könige* für die im 19. Jahrhundert zerstörte Benediktinerabtei Münsterschwarzach (seit 1804 in München, Bd. 1, Abb. S. 128), sondern auch für die private Sphäre des Fürstbischofs Greiffenclau mit der aus Torquato Tassos Epos *La Gerusalemme liberata* (1581) stammenden erotischen Thematik von *Rinaldo im Zauberbann Armidas* und *Rinaldos Trennung von Armida* (Bd. 1, Kat. 88, 89). Gleichzeitig malte er 1752/53 für den Grafen von Schaumburg-Lippe in Bückeburg die aus Ovids *Metamorphosen* stammende Geschichte vom Tode des von Apoll geliebten schönen Jünglings Hyazinth (Bd. 1, Abb. S. 139).

Darüber hinaus sind noch zwei thematisch zusammengehörige Bildpaare Giambattistas aus der Würzburger Zeit nachweisbar. Das erste, ein alttestamentarisches, kommt aus dem Besitz der Nachkommen des Würzburger Fürstbischofs: *Esther vor Ahasveros* und *David und Abigail* (Bd. 1, Kat. 85, 86).

Das zweite Bildpaar mit Darstellungen vorbildlicher Ereignisse der römischen Geschichte stammt aus Balthasar Neumanns Besitz, wurde 1834 versteigert und von Prof. Fröhlich, dem Leiter des ›Ästhetischen Attributs der Universität Würzburg‹, der Vorläuferinstitution des 1857 begründeten Martin von Wagner-Museums, erworben. Dargestellt ist *Mucius Scaevola vor Porsenna* und *Coriolan vor den Mauern Roms* (wohl nicht *Die Familie des Darius vor Alexander dem Großen*, Bd. 1, Kat. 82, 84). Das von dem Bildhauer und Kunstagenten des bayerischen Königs Ludwig I. Johann Martin von Wagner (1777–1858) unter seinem Namen begründete Museum – seit 1955 im Südflügel der Würzburger Residenz[11] – enthält in der Vielfalt seiner Bestände eine für die Tiepolo-Forschung erhebliche Sammlung von Zeichnungen; darunter vier Alben, die von verschiedenen Angehörigen der Tiepolo-Werkstatt mit Skizzen versehen wurden (Bd. 1, Kat. 98–120).

Je größer eine Maler-Werkstatt ist, desto größer sind die Probleme der Zuschreibung, der Scheidung der Hände – das betrifft die Zeichnungen mit ihrer vielfältigen Funktion nicht weniger als die Ausführung von Gemälden. Für diese kommen nicht nur Vater und

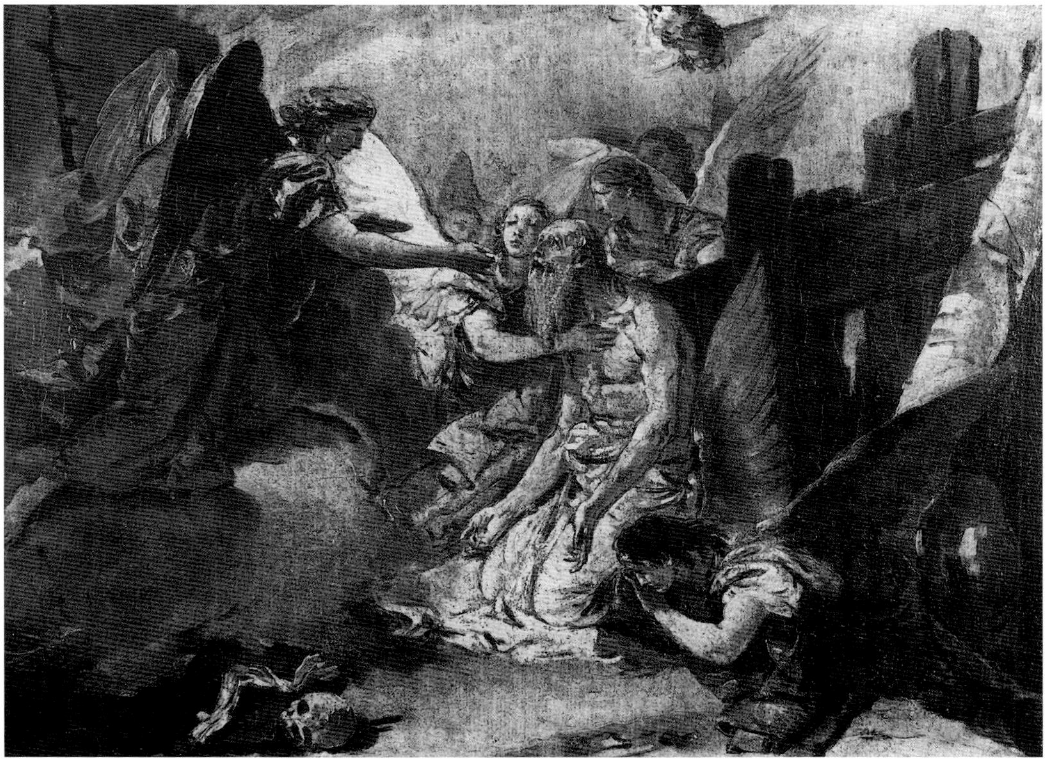

Abb. 1
Giovanni Battista Tiepolo, Die letzte Kommunion des Hl. Hieronymus, um 1732/33, Stuttgart, Staatsgalerie

Sohn Tiepolo in Betracht, sondern auch die oben genannten Mitarbeiter oder – besonders in Deutschland – die Nachfolger. Dieses Problem stellt sich vor einigen Bildern im Martin von Wagner-Museum[12] wie auch im (seit 1946 auf der Festung Marienberg über Würzburg untergebrachten) Mainfränkischen Museum, so beispielsweise vor dem angeblich ersten Entwurf Giambattistas für das Deckenfresko des Kaisersaals, der dem Entwurf in Stuttgart (siehe unten) vorausgegangen sein soll (Bd. 1, Kat. 1, 2).[13] Zweifelsfrei von ihm ist der 1953 durch Max von Freeden erworbene Bozzetto für das Gemälde *Berufung des Cincinnatus*, ehemals im Palazzo Dolfin, Venedig, um 1728.

Giandomenicos Beteiligung an den Aufträgen seines Vaters Giambattista wurde lange unterschätzt und wird nie ganz zu klären sein; aber gewiß ist sie allein schon durch sein Bildnis Schulter an Schulter mit dem Vater am linken Rand des Europa-Freskos im Treppenhaus der Würzburger Residenz. Domenico war immerhin schon 23 Jahre alt, als er nach Würzburg kam, und hatte auch vorher schon selbständige Arbeiten ausgeführt; in Würzburg malte er unter anderem 1751 drei Supraporten für den Kaisersaal der Residenz (Bd. 1, Kat. 22, 24, 29); 1752 vier Supraporten für die Sommerresidenz des Fürstbischofs in Veitshöchheim, darunter *Das Abendmahl Christi* und *Christus und Magdalena*, beide jetzt in der Staatsgalerie im Nordflügel der Würzburger Residenz (Bd. 1, Kat. 145, 146). Die genrehafte Komposition eines orientalischen *Zeltlagers*, jetzt im Landesmuseum Mainz (Bd. 1, Kat. 142), entstand ebenfalls während der Würzburger Jahre 1751–1753. Bevor die Tiepolo im November 1753 Würzburg verließen, widmete Domenico dem Fürstbischof eine Folge von 24 Radierungen mit Szenen der *Flucht nach Ägypten* und dem Titelblatt mit der Festung Marienberg unter der wappentragenden Fama (Bd. 1, Kat. 121).

Kaum wieder zurück in Venedig, malte Domenico 1754 für die Abtei Münsterschwarzach ein Bild mit der *Steinigung des Hl. Stephanus* (Bd. 1, Kat. 65). Das ist unter anderem ein Indiz dafür, daß die Beziehungen zum Norden – wie sie im Weitwinkel der Katalog zu der 1991/92 in Hannover und Düsseldorf gezeigten Ausstellung *Venedigs Ruhm im Norden* dokumentiert – weiter fortdauerten.

Was sich heute in Würzburg an Arbeiten Domenicos befindet, ist nur ein Bruchteil dessen, was er insgesamt dort geschaffen hat; er muß auch eine große ›Privatkundschaft‹ gehabt haben. Es lassen sich an die 30 Bilder aus Würzburger Besitz nachweisen. Die Beliebtheit Domenicos erklärt Mariuz[14] damit, daß seine Bilder gewiß oft als »Surrogato« für die seines Vaters Giambattista in Kauf genommen wurden, aber daß sie auch durch ihren intimeren ›antiheroischen‹ Charakter und ein duftiges Kolorit dem Publikumsgeschmack entgegenkamen.

Tiepolos Ruhm geriet – wie oben schon erwähnt – noch vor seinem Tod in den Schatten des Klassizismus und verblaßte ein Jahrhundert lang. Das Bildungsideal und der Geschmack orientierten sich an den *Gedanken über die Nachahmung der griechischen Werke in der Malerei und Bildhauerkunst*, die der später in Rom tätige Kunstgelehrte Johann Joachim Winckelmann (1717–1768) noch in Dresden 1754/55 veröffentlicht und auf den berühmten Nenner von der »edlen Einfalt und stillen Größe« als künstlerischer Maxime gebracht hatte. Wie Winckelmann auf die Antike, so war der ein Jahrhundert später geborene, für die Beurteilung der italienischen Kunst maßgebende Jacob Burckhardt (1818–1897) auf die Renaissance als absoluten Höhepunkt der europäischen Kunst und Kultur fixiert (in dieser Einseitigkeit kam er nicht über seinen großen Vorgänger, den Maler und Kunsthistoriographen Giorgio Vasari hinaus, der in seinen 1550 erschienenen Künstlerbiographien die ›Renaissance‹ gegen das ›barbarische Mittelalter‹ ausspielt). Wie Burckhardt sich drei Jahrhunderte später in seinem *Cicerone* (1855) anmaßte, über Tiepolo zu lästern, muß selbst seine Bewunderer peinlich berühren:[15] »Noch später stärkten sich einzelne Talente an dem Vorbild Paolos [Veroneses] und brachten zu guter Stunde sehr ansprechende Werke hervor. So Lazzarini, Angeli, Fumiani, auch Tiepolo, wenn er nicht schmiert.« »[...] Tiepolo, der die Untensicht vielleicht am weitesten treibt, so daß Fußsohlen und Nasenlöcher die charakteristischen Teile seiner Gestalten sind [...] Wie zuerst Mengs mit seinem einsamen Protest dieser wuchernden Ausartung [!] gegenüberstand, ist oben erwähnt worden.«

Die über jene Kritik erhabene Ausstrahlung der Würzburger Fresken Tiepolos muß es gewesen sein, die nach seinem Tod zu den ersten Erwerbungen seiner Werke in einem deutschen Land führte, dessen klassische Gesinnung in Literatur und Kunst nicht nur gerühmt, sondern auch etwas berüchtigt ist: Schwaben. Dort hatten sich die Stuttgarter Akademieprofessoren 1827 den ›Streich‹ geleistet, den Ankauf der bereits acht Jahre ausgestellten altdeutschen Gemälde der Sammlung Boisserée zu verweigern. Worauf der Bayernkönig Ludwig I. sofort zugriff. 1852 geschah dann das Erstaunliche, daß der König von Württemberg, Wilhelm I., die venezianische Barocksammlung Barbini-Breganze erwarb und damit zwei Gemälde von Giambattista Tiepolo: das frühe Bild der *Letzten Kommunion des Hl. Hieronymus* (Abb. 1) und – gewiß als Hauptattraktion – den 106 x 65 cm großen Bozzetto für das Fresko im Würzburger Kaisersaal *Apollo führt Beatrix von Burgund dem Kaiser Friedrich Barbarossa als Braut zu* (Bd. 1, Kat. 1). Mit diesem Entwurf für sein erstes Werk in Würzburg hatte Giambattista 1751 dem Fürstbischof sein Können unter Beweis gestellt. Ein Alterswerk von ihm, die ›wildromantische‹ Landschaft mit der winzigen Gruppe der *Ruhe auf der Flucht* an einem Bergsee kam 1977 in Stuttgart als drittes hinzu. Von Domenico kam mit der Sammlung Barbini-Breganze 1852 eine Art Andachtsbild aus seiner spanischen Zeit der zwischen 1762 und 1770 entstandene *Hl. Joseph mit dem Jesuskind* in die heutige Staatsgalerie.[16]

Jener unzeitgemäße Ankauf des württembergischen Königs ist nur aus seiner persönlichen Wertschätzung von Tiepolos Würzburger Chef d'œuvre zu erklären. Sonst hätte wohl auch nicht 30 Jahre später der ›Vorstand des königlichen Kupferstichkabinetts‹ in Stuttgart, Karl August Kräutle, 168 Zeichnungen von Giambattista und Domenico, gebündelt in neun Lots, auf ›H. G. Gutekunsts Kunstauction in Stuttgart‹ 1882 für 416 Goldmark erworben; darunter 21 auf blauem Papier mit Rötelstudien für die Würzburger Projekte.[17] Dieser Bestand ist nicht nur in Deutschland einzigartig. Im Schloßmuseum zu Weimar laufen unter dem Namen Tiepolo etwa 40 Blätter und eine große Zahl im Berliner Kupferstichkabinett.

Die 105 Kreide- und 63 Federzeichnungen, die den Krieg im zerstörten Stuttgart überstanden, stammen aus der ehemals über 600 Blatt umfassenden Sammlung Bossi-Beyerlen. Diese wurde aus dem Nachlaß des 1804 in Venedig verstorbenen Domenico Tiepolo von seinem Schüler, dem Münchner Hofmaler Giovanni Domenico Bossi (1765–1853), erworben, gelangte also nach Deutschland und durch die Heirat seiner Tochter mit dem 1881 verstorbenen Karl Christian Friedrich Beyerlen nach Stuttgart, wo sie ein Jahr danach an sieben Bieter bei Gutekunst versteigert und damit in alle Welt verteilt wurde, wie George Knox 1980, viele Spuren verfolgend, in einem alphabetischen Ortsverzeichnis dargelegt hat. Das Stuttgarter Kabinett besitzt auch, wie die meisten in Deutschland, Einzelblätter der Radierfolgen von Giambattista (*Vari Capricci*) und Domenico (*Fuga in Egitto*) sowie von Lorenzo zwei der zehn Radierungen nach Gemälden seines Vaters. Außerdem ist dort als Depositum der Sammlung Schloß Fachsenfeld eine männliche Porträtstudie von Domenico (Rötel, weiß gehöht auf blauem Papier).[18] Und dreizehn bedeutende Zeichnungen von Giambattista und Domenico – davon acht aus der Sammlung Bossi-Beyerlen – bewahrt eine in den zwanziger Jahren begründete Stuttgarter Privatsammlung, darunter zwei imposante Kopfstudien und eine Karikatur, wie sie in der Staatsgalerie fehlen.[19]

Was sich heute in Münchens Alter Pinakothek dank glücklicher Fügungen an Werken Tiepolos befindet, wurde bereits im chronologischen Kontext genannt und sei hier zusammengestellt.[20] Vorerst zwei monumentale Altarblätter: durch Säkularisation 1804 die *Anbetung der Könige* von 1753 und durch Zerstörung der Nymphenburger Kirche (1943) die jetzt gründlich restaurierte *Verehrung der Dreifaltigkeit durch den Hl. Papst Clemens* (Bd. 1, Kat. 56). Innerhalb einer größeren Gruppe venezianischer Barockgemälde hängen in der 1974 neu eingerichteten Staatsgalerie im Nordflügel der Würzburger Residenz von Giambattista das 1753 gemalte Bildpaar der Liebesgeschichte von Rinaldo und Armida und von Domenico die bereits erwähnten zwei Supraporten christlicher Thematik für Veitshöchheim von 1752. Insgesamt waren es vier Supraporten, für die er vom Fürstbischof 100 Dukaten erhielt.[21] In der Würzburger Hängung wird durch die Gegenüberstellung dieser fast gleichzeitig entstandenen Gemälde von Vater und Sohn Tiepolo die Verschiedenheit ihrer Auffassung und Palette evident.

Tiepolo-Zeichnungen waren in Münchens Staatlicher Graphischer Sammlung lange Zeit ein Desideratum, dem erst in letzter Zeit durch Ankäufe von zwei Zeichnungen Giambattistas abgeholfen wurde.[22] Die dort deponierte Stiftung Ratjen verfügt über ein komplexes Ensemble: von Giambattista stammen ein beidseitig in Rötel mit Weißhöhung bearbeitetes Blatt aus der ehemaligen Münchner Sammlung von Herbert List und eine lavierte Federzeichnung aus der Sammlung Franz Koenigs, Haarlem, von Domenico zwei autonome Blätter der Spätzeit und von Lorenzo ein bärtiger Orientalenkopf in schwarzer Kreide (aus der am 30. 3. 1939 in Berlin versteigerten Sammlung des Barons von Stumm).[23]

In Berlin wurde schon vor Wilhelm von Bode – der von 1872 bis 1920 die Geschicke der sich sprunghaft entwickelnden Sammlungen, besonders des Kaiser Friedrich-Museums für die europäische Malerei, lenkte – systematisch gesammelt, aber erst mit ihm wurde die Reserve gegenüber der italienischen Barockmalerei überwunden[24]; im Fall von Giambattista Tiepolo bereits 1873 durch die Erwerbung eines (seit 1945 verschollenen) Bozzettos zu dem 1739 vollendeten Deckenfresko in der Jesuitenkirche von Venedig.[25] 1878 folgte das hochdramatische Altarblatt mit dem *Martyrium der Hl. Agathe* für die gleichnamige Kirche in Lendinara.[26] 1906 kam hinzu aus dem ehemaligen Besitz des Grafen Algarotti, Tiepolos Freund und Förderer, der Bozzetto zu einer *Kreuztragung Christi*

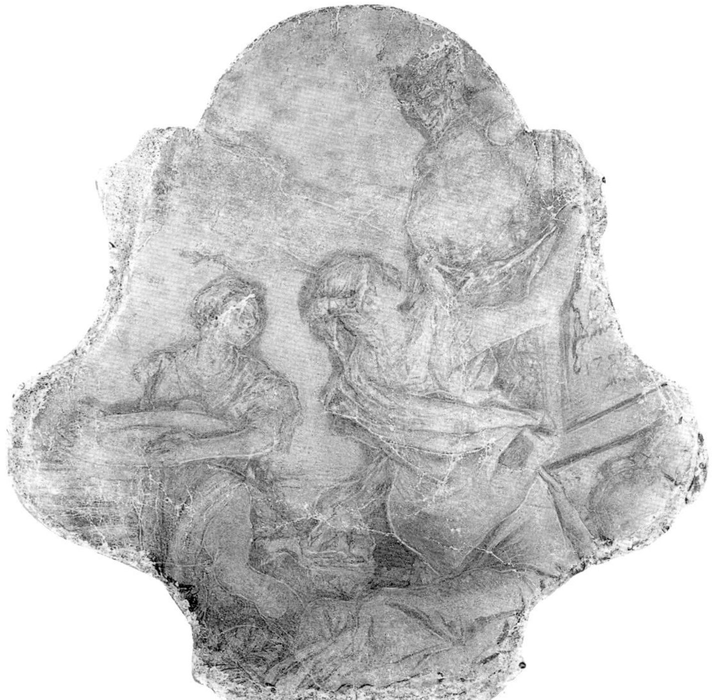

Abb. 2 Giovanni Domenico Tiepolo, Zwei Frauen opfern dem Priapos. 1754, Grisaillefresko aus dem Palazzo Volpato Panigai in Nervesa, Berlin, Staatliche Museen zu Berlin – Preußischer Kulturbesitz, Gemäldegalerie

von 1738 in der venezianischen Kirche Sant'Alvise. Zu dem 1908 erworbenen Bozzetto für das Kabinettbild *Armida und Rinaldo im Zaubergarten* gelang es 1979 das Gegenstück *Rinaldos Abschied von Armida* aus der Pariser Sammlung Cailleux zu erwerben (Bd. 1, Kat. 90, 91) – das ist nach zweihundertjähriger Trennung der beiden Bozzetti (oder nach anderer Auffassung kleinformatiger Varianten nach dem oben genannten Bildpaar in Würzburg) ein Glücksfall gezielter Ankaufspolitik. Außerdem besitzt Berlin einen für die Scuola di San Rocco um 1730–1735 gemalten *Hl. Rochus*. Die weitgehend von Domenico ausgeführten 22 Grisaillefresken von 1754 aus dem Palazzo Volpato Panigai in Nervesa (Abb. 2) waren durch die Teilung Berlins bis 1990 auseinandergerissen; eines davon, *Die Erziehung eines Götterkindes*, verbrannte 1945.[27] Im Bodemuseum befand sich die schon erwähnte *Marter des Hl. Stephanus*, die Domenico 1754 aus Venedig nach Münsterschwarzach gesandt hatte[28]; außerdem der Bozzetto für das 1799 datierte Deckengemälde Domenicos in der Pfarrkirche von Zianigo bei Mirano, er war aus der Sammlung Groult in Paris über die Münchner Galerie Caspari 1936 nach Berlin gelangt.[29]

In den fünfzig Jahren nach dem Zweiten Weltkrieg ist der Zuwachs an Werken Tiepolos in Deutschland gering gewesen; meines Wissens haben nur die Museen in Berlin, Hannover und Stuttgart je ein Gemälde erworben. Was unserem Land nach 1933 durch die erzwungene Emigration von Sammlern und Händlern, aber auch schon vorher durch Bankrotte an Kunstbesitz verloren ging, ist unermeßlich. Im Fall Tiepolo bedeutet es den Verlust von mehreren größeren Sammlungen in Deutschland.

1 Gemin/Pedrocco 1993, S. 161.

2 Das malerische Œuvre von Giandomenico erfaßte Mariuz 1971. Vgl. auch die ›Check-list of paintings by Domenico Tiepolo‹ von George Knox in seinem Buch (Knox 1980), S. 292 ff., P. 1–358.

3 Über den am 8. August 1736 in Venedig geborenen Lorenzo, der am 12. Dezember 1750 mit vierzehn Jahren im Gefolge seines Vaters und seines älteren Bruders Domenico für drei Jahre nach Würzburg kam und mit den beiden 1762 von Venedig nach Madrid auswanderte, wo er am 8. August 1776, also im Alter von 40 Jahren starb, siehe: Thiem 1993; dies. 1994 sowie hier, S. 114 ff.

4 Vgl. von Freeden/Lamb 1956.

5 Über die bedeutende Rolle des Conte Francesco Algarotti (Venedig 1712–1764 Pisa) im Leben und Werk Tiepolos handelt ausführlich Gemin/Pedrocco 1993, S. 108–120. Siehe zuletzt den Ausst. Kat. *Splendori del Settecento Veneziano*, Venedig 1995, Nr. 57, S. 246. Vgl. auch hier den Beitrag von Roettgen, S. 46 ff.

6 Auch das für seinen systematischen Aufbau vorbildliche Dresdner Kabinett hatte mit Tiepolo-Zeichnungen wenig Glück; erst 1899 wurden drei aus der Sammlung Habich erworben und 1929 zwei aus der Sammlung Wendland. Durch seinen engen Kontakt zu Pierre-Jean Mariette (1694–1774, also einem Zeitgenossen Giambattista Tiepolos) bevorzugte Heineken die ›Französische und Niederländische Schule‹. Siehe: Christian Dittrich, ›Heineken und Mariette. Eine Untersuchung zur Erwerbungspolitik des Dresdner Kupferstichkabinettes im zweiten Drittel des 18. Jahrhunderts‹, in: *Jahrbuch der Staatlichen Kunstsammlungen Dresden*, 1981, S. 43–66.

7 *Gemäldegalerie Dresden – Alte Meister, Katalog der ausgestellten Werke*, Leipzig 1992, S. 378–380. Für den *Triumph der Amphitrite* siehe den Katalog *Restaurierte Kunstschätze aus Dresdner Museen*, Dresden 1990, Nr. 14, S. 14–16 (freundl. Hinweis Dr. Gregor Weber).

8 Siehe bisher: Nagia Knott, *Georg Anton Urlaub (1713–1759). Ein fränkischer Maler*, (Diss. 1973) Würzburg 1978. – Aus Urlaubs Nachlaß gelangten zahlreiche – meist mit einem ›U‹ versehene – Zeichnungen in das Martin von Wagner-Museum.

9 Matthias Kunze, *Vorbild Tiepolo – Die Zeichnungen des Franz Martin Kuen aus dem Museum Weißenhorn*, Ausst. Kat. Würzburg, Augsburg, Rottenburg und Weißenhorn, Heimat- und Museumsverein Weißenhorn 1992, mit vier erstmals von Christel Thiem publizierten ›Studi di teste‹ des Giambattista Tiepolo.

10 Zu Neumanns Tätigkeit außerhalb Frankens: *Balthasar Neumann in Baden-Württemberg*, Ausst. Kat. Staatsgalerie Stuttgart 1975, bearbeitet von Liselotte Andersen, Jörg Gamer, Abt Norbert Stoffels, Gerhard Nagel und für Martin Knollers Fresken in Neresheim Heinrich Geissler. – Max H. v. Freeden berichtet im Rahmen des spannungsreichen politischen Umfeldes der Mitte des 18. Jahrhunderts über Neumanns ausgreifende Tätigkeit als Gutachter und Baumeister im *Merian*, Heft 7/XXV, 1978, S. 20–27, unter dem Titel ›Großbaustelle des Barock: Die Residenz‹. – Zuletzt: *Jagdschlösser Balthasar Neumanns in den Schönbornlanden*, Ausst. Kat. Residenz Würzburg 1994.

11 Der neue *Amtliche Führer – Residenz Würzburg und Hofgarten* 1994 enthält eine ›Kurzbeschreibung des Martin von Wagner-Museums‹, S. 140–154.

12 Siehe *Gemäldekatalog*, bearbeitet von Volker Hoffmann mit Konrad Koppe, Würzburg 1986; Nr. 496 *Orientalenkopf* wird von Gemin/Pedrocco 1993 unter den ›Opere attribuite‹, Nr. 72, als Werk eines Tiepolo entschieden abgelehnt; Nr. 497 *Christus am Ölberg* (»Urheberschaft umstritten« mit Hinweis auf das Gemälde Giambattistas in Hamburg).

13 So Hans-Peter Trenschel in: *Mainfränkisches Museum Würzburg*, Regensburg 1994, S. 29 mit Farbabb.

14 Mariuz 1971, S. 35.

15 Jacob Burckhardt, *Der Cicerone. Eine Anleitung zum Genuß der Kunstwerke Italiens*, Neudruck der Urausgabe, Leipzig 1925, S. 936 und 987.

16 Gerhard Ewald im Katalog *Alte Meister*, Staatsgalerie Stuttgart 1992, S. 438–441. – Giambattistas Gemälde *Ruhe auf der Flucht* war zuletzt ausgestellt und farbig abgebildet in Ausst. Kat. London/Washington 1994, Nr. 131, S. 216.

17 Aus Anlaß des 200. Todestages von Giambattista Tiepolo publizierte George Knox 1970 zusammen mit Christel Thiem den Stuttgarter Bestand vollständig (Ausst. Kat. Stuttgart 1970). In einem Reprint innerhalb des Bestandskatalogs von 1992 wurde der Stuttgarter Bestand vollständig mit kleinen Abbildungen ohne die Kommentare aufgelistet: Höper 1992, S. 26–69.

18 Ausst. Kat. Stuttgart 1970, Nr. 180, Farbtafel S. 167.

19 Ebenda, Nr. 167–180, S. 147–162 mit Abb. aller Blätter.

20 Katalog *Alte Pinakothek München, Erläuterungen zu den ausgestellten Gemälden*, korrigierte und durch einen Anhang erweiterte Ausgabe München 1986, S. 524. Ausführliche Angaben zur Forschung und Literatur enthält der von Rolf Kultzen bearbeitete Katalog *Italienische Malerei*, München 1975, S. 107–109, sowie Rolf Kultzen und Matthias Reuß, *Venezianische Gemälde des 18. Jahrhunderts* (Gemäldekataloge der Bayerischen Staatsgemäldesammlungen X, 2), München 1991, S. 92–96 (darin enthalten auch die Gemälde in der Staatsgalerie Würzburg).

21 Die anderen beiden sind: *Christus vertreibt die Händler aus dem Tempel* (Sammlung Thyssen; Mariuz 1971, Nr. 40) und das am 16. 4. 1980 bei Sotheby's in London versteigerte Bild *Das Gleichnis vom verdorrten Feigenbaum* (Bd. 1, Abb. S. 186; zur Problematik der Zuschreibung vgl. auch Kat. 130). Zur Identifizierung der Supraporten für Veitshöchheim siehe aber auch hier den Beitrag von Cornelia Syre, S. 80 ff.

22 *Die Kreuzigung Petri* (Inv. Nr. 1980/46) und *Tobias mit dem Fisch und dem Erzengel Raphael* (Inv. Nr. 1983/8). Siehe die Erwerbungsberichte im *Münchner Jahrbuch*, XXXII, 1981, S. 224, und XXXVII, 1986, S. 236 mit Abb.

23 *Fünfzig italienische Zeichnungen des 16.–18. Jahrhunderts aus der Stiftung Ratjen, Vaduz*, Katalog von David Lachenmann, Bern 1995, Nr. 40–43 mit ganzseitigen Abb.

24 *Gemäldegalerie Berlin, Staatliche Museen Preußischer Kulturbesitz*, Berlin 1986. Siehe auch Erich Schleier, *Gemäldegalerie Berlin, Geschichte der Sammlung und ausgewählte Meisterwerke*, London 1986 (darunter von Giambattista das *Martyrium der Hl. Agathe* und das Bildpaar ›Rinaldo und Armida‹). Im Frühsommer 1996 soll ein neues Gesamtverzeichnis von ca. 2900 Bildern in West- und ehemals Ostberlin (Bodemuseum) erscheinen. Im Berliner Kupferstichkabinett befinden sich etwa 325 Zeichnungen, die mit dem Namen Tiepolo verbunden werden. Für 1996 ist eine Tiepolo-Ausstellung vorgesehen; siehe bisher Knox 1980, S. 211, M 22 und M 32–44.

25 *Staatliche Museen zu Berlin, Dokumentation der Verluste*, Band 1: *Gemäldegalerie*, bearbeitet von Rainer Michaelis, Berlin 1995, Nr. 459A, S. 70.

26 Zusammen mit Giambattistas Vorzeichnung zum Kopf der Hl. Agatha (Rötel auf blauem Papier, weiß gehöht) abgebildet im Ausst. Kat. London/Washington 1994, Nr. 116, 117.

27 Michaelis 1995 (wie Anm. 24), Nr. B 228, S. 70, und H. Nützmann, ›Das Tiepolo-Zimmer im Kaiser Friedrich-Museum – eine Rekonstruktion‹, in: *Jahrbuch Preußischer Kulturbesitz*, Bd. XXIX, 1992, S. 173–187.

28 Sie hat sich im Depot des Bode-Museums im früheren Ost-Berlin erhalten und wurde 1978 von Mariuz publiziert.

29 Dargestellt ist nicht »Il padre eterno in gloria« (Mariuz 1971) und auch nicht »Die unbefleckte Empfängnis« (*Staatliche Museen zu Berlin [Ost], Gemäldegalerie*, Nr. 296, S. 168, Berlin 1990), sondern *Die Geburt Mariä mit dem segnenden Gottvater und den Attributen der Maria Immaculata* (freundliche Mitteilung von Dr. Erich Schleier, Berlin).

RUDOLF EDWIN KUHN

So wurden Tiepolos Fresken in der Würzburger Residenz gerettet

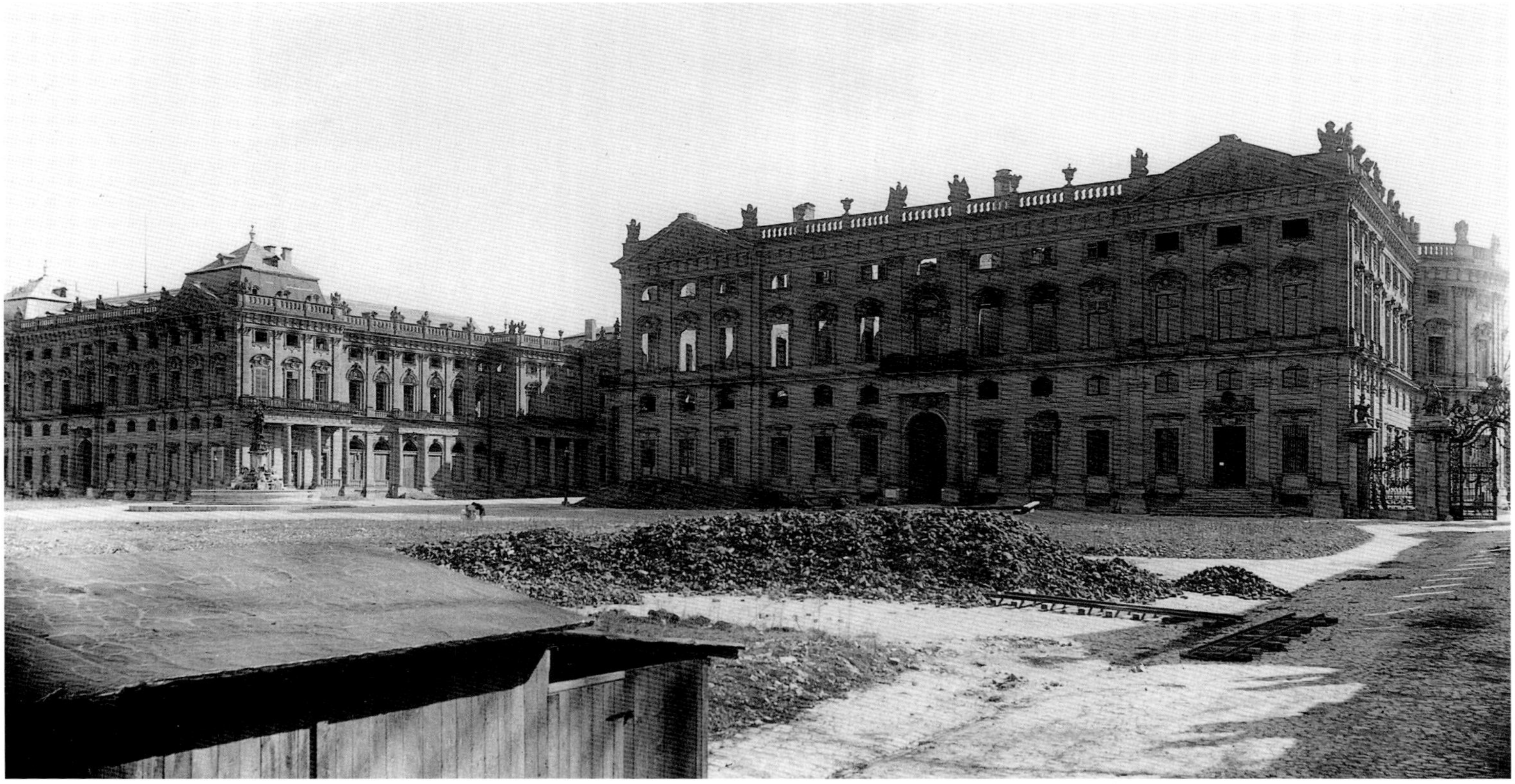

Abb. 1 Die Würzburger Residenz, 1947

Fronleichnamstag 1945. Das nächtliche Gewitter mit seinen Sturmböen und Regengüssen hatte sich zwar ausgetobt über der Ruinenstadt, aber der Himmel war noch wolkenverhangen. Nur über dem Dallenberg und Nikolausberg zeigte sich ein Silberstreif, der hoffen ließ. In meinem übriggebliebenen dunklen Anzug marschierte ich zur Fronleichnamsprozession in Richtung Hofgarten, vorbei an der Residenz mit ihren dunklen, leeren Fensterhöhlen und den verbrannten Dächern. Nur die nach dem Brand von 1886 errichtete Stahlkonstruktion des Nordflügels war teilweise noch mit Schiefer gedeckt.

Als der Luftkrieg immer brutaler geworden war, hatte die Bayerische Verwaltung der staatlichen Schlösser, Gärten und Seen Vorkehrungen zum Schutz der Residenz getroffen. Auf dem Residenzplatz wurden Erdhügel aufgeschüttet, die einerseits den feindlichen Fliegern die Orientierung erschweren und andererseits bei Bombeneinschlägen auf dem Platz die Splitterstreuung vermindern sollten. Zisternen wurden angelegt, um Löschwasser rasch und in ausreichender Menge zur Verfügung zu haben. Der Einbau von Asbestschwellen in und zu den Kaiserzimmern sollte im Falle eines Brandes das Feuer eindämmen. Das Inventar war ausgelagert in die Plassenburg und nach Wässerndorf. In der Residenz hatte man ein Depot angelegt für die Gobelins, einige Möbel und die Gemäldegalerie; an den Fenstern dieses Depots wurde Splitterschutz angebracht. Gleich nebenan befand sich ein Raum für die Kohlen der Feuerwehr. Für eventuell erforderliche Notdächer war Material gelagert – das erfuhr ich fast 50 Jahre später. Genützt hat dies nichts, denn infolge der Größe der Katastrophe wurde es restlos entwendet, ›organisiert‹ pflegte man damals zu sagen. Man tat noch ein übriges: angeblich von höchster Stelle erhielt der Kunsthistoriker Dr. Carl Lamb den Auftrag, von sämtlichen Fresken Tiepolos in der

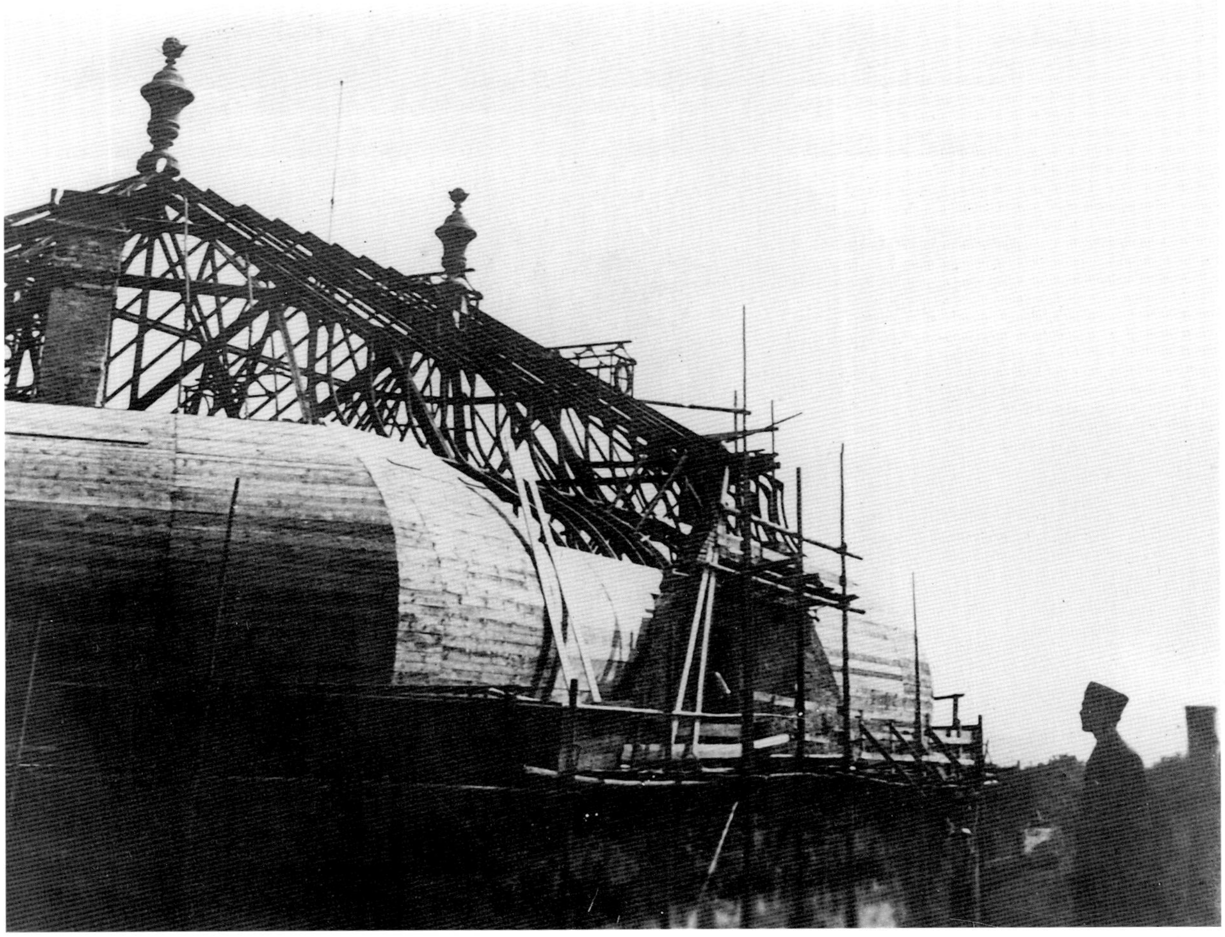

Abb. 2 Der Dachstuhl des Kaisersaals, 1945

Residenz Farbaufnahmen zu machen zwecks möglicher späterer Restaurierung bzw. Nachschöpfung.

Der Residenzplatz lag größtenteils noch voll Tarnerde, über die die Gottesdienstteilnehmer hinwegstiegen. Mich aber packte Neugier mit Herzklopfen verbunden: Wie haben die Fresken Tiepolos die Sturmnacht überstanden? – Vorbei an den »OFF-LIMITS«-Schildern, welche die Amerikaner dort hatten anbringen lassen, gelangte ich in den nordöstlichen Hof, in das Treppenhaus.

Die ersten Notabdeckungen vom April 1945 – Hopfen- oder Bierzelte einer Brauerei aus der Umgebung – hatten den starken Regengüssen nicht standgehalten. Die Planensäcke zwischen den Gurten des Treppenhausgewölbes waren mit Wasser gefüllt. So kam es zu einer Durchnässung verschiedener Gewölbeteile. Zudem hatte sich das Regenwasser einer überfüllten Plane einen Ausgang durch den südlichen Gewölbeschluß gesucht, und nun lief eine breite Wasserbahn auf das Bildnismedaillon des Fürstbischofs Carl Philipp von Greiffenclau und auf die Hofgesellschaft zu. Wenn der Putz nicht abfallen sollte, mußte etwas geschehen. Nur durch Abschöpfen der Wassersäcke an den Gewölbefüßen konnten größere Zerstörungen vermieden werden. Hier wollte ich meine Rettungsarbeit beginnen. Trotzdem beschloß ich, erst an der Prozession teilzunehmen. Vielleicht hatte der Himmel ein Einsehen und schickte etwas Sonne. Dem Bischofsamt konnte ich noch mühsam folgen, dann aber zog es mich hinauf zu den Fresken Tiepolos, die so gefährdet waren.

Hinter der Ehrenhofbalustrade fand ich einen Maurereimer, zerbeult, aber dicht, also brauchbar. Meinen dunklen Anzug zog ich aus, Schuhe und Strümpfe dazu. Darunter trug ich noch eine gerettete Militärsporthose. Mit meinem Maurereimer und einer leeren Konservenbüchse ging ich ans Werk. Ich füllte etwa 47 Eimer Wasser und schüttete es über die Balustrade hinab, sehr zum Gaudium der jüngeren Prozessionsteilnehmer. Bei einem der letzten Eimer – müde war ich auch schon bei der mäßigen Verpflegung – rutschte ich auf Neumanns Prachtgewölbe aus und brummte an die offensichtlich nicht mehr ganz standfeste Balustrade. Der gekrönte Herr nahm das übel und schwankte bedenklich, Gott sei Dank kippte er aber nicht, sonst hätte er mich erschlagen.

Einige der Planen hatten die Windböen umgeschlagen, und diese Stellen gefährdeten den Putz, auf dem Tiepolo gemalt hatte, besonders. Die Planen selbst mußten vom eigentlichen Gewölbe weg und auf den Gurten und teilweise an der Gewölbebasis festgezurrt werden, eine schwere Arbeit für einen einzigen Mann. Ich sah bald ein, daß das für mich allein zuviel war, beseitigte nur die nassen Planenumschläge und beschwerte die Abdeckung mit herumliegenden Steinbrocken. Die haltbare Planenkorrektur mußte ich am nächsten Tag zusammen mit meinen Studenten machen.

Inzwischen hatten sich die dunklen Wolken verzogen, die Junisonne brannte herab, und es ging eine leichte Brise. Tropfnaß geschwitzt und kohlschwarz von der Holzasche suchte ich einen

Weg, einigermaßen sauber zu werden. Meine Schöpfgefäße und der Maurereimer standen an der Treppe. Erst versuchte ich es mit den Konservenbüchsen, die mir gerade im letzten Teil der Wasserarbeit so gute Dienste geleistet hatten. Ich goß zwei über mich hinweg. Das Regenwasser der Planen war schön temperiert. Also raus aus der Turnhose zum Bad auf der oberen Treppe der Residenz.

Danach eilte ich hinab ins Treppenhaus, um nachzusehen, ob am Gewölbe noch Wasser liefe. Zu meiner großen Erleichterung hatte ich die Wasserbahn stoppen können, aber vom Gewölbeschluß nach unten war sie noch deutlich zu sehen. Wasserflecken zeigten sich in den Darstellungen der Erdteile Europa, Asien und Afrika sowie am Gewölbescheitel. Mein Werk war aber nur ein Provisorium. Wenn die Fresken endgültig gerettet werden sollten, so konnte dies nur mit einem Notdach geschehen.

Nicht nur das Gewölbe des Treppenhauses, sondern auch die gesamte Decke des Kaisersaales war durchfeuchtet. Aus dem mittleren Eingang des Saales mußten wir eine große Panzerfaust wegschaffen. Zu Verteidigungszwecken kann sie kaum gedient haben, sondern nur zur Zerstörung der Fresken.

Zur Rettung der Fresken geschah erst dann etwas, als am 16. Juni 1945 Lt. John D. Skilton nach Würzburg abkommandiert wurde. Der US-Kunstoffizier sah sofort ein, daß nur ein Notdach Abhilfe schaffen konnte. Mit seinen deutschen Mitarbeitern fuhr er in Franken herum, um Schalholz, Dachpappe und Nägel zu beschaffen. Nach erbittertem Gefecht mit seiner eigenen Armeebürokratie ließ er Mainflöße und das erhalten gebliebene Sägewerk Grönert in Heidingsfeld beschlagnahmen. Beim Abtransport des Holzes aus Heidingsfeld und auch beim Transport des Schalholzes zur Residenz waren Männer des Landbauamtes behilflich. Sämtlicher vorhandener Schiefer vom Nordflügel der Residenz, vom Lehrerseminar und von anderen Ruinen der Stadt und auf dem Land, ja sogar aus der französischen Zone wurde herangezogen, um gleich ein endgültiges Dach zu schaffen. Schieferdeckernägel mußten besorgt und die Dachdecker motiviert werden, denn bei den Übriggebliebenen im Ruinenfeld war die Stimmung gegen den Dachausbau des Kaisersaales, weil viele Menschen noch in Kellern und Garagen hausten.

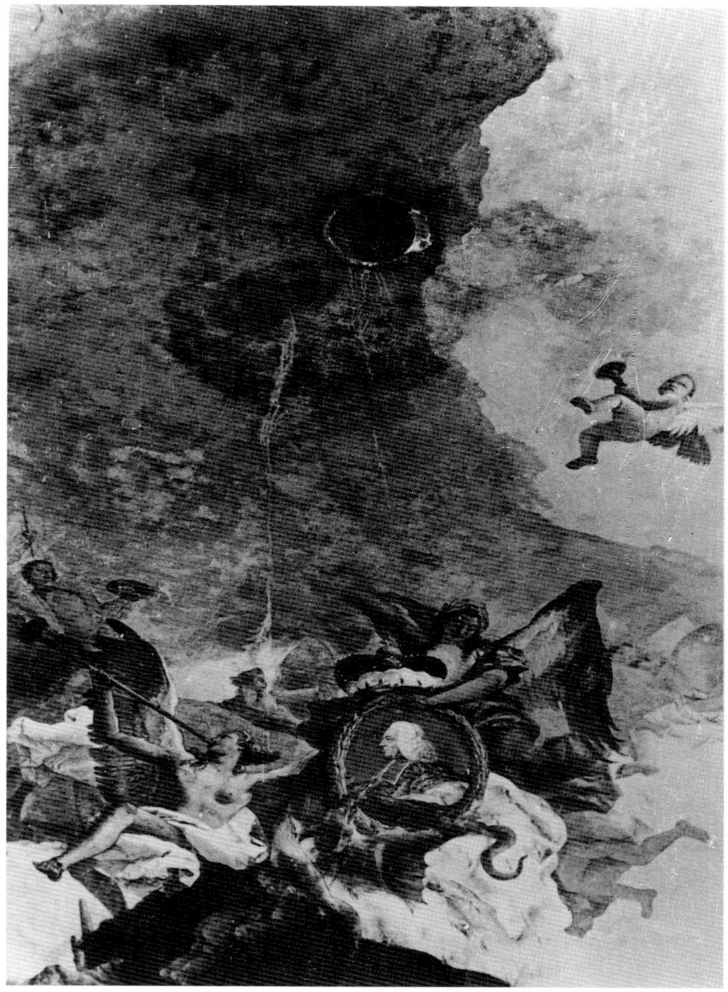

Abb. 3 Wasserschäden an der Decke des Treppenhauses

Die Amerikaner hatten mich ›vereinnahmt‹, das heißt dienstverpflichtet. So erhielt ich den Auftrag, die Arbeiten über dem Kaisersaal mindestens einmal pro Tag zu inspizieren und dann Bericht zu erstatten. Im Vestibül der Residenz lagen noch 120 Säcke Zement, die jedoch immer weniger wurden. Als 20 Säcke fehlten, holte ich mir den Firmenchef heran und drohte ihm mit einer Meldung. »Morgen sind sie wieder da!« versprach er mir. Sie waren dann auch wieder da.

Bei der Arbeitskontrolle brach ich auch durch ein Laufbrett und stürzte 3,5 m tief ab auf einen T-Träger. Meine Arbeitskameraden suchten mir beizubringen, daß da eben ein Knorz im Brett gewesen sei. Ich aber war mißtrauisch..., wegen der Zementsache im Vestibül. Noch heute läßt bei Wetterwechsel Tiepolo grüßen.

Aber wir waren eben dabei – trotz der schwierigen Lebensumstände damals, und wir haben alles gerne getan, wenn auch ohne jede Bezahlung.

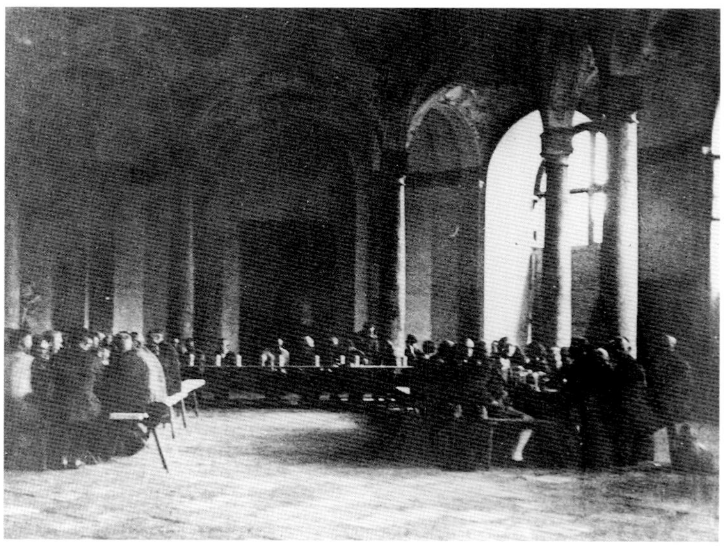

Abb. 4 Feier zum Richtfest im Gartensaal, 1945

MATTHIAS STASCHULL

Das Gewölbefresko im Treppenhaus der Würzburger Residenz

Maltechnische Untersuchung

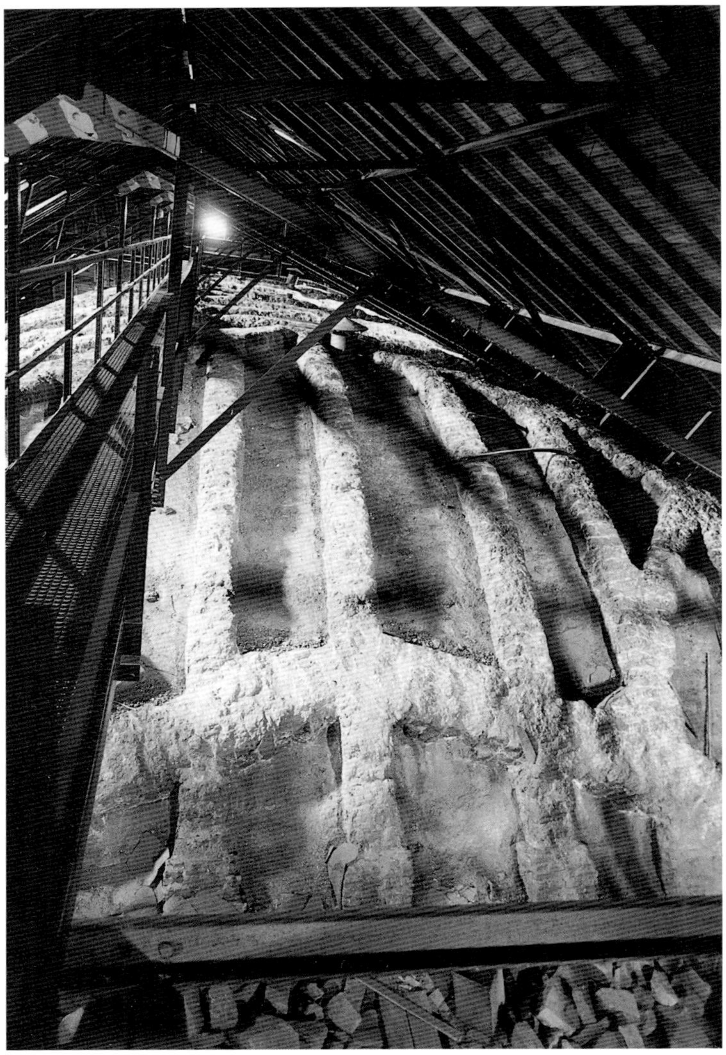

Abb. 1 Treppenhausgewölbe, Ansicht von Süden

Die Aufstellung eines fahrbaren Brückengerüstes ermöglichte im Vorfeld der Tiepolo-Ausstellung eine Nahuntersuchung des Gewölbefreskos.[1] Die folgenden Seiten geben Einblick in die Untersuchungsergebnisse, wobei sich dieser Beitrag auf die Darstellung von Beobachtungen ausgewählter Bereiche der Freskotechnik beschränkt.[2] Maltechnische Vergleiche zu anderen Fresken Tiepolos können nur ansatzweise einfließen, da aussagekräftige Publikationen zu vorgenommenen Untersuchungen, wie zu der jüngst abgeschlossenen Restaurierung der Fresken in Udine, noch ausstehen.

Träger der Malschicht

Träger des Treppenhausfreskos und somit für die Untersuchung wichtig ist das Muldengewölbe. Es hat sich trotz Kriegseinwirkung und Feuchtigkeitsbelastung erstaunlich gut erhalten und somit auch das Gemälde Tiepolos gerettet. Bei seiner Spannweite von etwa 19 m Breite und 32 m Länge kommt es mit einer Stichhöhe von nur 5,5 m aus. Diese Kühnheit der flachelliptischen Ideallinie erstaunt um so mehr, als das Gewölbe als massive Steinkonstruktion ausgeführt ist. Eine Schale von lediglich 25 cm, verstärkt durch in das Mauerwerk integrierte Überzüge und Entlastungsbögen (Abb. 1), wurde in den umgebenden Gebäudekomplex so geschickt eingebunden, daß bisher keine statischen Probleme entstanden.[3] Bis zu einem Neigungswinkel von 45 Grad (das sind etwa 3 m ab Hauptgesims) beginnt das Gewölbe zunehmend vorkragend als Ziegelmauerwerk. Dann wird mit einem leichten, aber festen Tuffstein weitergemauert und die Wölbung im Scheitel geschlossen. Zwei kreisrunde Entlüftungsöffnungen und das mittige Loch für das Seil des Kerzenlüsters sind die einzigen Aussparungen.

Auf dem Mauerwerk des Gewölbes befindet sich ein vierlagiger Verputz aus Kalkmörtel von relativ hoher Festigkeit und Homogenität. Die letzte Schicht, die die Malerei Tiepolos trägt, wird als Feinputz (Intonaco) bezeichnet. Sie hat – wie üblich – eine Stärke von 5 bis 7 mm. Es folgt der sogenannte Rauh- oder Grobputz (Arriccio) als Schicht von 13 bis 15 mm. Unter diesen beiden Putzlagen gibt es eine direkt auf dem Mauerwerk sitzende zweilagige Unterschicht von 16 bis 18 mm. Tiepolo, der im Sommer 1752 mit den Arbeiten im Treppenhaus begann, fand das Gewölbe in verputztem Zustand (zweilagige Unterschicht) vor. Hackspuren hinter den Eckkartuschen gehen auf die ersten von Tiepolo veranlaßten Maßnahmen zurück, um eine gute Haftvermittlung zwischen dem vorhandenen Putz und seinem üblichen Lagensystem (Arriccio-Intonaco) herzustellen. Der Grobputz wurde in Wurftechnik Kelle für Kelle auf den vorgenäßten Unterputz aufgetragen und grob abgezogen. Nach dem Trocknen nahm der Maler nun die Grobdisposition seines Entwurfs unmittelbar am Gewölbe vor. Linien, auch in Form von Rasterungen, wurden auf dem Grobputz mit dem Pinsel (braune Kalkfarbe) oder Stift (Holzkohle) aufgetragen (Abb. 2), um eine Gesamtvorstellung von der maßstabgerechten Umsetzung zu gewinnen und um später die vorbereiteten Kartons auf den Tagwerksflächen des Feinputzes plazieren zu können. Spuren dieses Arbeitsganges sind auch am Treppenhausgewölbe zu sehen.[4] Unter einer abgefallenen Fläche des Feinputzes entdeckten 1948 die Restauratoren sogar ein aufgezeichnetes Quadrierungsnetz, das leider nicht bildlich dokumentiert ist.[5] Der Mörtel für den Feinputz ist in seiner Zusammensetzung eine Nuance fetter und feiner im

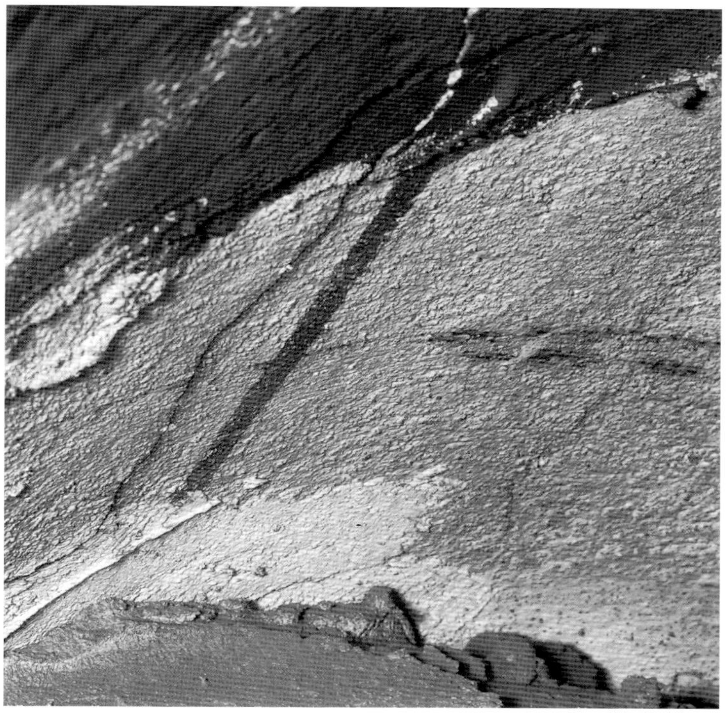

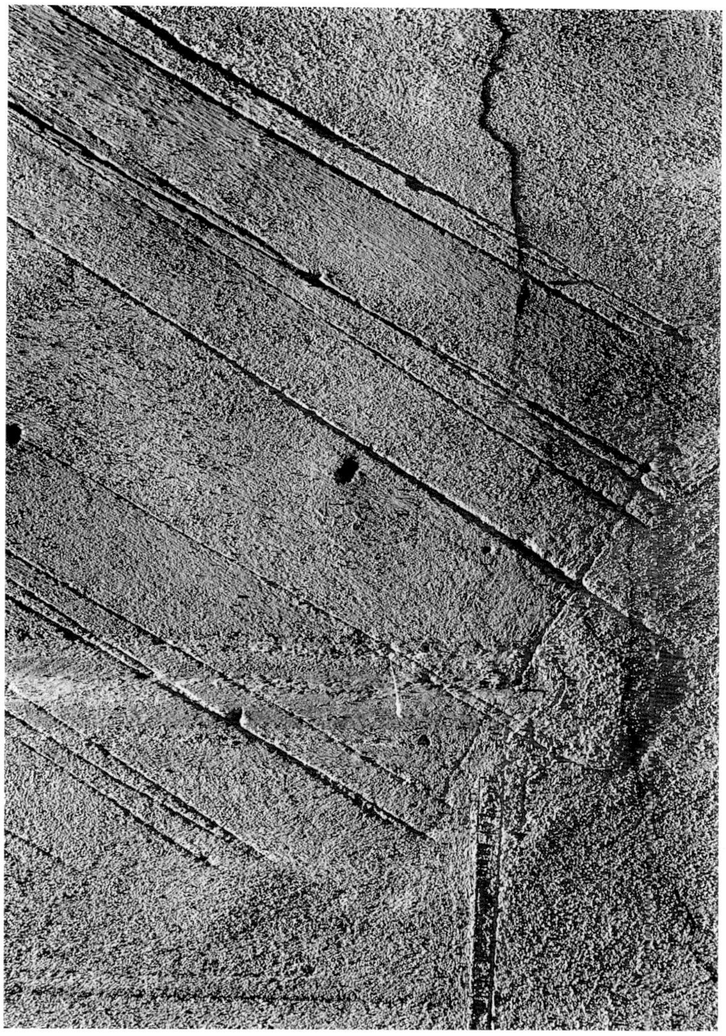

Abb. 4 Architekturdetail als Streiflichtaufnahme mit Putzritzung (Europa-Darstellung)

Oben: Abb. 2
Lineatur auf dem Grobputz über der Südwestkartusche

Rechts: Abb. 3
Kopf eines Kaufmanns in der Afrika-Darstellung, Streiflichtaufnahme mit Kartongravur und ›Durchstoßer‹

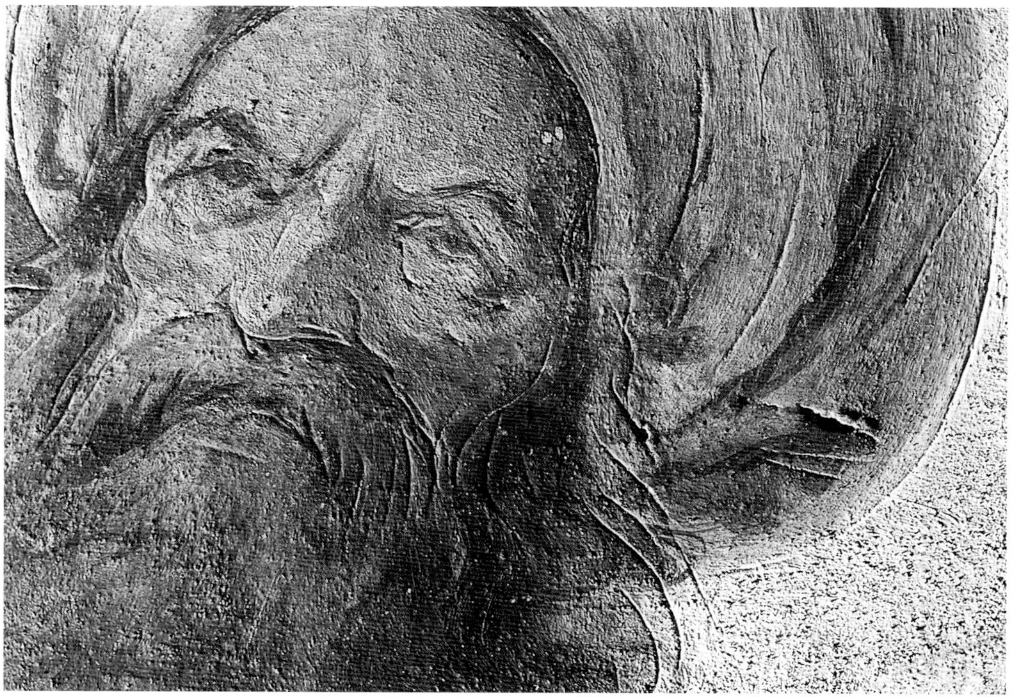

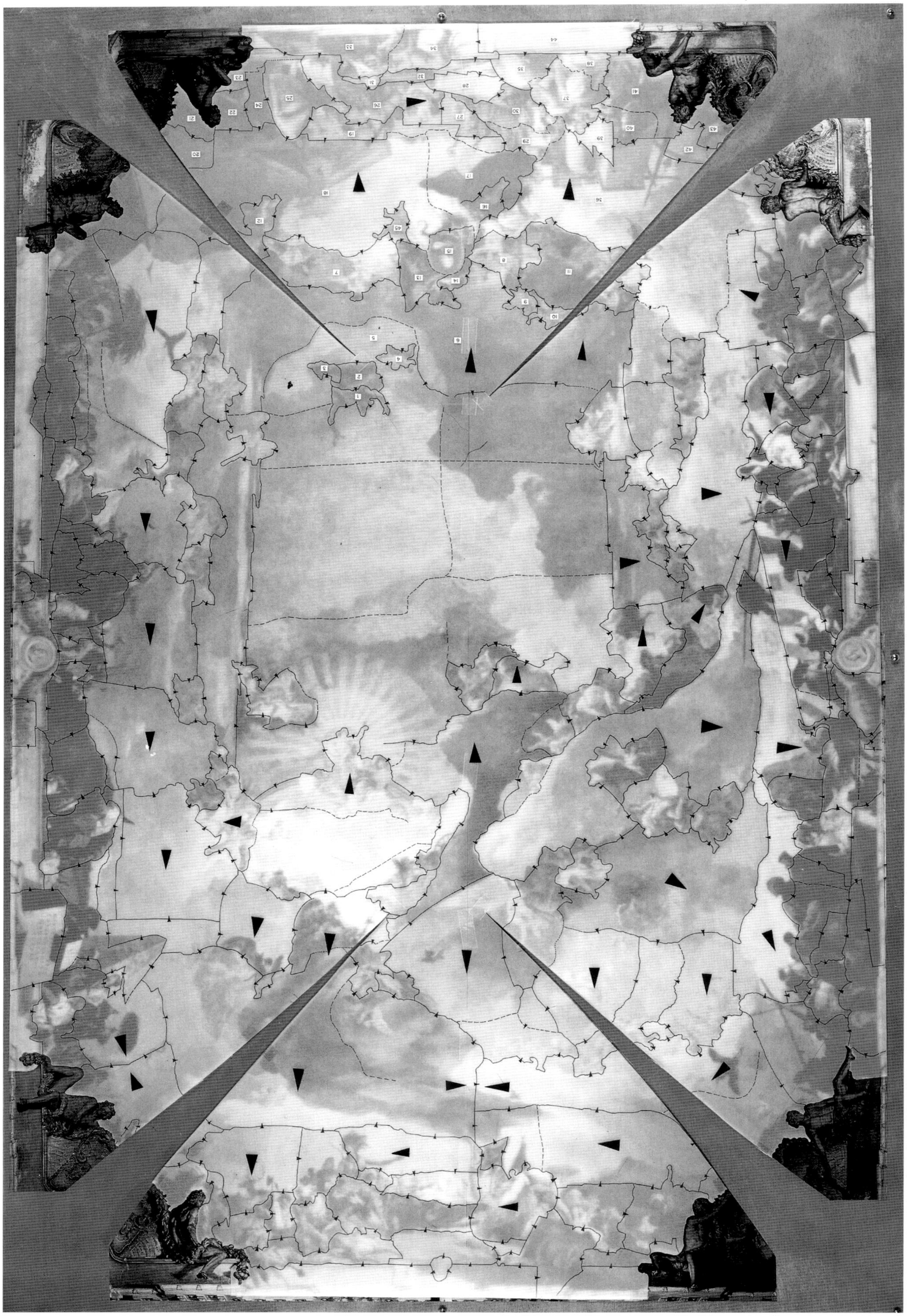

Abb. 5
Giornateplan, Aufteilung der 218 Tagwerke über die gesamte Freskofläche

Zuschlagstoff gemischt. Er wurde nicht angeworfen, sondern vom Putzer aufgezogen, also mittels leicht angekippter Kelle (auch Putzhobel) gleichmäßig auf den Rauhputz gebracht und durch Druck verdichtet.

Es wurden immer nur so große Flächen portionsweise mit Feinputz bedeckt, wie der Freskant anschließend bewältigen konnte. Hatte der Mörtel nach dem Aufziehen etwas angezogen, mußten die weiteren Arbeitsschritte (Kartonpausen, Ritzen und Malen) zügig ablaufen, um vor dem Abbinden mit der Teilfläche (Tagwerk) fertig zu sein. Dies setzte eine gute Vorbereitung voraus. Zunächst wurde der Karton mit Nägeln auf dem Putz befestigt und die Vorzeichnung im Originalmaßstab in den halbfeuchten Feinputz durchgedrückt. Am Treppenhausfresko fanden sich einige ›Durchstoßer‹, tief in den Putz eingedrungene, einer Ritzung ähnelnde Kartongravuren (Abb. 3). Hier war offenbar der Druck des Griffels zu stark oder der Mörtel noch zu feucht, um dem Karton den notwendigen Widerstand entgegensetzen zu können.[6] Tiepolo bzw. der jeweilige Maler oder Gehilfe ritzte die Vorzeichnungen nur bei exakten geometrischen Formen, wie Architekturen, Stangen, Kreisen, in den Feinputz, während im figürlichen Bereich das Durchpausen der Kartons dominiert (Abb. 4, Farbabb. 4, 5). Bei Korrekturen oder vergessenen Pauslinien wurde häufig als zittrige Spur nachgeritzt.

Nicht in einem Zug vollendete Partien können am nächsten Arbeitstag nicht mehr freskal bemalt werden, da der Putz oberflächig versintert bzw. abgebunden ist. Die einzelnen Flächen werden deshalb auch als Tagwerke (Giornate) bezeichnet. Die Putzoberfläche hat trotz des Glättens eine relativ körnige Struktur, die nur in einzelnen Partien von pastoser Kalkmalerei überdeckt wird, was für Fresken des 18. Jahrhunderts durchaus normal ist.

Tagwerke als Hinweis für die Abfolge im Werkprozeß

Noch während seiner Arbeiten im Kaisersaal wurde Tiepolo mit einem Entwurf für die Ausmalung des großen Muldengewölbes im Treppenhaus beauftragt. Die am 21. April 1752 dem Fürstbischof

Abb. 6 Giornateplan der südlichen Freskofläche mit zeitlicher Abfolge im Werkprozeß

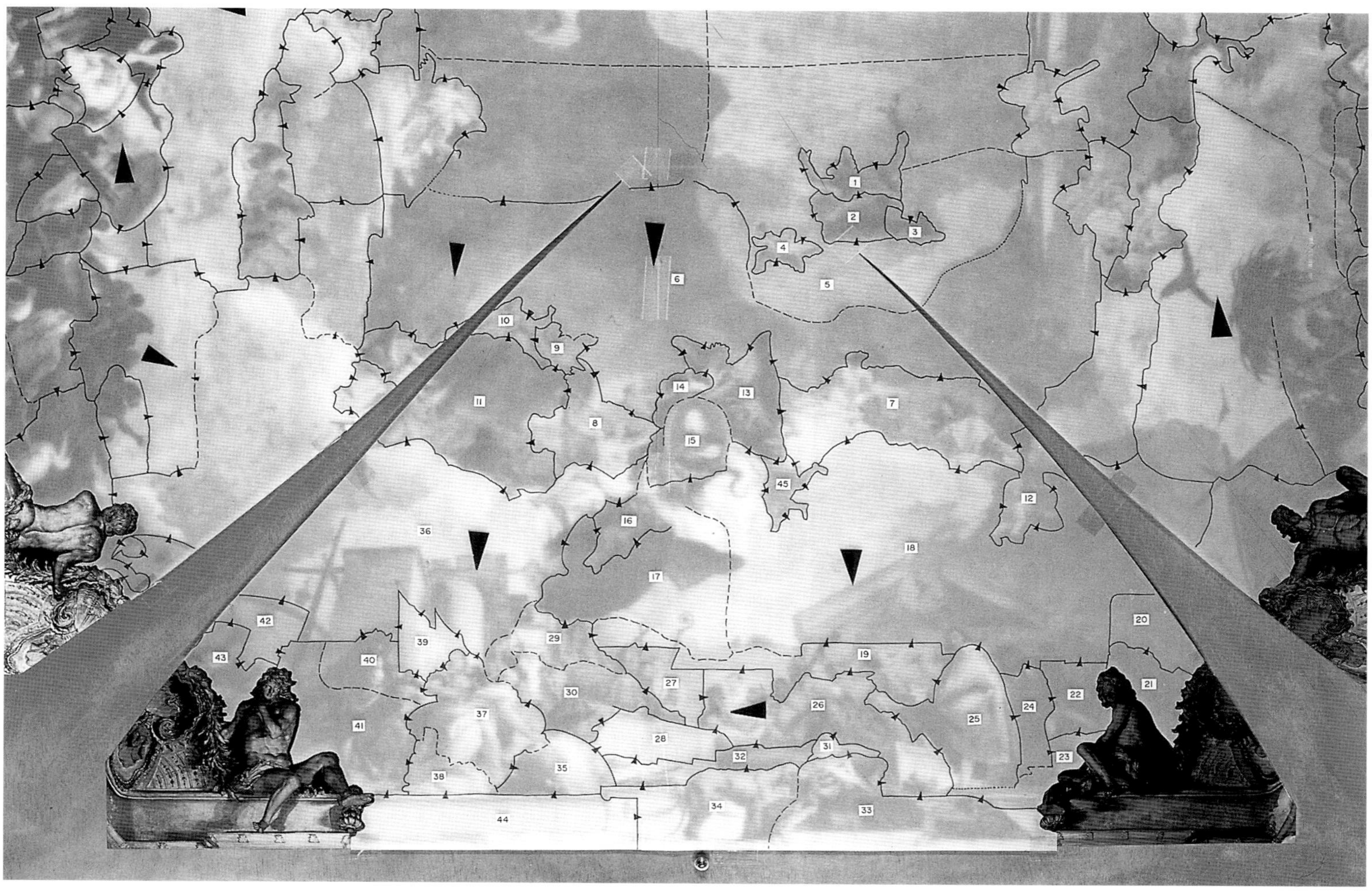

vorgelegte Ölskizze (Bd. 1, Abb. S. 99) war Grundlage des Kontraktes vom 30. Juli. Obwohl über die Vorbereitung und Durchführung keine wirklich hilfreichen Zeugnisse (Tagebücher, Briefe, etc.) bekannt sind, kann wohl davon ausgegangen werden, daß der in Aussicht stehende Auftrag Giambattista Tiepolo schon vor dem April 1752 beschäftigte. Spätestens als er den Auftrag für die Ölskizze bekam, war dem Meister das gewünschte ikonologische Programm bekannt, in das er seine bereits fertigen Detailstudien einarbeiten konnte. Der nächste Schritt, die Anfertigung der Kartons im Maßstab 1 : 1, kann durchaus zeitlich parallel zur Ölskizze begonnen worden sein. Für diese Präsentationsskizze war die Einhaltung der exakten Maßverhältnisse nicht erforderlich, nicht einmal hilfreich. Sie wäre viel zu kleinteilig ausgefallen, und dies hätte ihre Überzeugungskraft gegenüber dem Auftraggeber gemindert.

Daß Tiepolo neben aller künstlerischen Virtuosität auch ein guter Organisator und Werkstattleiter gewesen sein muß, der zügig und ökonomisch zu arbeiten verstand, beweist die Bewältigung der riesigen Freskofläche von 677 qm in der dargebotenen Qualität und relativ kurzen Zeit innerhalb der Saisonmonate vom Sommer 1752 bis Herbst 1753. Die Organisation des Werkstattbetriebes mit Malern, Putzern und Gehilfen, mit Materialbeschaffung, Gerüstbau und Koordination der Arbeiten hatte sich im Kaisersaal eingespielt und wurde nun den Größenverhältnissen des Treppenhauses angepaßt.

Vermutlich wurde nach Vollendung der Kaisersaalfresken im Juli 1752 sofort mit dem Einrüsten des Treppenhauses unter Wiederverwendung des Gerüstmaterials begonnen. Zu diesem Zeitpunkt dürfte Tiepolo das vom Bozzetto abweichende, also veränderte und erweiterte Programm der Erdteil- und Himmelsdarstellung, im Entwurf fertig gehabt haben. Bereits vollendete Abschnitte der Kartonzeichnung ließen sich darin einfügen. Die traditionelle maßstäbliche Übertragung einer Vorzeichnung, die man mittels Karton auf den zu bemalenden Feinputz durchpauste, wie wir sie auch von anderen Fresken Tiepolos kennen, erforderte eine Lineatur als Orientierungshilfe auf dem Grobputz. Dafür benutzte er sowohl mit dem Pinsel aufgetragene Farbe als auch Holzkohle.

Zu Gerüst, Beleuchtung und Werkprozeß sind keinerlei näheren Angaben überliefert. Das Arbeitsgerüst im Treppenhaus wird eine Hauptebene gehabt haben, die sich etwa in Höhe des Hauptgesimses befand. Darauf deuten die Nagellöcher der Kartons und die Ansatzhöhe der Malerei hin. Eine weitere Gerüstebene wird erst 2,5 – 3 m darüber gelegt worden sein, um auch die großen Figuren der Erdteildarstellungen möglichst ohne horizontale Putzgrenzen (Pontate) ausführen zu können. Ein unbewegliches (dafür aber stabiles) Gerüst sollte Putzen, Malen und das kritische Betrachten des frisch Gemalten möglichst wenig behindern. Daher waren kleine mobile Gerüsteinheiten in Form von einfachen Podesten, Bockleitern oder Bockgerüsten zum Erreichen aller Gewölbeflächen unentbehrlich. Eine vollständige Einrüstung des Treppenhauses, die für den Arbeitsablauf vorteilhaft gewesen wäre, gab es vermutlich nicht. Zum einen war eine Teilung in Süd- und Nordabschnitt[7] zur wirtschaftlichen Nutzung der Gerüstmaterialien sinnvoll, zum anderen war durch das halbgeöffnete Treppenhaus eine Überprüfung der Malerei aus der Distanz des späteren Betrachters möglich. Auch konnte natürliches Licht (vielleicht durch Spiegel reflektiert) auf die Arbeitsflächen fallen und die künstliche Beleuchtung durch Kerzen, Öllampen oder sogenannte Schusterkugeln, wenn nicht ersetzen, so doch verstärken.

Im Streiflicht konnten wir die Tagwerksgrenzen nebst Abfolge des Auftrages der einzelnen Putzflächen weitgehend ermitteln.[8] Die erstaunliche Menge von 218 Giornate ergibt sich aus zahlreichen eingesetzten kleineren Putzflächen (Abb. 5). Tiepolo arbeitete, wie allgemein üblich, von oben nach unten, um das bereits Gemalte möglichst nicht durch Putzspritzer oder herablaufende Farbe zu gefährden. Die Abfolge der festgestellten Tagwerke beginnt mit Merkur und seinem fackeltragenden Putto über der Glorifizierung des Fürstbischofs mit den auf bewölktem Hintergrund thronenden Göttern Jupiter, Saturn, Vulkan und Diana samt Beifiguren (Abb. 6).[9] Es folgen die Tagwerke der Europa-Darstellung[10], parallel die seitlichen Himmelspartien von Süd nach Nord bis zur Mitte des Muldengewölbes. Dann werden die Giornate der Afrika- und Asien-Seite wiederum von Süd nach Nord im Anschluß an die Europa-Seite sukzessiv angelegt. Nach Umsetzung des Gerüstes auf den Nordabschnitt führte Tiepolo, beginnend mit der Darstellung Apolls, die Himmelspartien fort.[11] Ansetzend an die bis zur Mitte des Raumes fertiggestellten Tagwerke Afrikas und Asiens, wird das Fresko von Süd nach Nord bis zur Amerika-Seite vollendet.

Für die Bewältigung der großen Fläche in der Zeit von etwa vierzehn Monaten war vermutlich das gleichzeitige Arbeiten an mehreren Stellen durch verschiedene Maler und Gehilfen unumgänglich. Die einzelnen Arbeitsgänge ließen sich in einem eingespielten Team auch durchaus an mehreren Tagwerken parallel durchführen. Aufwendige Gemäldeteile sind entsprechend dem Kartonsegment auf kleinflächigen Giornate angelegt. Auch spätere Einsetzungen als Korrekturen sind als eigenständige Tagwerke anzusehen.[12] Dagegen wurden weite Wolkenpartien mit nur wenigen Vögeln auf großflächigen Tagwerken gemalt. Solche Freskobereiche sind frei und flott ausgeführt, ohne jede Pausung oder Ritzung. In den Erdteil-Darstellungen entspricht die Größe der verwendeten Kartons oft formal zusammengehörigen Motiven, einer Einzelfigur oder Gruppierung. Bei großen Figuren, wie der Africa oder dem Elefanten gibt es Abtrennungen von Gliedmaßen (Arm, Rüssel) vom Haupttagwerk der Darstellung. Die Giornate richten sich also nicht unbedingt nach den bekannten Skizzen Tiepolos, die Knox[13] als Vorstufen der Tagwerke sieht. Sie folgen vor allem praktischen Überlegungen. Einige in den Entwurfsskizzen zusammenhängende Darstellungen sind in mehrere Tagwerke geteilt, weil ihre Ausführung

Rechte Seite:
Farbabb. 1 Elefant in der Asien-Darstellung mit sparsamem, aber effektvollem Einsatz von Zinnoberrot auf dem Kopfzeug

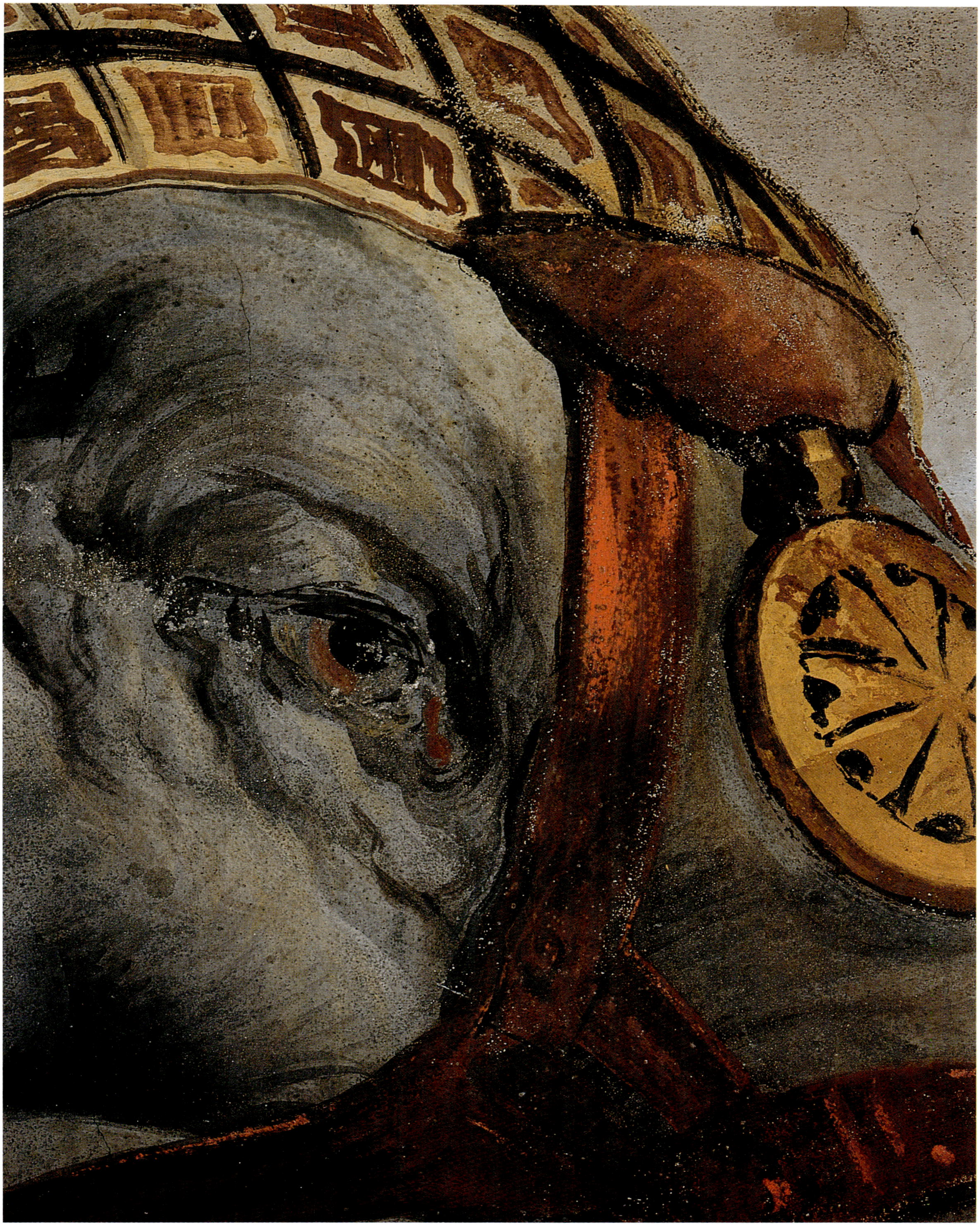

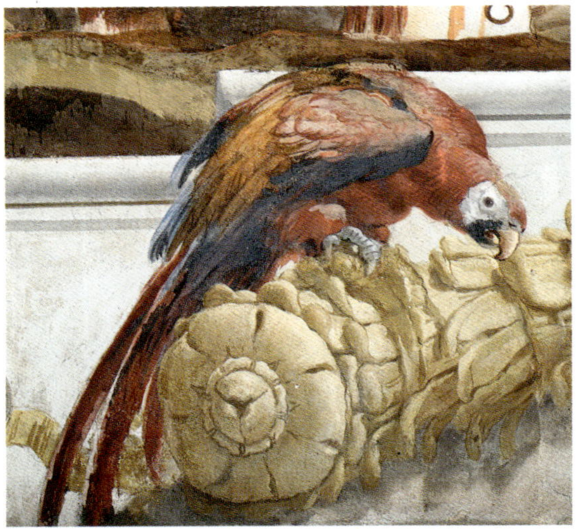

Farbabb. 2 *Papagei in der Asien-Darstellung*

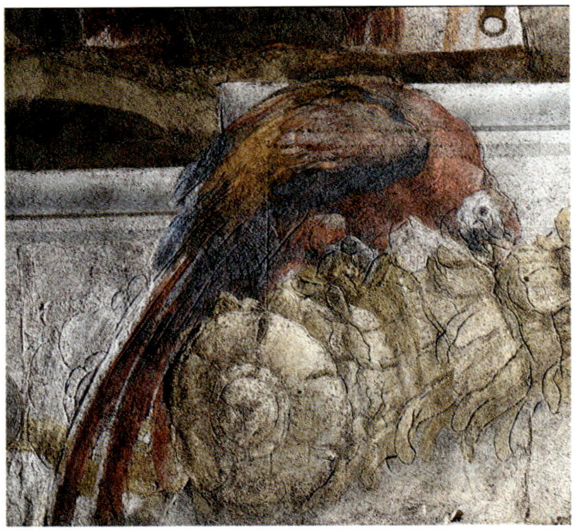

Farbabb. 3 *Gravur und Ritzung werden im Streiflicht sichtbar*

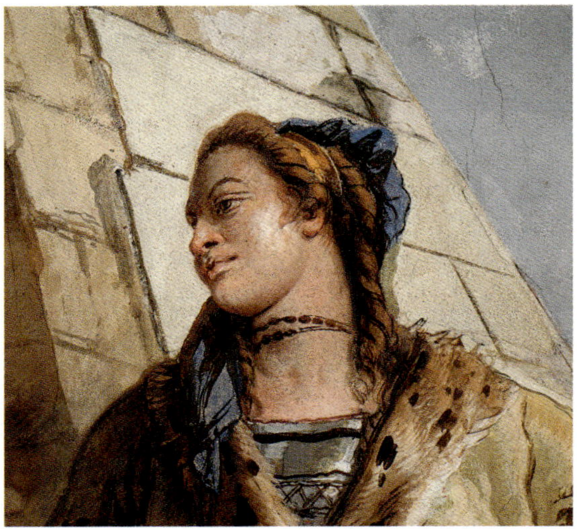

Farbabb. 4 *Fürstin im rechten Teil der Asien-Darstellung*

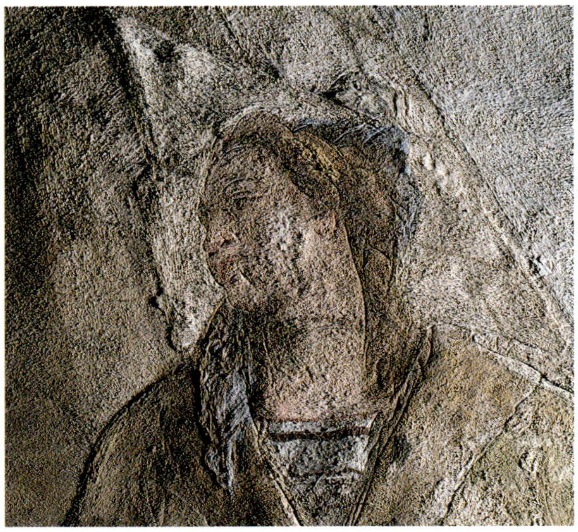

Farbabb. 5 *Im Streiflicht wird sichtbar, daß der Kopf der Fürstin später als Korrektur der Erstfassung eingesetzt wurde*

Farbabb. 6 *Detail aus dem Füllhorn*

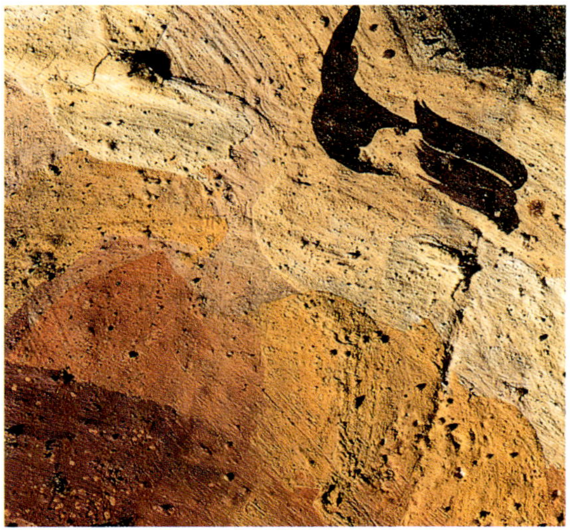

Farbabb. 7 *Detail aus dem Füllhorn*

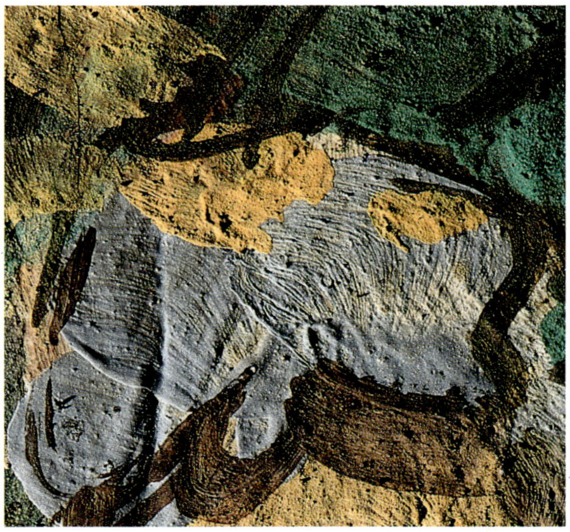

Farbabb. 8 *Füllhorn in der Amerika-Darstellung*

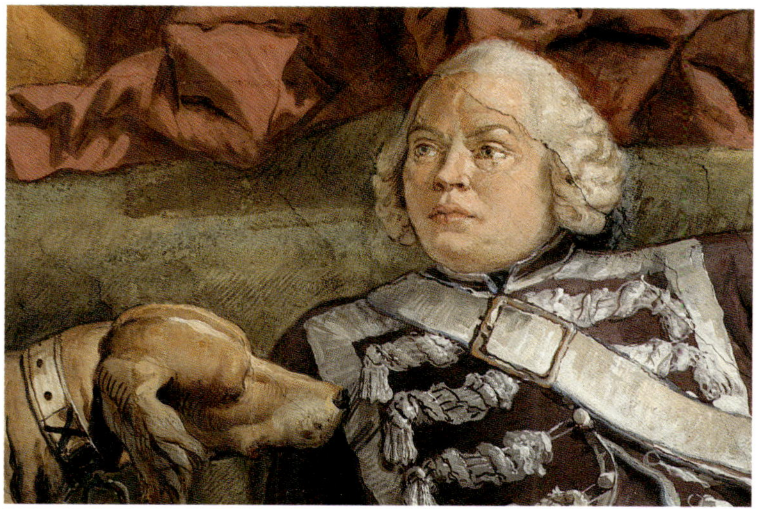

Farbabb. 9 Balthasar Neumann mit Hund

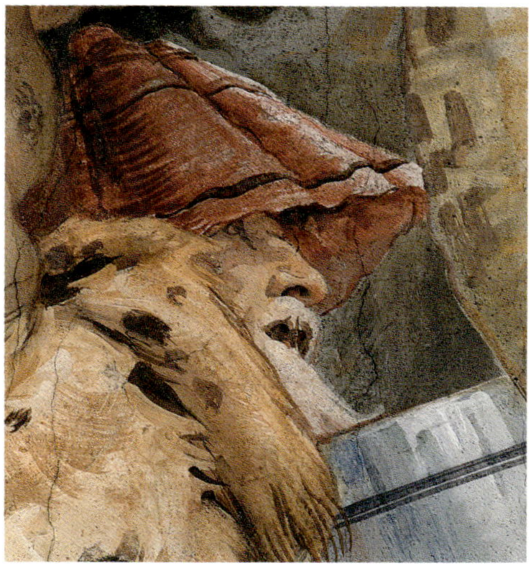

Farbabb. 10 Detail aus der Amerika-Darstellung

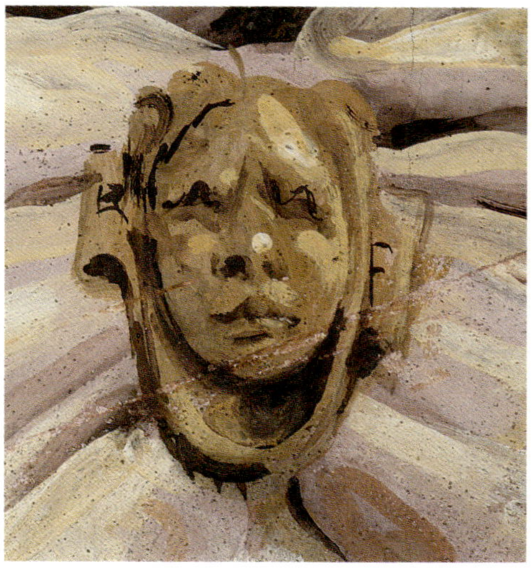

Farbabb. 11 Agraffe am Gewand der Pittura

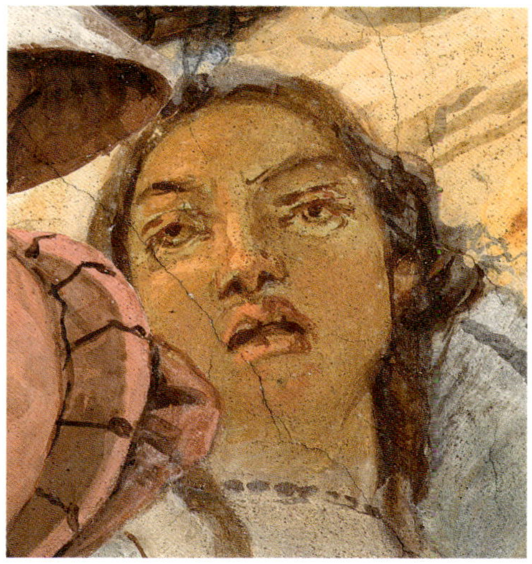

Farbabb. 12 Kopf der rechten Sängerin in der Europa-Darstellung mit grün untermaltem Inkarnat

Farbabb. 13 Indianerkopf im linken Teil der Amerika-Darstellung mit modellierender Kreuzschraffur

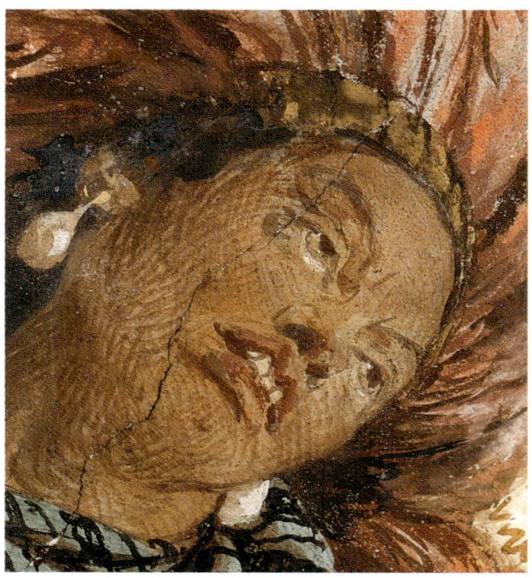

Farbabb. 14 Kopfhaube einer Rückenfigur in der Amerika-Darstellung

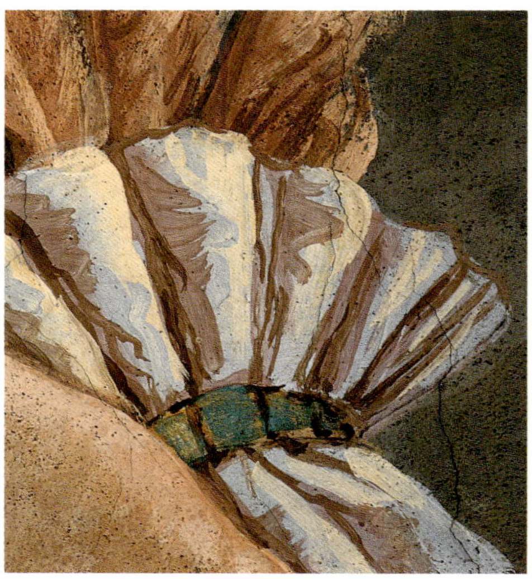

Farbabb. 15 Auge und Zaumzeug des Pferdes in der Europa-Darstellung

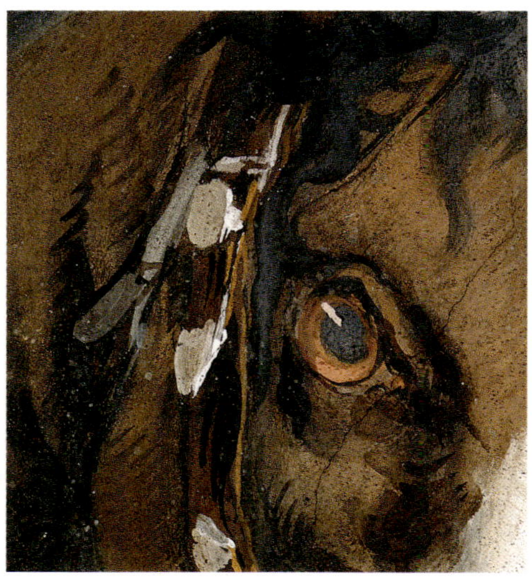

Farbabb. 16 Hand und Pinsel der Pittura mit Detail pastoser Malstruktur auf der Weltkugel

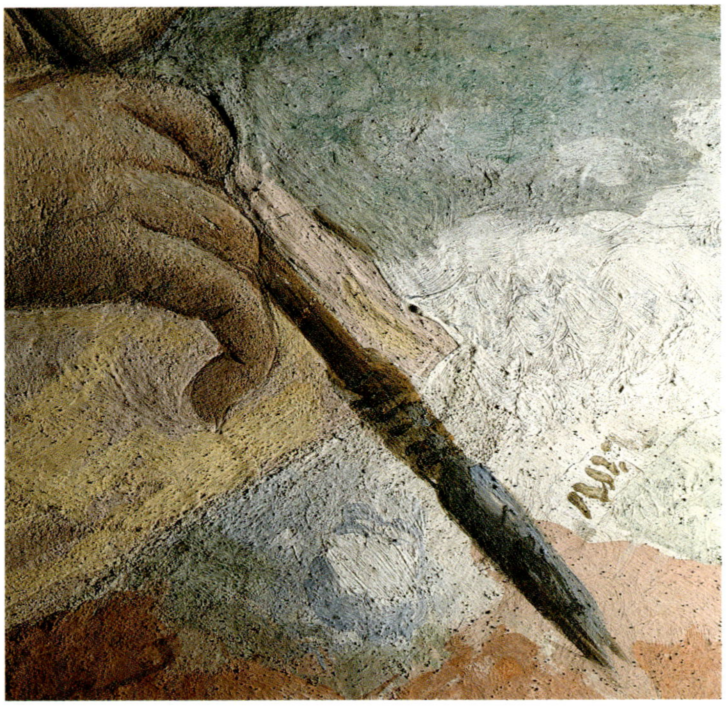

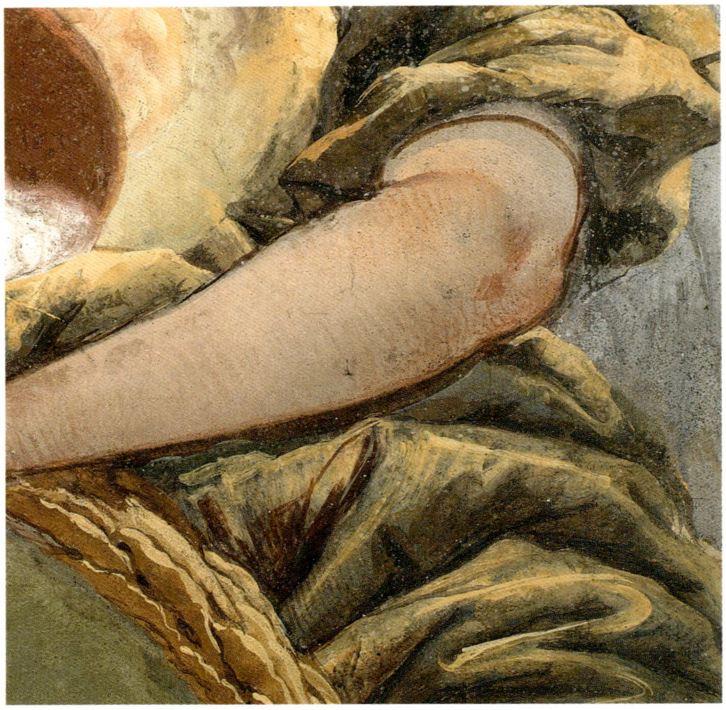

Farbabb. 17 Detail der Gloria neben dem Greiffenclau-Medaillon mit nachträglicher Konturierung des Unterarms sowie Verstärkung einer Gewandfalte

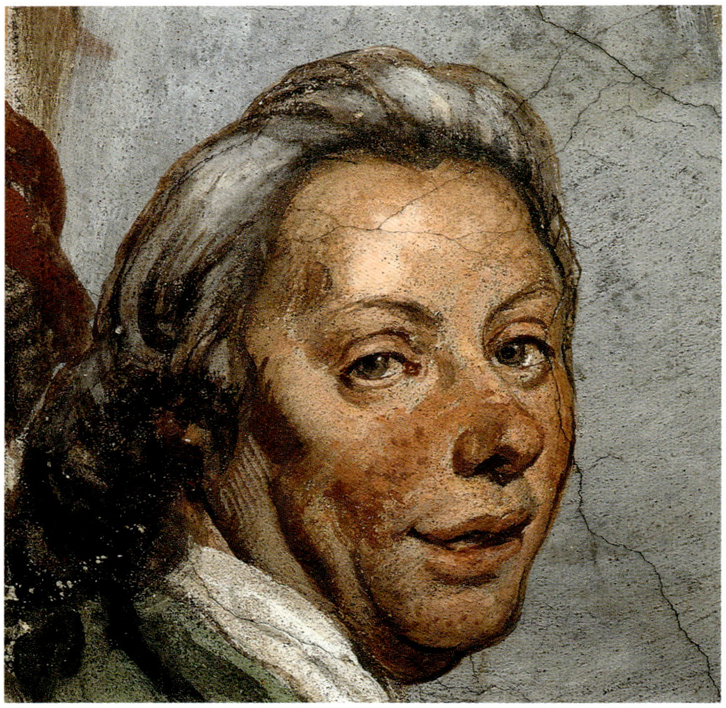

Farbabb. 18 Porträt des Ignaz Roth über der Südostkartusche

Farbabb. 19 Kopf aus der rechten Männergruppe in der Amerika-Darstellung

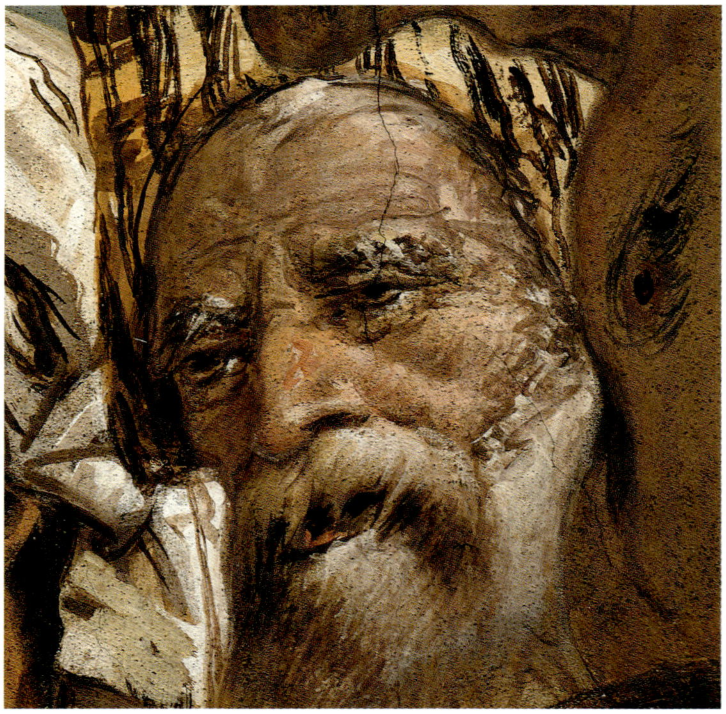

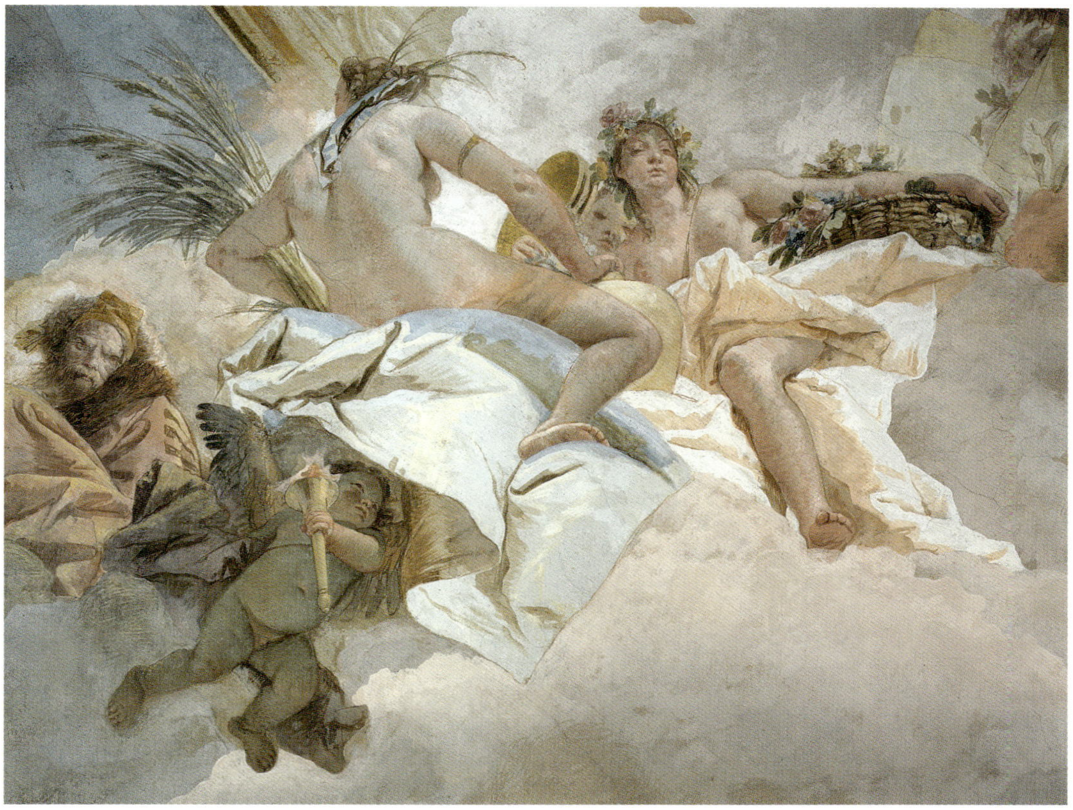

Farbabb. 20 Allegorien des Winters, des Sommers und des Frühlings mit grün untermaltem Putto unter dem Tuch der Ceres im Himmel über der Asien-Seite

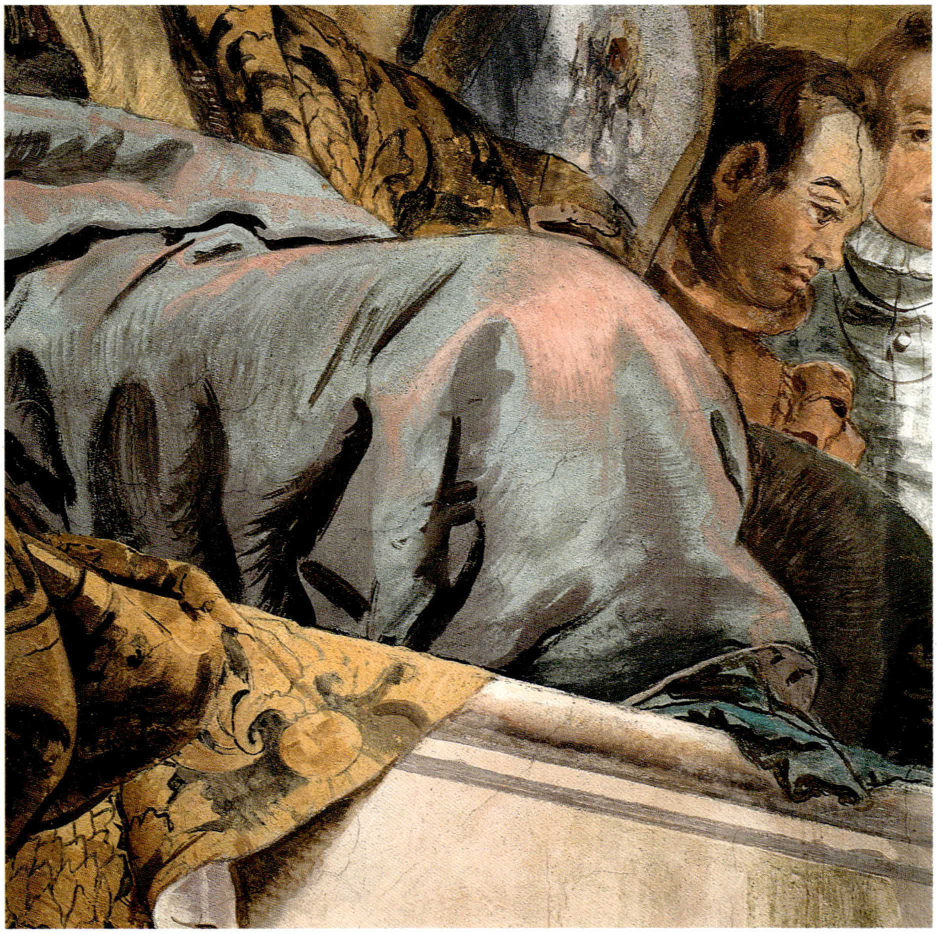

Farbabb. 21 Gewand der Europa

Farbabbildungen zu S. 148–159

BETTINA SCHWABE · SONJA SEIDEL · INGRID STÜMMER

Vier Leinwandgemälde von Giovanni Battista und Giovanni Domenico Tiepolo. Maltechnik und Restaurierungsgeschichte

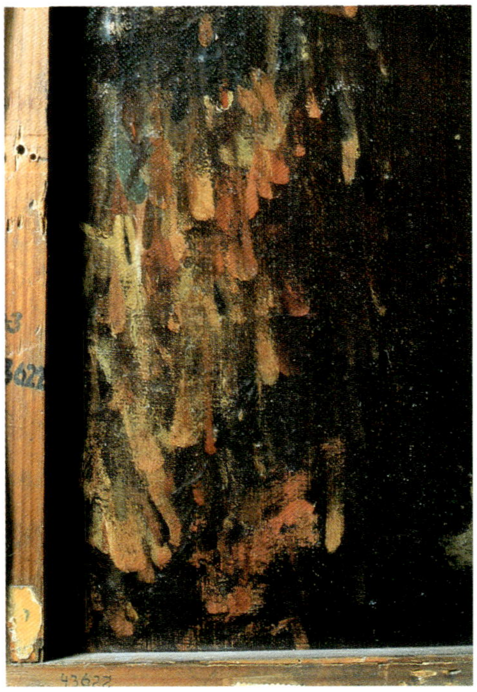

1

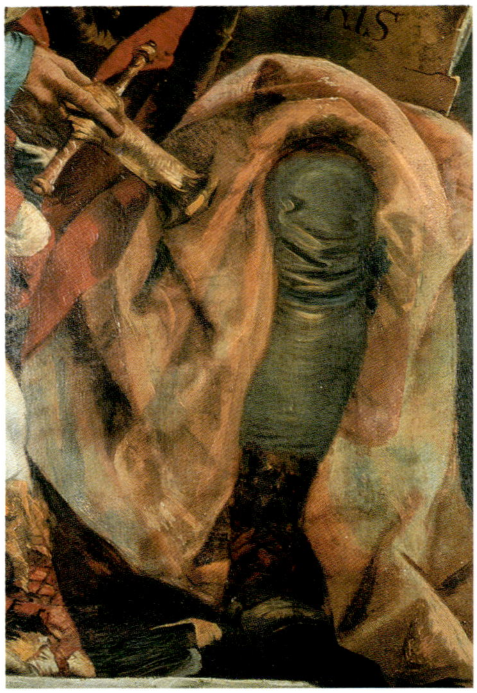

2

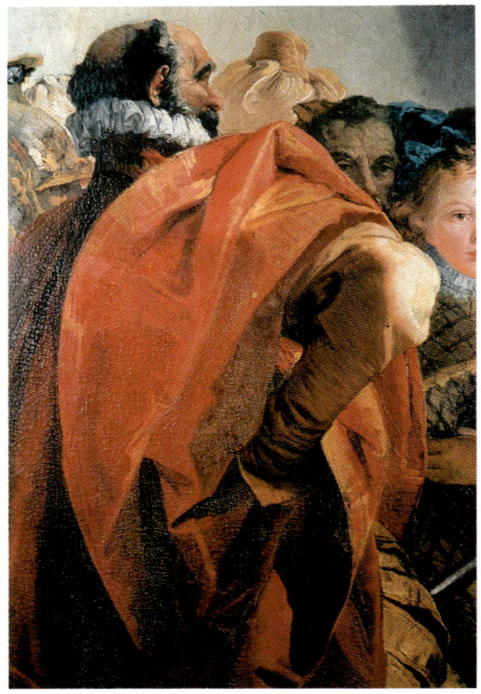

3

Farbabb. 1 Giovanni Domenico Tiepolo, Kaiser Konstantin als Überwinder des Licinius und Beschützer der Kirche, Würzburg, Mainfränkisches Museum, Farbabstriche auf der Rückseite der Gemäldeleinwand

Farbabb. 2 Giovanni Domenico Tiepolo, Justinian-Supraporte, Detail: ausgeblichene, irreversibel geschädigte Rotlackpartie im Gewand von Justinian

Farbabb. 3 Giovanni Domenico Tiepolo, Ambrosius-Supraporte, Detail: das rote Gewand des Theodosius während der Restaurierung

Farbabb. 4 Detail aus Farbabb. 3, Querschliff, 200fache Vergrößerung: kaum mehr gebundene, spröde aufsplitternde rote Farbschicht

Farbabb. 5 Giovanni Domenico Tiepolo, Konstantin-Supraporte, Querschliff, 100fache Vergrößerung, Detail aus Abb. 18 (S. 156): rote Farbschicht auf blauer Farbschicht über zweischichtiger Grundierung

Farbabb. 6 Giovanni Domenico Tiepolo, Ambrosius-Supraporte, Querschliff, 100fache Vergrößerung, Detail aus Abb. 25 (S. 158): Der vielschichtige Farbauftrag läßt mehrmalige Änderungen der Farbe des Hintergrunds erkennen.

Farbabb. 7 Giovanni Domenico Tiepolo, Ambrosius-Supraporte, Querschliff, 200fache Vergrößerung, Detail aus Abb. 23 (S. 157) unter UV-Licht: stark konkav gewölbte rote Malschichtschollen auf zweischichtiger Grundierung; in den Schollentiefen und im Craqueléespalt bläulich fluoreszierender Überzug

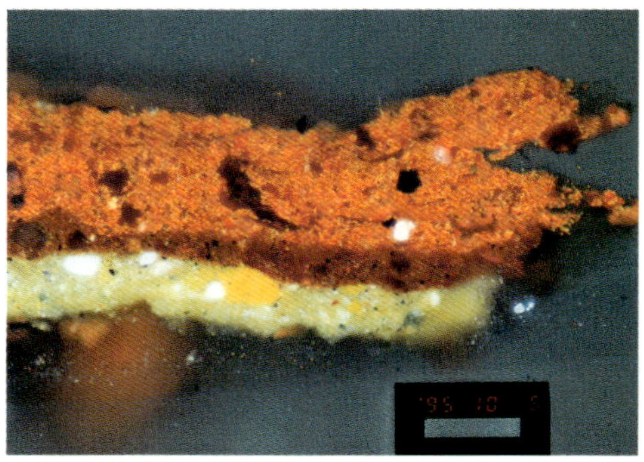

4

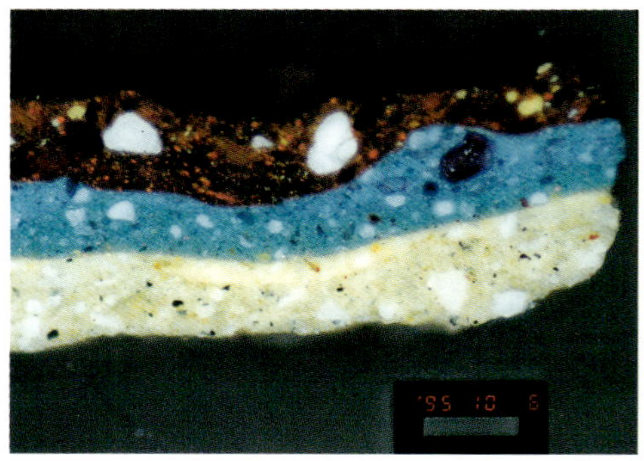

5

6

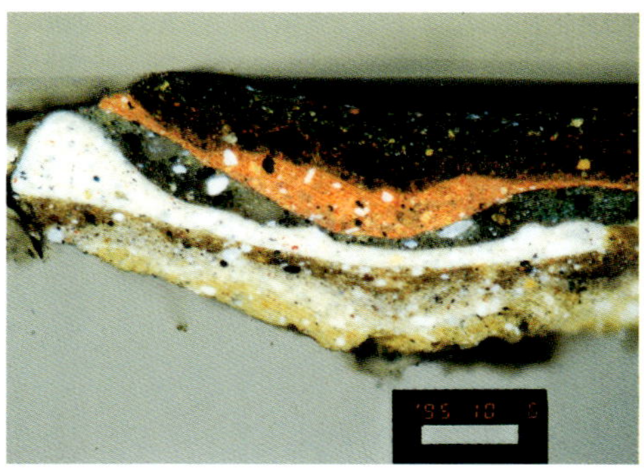

7

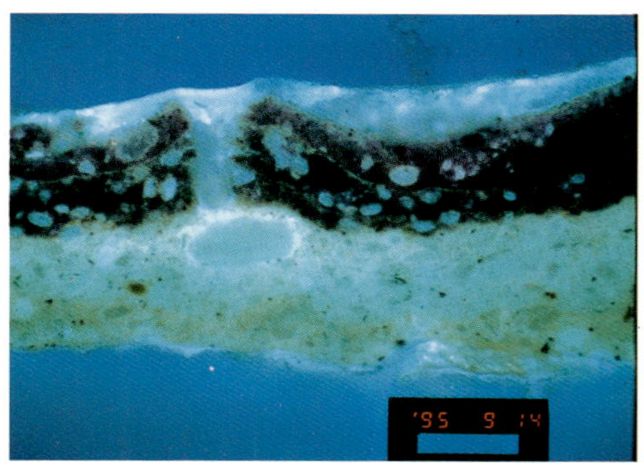

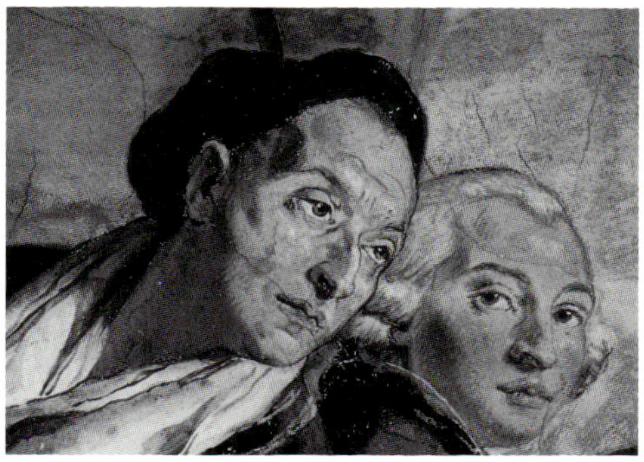

Porträts von Giovanni Battista und Giovanni Domenico Tiepolo im Treppenhausfresko der Würzburger Residenz

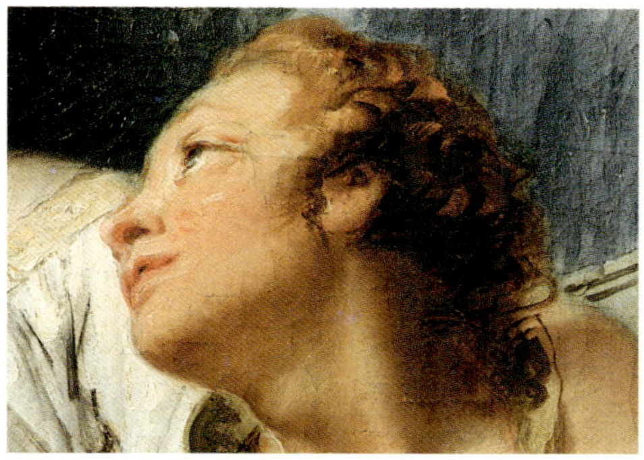

Farbabb. 8 Giovanni Battista Tiepolo, Rinaldo im Zauberbann Armidas, Detail: Rinaldos Kopf

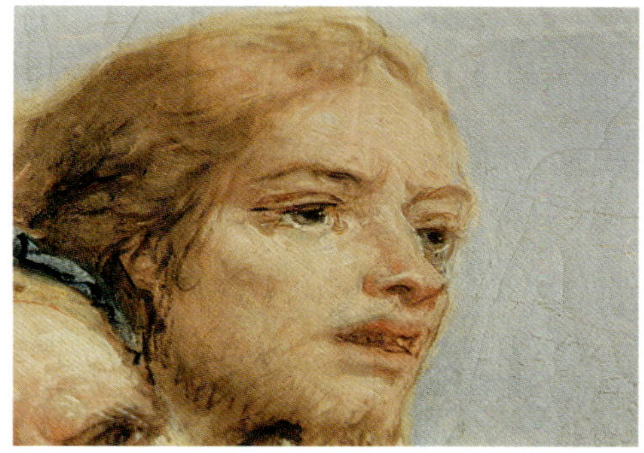

Farbabb. 12 Giovanni Domenico Tiepolo, Christus und Magdalena, Detail: Kopf

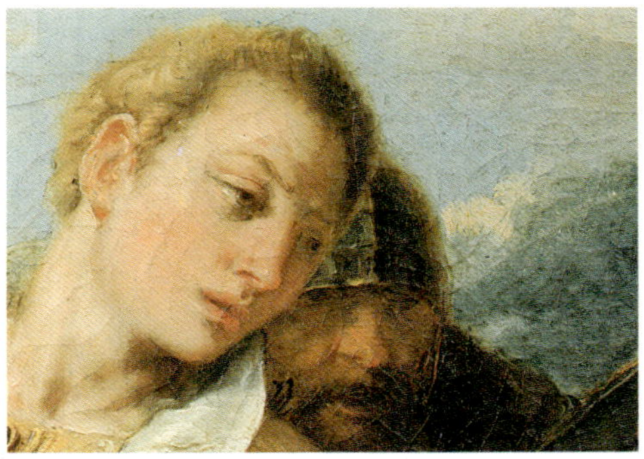

Farbabb. 9 Giovanni Battista Tiepolo, Rinaldos Trennung von Armida, Detail: die Köpfe von Rinaldo und einem Gefährten

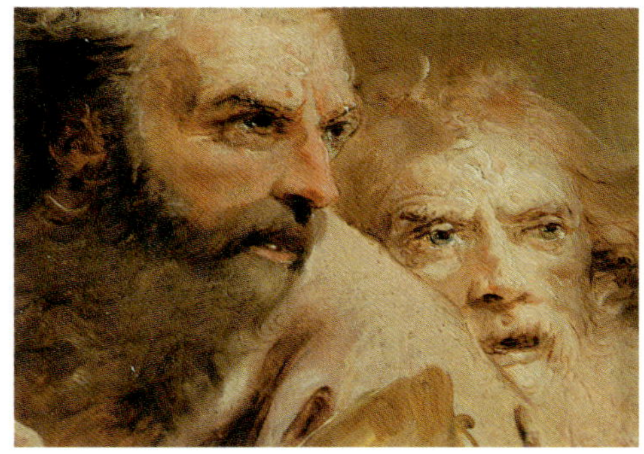

Farbabb. 13 Giovanni Domenico Tiepolo, Christus und Magdalena, Detail: Kopf

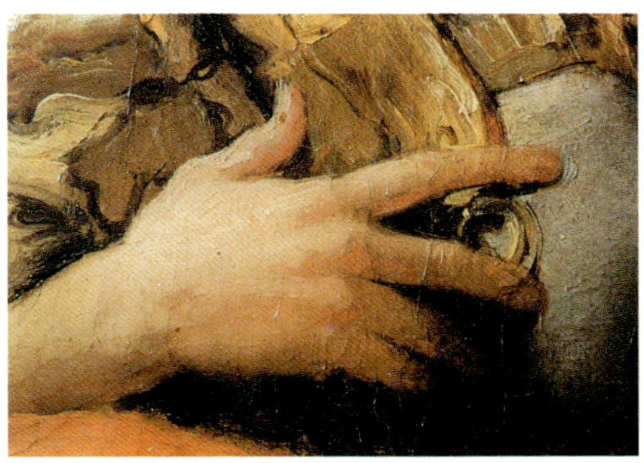

Farbabb. 10 Giovanni Battista Tiepolo, Rinaldos Trennung von Armida, Detail: Rinaldos Hand

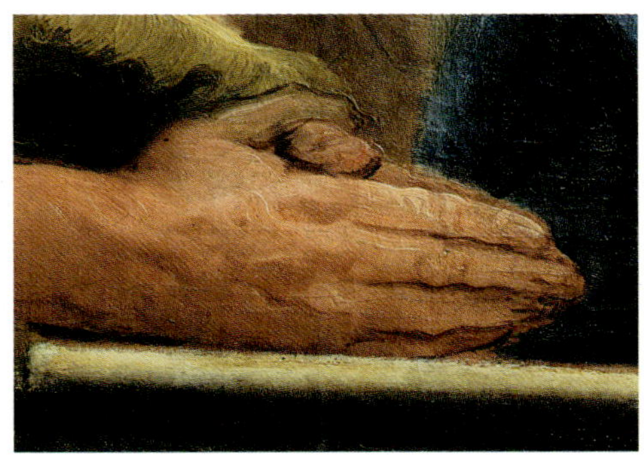

Farbabb. 14 Giovanni Domenico Tiepolo, Das Abendmahl, Detail: betende Hände

Farbabb. 11 Giovanni Battista Tiepolo, Rinaldo im Zauberbann Armidas, Detail: Rinaldos Fuß

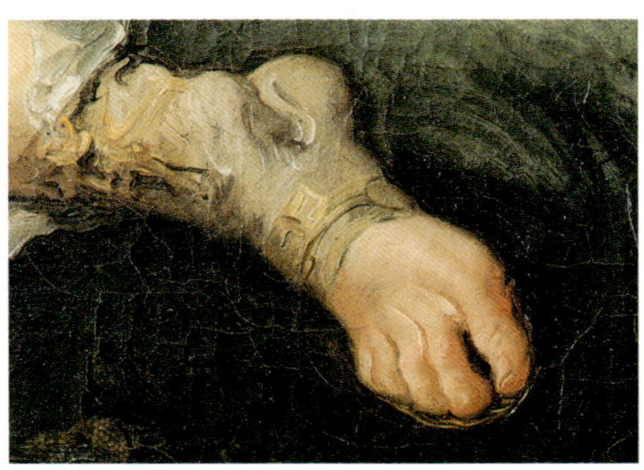

Farbabb. 15 Giovanni Domenico Tiepolo, Christus und Magdalena, Detail: Fuß Christi

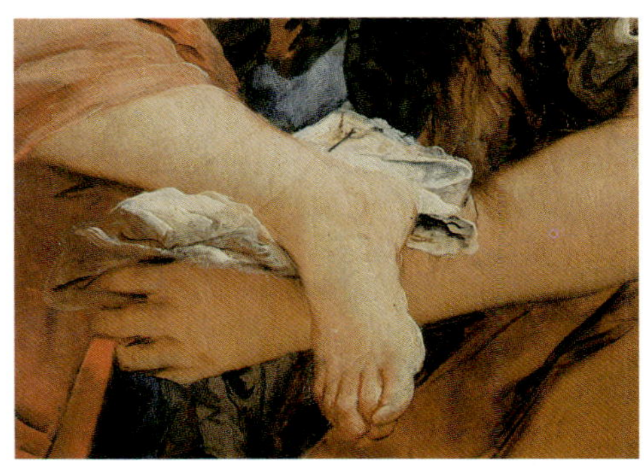

Farbabbildungen zu S. 160–162

ANDREAS BURMESTER

Die Palette Giovanni Battista und Giovanni Domenico Tiepolos

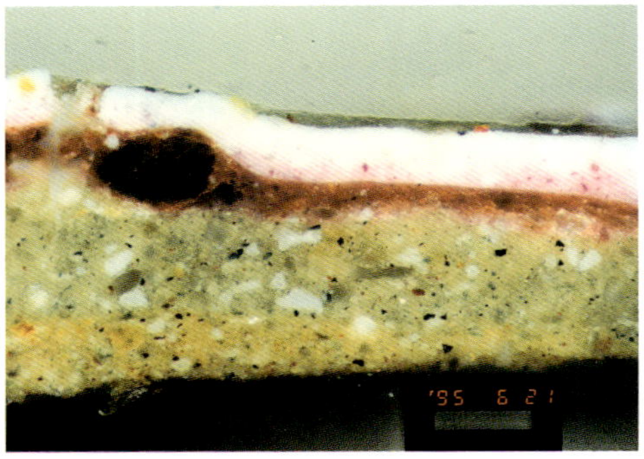

Farbabb. 1 *Innenseite des Bischofsgewandes der Ambrosius-Supraporte (vgl. S. 161, Abb. 1), Querschnitt (200fache Vergrößerung): Die oberste, ursprünglich hellrosa getönte Malschicht mit Anteilen von Bleiweiß ist zur Oberseite hin ausgeblichen; darunter eine rote Schicht, die den Grundton des Mantelinnenfutters bestimmt. Beide Malschichten liegen auf einer mehrschichtigen grünlichgrauen Grundierung.*

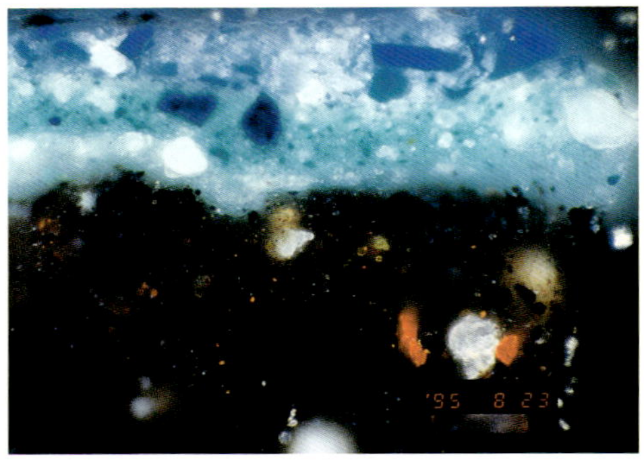

Farbabb. 2 *Gewand des vorderen Engels aus der Verehrung der Dreifaltigkeit durch den Hl. Papst Clemens (vgl. S. 161, Abb. 2), Querschnitt (630fache Vergrößerung): Unter der mit natürlichem Ultramarin und Pflanzenschwarz kräftig getönten Deckschicht liegt eine dunkle Schicht, wohl von einem Inkarnatschatten.*

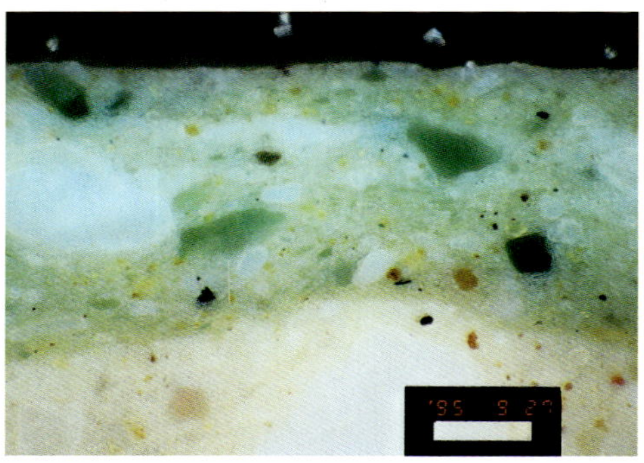

Farbabb. 3 *Mantelfutter des Priesters der Konstantin-Supraporte (vgl. S. 162, Abb. 3), Querschnitt (630fache Vergrößerung): In der hellgrünen Schicht sind neben größeren Bleiweißklumpen Partikel grüner Erde und über die ganze Schicht fein verteiltes Neapelgelb erkennbar.*

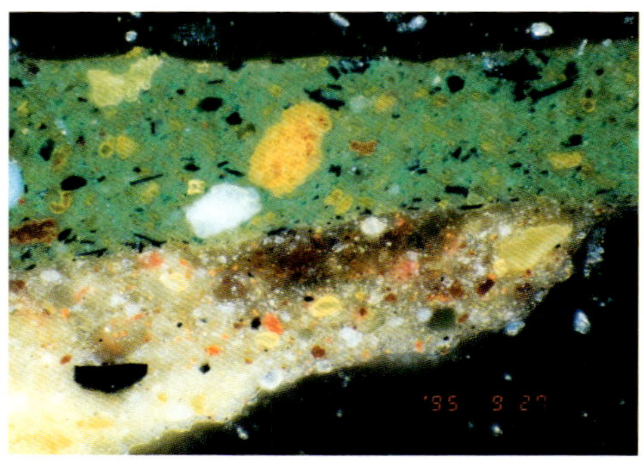

Farbabb. 4 *Gewandfutter-Zwickel zwischen Ambrosius und Theodosius in der Ambrosius-Supraporte (vgl. S. 161, Abb. 1), Querschnitt (630fache Vergrößerung): In der oberen grünen Schicht finden sich neben Bleiweiß und Pflanzenschwarz Klumpen tiefblauen Berlinerblaus, fein verteiltes Neapelgelb und größere Brocken gelben Ockers.*

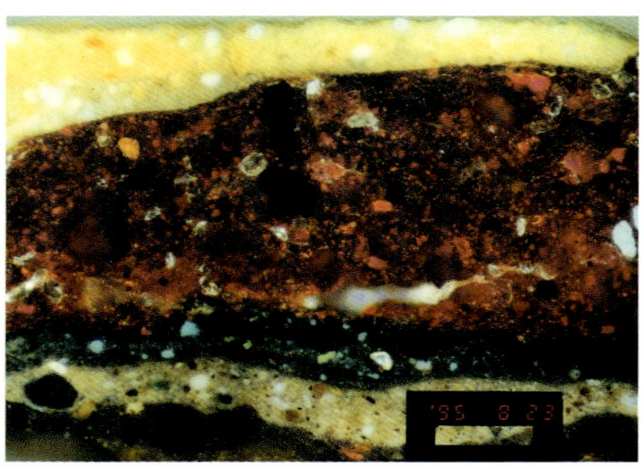

Farbabb. 5 *Gewand des hinteren Engels aus der Verehrung der Dreifaltigkeit (vgl. S. 161, Abb. 2), Querschnitt (200fache Vergrößerung): Die oberen zwei Malschichten gehören zu dem mit gelbem Ocker und Neapelgelb pigmentierten Engelsgewand, die Schichten darunter möglicherweise zu Pentimenten.*

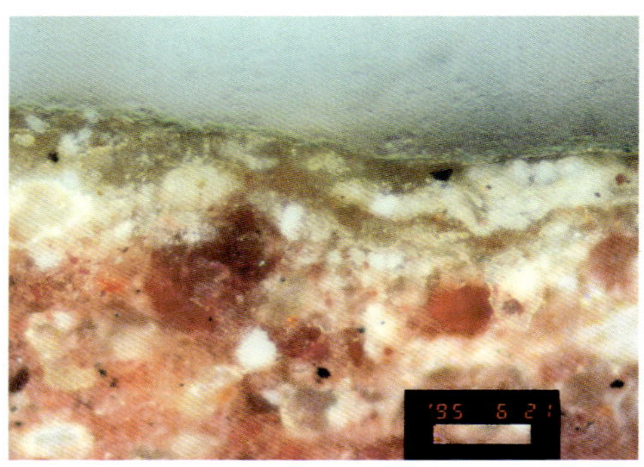

Farbabb. 6 *Mantel des Priesters der Konstantin-Supraporte (vgl. S. 162, Abb. 3), Querschnitt (500fache Vergrößerung): Die ursprünglich rot pigmentierte Schicht ist von der Oberfläche her ausgeblichen und versprödet.*

offenbar nicht in einem Arbeitsgang zu schaffen war, andere Giornate reichen über die Skizzen hinaus. Für die sehr verschieden großen Tagwerke ergaben sich durchschnittlich Flächen von 3,1 qm.

Zu Aufbau und Technik der Malerei Tiepolos

Die Bezeichnung ›Fresko‹ ist im strengen Sinne nicht korrekt, da es sich bei den Fresken im Kaisersaal und im Treppenhaus um Gemälde handelt, die in einer Mischtechnik, also nicht rein freskal, ausgeführt wurden. Die Malerei mit wassergebundenen Pigmenten auf dem frischen (feuchten) Putz al fresco wird ergänzt durch die Malerei auf dem bereits abgebundenen Träger, genannt al secco. Zudem gibt es Partien im Gemälde, die in einer oft pastosen, stark kalkgebundenen Farbe ohne weiteren Bindemittelzusatz auf den trockenen Putz ausgeführt sind.[14] Die viel gerühmte Brillanz der Farben, die nur beim Fresco buono entsteht[15], ist insofern nur partiell bei Tiepolos Würzburger Fresken erlebbar. Das Auftragen der Farbe erfolgt mit Pinseln verschiedener Stärke, auch kleine Schwämme sind gelegentlich hilfreich. Die Pinsel des Freskanten haben zumeist Schweinsborsten, aber auch langhaarige weiche Pinsel aus Marder- oder Eichhörnchenhaaren werden verwendet, um die Farbe satt und gleichmäßig auf den Intonaco zu bringen. Außer den Pinseln (von denen die bereits benutzten die besten sind) werden eine Malerpalette und zahlreiche saubere Gefäße für Farben, Kalk und Wasser sowie diverse nützliche Dinge an Lappen, Blechen etc. benötigt. Die Verwendung kalkechter Pigmente, eine wesentliche Voraussetzung für die Farbstabilität des Gemäldes, engt die Palette des Freskanten zwar ein, doch weiß der erfahrene Maler genau, wie er jede beliebige Farbwirkung durch geschicktes Mischen, Untermalen oder Lasieren erreichen kann. Die klassischen Farbkörper für die Freskomalerei, wie Gelber und Roter Ocker, Umbra, Beinschwarz, Grüne Erde usw., verwendet Tiepolo zum Teil großflächig. Sparsamer geht er mit kostbareren Pigmenten wie Zinnober oder Malachit um, die sich in der Regel nur als spritzerartige Höhungen (zum Beispiel am Kopfzeug des Elefanten, Farbabb. 1) oder auf ausgewählten Details wie dem Schatzkästlein des Juwelenhändlers befinden.[16] In jeder Weißausmischung, druckerhaften Weißhöhung oder gar als pures Weiß wird Kalk vermalt, der selbst das beste Bindemittel an sich ist und der den mit ihm in einer Farbausmischung verbundenen Pigmenten besondere Stabilität verleiht. So ist die insgesamt lichter angelegte Malerei des Götterhimmels vergleichsweise fester in ihrer Struktur als die kalkarmen, dafür farbklareren Partien in den Erdteildarstellungen.

Die Abfolge der einzelnen Farbaufträge richtet sich, abhängig vom gewünschten Kolorit und von der Lichtwirkung, nach dem fortschreitenden Abbindevorgang des Putzes und der Bindefähigkeit der Pigmente. Nach Ritzung und Durchpausung des Kartons[17] erfolgte das Auftragen der in Kalkwasser angemachten Farben zuerst in den dunklen Tönen, die sich naturgemäß schlechter mit dem Putz verbinden als helle (in Weißausmischung mit Kalk) und deshalb auf einen möglichst frischen Putz gesetzt werden sollten. Da zur Erzielung eines bestimmten Materialcharakters (Textil, Stein, Metall) oder der lebensnahen Darstellung menschlicher Haut meist eine Schichtenmalerei erforderlich war, kam die Abbindung des Intonaco der Fertigstellung der freskalen Phase mitunter zuvor. Bei mehreren Farbschichten, zumal bei korrigierenden Übermalungen, mußte der Maler mit proteingebundenen Farben al secco weitermalen, um das Bild zu vollenden. Selbstverständlich konnte auch das Malen auf ein benachbartes, schon fertiges Tagwerk nur noch al secco erfolgen. Ein interessantes Beispiel dafür ist die Hundeschnauze, die über den Ärmel Balthasar Neumanns reicht (Farbabb. 9). Hier war die Giornata mit der violettblauen Uniform längst abgebunden, als das Tier links daneben im putzfrischen Tagwerk angelegt wurde. Während der Rumpf und halbe Kopf al fresco direkt auf den Feinputz gemalt sind, liegt unter der zusammen mit dem Körper gemalten Schnauze das Violett von Neumanns Uniform. Der hohe Kalkanteil der ockerbeigen ›Hundefarbe‹ sorgt für die gute Bindung auf den verschiedenen Untergründen. Problematisch sind die kalkfreien, al fresco aufgetragenen Töne, beispielsweise aus Beinschwarz, Smalteblau oder Grüner Erde. Sie sind nur selten mit weiteren Schichten übermalt, um die fragile Bindung zwischen Pigment und Putz nicht zusätzlich zu belasten. Da die Deckkraft etwa von Smalte gering ist, muß die Farbe untermalt oder relativ dick aufgetragen werden. Eine vorbereitende Untermalung findet sich am Treppenhausfresko nicht. Tiepolo malte das Blau al fresco mit dicken pastosen Strichen unmittelbar auf den Feinputz (Abb. 7). Im Bereich blauer Smalte finden sich heute Flächenverluste, da die freskale Bindekraft offenbar nicht ausreichte, wie am Tuch des Nil-Gottes. Völlig stabil sind hingegen Farbaufträge, die auf eine noch feuchte Kalkschicht gebracht wurden, so der zebragestreifte Ärmel des Pagen links in der Europa-Darstellung (Abb. 8) oder das gestreifte Kopftuch rechts der America.

Unter den maltechnischen Befunden sind spezielle Untermalungen von besonderem Reiz. Zur Erzielung bestimmter Farbstimmungen und als kostensparende Unterlage wertvoller und deshalb hauchdünn aufgebrachter Farben wurden von alters her Untermalungen in Grau (Veneda) oder Grün (Verdaccio) vorgenommen. Auch Tiepolo wendet im Fresko an einigen Stellen diese klassischen Techniken an. So erhielt die rechte Sängerin über dem Porträt Neumanns ein grünunterlegtes Inkarnat, das, oberflächig in komplementären Rottönen lasiert, vollendet wirkt (Farbabb. 12). Ein kleiner fackeltragender Putto unter dem hellblauen Tuch der Ceres ist ähnlich gemalt (Farbabb. 20). Neben Weiß, Grau und Grün finden sich vereinzelt rote Pseudo-Untermalungen[18], die durch lasierende Überfassungen hindurch wirken und dem Kolorit Tiefe geben und es lebendig changieren lassen. Sowohl im Kaiseraal als auch im Treppenhaus sind brennende Fackeln zu sehen, deren leuchtendes Feuer durch die rote ›Untermalung‹ auf hellem Putz mit lasierender Übermalung in milchigem Ton erreicht wurde. Zum Schluß umfährt (beschneidet) der Maler die Flamme in einem nachtdunklen Ton al secco. Tiepolo zieht alle Register seiner differenzierten Technik, um die gewünschten Kontrastwirkungen zu erzielen. Ein besonderes Kapitel bilden dabei die zahlreichen Beschneidungen als deckende Überfassung. Obwohl sie schon in die Phase vor Korrektur und Endredaktion der Malerei hineinspielen, gibt es Beispiele, in denen, wie bei den Fackeln zu sehen, kleine helle Inseln im nachträglichen Dunkel bewußt stehenblieben, um die Leuchtkraft der Untermalung wirken zu lassen.

Die Lasurtechnik stellt eine besondere Leistung des Malers dar. Das Lasieren entspricht einem optischen Mischvorgang (im Gegensatz zum substantiellen Mischen), bei dem der Untergrund oder Lokalton in seiner Farbwirkung durch die Lasuren visuell verändert

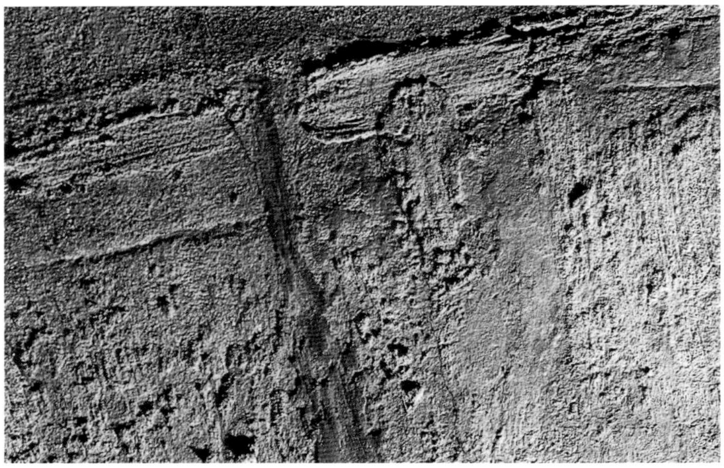

Abb. 7 Pastoser Auftrag von Smalteblau auf dem Tuch des Nil-Gotts

wird. Andererseits gewinnen die Lasuren eine besondere Leuchtkraft, wenn sie entsprechend unterlegt sind. Lasieren läßt sich al fresco oder al secco gleichermaßen, wobei die klarsten Töne auf dem frischen Putz ohne zusätzliche Bindemittel entstehen. Mit Smalte und Kupfergrün finden sich im Würzburger Treppenhausfresko reizvolle Lasuren, ob nun als blaue Haarschleife der Diana und der linken Sängerin, als grünes Blatt- und Blütengebinde am Stierkopf der Europa (Bd. 1, Tafel 8) oder im Blumenkorb der Flora. In der Modellierung von figürlichen Teilen, beim Aufbau textiler Stofflichkeit und auch beim Anlegen zarter Schatten werden flächige Lasuren neben Strichelung oder Kreuzschraffur eingesetzt (Farbabb. 13). Meist sind es lichte (kalkreiche) Schichten, auf denen die Lasuren besonders schön zur Geltung kommen. Dunklere Malschichten behalten durchaus ihre farbliche Brillanz, wenn die Lasur als reines Pigmentwasser auf den frischen Putz gebracht wird. Ein silbriger Hauch, der sich mitunter über die Malerei zu ziehen scheint, ist charakteristisch für das Fresco buono. Er entsteht durch die freskale Bindung bzw. durch die dünne Sinterhaut, in die die Pigmente eingebettet sind.

Abb. 8 Ärmel des Pagen in der Europa-Darstellung

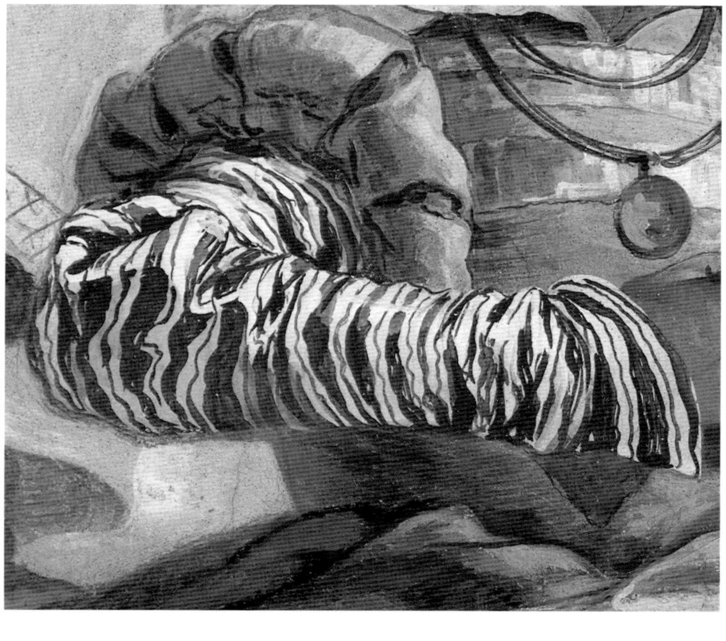

Deckendes, an Alla-prima-Malerei erinnerndes Setzen der Pinselstriche Ton neben Ton, das sich erst in der Fernsicht zu einer Einheit fügt, ist sehr schön an Details zu sehen, in denen Tiepolo metallische, stahlgeschmiedete Gegenstände darstellt (Farbabb. 10). Das Sensenblatt Saturns oder der Brustpanzer unter der Pittura, auch der Schild des Mars mit dem Medusenhaupt, sind im wahrsten Sinne des Wortes Glanzstücke tiepolesker Malkunst. Zur optischen Auflockerung, aber auch zur Unterscheidung der zahlreichen Darstellungen bringt Tiepolo immer wieder Licht und damit Raum zwischen die mitunter erdschweren dunklen Flächen. Das geschieht ganz bewußt und ist in der Konzeption von Anfang an berücksichtigt. Offensichtlich blieben kleine Flächen vorläufig unbemalt und wurden erst später als ›Kalklichter‹ eingepaßt. Einige dieser Flecken vergaß der Maler, so daß sie noch heute als blanker Putz ohne Farbauftrag zu entdecken sind (zum Beispiel in der Gruppe rechts vom Elefanten). Die Pinselführung bzw. der Pinselduktus kann für die Interpretation des Bildes oder auch zur Charakterisierung des Malers hilfreich sein. Schwung oder Zögerlichkeit, Druck oder federhaftes Darübergleiten, pastoses oder dünn-lasierendes Auftragen der Farbe sind neben Pinselstärke und Materialeinsatz Indizien für das Wollen und Können des Künstlers (Farbabb. 16). Je nach Person oder Hand findet sich im Fresko die ganze Bandbreite der Möglichkeiten der Wiedergabe eines Porträts, eines Flügels oder eines Faltenwurfs mehr graphisch-zeichenhaft oder mehr plastisch modellierend (Abb. 9, 10).

Korrekturen

Das Gewölbefresko ist geradezu übersät von unterschiedlichsten Korrekturen. Diese dürften in erster Linie darauf zurückgehen, daß die malerische Kunstfertigkeit der Mitarbeiter die hohen Ansprüche Tiepolos nicht immer befriedigte, oder aus einer geänderten Detailkonzeption resultieren. Verbessert wurde auch zwischen den einzelnen Arbeitsgängen. Korrekturen beginnen bereits im Stadium der Putzgravur in Form von geringfügigen Verschiebungen des Kartons oder von Nachritzungen vergessener Pauslinien und sind bis in die Endredaktion hinein zu finden (Farbabb. 17). Das betrifft Änderungen an Licht- und Schattenpartien, aber auch nachträgliches Übermalen von Kopfbedeckungen, Flügeln oder Gliedmaßen (Abb. 11, 12). Zahlreiche kleine Giornate, die nachträglich in die fertige Putzfläche eingesetzt sind, deuten auf mißratene Partien, die kurzerhand ausgeschnitten, neu verputzt und freskiert wurden. Der Kopf der Fürstin vor der Pyramide hatte ursprünglich eine rote Kopfbedeckung und war insgesamt höher (Farbabb. 2, 3). Die erhaltenen Reste roter Farbe des ersten Bildes wurden al secco übermalt. Auch die Fahne, auf die America weist, ist als später eingesetztes Tagwerk korrigiert worden.

Zur Erzielung eines harmonischen Gesamtbildes gehört eine farbliche und lichtseitige Ausgewogenheit der Gewölbemalerei, was nichts mit Minderung von Dramatik der Darstellung, Dämpfen des Kolorits oder Abschwächen des Helldunkels zu tun hat. Tiepolo schafft es, die ›optischen Gewichte‹ im Lot zu halten. Auch bei Detailszenen wie der Darstellung des fürstlichen Ruhmes mit der geflügelten Gloria und Fama und dem Medaillon über dem weiten

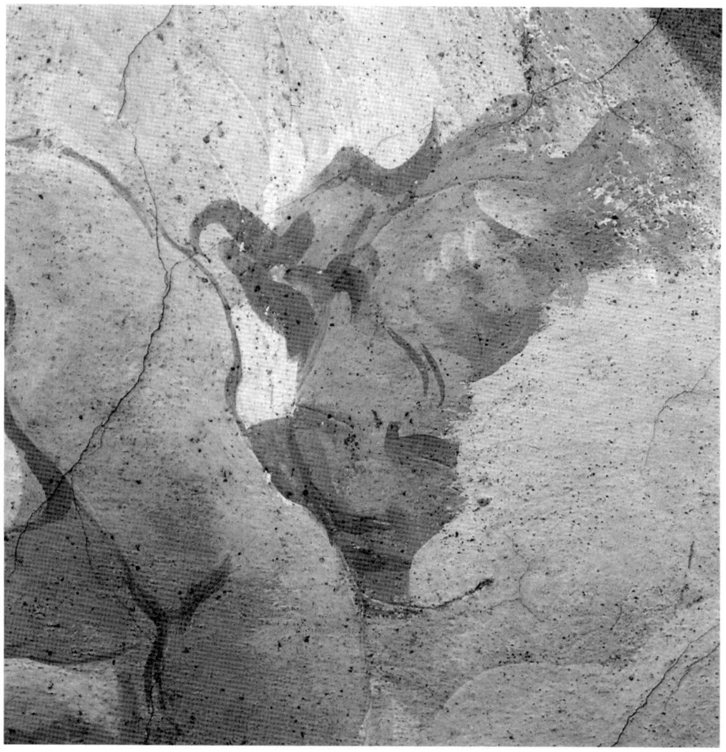

Abb. 9 Kopf im Himmel über Amerika im Auflicht

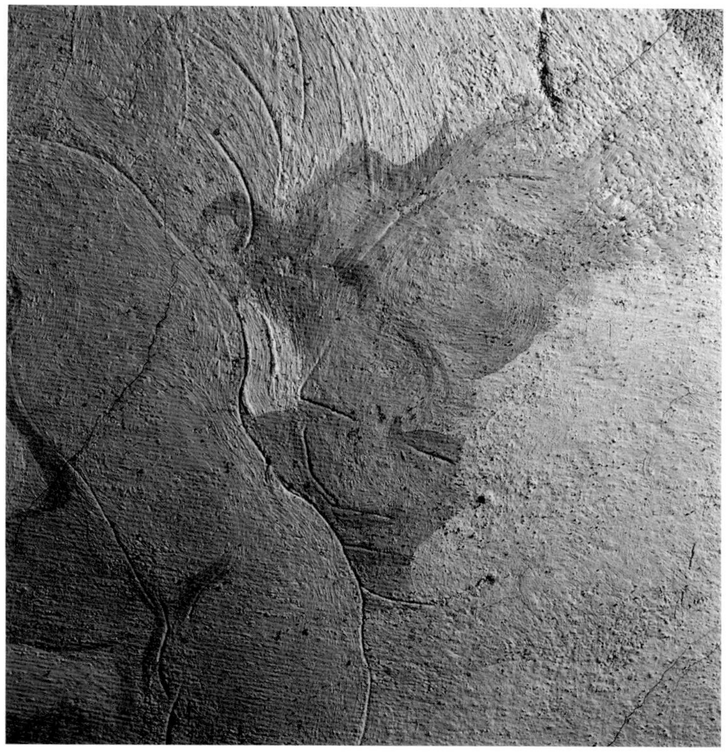

Abb. 10 Kopf im Himmel über Amerika im Streiflicht

Abb. 11 Kopf mit Tuch in der Asien-Darstellung im Auflicht

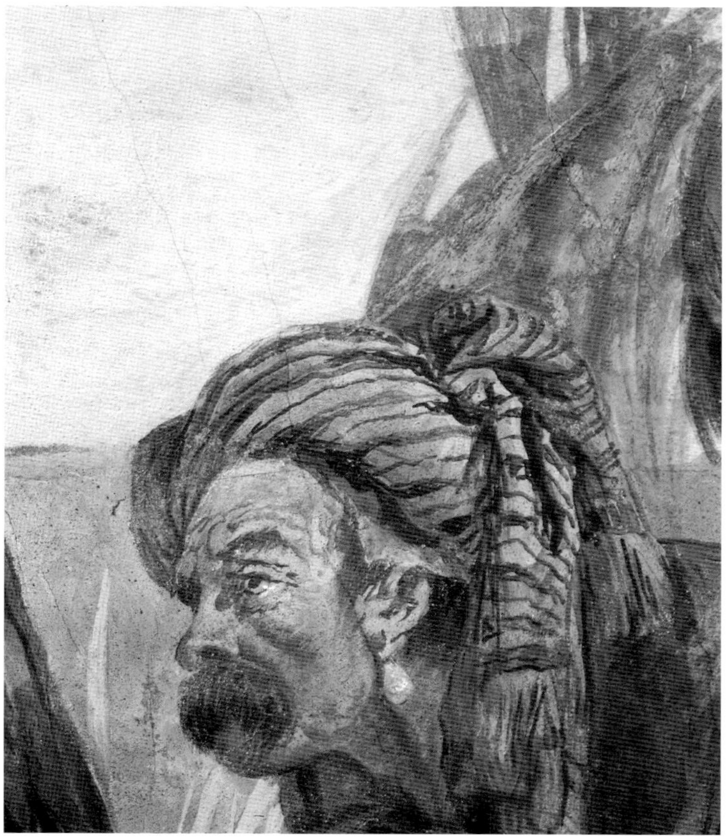

Abb. 12 Korrekturübermalung des oberen Teils der Kopfbedeckung wird im Streiflicht sichtbar

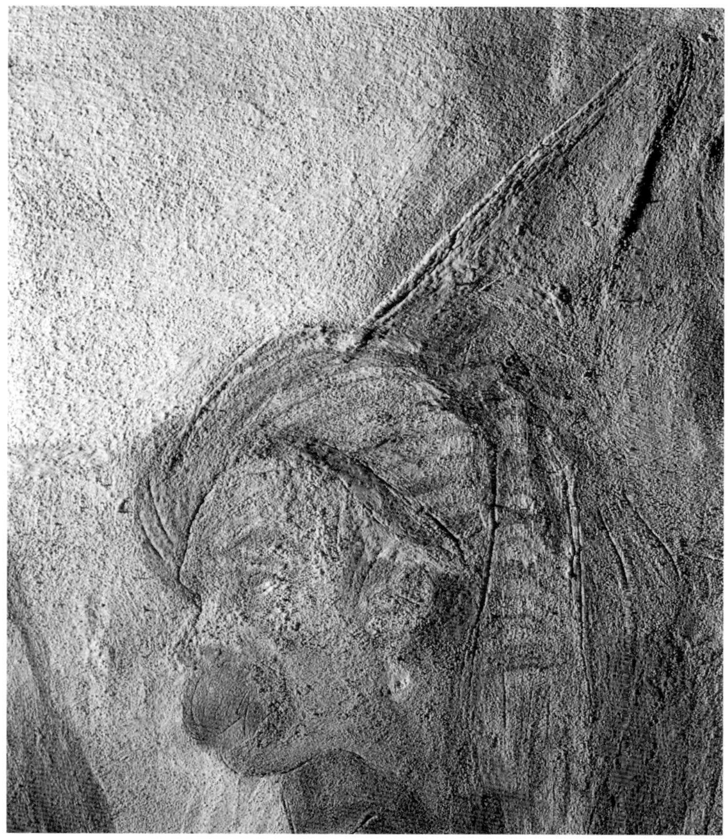

Mantel mußte eine optische Linkslastigkeit korrigiert werden: Fast unauffällig, aber durchaus wirksam, hängte der Meister mit einem eigenen Tagwerk noch ein Beinpaar an die fertige Gruppierung, so daß ein Gleichgewicht wieder hergestellt ist (S. 41, Abb. 4).

Bei der Untersuchung im Streiflicht fanden sich häufig Kartongravuren, die im Abstand von einigen Zentimetern als Lagekorrektur wiederholt wurden (Abb. 13). Mitunter ist die Malerei gleich in veränderter Form frei und ohne Vorzeichnung auf dem Putz ausgeführt. Vergrößerungen von Flügeln (Abb. 14, 15), von Gliedmaßen (zum Beispiel der Arm des rotgekleideten Schirmträgers in der Asien-Darstellung) oder das Federkleid des Vogel Strauß (Abb. 16) wurden reichlich vorgenommen, ebenso die Verkleinerung zu groß gemalter Details (Ärmelzipfel des blauen Pagen links der Pittura). Übermalendes Wegnehmen komplett gravierter Details (Fuß des Jupiter, Flügel eines Genius über Fama, Abb. 17–20) oder regelrechte ›Reuezüge‹ (Pentimenti) finden sich dagegen relativ selten, sieht man von wiederholten Ritzungen geometrischer Figuren in etwas veränderter Lage ab. Perspektivische Darstellungen, wie etwa die Kanten der Steinquader vor dem Altertumsforscher, befriedigten zunächst nicht; erst durch eine Änderung wurde eine Rechtwinkligkeit in Schrägansicht erreicht, die auch von unten überzeugt. Die obeliskartige Pyramide wurde ebenfalls korrigiert. Sie sollte ursprünglich schräger gestellt werden, wie die neutral überfaßte Ritzung im Streiflicht verrät. Wo in der figürlichen Malerei die Kartonpause als Vorzeichnung vergessen wurde, ritzte man nach oder malte frei ohne Vorgravierung dazu, wie beispielsweise beim rechten Knie des Gefesselten vor Asia.

Abb. 13 Lagekorrektur der Kartongravierung (Streiflichtaufnahme eines Details in der Amerika-Darstellung)

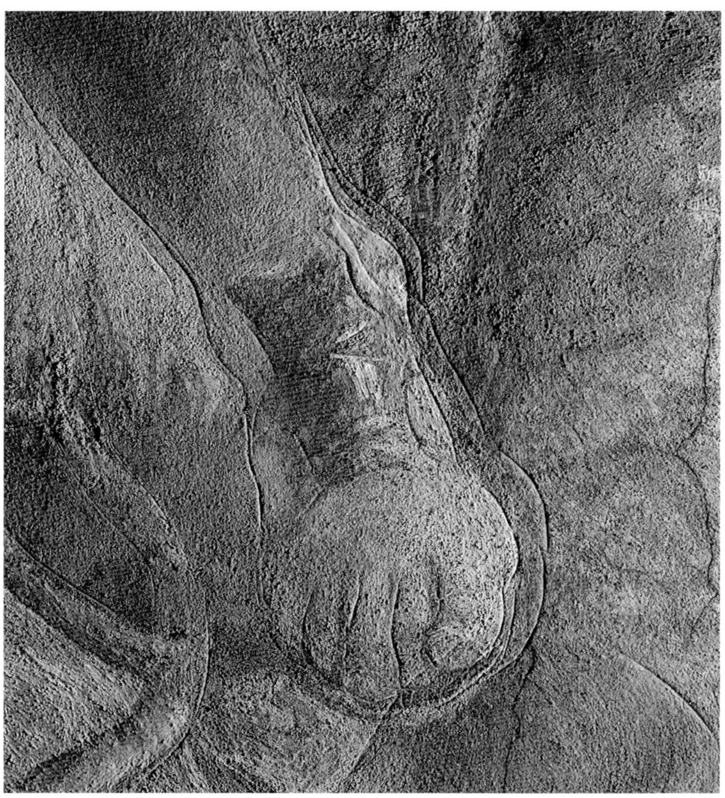

Was das kritische Auge des Meisters übersah oder was aus Zeitdruck nicht mehr korrigiert werden konnte, ein falsch eingesetzter Arm einer Nebenfigur oder eine maltechnisch unbefriedigende Lasur, fällt indes in dem riesigen Gesamtbild kaum auf. Auch verdorbene, zu oft oder zu stark den Feinputz strapazierende Malerei findet sich gelegentlich, die Tiepolo nicht mehr ausschneiden und neu anlegen ließ. Ein Beispiel ist der in Fernsicht kaum negativ auffallende Arm der Fama, der das Medaillon des Fürstbischofs hält. Deckendes Korrigieren des Farbtons (etwa am Fähnlein zwischen Bossi und der Sängerin oder an der Hüftschärpe der Pittura) ist ebenso häufig wie lasierendes Überfassen (Schmetterlingsflügel einiger Horen und Genien). Die blaue Decke zwischen Tiger und Jäger im linken Teil der Asien-Darstellung erwies sich als zu hell, so daß der Maler eine dunkle Schicht als Untermalung für eine zweite Blaufassung auftrug. So finden sich drei mehr oder weniger deckende Farblagen fragiler Bindung übereinander, was zwangsläufig zu partiellen Abplatzungen führte. An diesem und ähnlichen Beispielen zeigt sich, daß Tiepolo und seine Malerkollegen – so kurios das klingen mag – selbst an den heutigen Schäden des Freskos nicht ganz unbeteiligt sind.

Besonderheiten in der Darstellung

Innerhalb der Gemälde lassen sich Qualitätsunterschiede meist am besten bei den Porträts ablesen. Man kann drei Kategorien von Kopfdarstellungen unterscheiden, die aber nur unter Vorbehalt Giambattista, Domenico und anderen Malern zuzuschreiben sind. Die wichtigen Porträts eines Greiffenclau, Neumann oder Tiepolo stammen möglicherweise vom selben Meister, auch das des Malers Roth (Farbabb. 18) sowie weitere sehr plastisch durchgearbeitete Köpfe. Mehr graphisch behandelt und flächiger in der Anlage des Inkarnats, sind beispielsweise die Musikanten auf der Europa-Seite (Bd. 1, Abb. S. 40/41). Weniger qualitätvoll wirken zahlreiche andere Köpfe wie das Profil des auf der Brüstung sitzenden Jünglings unter dem Schirmträger in der Asien-Darstellung oder etliche Putten und sonstige Nebenfiguren am Himmel. Ähnliche Qualitätsabstufungen gibt es bei den Tierdarstellungen, Architekturen und Gewändern. Jedoch reichen solche Betrachtungen nicht aus, um Zuschreibungen vornehmen zu können oder um Abfolgen im Werkstattbetrieb umfassend zu erklären. Der Meister dürfte wohl selten eine Darstellung allein gefertigt haben. Alle Arbeiten, vom Kartonpausen bis zum großflächigen Farbfassen untergeordneter Partien werden von Malergehilfen geleistet worden sein. Tiepolo hatte vermutlich genug mit der Anleitung, Überwachung und Korrektur seiner Mitarbeiter zu tun und wird erst bei fortgeschrittenen Arbeitsgängen selber den Pinsel geführt haben, wie das in allen größeren Malerateliers üblich war. Die Fülle der Korrekturen legt ein beredtes Zeugnis ab für die nicht immer selbstverständliche Übereinstimmung zwischen dem Meister und seinen Malerkollegen.

Neben den Farb-, Form- und Materialkontrasten setzt Tiepolo mit kräftigem Hell und Dunkel spannungsreiche Akzente in das Gemälde. Die strahlend helle, zum Himmel gekehrte Innenseite des Fürstenmantels steht prächtig neben dem verschatteten tiefen Rot seines Äußeren (Bd. 1, Abb. S. 59). Auch die helle Decke und das leuchtend weiße Kopftuch der Africa bilden zum Schwarz ihrer Hautfarbe einen faszinierenden Gegensatz. Die starken Schlag-

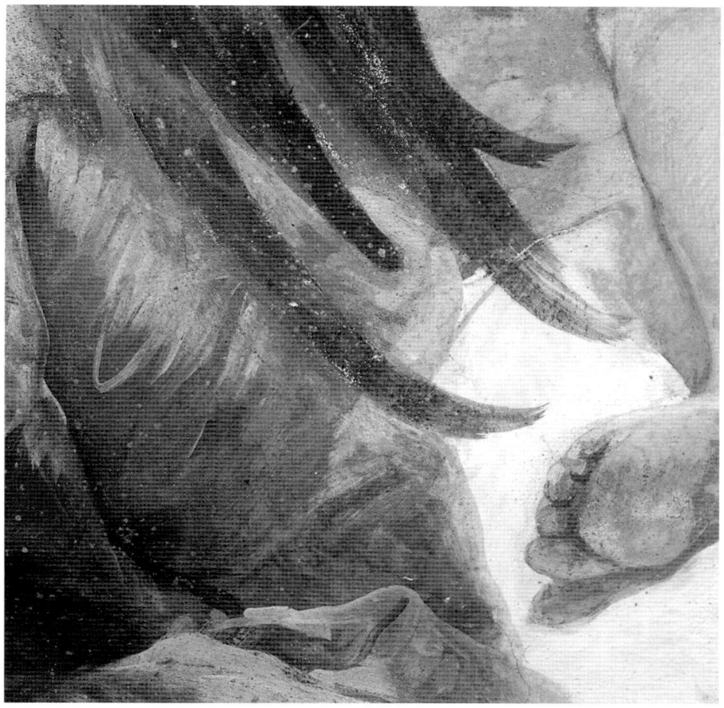

Abb. 14 Flügelspitzen der Gloria in der Europa-Darstellung im Auflicht

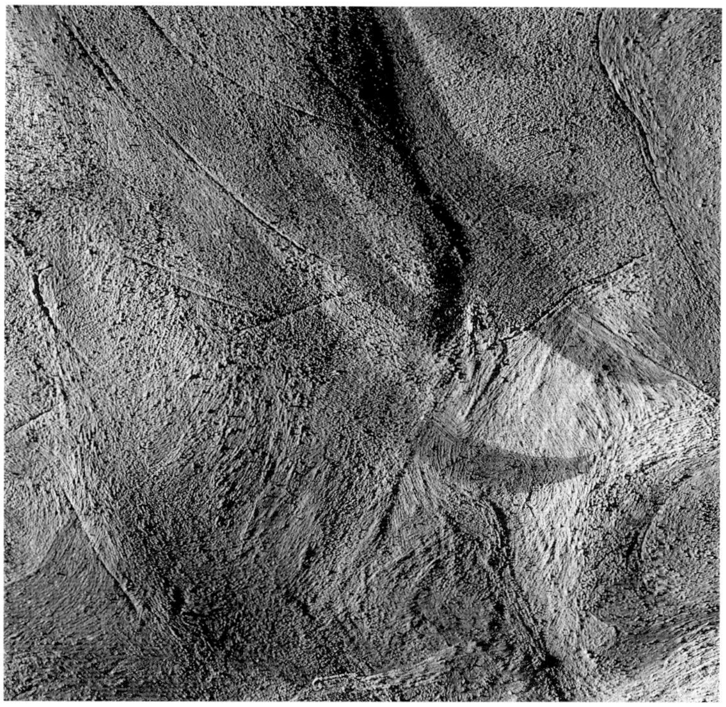

Abb. 15 Über die Kartongravur hinaus verlängerte Flügelspitzen der Gloria werden in der Streiflichtaufnahme sichtbar

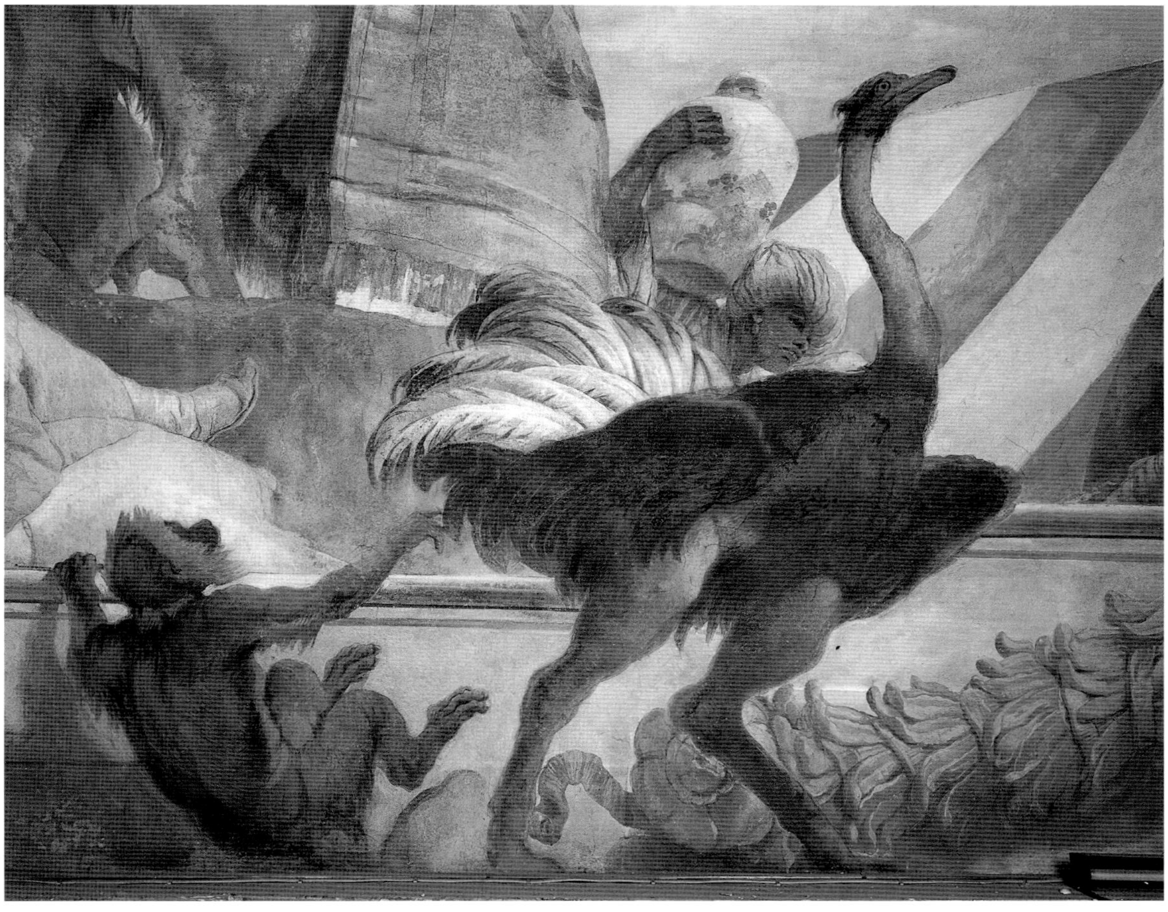

Abb. 16
Affe und Strauß in der Mittelgruppe der Afrika-Darstellung, Federkleid des Straußes wurde korrigierend über die Kartongravur hinaus verlängert

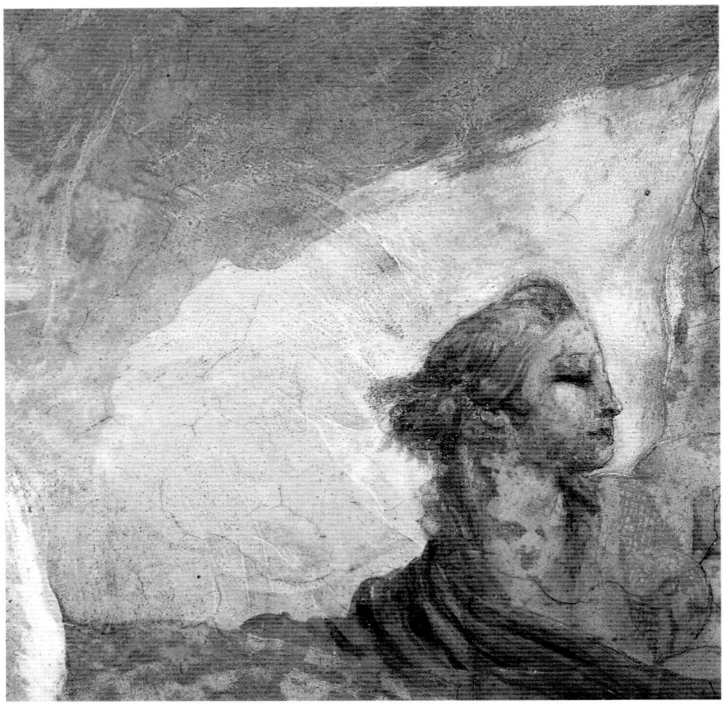

Abb. 17 Genius über der Fama neben dem Greiffenclau-Medaillon im Auflicht

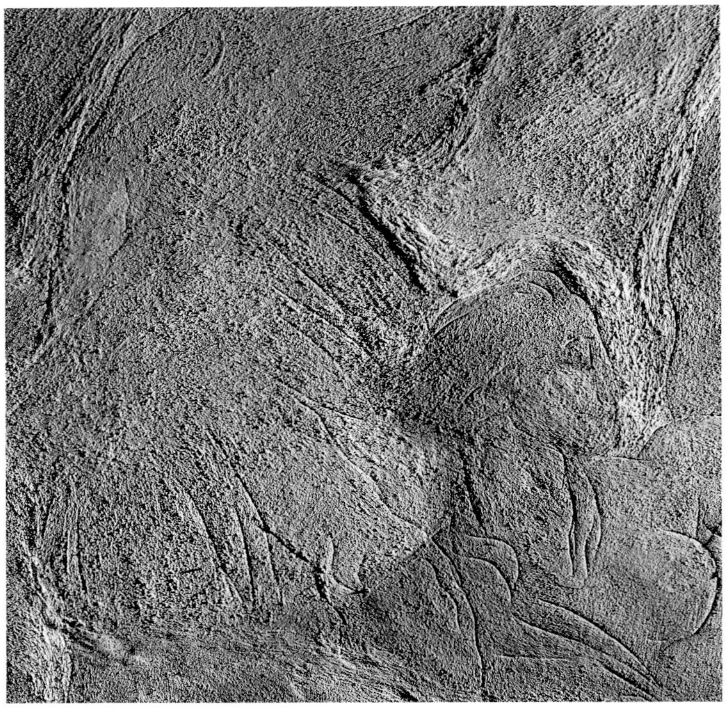

Abb. 18 Im Streiflicht erkennt man neben dem Genius einen übermalten Flügel

Abb. 19 Posaune der Fama über der Europa-Darstellung im Auflicht

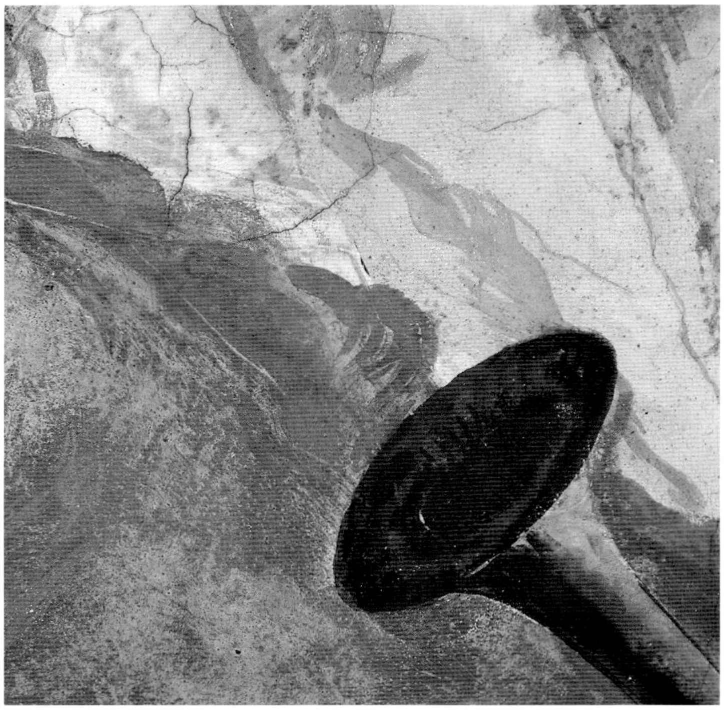

Abb. 20 Im Streiflicht wird unter der al secco aufgemalten Posaunenöffnung die Kartongravur für den Fuß des Jupiter sichtbar

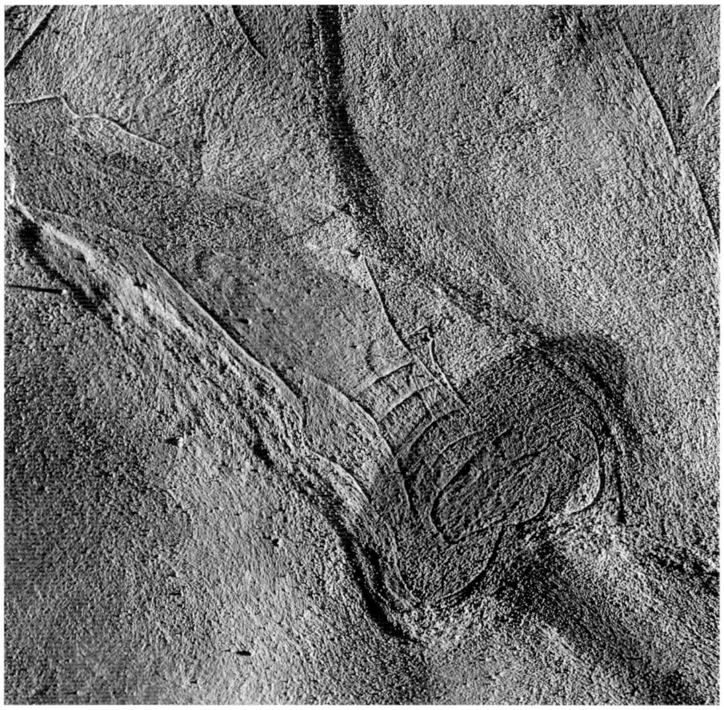

schatten schaffen zu den hellen Steinblöcken des Archäologen ebenfalls einen effektvollen Kontrast. Besonders auffallend ist die gewaltige Wolke über der Amerika-Seite, die Bereiche der Erdteildarstellung in ihren Schatten hüllt (Bd. 1, Tafel 1). Tiepolo hat wohl kaum die ungünstige Lichtsituation der Nordseite des Treppenhauses malerisch motivieren wollen, sondern brauchte ein optisches Gegengewicht zu den dunklen Wolkenmassen auf der gegenüberliegenden Gewölbehälfte.

Zu einem Augenschmaus besonderer Art werden die Gewänder Tiepolos. Neben Form, Farbe, Textilstruktur und Muster gilt der Drapierung offenbar eine spezielle Neigung des Künstlers. So sind das Kleid der Pittura oder der Mantel Bossis Kabinettstücke von Gewandmalerei (Bd. 1, Tafel 8 und Abb. S. 37). Aber auch die leuchtend grüne Bekleidung der Europa, deren Höhung in raffinierter Delikatesse in Pinkrot umschlägt (als rote Übermalung) und so einen Simultankontrast erzeugt, ist von atemberaubender Schönheit. Gesteigert wird der Eindruck noch durch die al secco aufgesetzten dunklen Gewandfalten, die dem Ganzen einen expressiven Touch geben (Farbabb. 21). In faszinierender Materialtreue wird das seidige Hemd der stolzen Asiatin neben ihren Fellkragen gesetzt, eine edle Brokatdecke auf die lederne Haut des riesigen Krokodils der America oder neben dem zahmen Schädel des Europa-Stiers gemalt (Bd. 1, Tafel 2, 8). Diese absolut überzeugende Stofflichkeit erreicht Tiepolo überall, ob Marmorblock, Kanonenrohr oder Federhaube, durch seine Virtuosität der Kontraste und die ausgefeilte Technik des Untermalens, malerischen Modellierens und Lasierens.

Einige Besonderheiten in der Darstellung des Erdteils Europa, die aus der Entfernung nur teilweise auffallen, seien schließlich noch kurz erwähnt. Kurios ist das Medaillon des Fürstbischofs: Obwohl der grüne Hintergrund es als in sich geschlossenes Bild erscheinen läßt, setzt sich der kostbare Hermelinmantel innen fort, als ob der aus Goldlorbeer gewundene Kranz ein offener Rahmen wäre (Bd. 1, Abb. S. 59). Ebenfalls eigenartig wirken das von einem unsinnigen Baugerüst umgebene riesige Postament mit dem zylinderartigen Säulenstumpf (Bd. 1, Abb. S. 116) oder das Portal mit dem gesprengten Giebel und der Kugel, das wir ähnlich von dem Ölgemälde *Der Tod des Hyazinth* aus derselben Zeit um 1752/53 kennen (Bd. 1, Abb. S. 139). Rätselhaft ist der Schlußstein mit dem Bukranion und dem geisterhaft geflügelten Todeswesen im Bogenzwickel, wobei sich die Verbindung zum Schicksal des davorstehenden Antonio Bossi aufdrängt. Die Signatur Tiepolos (»BATTA. TIEPOLO F. 1753«) befindet sich bezeichnenderweise unterhalb der Obelisk-Pyramide, was man (im Sinne der *Iconologia* Cesare Ripas) als Hinweis des Künstlers auf den eigenen Ruhm oder Nachruhm deuten könnte.

1 Im Sommer 1995 wurde diese Untersuchung des Gewölbefreskos durch die Restauratoren der Bayerischen Verwaltung der staatlichen Schlösser, Gärten und Seen, Werner Rescher und Matthias Staschull, durchgeführt. Besonderer Dank gilt Herrn Werner Rescher für die gute Zusammenarbeit. Insofern ist dieser Beitrag auch seine Leistung.

2 Eine ausführlichere Publikation der Untersuchungs- und Dokumentationsergebnisse ist geplant.

3 Balthasar Neumann, der als geistiger Schöpfer des Gewölbes gelten kann, hatte einen Teil der Horizontalschubkräfte mittels Entlastungsbögen von den tragenden Außenwänden (Nordwand und teilweise Westwand), aber auch von der Wand zum Weißen Saal (Südwand) auf statisch stabile Eckmassive geleitet, um Rißbildungen zu verhindern.

4 So befindet sich unmittelbar über der Südwestkartusche ein 8 mm breiter dunkelbrauner Pinselstrich auf dem Rauhputz, der unter den Feinputz läuft und die exakte Gratteilung des Gewölbes zwischen Europa- und Asiendarstellung markiert. Ein Kohlestrich, der dem Bogen der Eckkartusche folgt, deutet auf eine Maßvorgabe für den Stukkateur Antonio Bossi.

5 Von Freeden/Lamb 1956, S. 99.

6 Bedauerlicherweise haben sich kaum Originalkartons erhalten, was auch mit dem lädierten Zustand infolge Putzfeuchte, Verschmutzung und mechanischer Beanspruchung (Risse) zusammenhängen dürfte. Von Tiepolos Fresken im Palazzo Labia sind allerdings Fragmente der Originalkartons gesichert. Die in handliche Abschnitte zerlegten Kartonsegmente bestehen aus einem blauen Papier und folgen den figürlichen Umrissen (vgl. Knox 1980, S. 14 ff.).

7 Die Untersuchung der zeitlichen Reihenfolge der Tagwerke ergab, daß mit dem südlichen Freskoteil, also mit dem Gewölbe über Europa, begonnen wurde. Die Überlappung der Gerüstabschnitte dürfte bei etwa 3 m gelegen haben. Soweit greifen einzelne Giornate über die Mitte des Treppenhausgewölbes hinaus in beide Abschnitte.

8 An stark pastosen Übermalungen, aber auch an diversen komplizierten Bereichen war dies nicht immer eindeutig möglich. Die Kartierung berücksichtigt alle uneindeutigen Übergänge in gestrichelter Linienführung.

9 Die Komposition des Medaillons mit den zugehörigen Darstellungen von Gloria und Fama wurde nachträglich eingesetzt. Dies gibt Anlaß zu der Vermutung, daß die Änderung der in der Ölskizze vorliegenden Positionierung der Erdteile erst nach Fertigstellung der ersten Himmelshälfte erfolgte.

10 In der Europa-Darstellung ist eine Abfolge der unteren Giornate von rechts nach links auffällig (Linkshänder?).

11 Da eine exakte Feststellung der Tagwerkgrenzen und -abfolgen in den mittleren Himmelspartien ohne Eingriffe in das Fresko nicht möglich ist, handelt es sich hier um eine Vermutung des Autors.

12 Wichtige, bereits angelegte Partien, die den Meister nicht befriedigten, wurden kurzerhand aus dem fertigen Putzverband herausgeschnitten, neu eingeputzt und bemalt. Der Begriff ›Tagwerk‹ ist daher etwas irreführend, zumal Flächen bezeichnet werden, die auch in kürzerer Zeit als an einem Arbeitstag geputzt und in frischem Zustand bemalt werden konnten.

13 Knox 1980, Abb. 2–5.

14 Diese Art von Secco-Malerei in Kombination bzw. Ergänzung zum klassischen Fresko ist im süddeutschen Fresko des 18. Jahrhunderts nicht ungewöhnlich. Der Begriff ›Kalkmalerei‹ wird hingegen oft nur für das Hineinmalen von Farben in eine frische Kalkschlämme verwendet (vgl. *Reclams Handbuch der künstlerischen Techniken*, Band 2, Stuttgart 1990, S. 61).

15 Beim Fresco buono (›echten‹ oder ›guten‹ Fresko), sind die Pigmente nur durch die Karbonatisierung des Putzträgers gebunden und nicht durch Zusätze getrübt. Klarheit der Farben, besonderer Schimmer und Oberflächenglanz sind sein Markenzeichen.

16 Chemische Analysen sind bisher erst ansatzweise erfolgt. Sie werden aber im Rahmen der vorgesehenen Restaurierung umfassend ergänzt. Das gilt auch für andere Materialproben.

17 Neben den üblichen Übertragungstechniken des Ritzens und Kartonpausens fanden sich vereinzelt schwache Lineaturen als Kohlestriche, vielleicht Hilfen des Meisters für seine Mitarbeiter.

18 Es handelt sich eigentlich um überlasierte Rottöne und nicht um eine Untermalung im klassischen Sinn, da sie keine ausdrücklich vorbereitende Funktion für den Hauptton (zum Beispiel den Inkarnatton beim Verdaccio) hat, sondern selbst als Lokalton wirkt. Als Pigment für rote Pseudo-Untermalungen wurde Hämatit, mitunter sogar Mennige gesehen.

BETTINA SCHWABE · SONJA SEIDEL · INGRID STÜMMER

Vier Leinwandgemälde von Giovanni Battista und Giovanni Domenico Tiepolo

Maltechnik und Restaurierungsgeschichte

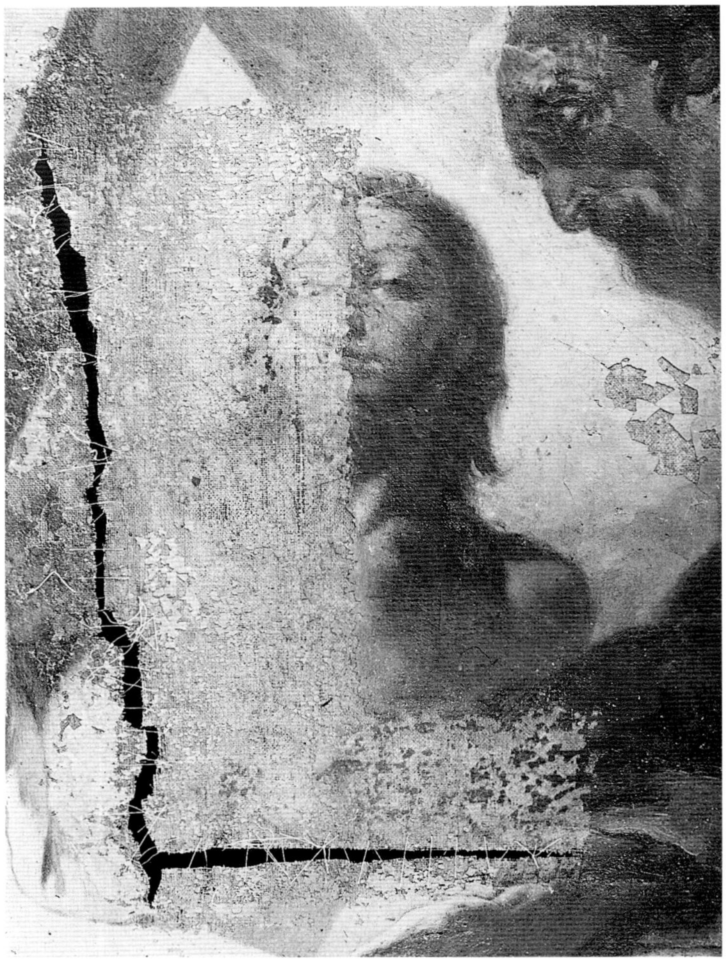

Abb. 1 Giovanni Battista Tiepolo, Die Verehrung der Dreifaltigkeit durch den Hl. Papst Clemens, München, Alte Pinakothek, Detail: L-förmiger Riß in der Christusfigur, Zustand nach 1938

In den Jahren der Arbeit an den Deckenfresken von Kaisersaal und Treppenhaus der Würzburger Residenz schufen Giambattista Tiepolo und seine Söhne Giandomenico und Lorenzo auch mehrere bedeutende Leinwandgemälde, darunter drei von Giandomenico signierte und 1751 datierte Supraporten für den Kaisersaal (Bd. 1, Kat. 22, 24, 29). Ihre Restaurierung sowie die Restaurierung eines großen Altarbildes, das der Vater Giambattista schon vor 1739, also mehr als zwölf Jahre vor den Würzburger Arbeiten in Venedig für die Chorfrauenkirche in Schloß Nymphenburg ausgeführt hat, stehen im Mittelpunkt unserer Betrachtung.[1]

Giovanni Battista Tiepolo: Die Verehrung der Dreifaltigkeit durch den Hl. Papst Clemens

Fürstbischof Clemens August, ein großer Förderer der venezianischen Kunst, stiftete das Gemälde mit der Darstellung seines Namenspatrons der Klosterkirche zur Hl. Dreifaltigkeit, die sein älterer Bruder, der bayerische Kurfürst Karl Albrecht, 1734 in Nymphenburg für die Chorfrauen de Notre Dame aus Luxemburg errichten ließ (Bd. 1, Kat. 56).

Das Gemälde trägt keine sichtbare Signatur oder Datierung. Vermutlich war es zur Weihe der Kirche am 26. Mai 1739 fertiggestellt.

Für das Altargemälde ist eine Ölskizze, ein sogenannter Bozzetto, überliefert (Bd. 1, Kat. 57). Sie zeigt die Erscheinung der Dreifaltigkeit vor dem rechts mit offenen Armen knienden Papst, dessen Martyrium im Hintergrund durch Schiff und Anker angedeutet ist. Daß es sich dabei tatsächlich um einen Vorentwurf zu dem Altarblatt handelt, belegt die jetzt angefertigte Röntgenaufnahme des ausgeführten Gemäldes (Abb. 3): Dort kann man als Pentimenti, das heißt vom Künstler während des Malprozesses ausgeführte Veränderungen und Korrekturen, Motive entdecken, die den direkten Bezug des Bozzettos zur im Röntgenbild sichtbaren

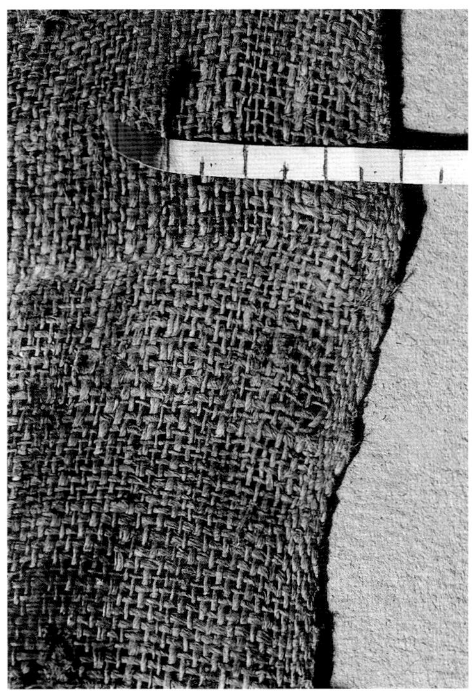

Abb. 2 Giovanni Battista Tiepolo, Die Verehrung der Dreifaltigkeit durch den Hl. Papst Clemens, Leinwandumschlag mit Webkante

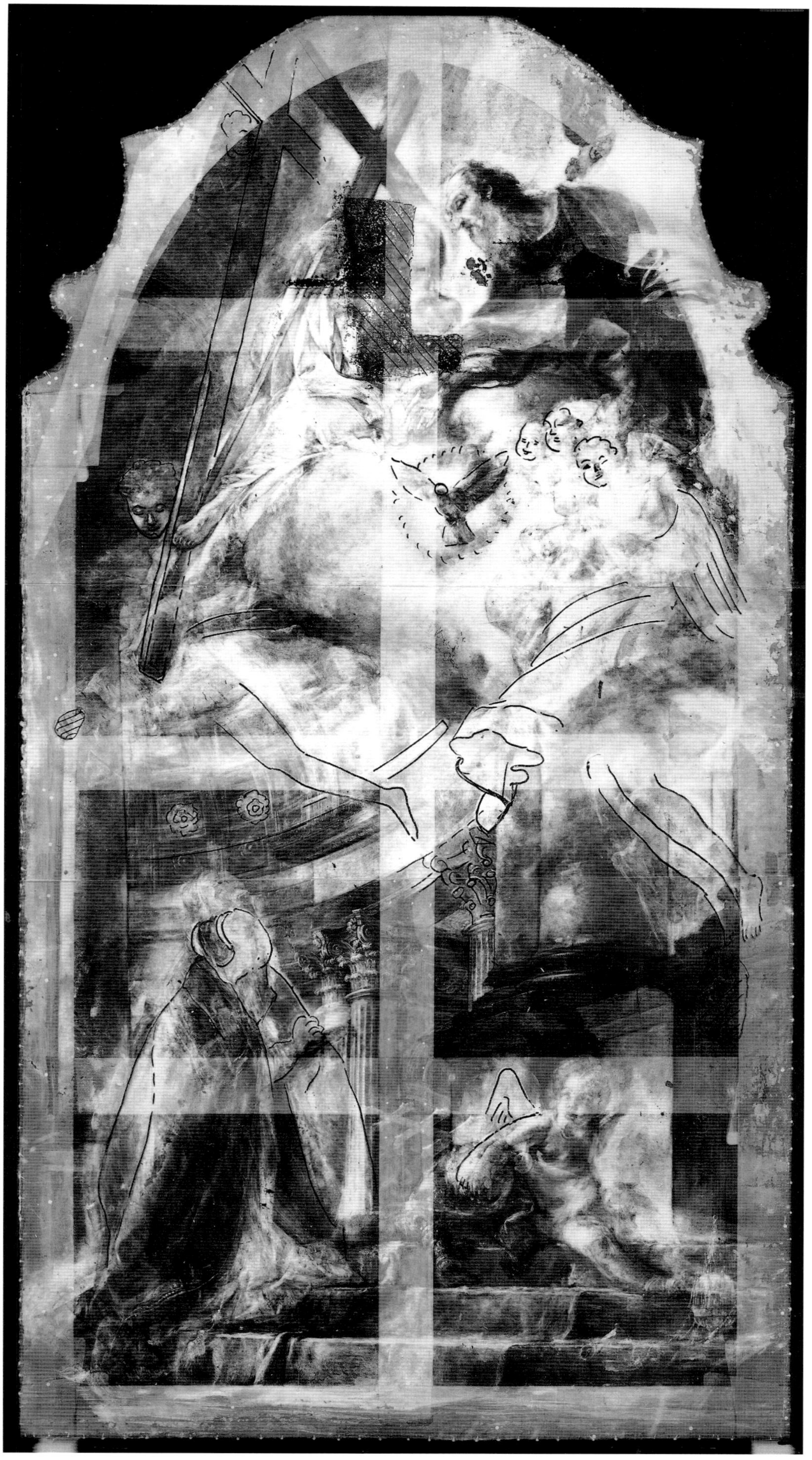

Abb. 3
Giovanni Battista Tiepolo,
Die Verehrung der Dreifaltigkeit durch den Hl. Papst Clemens,
Röntgenaufnahme der Gesamtansicht mit Pentimenti:
zu erkennen sind das steilere Kreuz, der kreuztragende Engel, die kleinere Papstfigur sowie großflächige Beschädigungen
(Röntgenaufnahme: Clemens Heidger, art-ray, Photomontage: Bruno Hartinger und Gottfried Schneider, BStGS)

ersten Anlage der Malerei herstellen. Auch der Umriß des Bozzettos mit den ausgesparten Ecken unten sowie der großzügigen Schweifung oben scheint die ursprüngliche, wahrscheinlich erst in München veränderte Form des Altargemäldes wiederzugeben. Offenbar handelt es sich bei dem 61 cm hohen und 34 cm breiten Bozzetto um eine erste Ideenskizze, die dann – wohl auf Wunsch des Auftraggebers – während der Ausführung in die Darstellung der Verehrung verändert wurde.

Eine zweite kleinformatige Fassung des Themas, seit 1918 in der National Gallery London (Bd. 1, Kat. 58)[2], folgt im wesentlichen der Darstellung des ausgeführten Altarblattes und zeigt keine von dessen zahlreichen, zum Teil schon mit bloßem Auge erkennbaren Pentimenti. Nur die Proportionen des rechteckigen, 69,2 cm hohen und 55,2 cm breiten Gemäldes sind verändert und in die Breite gezogen. Die dadurch entstandenen leeren Flächen sind nur mühsam gefüllt. Diese weitgehende Übereinstimmung läßt eher an eine Kopie, ein Ricordo, denken, das zur Erinnerung an bereits abgelieferte Aufträge in verkleinertem Format meist von Werkstattangehörigen gemalt wurde.[3]

Restaurierungsgeschichte

Beobachtungen und Untersuchungen bei der gerade abgeschlossenen Restaurierung ließen mindestens zwei vorausgegangene Restaurierungsphasen erkennen. Die Reparatur von zwei Durchstoßungen, ältere Kittungen und Retuschen sind vermutlich an dem im Altar eingebauten Gemälde ausgeführt worden, vielleicht schon im 19. Jahrhundert, jedenfalls vor 1938, als das Altargemälde samt Rahmen aus der zum Jagdmuseum zweckentfremdeten Kirche ausgebaut wurde. Bei dieser Aktion fiel ein Gegenstand, vielleicht eine Leiste des zerlegten Rahmens, in die obere Bildhälfte und verursachte einen großen L-förmigen Riß in der Leinwand. Die Malschicht wurde besonders im Bereich der Christusfigur stark beschädigt; die rechte Hälfte des Gesichts und des Oberkörpers gingen fast völlig verloren (Abb. 1). Aufgrund dieses massiven Schadens wurde das Gemälde auf eine zweite Leinwand aufgezogen, wobei es zu irreversiblen Verpressungen in der Malschicht kam. Die Christusfigur wurde gekittet und malerisch ergänzt, weitere zahlreiche Kittungen und Retuschen wurden besonders entlang der Bildränder ausgeführt und ein neuer Firnis aufgetragen.[4] Unzählige kleine und kleinste Fehlstellen blieben dabei ungekittet. Inzwischen waren die Retuschen nachgedunkelt, der dicke, glänzende Firnis war stark gegilbt und in einigen Partien völlig krepiert, das heißt milchigweiß geworden. All diese Schäden und Beeinträchtigungen der Oberfläche machten nun eine neuerliche Restaurierung notwendig. Nach einer technologischen Untersuchung des Gemäldes entschloß man sich zur Abnahme der nicht originalen Firnisüberzüge. Die veränderten Retuschen wurden weitgehend entfernt und durch neue Kittungen und Retuschen sämtlicher Fehlstellen ersetzt. Außerdem wurde die Ergänzung im Bereich der Christusfigur überarbeitet.

Maltechnik

Bildträger des 488 cm hohen und 255 cm breiten Gemäldes ist eine ungewöhnlich große Leinwand aus einem Stück. Sie ist sehr locker und mit weiten Zwischenräumen gewebt[5], was die notwendige Flexibilität für den Transport des fertigen Gemäldes gewährleistete. Es wurde wegen seiner Größe vermutlich auf einer Rolle von Venedig nach München transportiert und erst nach seiner Ankunft auf einen Rahmen gespannt. Bemalte Leinwandumschläge im oberen Abschluß belegen, daß die konkaven Einbuchtungen, die den Formen des Zierrahmens folgen, erst in München realisiert wurden. An der Breite des Gemäldes wurden keine Korrekturen vorgenommen, an beiden Seiten sind die Umschläge weder beschnitten noch grundiert. Durch die dort noch vorhandenen Webkanten läßt sich die außerordentliche Bahnenbreite von 277,5 cm errechnen (Abb. 2).

Die offenen Zwischenräume der locker gewebten Leinwand werden von der Grundierung ausgefüllt. Ihre Farbe, ein warmer, rötlicher Ockerton, wurde von Giambattista nicht zur Intensivierung der Farbwirkung eingesetzt. Im Gegensatz zu den von seinem Sohn Giandomenico gemalten Supraporten (siehe unten) ist sie nicht sichtbarer Bestandteil der Malerei.

Die schon mit bloßem Auge sichtbaren Veränderungen, aber noch mehr die jetzt durch die Röntgenaufnahme (Abb. 3)[6] sichtbar gewordenen Korrekturen erlauben es, die Entstehung des Gemäldes genauer nachzuvollziehen: In der ersten Anlage des Gemäldes hat Tiepolo ein Motiv des Bozzettos im Courtauld Institute (Bd. 1, Kat. 57), nämlich das steilere Kreuz und den das Kreuz mittragenden ›Jünglingsengel‹ übernommen. Der darunter kniende Papst war ursprünglich einen Kopf kleiner, da das Bein des Engels über ihm bis in den Kuppelraum reichte. Vermutlich um der Figur des Papstes mehr Raum zu gewähren, verwarf Tiepolo dieses Motiv und versetzte den ›Jünglingsengel‹ auf die rechte Seite, wo er verdoppelt dort schon angelegte Puttenköpfe verdrängte. Das Kreuz wurde weiter in die Mitte gezogen, der Kuppelraum höher geschoben und der Papst vergrößert. Die Mitte des Bildes füllte Tiepolo schließlich, indem er den merkwürdig grünlichen Engel über die schon vorhandene Architektur malte. Diese umfangreichen Veränderungen während des Malprozesses belegen seine freie, spontan entscheidende Arbeitsweise, die wohl ohne Vorzeichnung auf der Leinwand auskam.

Auch seine Farben hat Tiepolo während des Malens flächig korrigiert, so bei der Figurengruppe im linken oberen Bildbereich: Unter dem gelben Gewand des einen Engels befindet sich eine rote, unter dem blauen Gewand des anderen eine gelbe und unter dem braunen Umhang der Gottvaterfigur eine blaue Farbschicht. Dadurch hat er neue, gesteigerte ›Farbakkorde‹ geschaffen.

Räumlichkeit wird durch Hell-Dunkel-Kontraste und eine geschickte Lichtführung erzeugt. Architekturen und Gottvater bilden einen dunklen Rahmen, der helle Kirchenraum und die Lichterscheinung des Christus erweitern den Raum in der Mitte und nach oben. Starke Akzente sind mit kräftigen, roten, gelben, blauen und weißen Farbflächen erzielt, wobei die Farben aber immer mit anderen Pigmenten ausgemischt und gebrochen wurden.[7] Die ölgebundene, weiche und flüssige Malfarbe wird von Tiepolo in ihrer Konsistenz variiert: Effekte wie Glanzlichter sind stark pastos aufgebracht, reliefartig plastisch ist beispielsweise die Tiara dargestellt, dagegen sind weite Bereiche wie die dunklen Säulenpodeste und die obere gelbe Wolke erstaunlich dünn gemalt. Die Inkarnate sind weich modelliert, naß in naß gemalt und ohne harte Konturen. Bei den Gewändern ist die Farbigkeit der Hell-Dunkel-Partien fein aufeinander abgestimmt, die Töne sind klar nebeneinandergesetzt, und der Pinselduktus ist deutlich zu sehen.

Ob Tiepolo zur Vertiefung der Leuchtkraft seiner Farben einen Firnis auftrug, ist noch ungeklärt. Als geübter Freskomaler hat er seine Farben so aufeinander abgestimmt, daß eine solche Veränderung ihm wohl eher unerwünscht war.

Vergleicht man das Altarbild mit späteren Ölgemälden wie *Rinaldo im Zauberbann Armidas* (Bd. 1, Kat. 88) von 1753, ist eine malerische Weiterentwicklung und größere Reife erkennbar. Deutlich fällt die Veränderung seines Malstiles bei der Wiedergabe der Gewänder auf. Der Pinselduktus ist nach wie vor zu sehen, doch ist die Farbe nicht mehr so pastos aufgetragen. Mit langgezogenen und wellenförmigen, vereinzelt hin- und herfahrenden Pinselstrichen arbeitet Tiepolo nun die Plastizität heraus. Eine großzügigere Pinselführung läßt sich auch bei der Wiedergabe von Details wie den Blumengirlanden feststellen. Die Farbigkeit ist insgesamt heller und das Kolorit noch feiner aufeinander abgestimmt.

Eine typische Vorgehensweise, nämlich das Umwidmen ganzer Farbflächen, behält Tiepolo bei. Auch in dem Gemälde *Rinaldos Trennung von Armida* (Bd. 1, Kat. 89) kann man dies beobachten: Das ursprünglich orangerote Kleid der Armida hat er hier mit einem hellen Ockerton übermalt.

Giovanni Domenico Tiepolo: Drei Supraporten für den Kaisersaal der Würzburger Residenz

1751, während seiner Mitarbeit am Deckenfresko, malte Giandomenico drei Supraporten für die Türen des Kaisersaals. Sie gehören mit der Darstellung von Imperatoren und eines Kirchenfürsten der frühchristlichen Antike zum ikonographischen Programm des Saales. Auch in Farbigkeit und Lichtführung nehmen sie Bezug auf die Fresken des Vaters.

Das Gemälde über der mittleren Tür stellt *Kaiser Justinian als Gesetzgeber* dar (Bd. 1, Kat. 29). Es ist auf dem Schriftblatt, das der vor dem Kaiser kniende Jüngling hält, signiert und datiert: »1751 / D:° T:° / ETATTIS XXII.«, sinngemäß: 1751 / Domenico Tiepolo / im Alter von 22. Giandomenico wurde am 30. August 1727 in Venedig geboren.[8] Er macht sich in der Signatur also zwei Jahre jünger, eine Unstimmigkeit, die noch nicht geklärt ist.[9]

Für die Komposition des Gemäldes griff Giandomenico auf ein Motiv zurück, das er schon in einem früheren Werk verwendet hatte; ein Verfahren, das man bei ihm häufiger beobachten kann. Der Jüngling mit dem Schriftblatt findet sich bereits auf dem heute verlorenen, nur durch einen Nachstich überlieferten Stiftungsbild *San Girolamo Emiliani* aus dem Oratorio del Crocifisso der Kirche San Polo in Venedig von 1747/48[10].

In einem Skizzenbuch seines jüngeren Bruders Lorenzo ist ein Detailentwurf für das linke Knie des Justinian mit der Draperie überliefert, vermutlich die Kopie einer Skizze Giandomenicos.[11] Tatsächlich sind beim ausgeführten Gemälde in diesem Bereich Pentimenti zu sehen. Offenbar hat der Maler mit der Darstellung von Beinhaltung und Draperie gerungen.

Zu den zwei anderen Supraporten, *Bischof Ambrosius verweigert Kaiser Theodosius den Zutritt in die Kirche* und *Kaiser Konstantin als Überwinder des Licinius und Beschützer der Kirche* (Bd. 1, Kat. 22, 24), hat sich je eine kleine Ölskizze auf Leinwand im Mainfränkischen

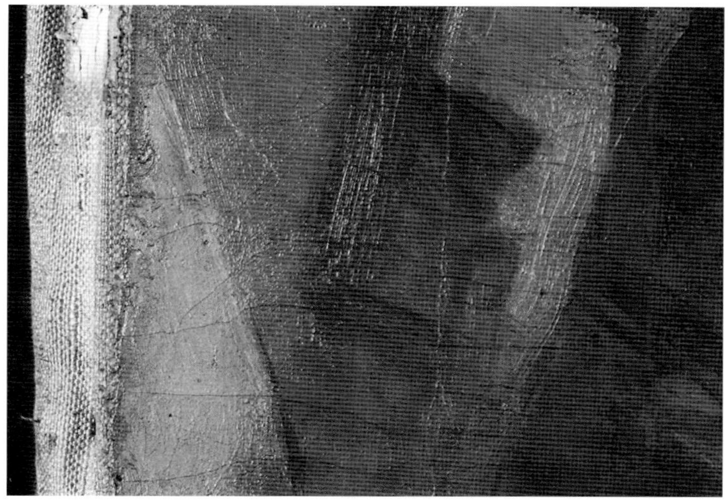

Abb. 4 Giovanni Domenico Tiepolo, Kaiser Konstantin als Überwinder des Licinius und Beschützer der Kirche, Supraporte im Kaisersaal der Residenz Würzburg, Detail linker Bildrand: abgeschnittene Bildkante und Doublierleinwand als Überspann

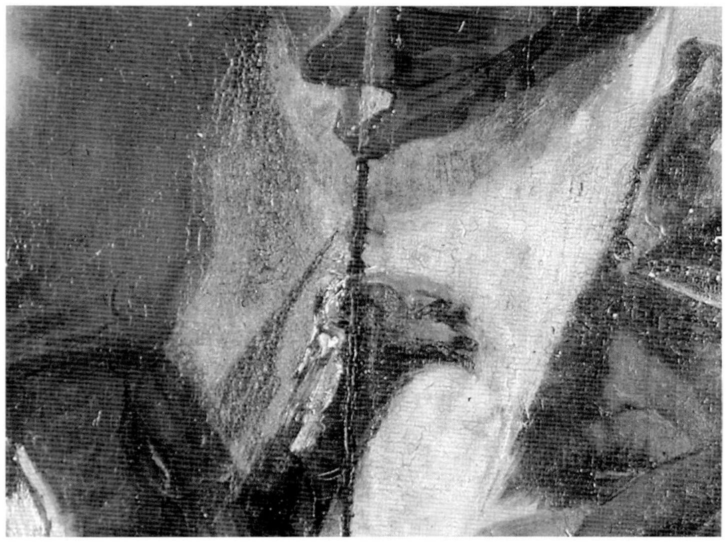

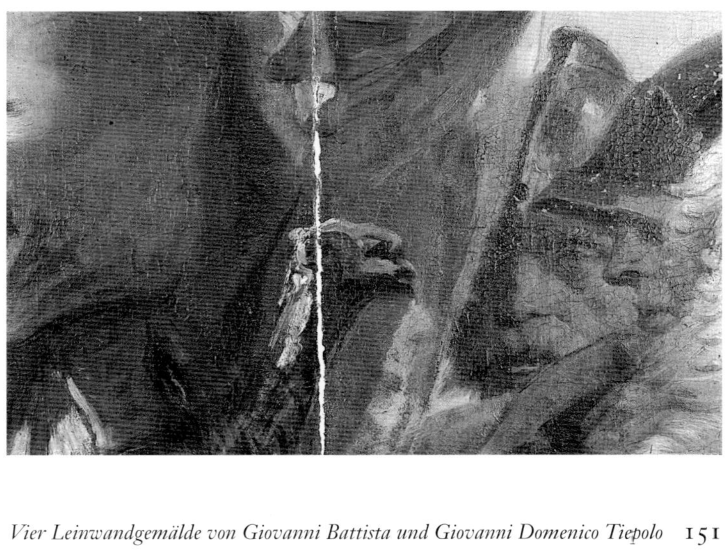

Abb. 5 und 6 Giovanni Domenico Tiepolo, Kaiser Konstantin als Überwinder des Licinius und Beschützer der Kirche, Details: alte Kittung und gedunkelte Retusche der aufgegangenen Mittelnaht im Bereich der ausgeblichenen, spröden Rotlackpartien (oben), nach Abnahme der alten Retuschen und Festigung der versprödeten Rotlackpartien (unten)

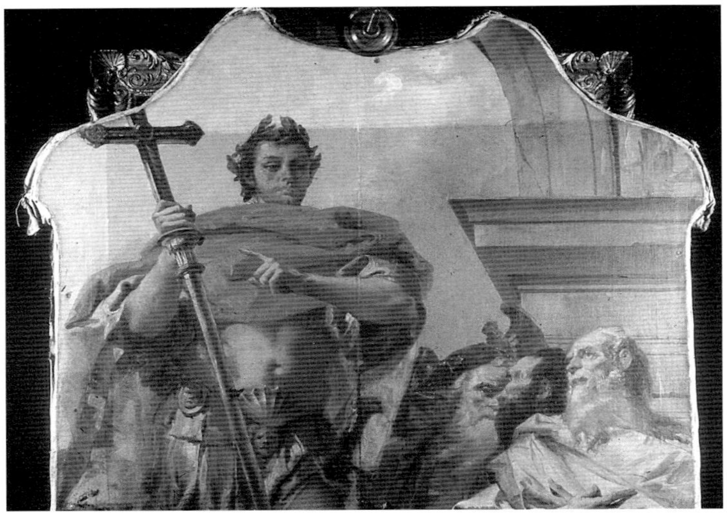

Abb. 7 Giovanni Domenico Tiepolo, Kaiser Konstantin als Überwinder des Licinius und Beschützer der Kirche, obere Bildhälfte während der Firnisabnahme

Abb. 8 Giovanni Domenico Tiepolo, Kaiser Justinian als Gesetzgeber, Supraporte, Kaisersaal der Residenz Würzburg, linke Bildhälfte vor der Restaurierung: ›waschbrettartige‹ Deformationen im Streiflicht

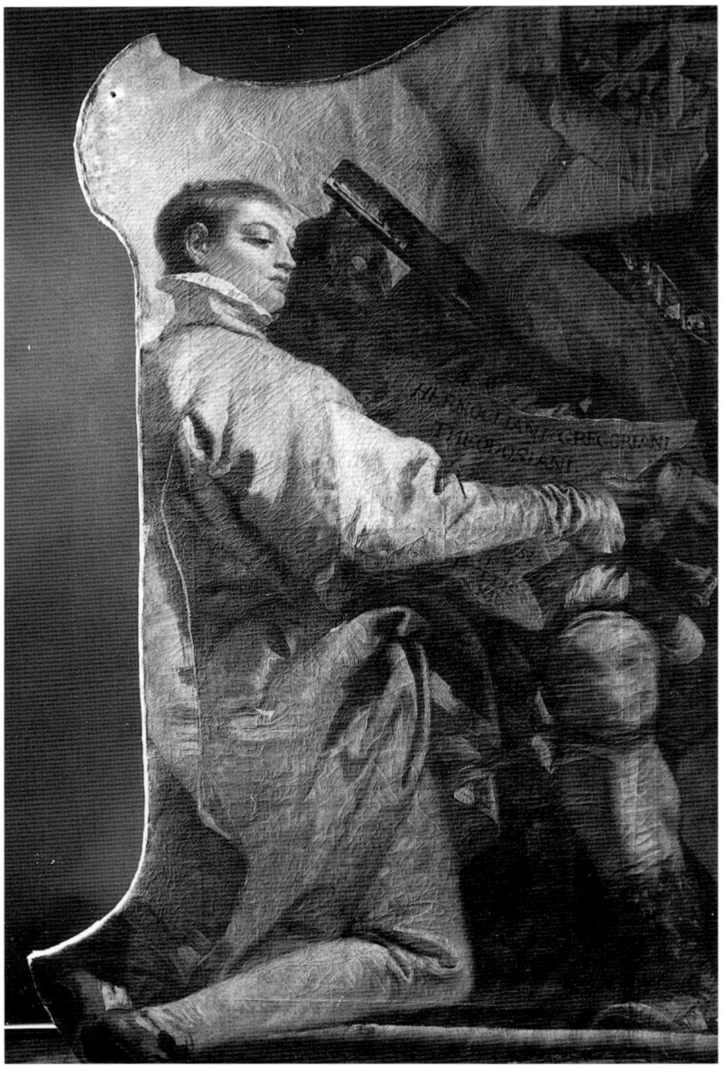

Museum, Würzburg erhalten (Bd. I, Kat. 23, 25). Das Thema der Darstellungen und der geschweifte Umriß weisen sie sicher als Vorstudien für die Supraporten des Kaisersaals aus; ihr Stil spricht für die Autorschaft Giandomenicos. Die lockere Malweise und zahlreiche Farbspuren auf der Rückseite (S. 138, Farbabb. 1), wohl Probeabstriche des Pinsels, lassen vermuten, daß es sich um erste Ideen- und Farbskizzen handelte.

Die Farbigkeit entspricht annähernd den ausgeführten Supraporten, dagegen ist die Komposition entscheidend verändert: Die Figuren sind größer im Verhältnis zum Hintergrund, die Räumlichkeit ist durch geschickte Lichtregie erweitert, und die Gesten sind präziser dargestellt. So hat der Abwehrgestus von Ambrosius durch die Einführung des schräg vor dem Körper gehaltenen Krummstabes im Gegensatz zu den ein wenig hilflos wirkenden ausgestreckten Händen des Bozzettos ein Vielfaches an Kraft gewonnen. Auch die Räumlichkeit ist mit einfachen Mitteln gesteigert: Durch die Drehung des Theodosius zur Dreiviertel-Rückenfigur mit ausgestelltem Ellenbogen und durch die Einführung einer Rückenfigur am rechten Bildrand rückt Ambrosius weiter nach hinten, auf eine höhere Stufe. In der anderen Supraporte wurde die Figur des Konstantin ebenfalls erhöht und ihre Dominanz durch Einführung einer markanten Diagonale gesteigert. Groß heben sich im ausgeführten Gemälde die Figur des siegreichen Kaisers und das christliche Kreuz vor dem blauen Fond des Himmels ab. Wie die Krümme im Bild des Ambrosius ist hier der lange Kreuzstab deutlich als Machtsymbol eingesetzt, Konstantin ist dadurch der Darstellung des auferstehenden Christus bzw. dem Christus im Limbus gleichgesetzt.[12]

Solch ikonographisch bedingte Änderungen könnten auf Wünsche des kirchlichen Auftraggebers zurückgehen, wo es um die Verbesserung der Komposition und der Lichtregie ging, hat mit hoher Wahrscheinlichkeit der Vater helfend eingegriffen. Dafür sprechen zwei Kohlezeichnungen, vermutlich von seiner Hand, mit den Händen des Ambrosius, die den Krummstab umgreifen, und der Hand des Konstantin beim Griff um den Kreuzstab (Bd. I, Kat. 27). Die Größe der Skizzen – der Maßstab ist nahezu 1 : 1 – läßt vermuten, daß sie als ›Kartons‹ zur direkten Übertragung des Motivs auf das Gemälde gedient haben.[13]

Restaurierungsgeschichte

Bis in unser Jahrhundert hingen die drei Supraporten relativ unbeachtet und unberührt hoch über den Türen im Kaisersaal, geschädigt nur durch natürliche Alterung und Klimaschwankungen; der Zusammenhang von Farbigkeit und Lichtführung mit den Deckenfresken war durch verschmutzte und vergilbte Überzüge gestört. Auffallend und im Saal selbst von unten zu sehen, war ein Spalt, der sich im Gemälde des *Ambrosius* gebildet hatte: Die Naht der Trägerleinwand, die bei allen drei Gemälden aus zwei Bahnen zusammengesetzt ist, war aufgegangen. Bei der Untersuchung in der Restaurierungs-Werkstatt waren bei allen drei Gemälden frühere Eingriffe und diverse Schäden festzustellen, so vor allem aufstehende und lockere Malschicht-Schollen und stark versprödete Rot- und Rotlackpartien. Vermutlich wurden die drei Gemälde in unserem Jahrhundert restauriert, wobei nicht verschwiegen werden soll, daß einige Schäden erst durch diese Eingriffe entstanden sind.[14] Die damals angewendeten Restaurierungsmethoden und -materialien sind Ursache des unterschiedlichen Erhaltungszustands und des unbefriedigenden Erscheinungsbilds der Gemälde. Aus konservatorischen Gründen war eine neuerliche Restaurierung bei allen drei Supraporten deshalb unabdingbar.

Im Einzelnen:

Der älteste feststellbare Eingriff war wohl die Doublierung der *Konstantin*-Supraporte. Auch hier war, wie später beim *Ambrosius*-Bild, die Naht aufgegangen. Für diese Maßnahme wurde das Gemälde, ohne es abzuspannen, an der Kante vom Rahmen abgeschnitten, auf eine neue, stärkere Leinwand kleisterdoubliert und wieder aufgespannt (Abb. 4). Der auf diese Weise fixierte, jedoch nicht geschlossene Spalt im originalen Bildträger wurde gekittet und retuschiert (Abb. 5). Die Haftung der Doublierung ist flächig noch gegeben, nur die Ecken hatten sich gelöst. Das doublierte Gemälde ist plan, ohne starr zu wirken, und die Malschicht zeigt kaum Verpressungsschäden. Die jetzige Restaurierung beschränkte sich auf die Festigung von spröder und lockerer Malschicht, besonders der ausgeblichenen Rotlackpartien, ferner die Überarbeitung der Kittung und Retusche im Bereich aufgegangener Naht (Abb. 6) und die Abnahme des verschmutzten und vergilbten, nicht originalen Firnisses (Abb. 7). Durch die Festigung der Malschicht und die Abnahme des Firnisses gewannen die Rotpartien einen Teil ihrer Farbintensität zurück.

Auch das *Justinian*-Bild wurde doubliert, und zwar vor ungefähr 25 Jahren.[15] Es gibt ein Vorzustandsphoto, das eine stark verworfene und geschrumpfte Leinwand zeigt, die am oberen Spannrand ausgerissen ist. Unsachgemäß und erfolglos zur Planierung mit Wachs durchgebügelt, wurde die Originalleinwand anschließend mit Kunstharz[16] auf eine zu feine, nicht präparierte Leinwand geklebt und außerdem schief aufgespannt. Zur Verstärkung und Kaschierung dieser ›Klebung‹ – von einer fachgerechten Doublierung kann man hier nicht sprechen – wurde das Bild nach dem Aufspannen von hinten wiederum mit Wachs eingelassen. Dadurch sind die zahlreichen, oft ›waschbrettartigen‹ Deformationen von Leinwand und Malschicht regelrecht fixiert worden (Abb. 8). In diesem Fall mußten die hinterklebte Leinwand sowie die Kleber- und Wachsreste von der Bildrückseite entfernt werden (Abb. 9). Eine Neudoublierung war wegen der Versprödung der originalen Leinwand und der geschwächten Naht unumgänglich. Die Bildoberfläche wurde von Wachsresten und einem stark verschmutzten und vergilbten Kunstharzüberzug gereinigt (Abb. 10). Die ausgeblichene Rotlackpartie der Draperie über dem Knie ist irreversibel geschädigt[17] und mußte so belassen werden. (S. 138, Farbabb. 2).

Die wenigsten Eingriffe zeigte die *Ambrosius*-Supraporte, sie machte uns aber die meisten Probleme. Als einziges der drei Gemälde nicht doubliert, war auch hier im Lauf der Zeit die Naht auf zwei Drittel der Länge aufgegangen (Abb. 11). Ursache war die Versprödung des Nähfadens, bedingt durch seine Vorbehandlung mit einem Appreturmittel.[18] Dadurch konnte er den starken Klimaschwankungen nicht mehr standhalten. Unser Ziel war, die originale Aufspannung zu erhalten und den Spalt ohne Doublierung zu schließen. Dazu mußten erst Methoden entwickelt (Abb. 12, 13) und Materialien in Testreihen[19] erprobt werden. Nicht nur die Erhaltung des Bildträgers, auch die der Malschicht, und hier wiederum

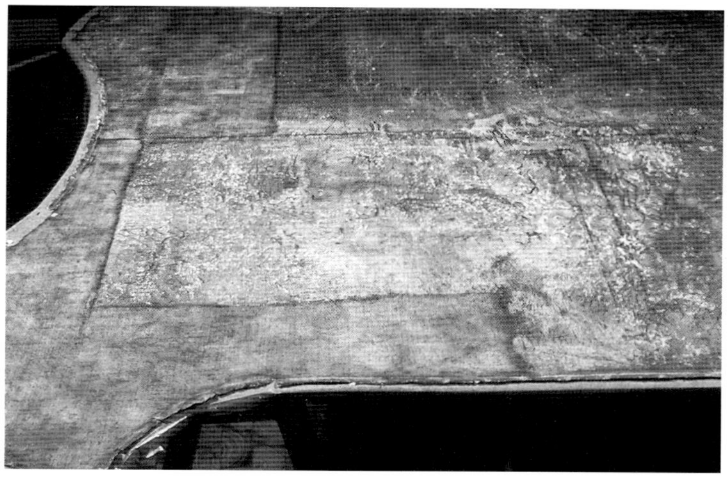

Abb. 9 und 10 Giovanni Domenico Tiepolo, Kaiser Justinian als Gesetzgeber, Detail der Rückseite nach Abnahme der Doublierleinwand, während des Entfernens der Klebstoffreste (oben), linke Bildhälfte während der Firnisabnahme (unten)

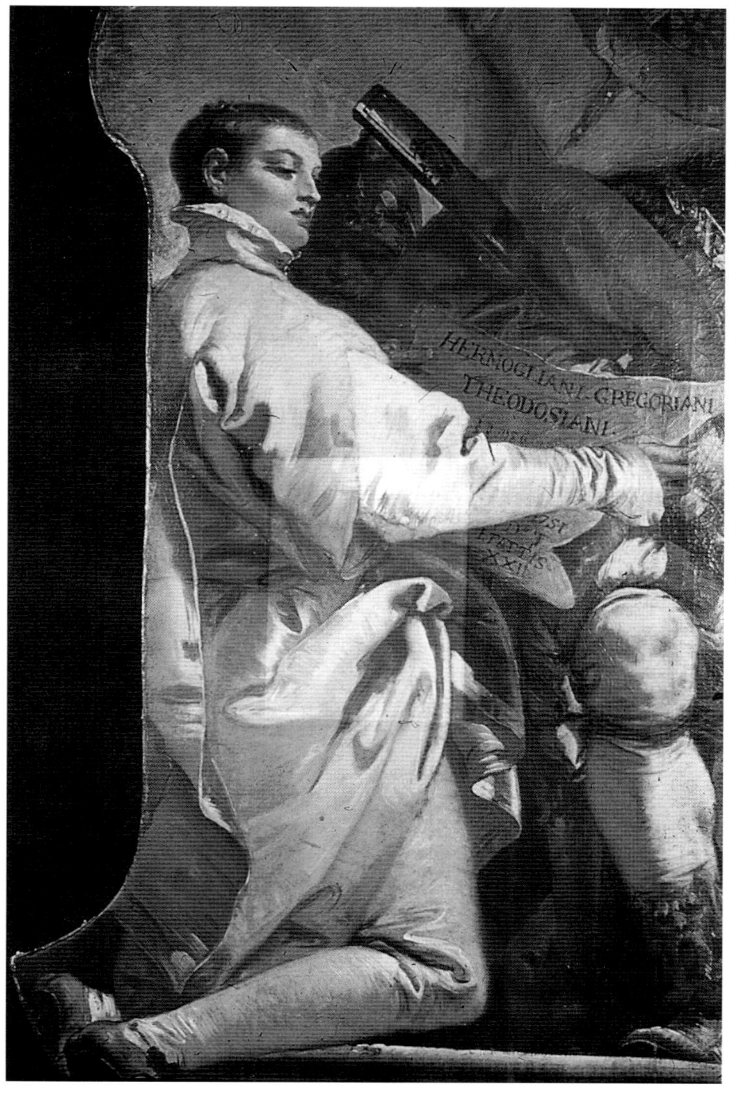

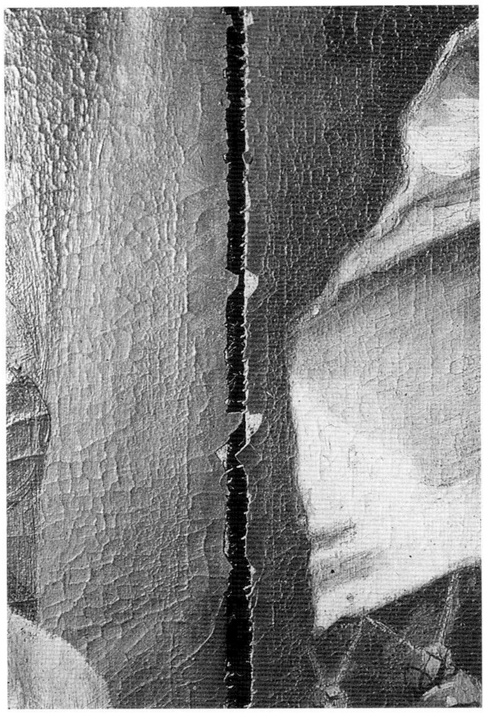

Abb. 11
Giovanni Domenico Tiepolo, Der Hl. Ambrosius verwehrt Kaiser Theodosius den Zutritt in die Kirche, Supraporte, Kaisersaal der Residenz Würzburg, Detail vor der Restaurierung: klaffender Spalt der aufgegangenen Mittelnaht

der Rotpartien, waren bei diesem Gemälde besonders problematisch. Sie waren extrem versprödet und empfindlich gegen Behandlung mit Lösungsmitteln und gegen mechanische Beanspruchung. Ein wohl zur Auffrischung und Festigung aufgestrichener Mattfirnis auf Kunstharzbasis, ein Material, das vermutlich in der zweiten Hälfte der sechziger Jahre unseres Jahrhunderts verwendet worden ist[20], hat den Schaden durch seine Alterung eher noch verstärkt. In diesem Überzug versprengte Farbpartikel zeigen, daß die Malschicht vor der Maßnahme bereits locker gewesen sein muß. Der stark verschmutzte, vergilbte und versprödete Firnis schälte sich in einigen Bereichen bereits ab und wirkte sich, wo er noch auflag, zusätzlich zerstörend auf die darunterliegende, im Rotbereich oft kaum gebundene Malschicht aus. Er mußte daher bei gleichzeitiger Malschichtfestigung möglichst vollständig abgenommen werden[21], ein äußerst mühsamer Arbeitsvorgang (Abb. 14, S. 138, Farbabb. 3, 4).

Maltechnik

Voruntersuchungen zum Erhaltungszustand sowie Beobachtungen und Analysen während der Restaurierungsarbeiten ermöglichen eine Reihe von Aussagen zur Maltechnik.

Bei allen drei Gemälden wurde eine aus zwei Bahnen zusammengesetzte Malleinwand als Bildträger benutzt. Die Bahnen sind auf Stoß, das heißt Webkante an Webkante, genäht. Die Naht verläuft etwa in der Mitte. Die Leinwände sind auf den originalen Spannrahmen aufgespannt[22], der aus Außenleisten mit geschweiftem Umriß und einem eingezapftem Mittelkreuz besteht.

Der Künstler oder ein Werkstattgehilfe markierte die Rahmenform des Gemäldes auf der Malleinwand, um sie innerhalb dieser Markierung vorzuleimen und zu grundieren. Beim Aufspannen wurde der Leinwandüberspann mit Kleister glatt an der Spannrahmenkante fixiert, da die Bildkante im Stuckrahmen an der Wand sichtbar bleibt[23]. Die Grundierung ist mehrschichtig, aber relativ dünn. Zur Kaschierung der Naht ist dieser Bereich dicker grundiert.

Giandomenico differenzierte den Ton der Grundierung zur Verstärkung der Farbwirkung. Bei der *Ambrosius*-Supraporte liegt ein kühles Grüngrau über einem warmen Ockerton; die darüberliegenden Rottöne wirken dadurch noch wärmer. Das Blau des Himmels im *Konstantin*-Bild liegt auf einer hellockerfarbenen warmtonigen Grundierschicht und wird so intensiviert. Im Gegensatz zu Giambattistas Gemälde *Papst Clemens* werden an einigen Stellen die Konturen durch offenliegende, nicht übermalte Grundierung oder Untermalung gebildet (Abb. 15, 16).

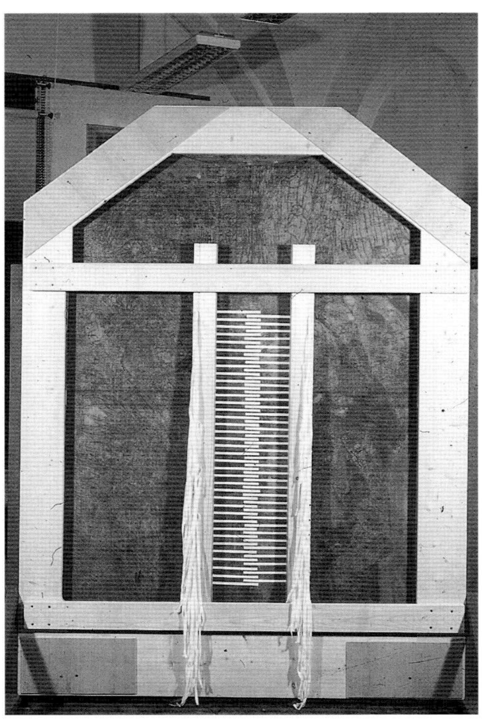

Abb. 12
Giovanni Domenico Tiepolo, Der Hl. Ambrosius verwehrt Kaiser Theodosius den Zutritt in die Kirche, Detail der Rückseite während der Restaurierung: die zum Dehnen der geschrumpften Leinwand und zum Schließen des Spaltes vorübergehend mit einem reversiblen Kleber fixierten Zugbänder

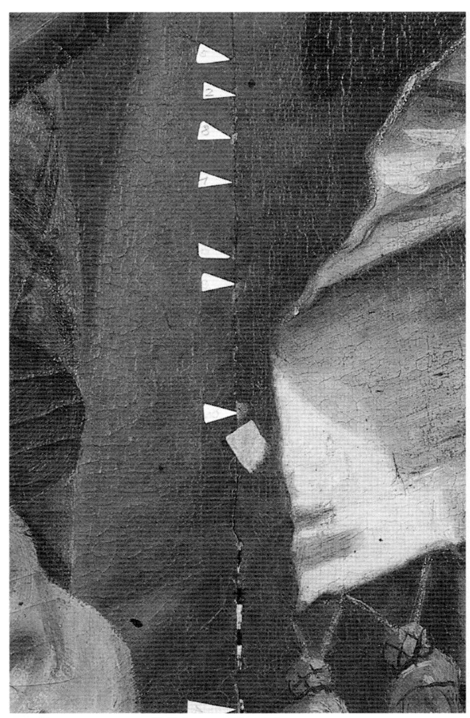

Abb. 13
Giovanni Domenico Tiepolo, Der Hl. Ambrosius verwehrt Kaiser Theodosius den Zutritt in die Kirche, Detail (wie Abb. 11) während der Restaurierung: durch Zug fast geschlossener Spalt

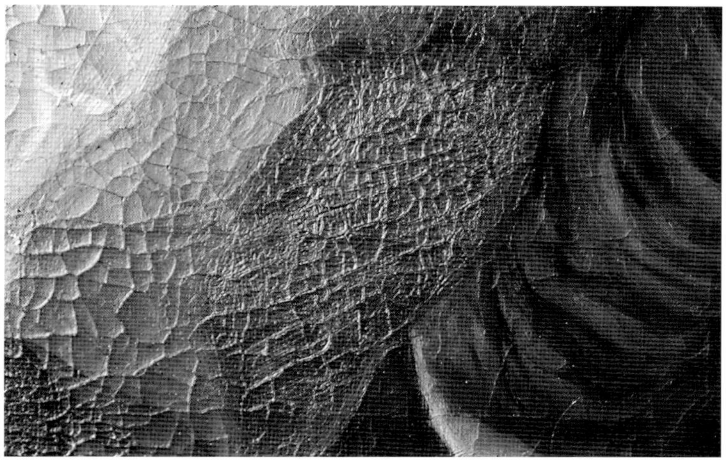

Abb. 14 Giovanni Domenico Tiepolo, Der Hl. Ambrosius verwehrt Kaiser Theodosius den Zutritt in die Kirche, Detail aus Farbabb. 3 (S. 138): während der Festigung der kaum mehr gebundenen Malschicht und während der Abnahme des sich abschälenden Kunstharzfirnisses

Abb. 15 und 16 Giovanni Domenico Tiepolo, Kaiser Konstantin als Überwinder des Licinius und Beschützer der Kirche (links), Der Hl. Ambrosius verwehrt Kaiser Theodosius den Zutritt in die Kirche (rechts), Details: offenliegende, nicht mit Farbe bedeckte Grundierung oder Untermalung als Bestandteil der Malerei

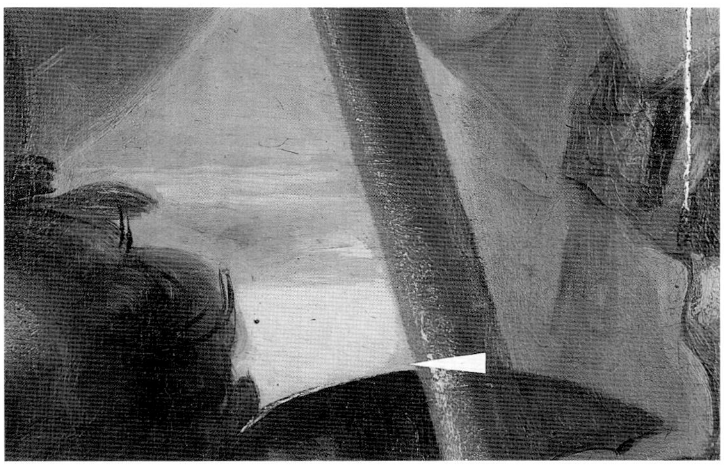

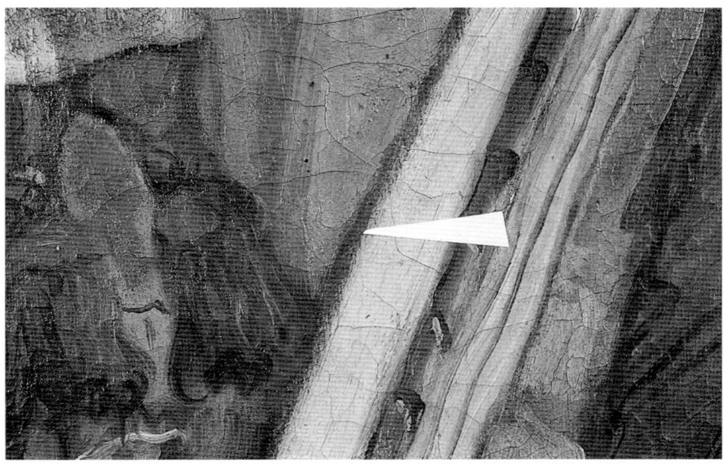

Eine ausführliche Vorzeichnung ist bei dieser Art der Malerei kaum zu vermuten. In einigen Bereichen, zum Beispiel in der Architektur rechts hinter dem Konstantin, schimmert eine Art Untermalungslinie durch. Nach vorbereitenden Studien wie den schon erwähnten Zeichnungen und Ölskizzen hat Giandomenico die Konturen wahrscheinlich mit Farbe auf die grundierte Leinwand geworfen. Wie in der Freskotechnik setzte er die ausgemischten Farben zügig zur Komposition zusammen, unter häufiger Veränderung von Farbflächen, Umrissen und Volumina. So war zum Beispiel der Kaiser im *Konstantin*-Gemälde ursprünglich wohl einen Kopf größer, sein roter Umhang hing tiefer über den Brustpanzer herunter, an der linken Seite ist über diesen Umhang noch etwas Himmelsblau gemalt, der Hinterkopf des rechts knienden Alten ist mit grauer Architekturfarbe übermalt (Abb. 17). Analog zur Arbeitsweise des Vaters hat auch Domenico ganze Gewandflächen farblich umdisponiert. Entlang der Konturen und an Farbausbrüchen kann man erkennen, daß die Kleidung des Mannes, der die Silberplatte hält, erst blau gemalt war und jetzt dunkelrot ist (Abb. 18, S. 138, Farbabb. 5). Die Farbe des weißen Gewandes daneben ist über Blau und Rot gelegt.

Pentimenti und Umdisponierungen von Farbflächen zur Steigerung von Hell-Dunkel-Kontrasten und Räumlichkeit, finden sich auch bei den anderen Supraporten und, wie schon beschrieben, im Werk des Vaters sowie im Fresko. Sie scheinen typisch für die Malweise der Tiepolo zu sein.[24]

Auch die Teilung des Hintergrunds in der *Ambrosius*-Darstellung in eine helle und eine dunkle Hälfte beruht auf einer Änderung während des Malprozesses. Ein Querschliff aus diesem Bereich zeigt unter der dunklen, oberen Schicht noch weitere Rot- und Weißschichten (Abb. 19, S. 138, Farbabb. 6). Aus maltechnischer Sicht ist ein derart dicker, vielschichtiger Farbauftrag problematisch, und demgemäß lassen sich in diesen Bereichen auch oft Schäden beobachten, die von abgerutschten oberen Farbschichten bis zur Trennung von Schichten, von extrem aufstehenden Craqueléerändern (Abb. 20) bis zu Malschichtausbrüchen reichen.

Eine Bindemittelanalyse, die das Phänomen der problematischen Rot- und Rotlackpartien klären sollte, ergab ebenfalls interessante Erkenntisse zur Maltechnik.[25] Für Grundierung und Farbauftrag benutzte Giandomenico nur ein Bindemittel – Leinöl. Grundierung und sikkativ wirkende Pigmente wie Bleiweiß vermalte er in heißgepreßtem Leinöl. Für Pigmente, die in reinem Leinöl nur schwer trocknen (zum Beispiel Rotlacke), sowie für dicke Schichten, die einen erhöhten Bindemittelbedarf haben, verwendete er zusätzlich schnelltrocknenden Leinölfirnis, das heißt durch Kochen voroxydiertes Leinöl. Trotz seines gekonnten Umgangs mit Bindemittel und Farbe unterlief ihm in den Rotbereichen offensichtlich ein gängiger maltechnischer Fehler: Diese zusätzlich mit Leinölfirnis vermalten oberen hellen und dunklen Rotschichten haben einen zu hohen Bindemittelanteil. Sie trockneten vor allem an der Oberfläche schneller als die darunterliegenden, mit unbehandeltem Leinöl gebundenen Malschichten. Unmittelbare Folge des ungleichmäßigen Durchtrocknens waren Runzelbildung (Abb. 21), später kam es zu Schwundrissen (Abb. 22) und schließlich, weil die

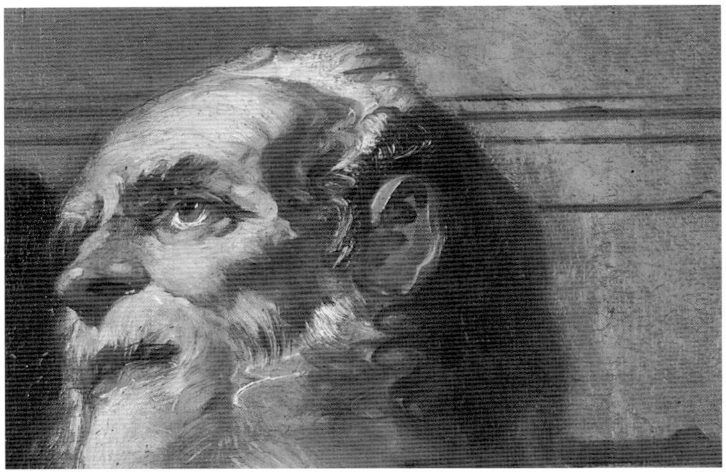

Abb. 17 Giovanni Domenico Tiepolo, Kaiser Konstantin als Überwinder des Licinius und Beschützer der Kirche, Detail, Pentimento: der durch Übermalung verkleinerte Hinterkopf der rechten Seitenfigur

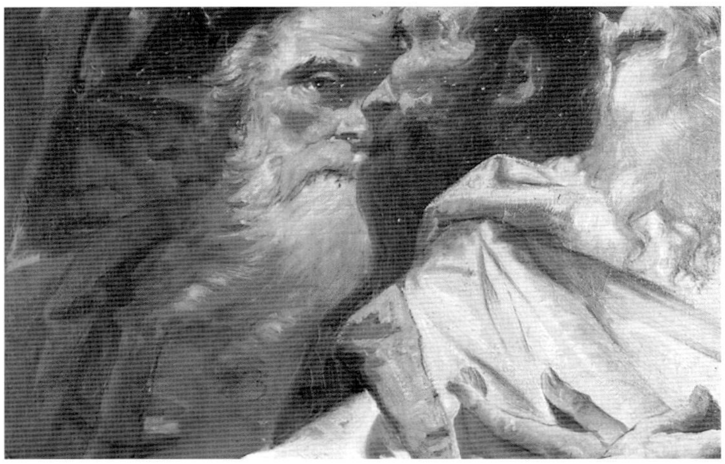

Abb. 18 Giovanni Domenico Tiepolo, Kaiser Konstantin als Überwinder des Licinius und Beschützer der Kirche, Detail, Gewandpartie: das rote Gewand der Hintergrundfigur war anfangs blau angelegt

Abb. 19 Giovanni Domenico Tiepolo, Der Hl. Ambrosius verwehrt Kaiser Theodosius den Zutritt in die Kirche, Detail: dunkler Hintergrund

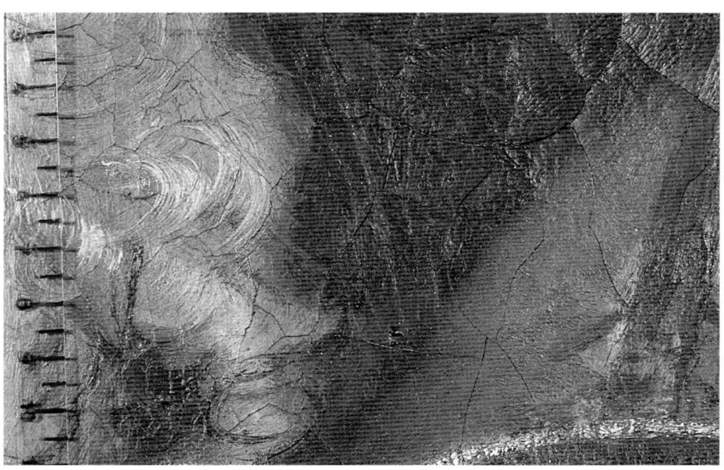

Grundierung noch dazu schwach gebunden ist, zu starker Schollenbildung (Abb. 23, S. 138, Farbabb. 7).

Die erstaunlich einfache Maltechnik mit nur einem, von Fall zu Fall durch Vorbehandlung modifizierten Bindemittel dient nicht nur der Beschleunigung des Malvorgangs, sie zeigt auch deutliche Parallelen zur Freskotechnik. Giandomenicos virtuose und effektvolle Behandlung der Farbe – dünne, flüssige, fast lasurhafte und zeichnerische Pinselstriche neben rauh und trocken aufgesetzten Pastositäten, die das Licht fangen – erzeugt ein Oberflächenrelief, das dem Fresko im Kaisersaal nahekommt (Abb. 24). Erwartungsgemäß konnte kein originaler Überzug festgestellt werden. Die Gemälde sind als optische Einheit mit den darüberliegenden Fresken zu begreifen. Das belegen auch die malerischen Effekte, derer sich Vater und Sohn da wie dort bedienten: rote Farbtupfer als Akzente, etwa auf Schuhen und Quasten (siehe Abb. 24), die Art, Lichter aufzusetzen, die Steigerung von Plastizität und Räumlichkeit durch Farbreflexe und changierende Farbigkeit (Abb. 25).

Vater und Sohn

Giandomenico hat seine Ausbildung ausschließlich bei seinem Vater erhalten. Ein großer Teil der Lehrzeit war dem zeichnerischen Kopieren der Werke des Vaters gewidmet, erhaltene Skizzenbücher belegen dies. Später, als Mitarbeiter seines Vaters, mußte er in der Lage sein, dessen Vorlagen kongenial umzusetzen, besonders bei der Bewältigung der riesigen Freskoflächen. Der Sohn fungierte als exakt geschulter Ausführungsgehilfe. Nicht nur beim Fresko, sondern auch bei Ölgemälden ist seine Mitarbeit bei den Werken des Vaters zu vermuten, und umgekehrt sind Eingriffe des Vaters in Arbeiten des Sohnes nicht auszuschließen. Dieser enge Werkstattzusammenhang bedingt die große Schwierigkeit, die Malweise von Vater und Sohn zu unterscheiden, nicht nur was die Palette betrifft. Eine Folge sind auch immer wieder Irritationen bei Zuschreibungen.

Hilfreich für die Klärung dieser Frage könnte die Analyse der unterschiedlichen künstlerischen Handschriften sein, die im Treppenhausfresko an dem Doppelporträt zu beobachten sind, das in der Literatur traditionell – und unserer Meinung nach zu Recht – als Bildnisse von Giambattista und Giandomenico Tiepolo angesehen wird (Abb. S. 139).[26] Giambattistas Gesicht ist durch starke Hell-Dunkel-Kontraste geformt und durch eine graphische Binnenzeichnung differenziert. Der Pinselduktus ist abwechslungsreich, es gibt alternierende Schraffuren, flächig eingesetzte Schatten und aufgesetzte, unruhige Lichter. Die dunklen Außenkonturen wirken, wie die Binnenzeichnung, hart. Das Porträt Giandomenicos ist dagegen viel weicher und ähnlich einem Pastell modelliert. Die Schraffuren verlaufen gleichmäßiger, es gibt weder scharfe Binnenzeichnung noch harte Außenkonturen.[27]

Können solche Unterschiede auch bei Ölgemälden von Vater und Sohn beobachtet werden? Für einen Vergleich ist das Jahre früher entstandene Gemälde der *Verehrung der Dreifaltigkeit durch den Hl. Papst Clemens* nicht ergiebig, da sich der Malstil von Giambattista in diesem Zeitraum verändert hatte. Auch die drei Supraporten könnten nur bedingt für einen solchen Vergleich herangezogen werden, da dort in Komposition und Durchführung die Intervention des Vaters zu vermuten ist.

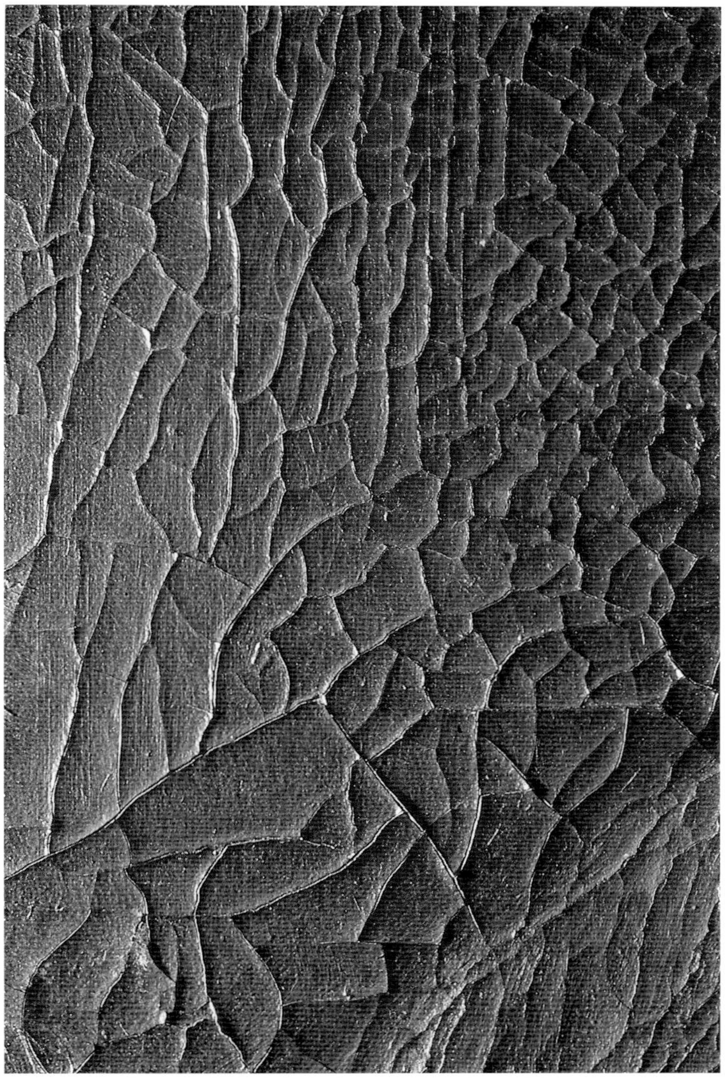

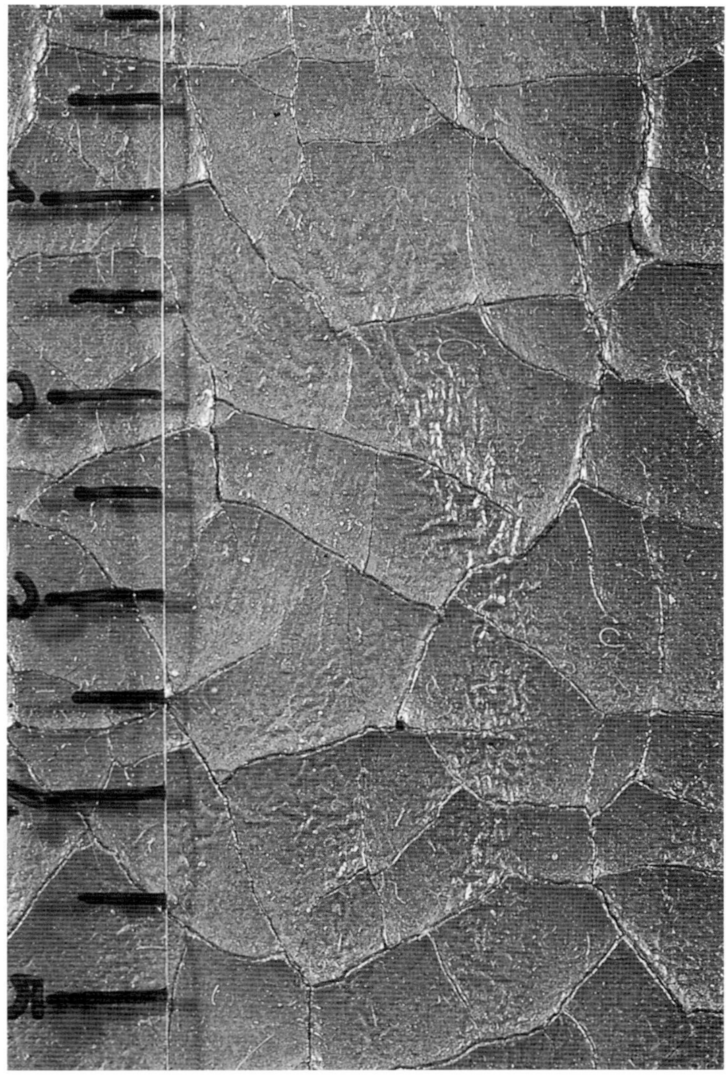

Abb. 20–23 Giovanni Domenico Tiepolo, Der Hl. Ambrosius verwehrt Kaiser Theodosius den Zutritt in die Kirche, Detail aus dem dunklen Hintergrund: große Malschollen mit extrem aufstehenden Craqueléerändern (oben links), Makrophotos aus dem roten Gewand des Theodosius: Runzelbildung (oben rechts), Frühschwundrisse (unten links), starke Schollenbildung und sich abschälender Überzug (unten rechts)

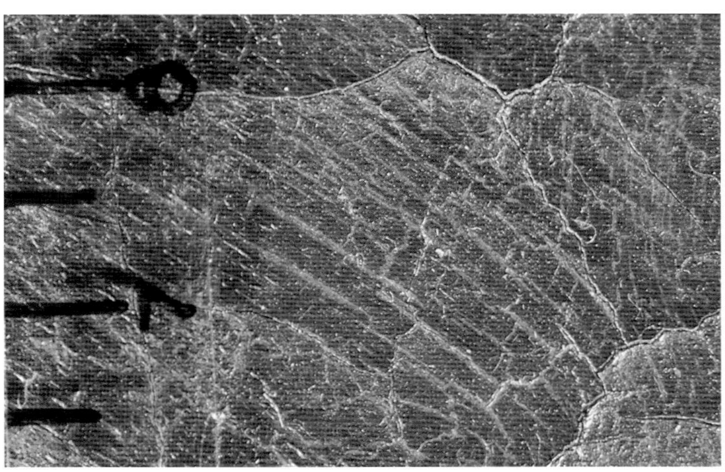

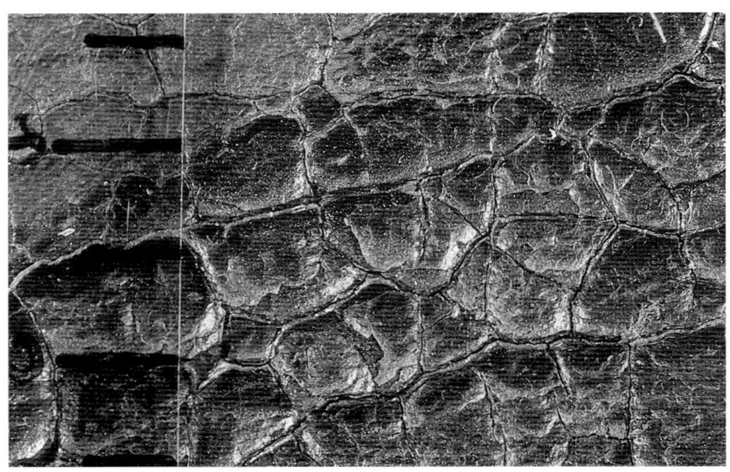

Vier weitere Gemälde aus der Würzburger Zeit, bei denen Unterschiede klar zu sehen sind, bieten sich hier jedoch zum Vergleich an: die zwei vom Vater signierten Gemälde zu dem Rinaldo-und-Armida-Thema von 1753 (Bd. 1, Kat. 88, 89) und die zwei Supraporten aus Veitshöchheim, vom Sohn signiert und datiert 1752 (Bd. 1, Kat. 145, 146).

Auf den ersten Blick fällt die satte, dunkle Tonigkeit bei den Gemälden des Vaters auf. Seine Farbtöne wirken rein ausgemischt und sind kontrastreich gesetzt, der Farbauftrag hat Konsistenz, und der Pinselduktus bleibt sichtbar. Die Modellierung erfolgt durch die Farben in weichen Abstufungen ohne harte Absätze und Konturen (S. 139, Farbabb. 8–11). Dagegen sind die beiden Supraporten des Sohnes viel heller, fast jede Farbe ist stark mit Weiß ausgemischt. Dadurch wirkt die Malerei, besonders im Hintergrund, camaieuartig, fast wie Ton-in-Ton-Malerei. Giandomenicos Farbauftrag ist dünn, beinahe aquarellhaft. Sein Malstil scheint sich von der graphischen Technik abzuleiten, er zeichnet mit dem Pinsel wie mit einer Feder oder einem Kohlestift. Auch die Modellierung ist zeichnerischer und härter, meist findet sich eine konturierte Farbfläche mit einer ›impressionistischen‹ Binnenzeichnung (S. 139, Farbabb. 12–15).

Die Analyse der Maltechnik dieser gesicherten Werke läßt die Eigenheiten und die Unterschiede der Stile von Vater und Sohn in der Würzburger Zeit deutlich werden. Giambattistas schneller und leichter, wie selbstverständlich wirkender Farbauftrag, seine unprätentiöse, sichere Malweise hebt sich von der ›impressionistischen‹, mehr auf Effekte zielenden Malerei Giandomenicos ab. Betrachtet man mit diesem Wissen das Fresko, so scheint es sicher zu sein, daß die Porträts der beiden Künstler keine Selbstbildnisse sind. Vielmehr spricht alles dafür, daß hier der Vater den Sohn und der Sohn den Vater gemalt hat, eine Feststellung, die dazu beitragen kann, die Handschriften der so eng verbundenen Malerpersönlichkeiten zu unterscheiden.

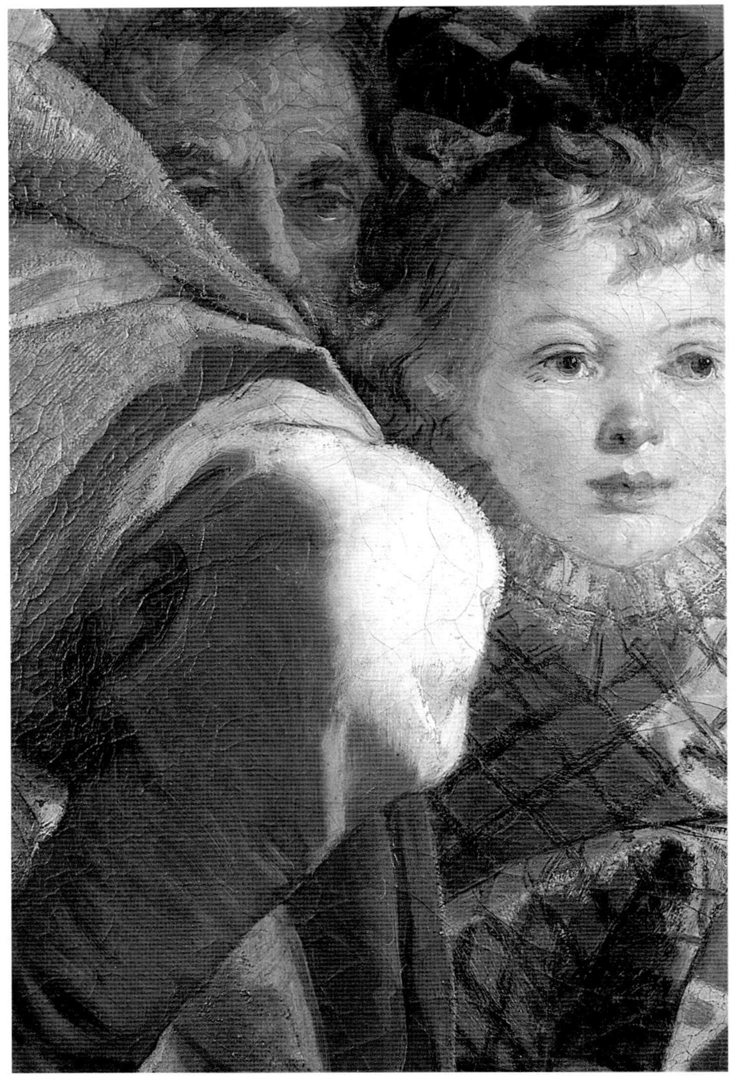

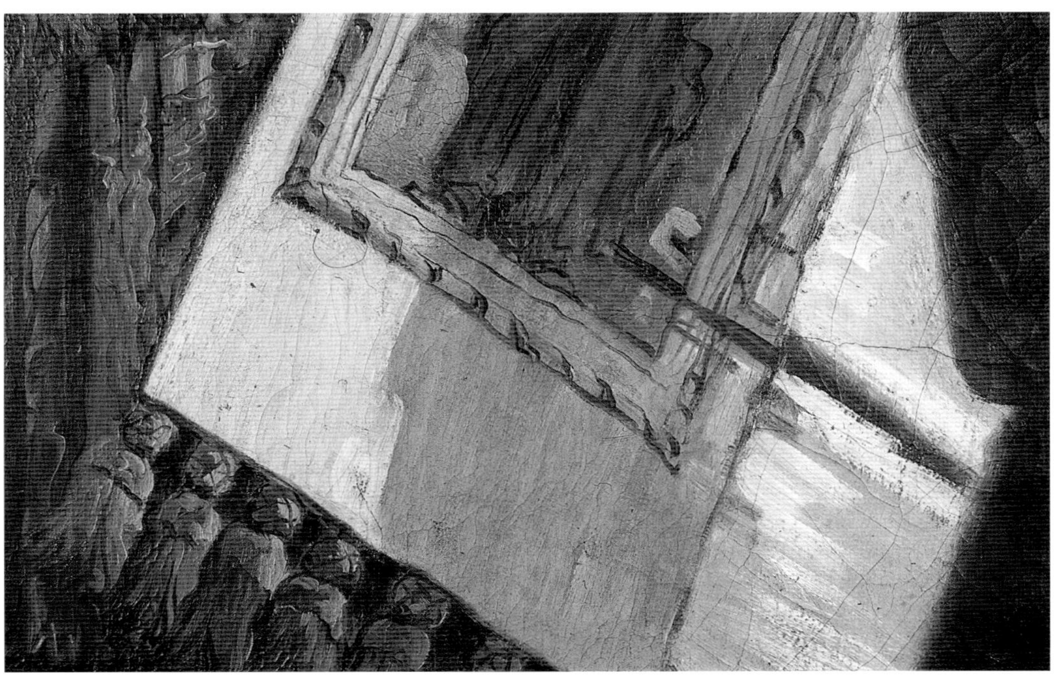

Abb. 24 und 25 Giovanni Domenico Tiepolo, Der Hl. Ambrosius verwehrt Kaiser Theodosius den Zutritt in die Kirche, Details: lasurhafte und zeichnerische Pinselstriche neben rauh und trocken aufgesetzten Pastositäten zur Materialwiedergabe, leuchtend rote Farbakzente auf den Quasten am Pluviale des Ambrosius (links), Farbreflex des roten Gewandes von Theodosius auf der Wange des Jünglings im Hintergrund (oben)

1 An den Restaurierungsarbeiten in den Werkstätten der Bayerischen Verwaltung der staatlichen Schlösser, Gärten und Seen waren neben den drei Autorinnen des Aufsatzes noch Chi Asai, Anne-Marie Haagh Christensen und Anke Rothe beteiligt. Naturwissenschaftliche Untersuchungen wurden im Doerner-Institut, München, von Ursula Baumer, Andreas Burmester, Johann Koller und Carola Komar durchgeführt, mikrobiologische Untersuchungen im Max-von-Pettenkofer-Institut, München, von L. Bader. Die Röntgenaufnahmen fertigte Clemens Heidger an.

2 Laut Levey (1957) sind zwei Kopien dieser Fassung überliefert.

3 Keith 1994, S. 38. Von Tiepolo oder seiner Werkstatt wurden auch in anderen Fällen mehrere Versionen nach fertigen Gemälden ausgeführt, die sich nicht immer genau an das Original hielten.

4 Freundliche Mitteilung von Veronika Poll-Frommel, Bayerische Staatsgemäldesammlungen, München. Der Schaden wurde dort behoben und photographisch in Vor-, Zwischen- und Endzustand festgehalten.

5 Auf 1 cm^2 finden sich durchschnittlich acht Kett- und sieben Schußfäden. Tiepolo verwendete für große Formate häufig weitmaschige und bei kleineren Formaten engmaschige Gewebe. Paolo Bensi, in: *Ricerche di storia dell'arte*, 541, 1993.

6 Im Röntgenbild zeichnen sich blei- oder quecksilberhaltige Pigmente wie Bleiweiß, Zinnober oder Neapelgelb ab, dadurch werden solche normalerweise nicht wahrnehmbare Pentimenti sichtbar.

7 Siehe hier auch den Beitrag von Andreas Burmester, S. 160 ff.

8 Mariuz 1971, S. 18.

9 Knox 1980, S. 51.

10 Knox 1979, S. 60. Einiges, unter anderem eine gewisse Familienähnlichkeit, spricht für ein Porträt eines seiner Brüder, entweder von Giuseppe Maria, geboren 1729, oder des jüngeren, 1736 geborenen Lorenzo. Da diese Figur das Blatt mit der Signatur hält, ist auch ein Selbstbildnis nicht auszuschließen.

11 Knox 1968, Nr. 24: Die Zeichnung wird als Lorenzos Kopie einer verlorenen Studie Domenicos interpretiert.

12 Auch der neu ins Gemälde eingeführte Löwe ist ein Symbol der Auferstehung.

13 Vgl. Knox 1980, Nr. 161 und Nr. 163; die Zuschreibung der Skizzen ist allerdings umstritten.

14 Die Restaurierungen können nicht durch schriftliche Aufzeichnungen belegt werden.

15 Freundliche Mitteilung von Erich Weber, Vergolder und langjähriger Angestellter der Schloß- und Gartenverwaltung Würzburg.

16 Wahrscheinlich eine Polyvinylacetat-Dispersion, vielleicht Ponal.

17 Auf das Phänomen der Farblackausbleichung geht Andreas Burmester in seinem Beitrag zur Palette Tiepolos ein, siehe hier, S. 160 ff.

18 Das Material soll noch analysiert werden.

19 Für das Zusammenziehen des Spaltes mußten Zugbänder auf die Leinwandrückseite geklebt werden, nur BEVA (Röhm und Haas, Philadelphia) hielt dieser langanhaltenden Belastung stand. Um den versprödeten Nähfaden zu ersetzen, mußten Leinwandfäden aufgeklebt werden, als Klebstoff wurde wegen der guten Klebkraft, Festigkeit und zugleich Elastizität eine Mischung der Polyvinylharzdispersionen Mowilith D und Mowilith DM 105 (Hoechst, Frankfurt) ausgewählt.

20 Datiert und analysiert von Johann Koller, Doerner-Institut, als Kombination von Butylacrylat- und Cyclohexanonharz (mit hoher Wahrscheinlichkeit Keton N) mit Anteilen von Bienenwachs und Paraffin zur Mattierung.

21 Hinweis von Johann Koller.

22 Die Leinwand ist fein und dicht gewebt, vierzehn Kett- auf neunzehn Schußfäden pro qcm. Originaler Leinwandüberspann und Nagelung sind noch beim *Ambrosius*-Bild und, wenn auch abgetrennt und hinter der Doublierleinwand versteckt, beim *Konstantin*-Bild erhalten. Hier findet sich an der rechten Seite eine zweite Webkante, die Bahnenbreite beträgt an dieser Stelle 92 cm. Das Gemälde mit *Justinian* hat durch Alterung und Doublierung Teile des Überspanns und die ursprüngliche Nagelung verloren.

23 Eine in diesem Bereich entnommene Probe zur Bindemittelanalyse der Grundierung enthält Stärkeanteile, ein Hinweis auf Kleister.

24 Diese Beobachtungen und die Röntgenaufnahme des Gemäldes der *Verehrung der Dreifaltigkeit durch den Hl. Papst Clemens* widersprechen der These von Knox (1980, S. 5), Tiepolo hätte während des Malprozesses kaum verändert und übermalt.

25 Mündliche Vorabinformation von Johann Koller; die schriftliche Analysenauswertung steht noch aus.

26 Zuletzt Alpers/Baxandall 1994, S. 46 (dort auch weiterführende Literatur). Der jetzt von Steffi Roettgen (hier S. 46 ff.) vorgeschlagenen Identifizierung der Dargestellten können wir nicht zustimmen.

27 Werner Rescher, Restaurator der Bauabteilung der Bayer. Schlösserverwaltung, sei für das Photo der Porträts gedankt. Ihm und Matthias Staschull, ltd. Restaurator der Bauabteilung, gilt auch der Dank für die Möglichkeit, die Fresken vom Gerüst aus zu sehen, und für kollegiale Hinweise.

ANDREAS BURMESTER

Die Palette Giovanni Battista und Giovanni Domenico Tiepolos

Farbe spielt im Werk Tiepolos eine zentrale Rolle – Farbe als Hilfe für den Betrachter, sich in den komplexen Kompositionen zurechtzufinden, die sich überschneidenden Figuren als Ganzheit zu erkennen, Farbe als Bedeutungsträgerin, raumgreifende Farbe, Farbe in Licht und Schatten. Doch neben dem Aspekt der Wahrnehmung hat Farbe auch einen materiellen Aspekt. Wie wurde in der Werkstatt der Tiepolo mit Farbe umgegangen, welche Pigmente waren auf der Palette zu finden? Gab es Unterschiede zwischen der Palette Giovanni Battista Tiepolos und der seines Sohnes Domenico? Dies könnte Bedeutung erlangen vor der Tatsache, daß eine kunsthistorische Unterscheidung zwischen Werken des Vaters und Frühwerken des Sohnes schwierig ist. Oder verwischt das große Vorbild des Vaters mit seiner souveränen künstlerischen Handschrift, die Höhepunkte der italienischen Settecentomalerei entstehen ließ, klare Konturen? Tritt die Individualität des Sohnes in den Schatten des Vaters zurück?

Für die Farbigkeit verantwortlich zeichnen die durch das Bindemittel gebundenen Pigmente. Ihre Kenntnis läßt hoffen, sich eingangs gestellten Fragen und ausstehenden Antworten annähern zu können. Ein Blick in die Literatur zeigt jedoch überraschenderweise, daß das Werk Tiepolos, ob Vater oder Sohn, aus maltechnischer Sicht bislang erst wenig erforscht ist: Nur zwei Beiträge zu den Deckengemälden Giovanni Battistas in der Scuola dei Carmini in Venedig bieten uns einen Anknüpfungspunkt.[1] Ein erst jüngst erschienener Beitrag zu einem kleineren Gemälde Tiepolos der National Gallery London führt vorhandene Pigmentanalysen nicht auf.[2] Das Doerner-Institut hat deshalb über die Jahre hinweg und jetzt erneut für die Würzburger Tiepolo-Ausstellung im Frühjahr 1996 eine Reihe von Gemälden untersucht[3], die von der Hand Battista Tiepolos stammen – *Die Verehrung der Dreifaltigkeit durch den Hl. Papst Clemens* (Venedig, um 1737/38, Bd. 1, Kat. 56), *Die Himmelfahrt Mariae* (Würzburg, 1752, Bd. 1, Kat. 70), *Die Anbetung der Könige* (Würzburg, 1753, Bd. 1, Abb. S. 128), und *Christus und die Ehebrecherin*, Venedig, um 1759[4] –, sowie Domenico Tiepolos Supraporten aus dem Kaisersaal der Würzburger Residenz (Würzburg, 1751, Bd. 1, Kat. 22, 24, 29). Es ist hier nicht der Ort, unsere Ergebnisse in allen Einzelheiten auszuführen: Vielmehr soll eine zusammenfassende Darstellung ein ›buntes‹ Bild von der Vielfalt verwendeter Pigmente vermitteln und deutlich machen, daß unsere Untersuchungen die bislang publizierten Vorstellungen zur Palette Tiepolos schlüssig ergänzen:

1. Obgleich nicht in jedem Fall auf ihre Bestandteile hin untersucht, sind alle Bilder auf farbig getönten Grundierungen ausgeführt, die sich bei näherer Betrachtung nochmals als eine in der Farbigkeit differenzierte Schichtenfolge erweisen (Abb. 1; S. 140, Farbabb. 1). Zuschläge von rotem, rotbraunem, braunem oder gelbem Ocker, von Pflanzenschwarz oder auch Neapelgelb zu Bleiweiß, Kreide und Quarz liefern einen farbigen Mittelton. Sein rötlicher, gelblicher, grauer oder brauner Farbton wird von Fall zu Fall in die Farbigkeit aufgelegter Malschichten miteinbezogen, was eine rasche Malweise fördert.
2. In Weißpartien wie auch zur Ausmischung heller Farbtöne wird basisches Bleiweiß eingesetzt, gebrochenes Weiß durch farbige Zuschläge wie Ocker oder Zinnober, Grautöne oder Schwarz durch den Zuschlag von Bein- oder Pflanzenschwarz gewonnen.
3. In hellen Blautönen findet sich Ultramarin (Abb. 2; S. 150, Farbabb. 2), in dunklen Berlinerblau[5] – eine bemerkenswerte Beobachtung, auf die noch zurückzukommen sein wird. In Einzelfällen wird das Blau durch eine Zugabe geringer Mengen unten genannter Gelb- und Grünpigmente ins Grünliche verschoben.
4. Unsere Untersuchungen erfaßten Grüntöne in ihrer vielgestaltigen Farbigkeit: Das einzige nachweisbare Grünpigment ist dabei grüne Erde. ›Terra verde‹, so ihre italienische Bezeichnung, ist ein Verwitterungsprodukt von Silikaten, das sich in Form grüner, grau- oder blaugrüner Vorkommen in der freien Natur findet. Wird grüne Erde in Öl vermalt, ist ihre Deckkraft niedrig, was sich – und die italienische Malerei kennt hier viele Beispiele – trefflich in Lasuren nutzen läßt. Aber für deckende oder gar leuchtende Grüntöne ist grüne Erde wenig befriedigend: Hier findet sie sich deshalb häufig mit Bleiweiß und Neapelgelb zu einem hellen, gelblichen Grün (Abb. 3; S. 150, Farbabb. 3), oder aber mit Berlinerblau und Neapelgelb zu einem weitaus dunkleren Grün ausgemischt. Nur auf *Der Hl. Ambrosius verwehrt Kaiser Theodosius den Zutritt in die Kirche* findet sich ein Grünton, der aus Berlinerblau, gelbem Ocker und Neapelgelb (Abb. 1; S. 150, Farbabb. 4) gewonnen wurde, fehlt also grüne Erde. Zuschläge von Zinnober, Pflanzen- oder Beinschwarz und braunem Ocker variieren die Grüntöne zusätzlich in feinen Nuancen.
5. Neapelgelb und die stumpferen Farbtöne gelben Ockers erlauben die Schöpfung heller bis dunkler Gelbtöne (Abb. 2; S. 150, Farbabb. 5), Zuschläge von Zinnober oder Pflanzenschwarz eine nuancenreiche Variation.
6. Erst bei den Rottönen kommt als zusätzliches Gelbpigment Auripigment hinzu. Doch nicht dieses seltene Pigment, sondern vielmehr roter Ocker und Zinnober oder auch verschiedene rote oder rotviolette Farblacke liefern dann die breite Palette an Rottönen. Neapelgelb dient zur Aufhellung, Pflanzenschwarz für dunklere Töne. Der Zuschlag von grüner Erde oder Ultramarin verschiebt den Farbton nach Rosa. Rosa oder rot getönte Deckschichten zeigen häufig Lichtschäden (Abb. 1, 3; S. 150, Farbabb. 1, 6), was die Lesbarkeit der Komposition nachhaltig stört.

Gleich vorweg: Das was wir suchten, fand sich nicht. Die Palette des Vaters war auch die des Sohnes. Vergleicht man die Farben der zwischen den Jahren 1737 bis 1751 entstandenen Gemälde, breitet sich scheinbar Zeitlosigkeit aus. Aber nicht nur dies, unabhängig davon, wo die Gemälde entstanden sind – sei es in Venedig oder in Würzburg – zeigen sie die gleiche Palette. Wäre es nicht zu erwarten gewesen, daß sich Giambattista Tiepolo mit seinen beiden Söhnen in Würzburg zwischen 1751 und 1753 dessen bediente, was nördlich der Alpen erhältlich war? Oder führten die Künstler ihren gesamten Bedarf an Malmitteln mit sich? Die Quellen lassen diese Frage offen, einzig die Bezahlung der Malmaterialien für die Würzburger Gemälde findet sich geregelt.[6]

Dieser zeitlichen und räumlichen Kontinuität steht die Überraschung gegenüber, daß sich bereits 1737/38 Neapelgelb und Berlinerblau auf der Palette Battistas finden. Um die Bedeutung dieser Beobachtung abschätzen zu können, bedarf es eines kleinen pigmenthistorischen Exkurses:

1. Alle hier untersuchten Gemälde entstanden in einer Zeit technologischen Umbruchs: So weicht das über Jahrhunderte genutzte Bleizinngelb ab dem Ende des 17. Jahrhunderts dem weitaus farbstärkeren Neapelgelb, ein langsamer Verdrängungsprozeß, der um die Mitte des 18. Jahrhunderts vollzogen ist. Diese Darstellung ist vereinfacht, da gelber Ocker für eine kurze Zeit (um 1720) die Lücke zwischen dem bedeutungslos gewordenen Bleizinngelb und dem noch nicht völlig auf dem Markt durchgesetzten Neapelgelb schließt.
2. Doch nicht die Farbigkeit allein löste derartige Verdrängungsprozesse aus, sondern auch der Preis. Das kurz vor 1710 entdeckte, aber wohl erst deutlich später in größeren Mengen hergestellte Berlinerblau kostete nur noch ein Zehntel des Preises, der für natürlichen Ultramarin aufzubringen war.[7] Und so war der Siegeszug des neuen Blaus unaufhaltsam. Aber auch andere, seit Beginn der Tafel- und Staffeleimalerei verwendete Blaupigmente wie das grünlichblaue Azurit und das in Einzelfällen sehr farbintensive Smalte wurden verdrängt. Erst gegen Ende des 18. und ab Beginn des 19. Jahrhunderts werden Kobaltblau und künstliches Ultramarin zu ernstzunehmenden Konkurrenten für Berlinerblau.
3. Im Fall der Grüntöne ist die Situation noch weitaus komplexer: Grünspan wie Malachit hatten zwischen 1700 und 1750 ihre Bedeutung verloren, und die Grünpigmente des 19. Jahrhunderts wie Schweinfurtergrün, Chromoxidgrün oder Chromoxidhydratgrün waren noch nicht entdeckt. So gewann grüne Erde wie schon gelber Ocker kurzzeitige Bedeutung. Das weiter oben erwähnte schlechte Deckvermögen von grüner Erde in Öl und ihre müde Farbigkeit geboten jedoch die Suche nach Alternativen.

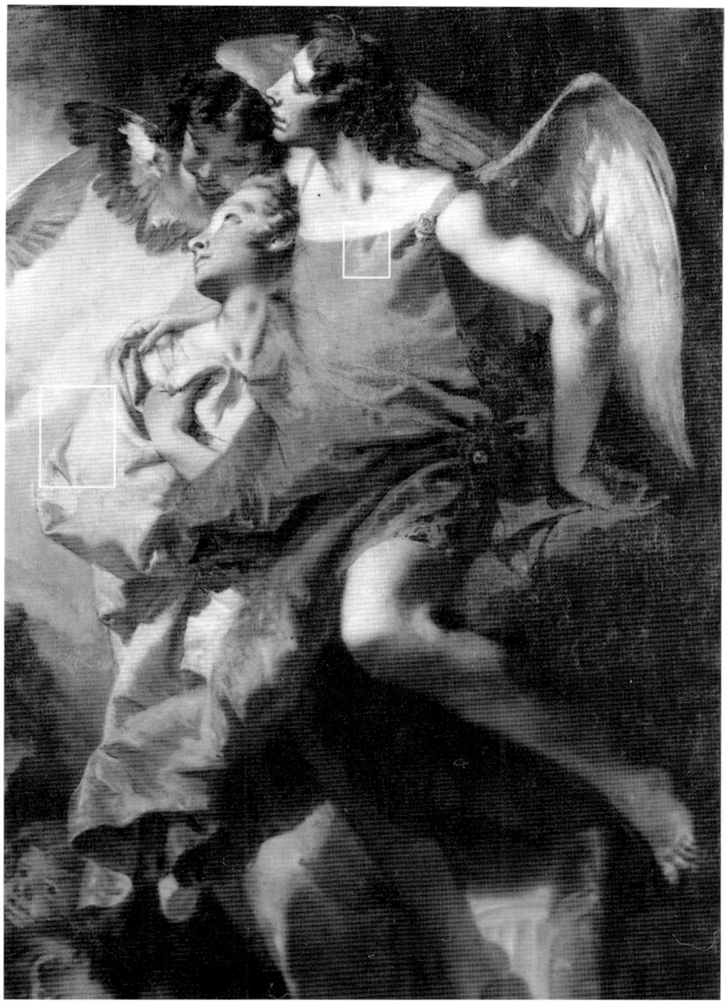

Abb. 2 Giovanni Battista Tiepolo, Die Verehrung der Dreifaltigkeit durch den Hl. Papst Clemens, Bayerische Verwaltung der staatlichen Schlösser, Gärten und Seen, als Leihgabe in der Alten Pinakothek München, Ausschnitt

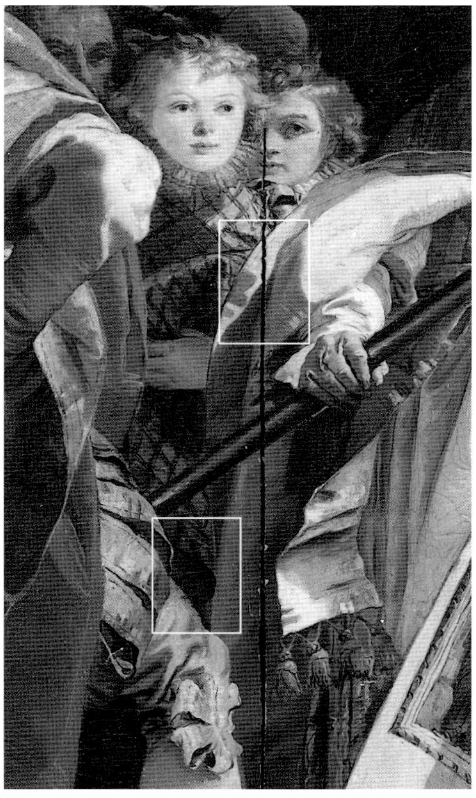

Abb. 1 Giovanni Domenico Tiepolo, Der Hl. Ambrosius verwehrt Kaiser Theodosius den Zutritt in die Kirche, Supraporte im Kaisersaal der Residenz Würzburg, Ausschnitt

Vor diesem pigmenthistorischen Hintergrund wird klar, daß der Nachweis von grüner Erde als ausschließlichem Grünpigment – wie auch von Augusti oder Rossi Manaresi et al.[8] auf den in die vierziger

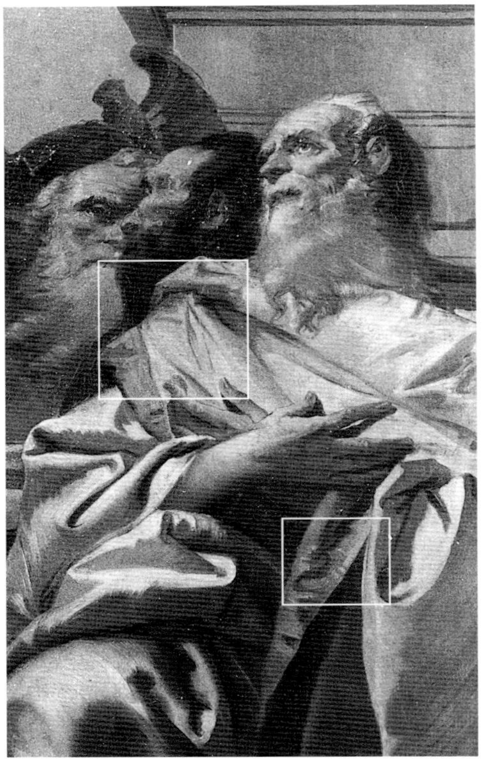

Abb. 3
Giovanni Domenico Tiepolo, Kaiser Konstantin als Überwinder des Licinius und Beschützer der Kirche, Supraporte, im Kaisersaal der Residenz Würzburg, Ausschnitt

Jahre des 18. Jahrhunderts datierten Gemälden in der Scuola dei Carmini geführt – in die Zeit paßt. Sollte die schmale Palette um weitere Grüntöne erweitert werden, was für die Farbgebung Tiepolos eigentlich zwingend erforderlich war, war dies einzig mit einer additiven Mischung von Blau und Gelb möglich. Neben dem teuren Ultramarin und gelbem Ocker mußte bereits Giambattista Tiepolo so bei der Suche nach geeigneten Pigmenten auf Berlinerblau und Neapelgelb stoßen. Die Tatsache, daß sich beide damals neuen Pigmente auf der Palette von Giambattista und dann erst recht Domenico Tiepolo finden, ist also konsequent. Augusti und auch Rossi Manaresi et al. machen jedoch darauf aufmerksam, daß Berlinerblau und Neapelgelb in der italienischen Malerei vor 1750 kaum Verwendung fanden, gleichwohl aber bereits auf den Gemälden in der Scuola dei Carmini in Venedig zu finden sind. Unser Nachweis auf der *Verehrung der Dreifaltigkeit durch den Hl. Papst Clemens* 1737/38 ist somit noch früher und könnte als einer der frühesten Nachweise von Berlinerblau und Neapelgelb auf italienischen Gemälden überhaupt angesehen werden. Dieser Feststellung ist jedoch mit Skepsis zu begegnen, da (zumindest in unserem Haus) zu wenige italienische Gemälde dieser Zeit bisher untersucht wurden. Den wenigen Nachweisen vor 1750 können wir einzig einen Nachweis von Berlinerblau auf einem Gemälde Canalettos[9] anfügen, das auf um 1740 datiert ist.

Wie für das Berlinerblau scheint Giambattista Tiepolo auch bei der Verwendung von Neapelgelb eine Vorreiterrolle gespielt zu haben. Neapelgelb konnte von uns bislang auf keinem anderen italienischen Gemälde nachgewiesen werden, das vor 1750 entstanden ist. Der Nachweis von Berlinerblau und Neapelgelb auf den untersuchten und vor allem genau datierten Werken Tiepolos ist somit aus der Sicht des Pigmenthistorikers von großer Bedeutung. Beide Pigmente finden sich bereits auf der Palette des Vaters, und die sich damit eröffnenden farblichen Möglichkeiten werden von dem Sohn übernommen. Doch über dies hinaus bot der Markt zu der damaligen Zeit keine Möglichkeit, weitere neue Farbmittel in die bereits als überaus modern zu bezeichnende Palette aufzunehmen. Vor dem Hintergrund der hier geschilderten Beobachtungen kann mit Sicherheit davon ausgegangen werden, daß sich die Werkstatt der Tiepolos weiteren Innovationen nicht verschlossen hätte.

»Daß die warme, tonig gebundene Braunmalerei«[10] des Frühwerkes Giambattista Tiepolos in den vierziger und fünfziger Jahren leuchtenden Farben wich, das raumgreifende Dunkel[11] lichten und gesättigten Tönen Platz machte, springt auf allen hier untersuchten Gemälden insbesondere nach der Reinigung der Oberflächen ins Auge. Die Ergebnisse unserer Untersuchungen werfen die Frage auf, ob diese Entwicklung dadurch begünstigt oder gar eingeleitet wurde, daß mit Berlinerblau und Neapelgelb zwei neue, die Palette auch im Hinblick auf Grün beträchtlich erweiternde Pigmente angeboten wurden und so der Wunsch nach einer künstlerischen Nutzung wach wurde, oder ob die Idee, das Kolorit um leuchtende Farben zu bereichern, Tiepolo bei der Suche nach einer maltechnischen Lösung auf Berlinerblau und Neapelgelb stoßen ließ. Obgleich diese Wechselwirkung nicht überschätzt werden sollte, wäre es in Anbetracht ihrer prinzipiellen Bedeutung wünschenswert, wenn sich ihr zukünftige Arbeiten zur Farbigkeit der Malerei des 18. Jahrhunderts vermehrt widmen würden.

1 Rossi Manaresi/Tucci/Nonfarmale 1990; Augusti 1992.
2 Keith 1994.
3 Durchgeführt von H. Kühn und Mitarbeitern, F. Preusser und Mitarbeitern sowie K. Junghans, C. Komar und dem Autor in den Jahren 1965, 1973, 1978 und 1995.
4 Bayerische Staatsgemäldesammlungen München, Inv. Nr. L1679.
5 Hier synonym verwendet mit Preußischblau.
6 Von Freeden/Lamb 1956, S. 27.
7 Da bislang bedauerlicherweise keine Monographie zu Berlinerblau vorliegt, sei auf den nützlichen Beitrag von Jo Kirby, ›Fading and Colour Change of Prussian Blue: Occurrences and Early Reports‹, in: *National Gallery Technical Bulletin*, 14, 1993, S. 63–71, verwiesen, wo in der Einleitung auf die Geschichte von Berlinerblau kurz eingegangen wird.
8 Rossi Manaresi/Tucci/Nonfarmale 1990
9 Antonio Canal, genannt Canaletto, *Santa Maria della Salute und die Riva degli Schiavoni in Venedig*, München, Bayerische Staatsgemäldesammlungen, Inv. Nr. WAF 138.
10 Harald Keller, *Die Kunst des 18. Jahrhunderts* (*Propyläen Kunstgeschichte*, Bd. 18), Berlin 1971, S. 11–23 und 50–64.
11 Lorenz Dittmann, *Farbgestaltung und Farbtheorie in der abendländischen Malerei*, Darmstadt 1987, S. 254 f.

Anhang

Tilman Kossatz

Quellen zum Würzburger Werk Giovanni Battista Tiepolos und seiner Söhne

Die neuerliche Durchsicht der Archivalien zum Würzburger Aufenthalt Tiepolos bestätigt insbesondere die Ergebnisse von Richard Sedlmaier und Rudolf Pfister in ihrem Buch über die Würzburger Residenz von 1923 als auch die von Heinrich Kreisels ungedruckter Würzburger Dissertation *Die künstlerischen Ausstattungen des Hauptstockes der fürstbischöflichen Residenz zu Würzburg* von 1922. Erweitert wurde unsere Kenntis durch die Publikationen Max H. von Freedens (1951 und von Freeden/Lamb 1956), Hanswernfried Muths 1963, Mercedes Precerutti Garberi 1960 und 1964, sowie durch Burkard von Roda über Fürstbischof Greiffenclaus Nachfolger (*Adam Friedrich von Seinsheim. Auftraggeber zwischen Rokoko und Klassizismus*, Neustadt a. d. Aisch 1980). Burkhard von Roda stellte dankenswerterweise weitere noch unpublizierte Briefe Seinsheims zur Verfügung (Dok. 43, 44, 52), aus welchen gleich nach Ankunft Tiepolos am 12. Dezember 1750 hervorgeht, er sei »berufen worden, den Saal und die Stiegen hier zu mahlen« (Dok. 43), nicht nur den (Kaiser-)Saal, wie es die offiziellen Quellen überliefern. Die hier ausführlich zitierten Quellen sollen ein farbigeres Bild jener Zeit vermitteln. Darüber hinaus stellt sich in ihnen manches überraschenderweise sehr viel schärfer dar, als bisher erkannt wurde.

So belegt die Nennung von »Quadraturisten« als Gehilfen Tiepolos in den Residenz-Baurechnungen (Dok. 25) einen Fund, der nach 1945 gemacht wurde: Unter dem obersten Malputz liegt ein geritztes Gitternetz. Oder wir lesen, daß der Hofmaler Ignaz Roth die Vergoldung des Deckenstucks im Kaisersaal im Frühsommer 1751 nach »Anleitung des Mahlers Tiepolo« ausführen wird, eine Entdeckung, die nicht unerwartet kommen kann, greift doch Tiepolos Deckenfresko erheblich in das stuckierte Rahmenwerk ein (Dok. 21c). Daß Roth auch Tiepolo assistierte (Morassi 1962, S. 68), ist möglich, läßt sich jedoch nicht belegen.

Die ausführliche Darstellung des Briefwechsels zwischen Würzburg und Venedig der Jahre 1756 bis 1761 hebt vor allem die besondere Rolle von Bischof Adam Friedrich von Seinsheim (1755–1779) hervor, der unter Greiffenclau als allmächtiger Präsident der Hofkammer mit allen Vorgängen am Hof bestens vertraut war. Er scheint sich besonders um Tiepolo bemüht zu haben, denn es erhärtet sich der schon geäußerte Verdacht, daß die beiden Rinaldo-und Armida-Szenen in der Residenz (Kat. 88, 89) ebenso wie Domenicos *Christus und Magdalena* (Kat. 145) und *Das Abendmahl* (Kat. 146) von ihm erworben wurden (Dok. 44, 49a, b). Der junge Lorenzo verehrt dann dem Fürstbischof Seinsheim gleich zweimal ein Pastell, darunter einen »Hl. Franziskus«, der 1778 noch in einem Residenz-Inventar aufgeführt wird (Dok. 53c).

Wenn Domenico Tiepolo in seinem Brief vom 11. März 1757 (Dok. 40) den Würzburger Kaufmann Johann Baptist Broili darum bittet, ihm »le mie stampe« zusammen mit holländischem Papier in einer Kassette zurückzusenden, dann liegt der Verdacht nahe, daß Domenicos Folge *Die Flucht nach Ägypten* (Kat. 121) gemeint ist, wahrscheinlich sogar die Kupferplatten. Broili hätte dann wohl, um irgendwelche Schulden, die Domenico bei ihm hatte, auszugleichen, die ersten Auflagen dieser Radierfolge zu seinem Nutzen herausgegeben. Spätere Auflagen nach diesem Datum müßten dann in Venedig erschienen sein.

Von den 15 000 Gulden, die Tiepolo für das Fresko im Treppenhaus erhalten sollte, waren 3000 Gulden als »Douceur« gedacht für einige von Bischof Greiffenclau zusätzlich bestellte »verschiedene andere Stuck« (Dok. 28). Diese stets als außerordentlich empfundene Summe erscheint in einem anderen Licht, wenn man Greiffenclaus neues, mit Gold und Perlen besticktes Meßgewand gegenüberstellt: Es kostete 10 000 Gulden (Dok. 19).

Gleich mehrere Gemälde erwirbt Greiffenclaus Schwester, Frau Baronin (»Präsidentin«) Anna Sophia von Sickingen aus Freiburg im Breisgau, welche zusammen mit einer weiteren bischöflichen Schwester, Frau von Dalberg, etliche Monate am Hofe lebt. Bei ihrem Abschied entlohnt sie Tiepolo mit einem kompletten silbernen Toilettenservice (Dok. 32).

Es erscheint deshalb sinnvoll, das Umfeld Bischof Greiffenclaus näher zu erforschen, vor allem die Familien von Sickingen, von Dalberg, Groß von Trockau, von Würzburg und von Guttenberg, aber auch die Gäste. Der Hoffourier Johann Christoph Spielberger listet in seinen erhaltenen Tagebüchern – die vielleicht erst später zusammengestellt wurden, also redigiert worden sein mögen, da manche Termine im Vorgriff eingetragen sind – alle wichtigen Besucher namentlich auf, unter ihnen mehrfach die königliche Hoheit, Prinz Carl von Lothringen (Dok. 45). Es klafft allerdings eine Lücke zwischen Mai 1752 und Tiepolos Abreise im November 1753. Spielberger überliefert uns leider in keinem einzigen Fall irgendeine Reaktion der Gäste, die Tiepolos Fresken zu sehen bekommen. Musikalische Ereignisse und kostümierte Schlittenfahrten der Noblesse registriert er ungleich detaillierter, die Skandalgeschichte des betrügerischen Freskanten Giuseppe Visconti einmal ausgenommen. Greiffenclaus Verwandte, darunter einige geistliche Herren, hielten sich zahlreich in Würzburg auf, in der Residenz oder im Familien-Palais, dem sogenannten ›Roten Bau‹. Der bischöfliche Bruder, Lothario von Greiffenclau, bekleidete das hohe Amt des Oberhofmarschalls.

Das Archiv der Familie Greiffenclau konnte allerdings hier nicht berücksichtigt werden, zumal es vor allem die lokale Verwaltung im Rheingau betreffen soll. Durchgesehen wurde vor allem das, was Sedlmaier/Pfister 1923 ausgewertet hatten, ohne Ergebnis auch die bischöflichen Reskripte an die Hofkammer. Die Archivalien, die weitgehend im originalen Wortlaut wiedergegeben werden, erscheinen in folgender Gliederung:

Für wertvolle Hilfe danke ich neben Burkard von Roda vor allem Max H. von Freeden, der liebenswürdigerweise Übertragungen der Briefe zur Verfügung stellte, überdies neue Aufbewahrungsorte verriet, wie auch Ingrid Heeg-Engelhart, Frauke van der Wall und Barbara Henn.

Nach Abschluß des Manuskriptes erschien der Beitrag von Michael Renner ›Giovanni Battista Tiepolo und Adam Friedrich Graf von Seinsheim‹ in den *Würzburger Diözesangeschichtsblättern*, wo einige der hier abgedruckten Quellen ebenfalls ausführlich dokumentiert sind. Diese Publikation ist wohl identisch mit der bei von Roda 1980, Anm. 40, erwähnten ungedruckten Arbeit M. Renners. Von herausragendem Interesse ist vor allem der Briefwechsel der Brüder Seinsheim zwischen Würzburg und München, die den Aufenthalt Tiepolos in den Jahren 1750 bis 1753 kommentieren (hier Dok. 43–52). Wichtig auch sein Nachweis, daß Seinsheim offenbar nach dem Tod Greiffenclaus 1754 vier Gemälde Tiepolos aus seinem Besitz an das Hochstift Würzburg verkaufte, vielleicht, wie Renner meint, um seine Kandidatur zur Nachfolge Greiffenclaus finanzieren zu können (Dok. 54).

Abkürzungen

STAW	=	Staatsarchiv Würzburg
fl.	=	Gulden
b.	=	Batzen
x. (xr.)	=	Kreutzer
rh.	=	rheinische Währung
fol.	=	Blatt
HKP	=	Würzburger Hofkammer-Protokoll
Rthlr.	=	Reichstaler

1 Giuseppe Visconti

Dok. 1 Giuseppe Visconti erhält den Auftrag für die Ausmalung des Kaisersaals

a) StAW, HKP 1749, fol. 784–786, 13. August 1749: Giuseppe Visconti legt eine Skizze vor als Vertragsgrundlage für das Fresko im Hauptsaal (Kaisersaal)

»Ihro hochgräfl. Excell. H. Hofcammer Präsident [= A. F. v. Seinsheim] geben zu erkennen, welcher gestalten Ihro Hochfürst. Gnaden ernstlich gesinnet seyen, den großen Saal in dem bevorstehenden Winter noch durch den allhier anwesenden *Mahler Visconti* nach dem vorgelegten Sciço ausmahlen zu lassen, dahero höchst dieselbe gnädigst befohleten, daß mit selben der accord ohngesaümt abgeschlossen werde, dabey aber zum voraus bemerckend, wie die unterthgste Vorstellung bereits beschehen, daß man vor des Visconti Kunst und fähigkeit dahier noch keine prob gesehen, undt bey dermahligen späten jahreszeit in der Mahlerey gute und dauerhaffte arbeit nicht wohl gehoffet werden könte.

Zu gehorsambster befolgung des erhaltenen hochfürstl. gnädigsten befehls wurde also ged.er Visconti ad consilium beruffen, und dessen vorgelegter Scico schön, undt convenable befunden, daher derselbe befraget worden, wie viel er vor ausmahlung und Verguldung des großen Saals zu haben verlange, wann ihme das quartier und Kost bey hof mit der Verbindlichkeit zugestanden würde, daß er alle farben, Verguldungen, Handlanger und andrer Erfordernusse dem gerüst alleinig ausgenommen, auf seine Kösten beyzuschaffen sich obligierte, worauf derselbe 1000 Ducaten erfordert, mit dem beysatz, und gegebener Erläuterung, wie daß hiesige gold zur dauerhaften Verguldung nicht wohl zu gebrauchen, sondern dergleichen von Venetig her mit großen Kösten beschrieben werden müßte, also daß er zu dessen gehabung 1000 Rthlr. und vielleicht mehr verwenden müste, dabey aber versichernd, daß er wehrend diesen Winter noch den gantzen Saal, wann zwey Öfen hinein geschaffet würden mit dieser arbeit nicht allein vollkommen fertig werden sondern auch seine Kunst dergestalten zeigen wolte, daß solche von männiglichen die approbation finden solte, indeme nun aber in dem Sciço gar zu viele Figuren nicht begriffen, so hat man ex parte Camerae für nöthig erachtet, ein solches erwehntem Visconti auf seine forderung zu versetzen, mit der außerung, daß die Closter Schwartzacher Kirch, worinnen der Saal quae . . : 5 mahl gestellet werden könte, nicht mehr dann 5000 fl fränk. gekostet hätte, und dabey in Consideration zu ziehen wäre, daß er die Kost, und quartier bey Hof ohnentgeltlich zu geniessen hätte, worgegen derselbe geaüßert, daß dieses letztere für eine hochfürstl. Gnade lediglich anzusehen wäre, und ist demnach nach langen hin und her handlen nicht weiters als bis auf 900 Duplonen herunter gegangen, also zwar daß die Duplonen mit 7 fl 30 xr rhein. nach hiesiger landswehrung zu vergüten seye; da aber auch diese forderung noch zu hoch zu sein scheinet, so haltet Camera ohnmasgab unterthänigst darfür, daß solche auf 800 Duplonen jede à 7 fl 30 xr gerechnet zu restringiren, er aber Visconti vorzüglich dahin anzuweisen seye, daß, weilen die ausstaffierung des Saals quaest.: eine hauptarbeit zu seyn habe, welche bey dermahliger weit verstrichene Jahreszeit, wo die farben fast gewohnlich zu verblassen oder zu vertosten pflegen, stellen zu lassen akordiert, undt bedenklich seye, und doch die gröste attention verdiene, damit weder an der Schönheit noch Reichthum in der Verguldung etwas gebreche, Er zu mahlung eine Prob in der Verguldung vordersambst angewiesen worden dörfte, unter der ausdrücklichen Verbindlichkeit, daß, wann gegen seine gegebene Versicherung die farben abschießen, und verderben solten, er solche anwider ausbessern, undt auf seine Kösten in guten stand herzustellen verbunden seyn solle.

Approb. a Cel.mo in Relae. de 22 8bris 1749.«

b) Ebenda, fol. 715v, 9. September 1749: Viscontis Entwurf wird angenommen

»H. Obrist Neuman zeiget an, welchermaßen Ihro Hochfürstl. Gnaden gnädigst befohlen, daß der Mahler Zick die Salam Terrenam, dahingegen der Mahler Visconti das obere und den großen Saal ausmahlen solte; Solchem nach ist für rathsam angesehen worden, wegen richtigstellung der Contracten insolang bis ein-undt andrer Mahlerey zum Theil gestelltet, einen anstand zu nehmen, um sodann die arbeit nach ihrem wahren Werth destobesser taxieren zu können.«

c) Ebenda, fol. 795v–798r, 17. Oktober 1749: Vertrag mit Visconti

»Ihro hochgräfliche Excell. H. Hofcammer Präsident haben den anwesenden Mahler Joseph Visconti zu erkennen gegeben, welchermaßen Ihro hochfürstl. Gnaden dero Hofcammer gnädigst authorisirt, für ausmahlung des grosen Saals nach der letzthin genommenen abred, und vorgelegten Sciço den contract dergestalten abzuschließen, daß ihme gegen praestirung der eingegangenen Verbindlichkeiten 800 Duplonen nach dem angezeigten Werth für alles undt alles das gerüst alleinig ausgenommen, gezahlet werden dorffen, unter der ausdrücklichen Verbindlichkeit jedoch, daß, wann er die gefahr wegen Verderbung deren Farben oder Verguldung bey der Winters Zeit auf sich nehmen würdte, mit der arbeit ohngesaümt angefangen werden solte, da nun besagter Mahler die gesetzte Conditionii eingegangen mit dem Zusatz, und äußerung, daß die Fresco-Mahlerey naß verfertiget – somit in dem ersten Vierteljahr geschehen werden mögte, ob die farben abstehen, oder sonsten eine ausstellung daran zu machen seye, welchenfalls er verbunden seyn wolle, für alle Schaden zu stehen, und alles auf seine Kösten ohne den mindesten Ersatz zu verbessern und vollkommen herzustellen, auch bey Einlangung des venetianischen Golds die Prob in der Verguldung zu machen mit der angehengten gehorsambsten Bitte, ihme zu anschaffung des benöthigten golds sowohl als farben 1000 Rthlr. vorzuschießen worauf beschlossen worden, den *Contract* folgender gestalten auszufertigen:

Demnach der Künstler und Mahler Joseph Visconti aus Mayland in bekleidung hoher Vorschreiben sich alhier unterthänigst gemeldet, und sich offeriert, den großen Saal in allhiesiger hochfürstl. Neuen Residenz en Fresco auf eine solche arth, wie man es von einem Künstler nur immer praetendiren könne, dergestalten zu mahlen, daß an seiner Kunst und arbeit männiglichen ein vollkommenes Vergnügen haben, undt schöpfen solle, und zu dem Ende einen schönen, undt convenablen Sciço, welcher die zwischen Kayser Friedrich dem Ersten, und der Burgundischen Princessin allhier zu Wirtzburg celebrirte Hochzeit und Copulation vorstellet, zum Muster vorgeleget hat, mit der Eröffnung wie daß Ihro hochfürstl. Gnaden vorberührten Sciço nicht nur durchgehents approbirt=sondern auch gdigst. befohlen hätten, daß nach solchen der große Saal gemahlet und in dieser arbeit ohnaufhältlichen geschritten werden solte, alß ist mit gedachtem Mahler Visconti folgender *Contract* abgeschlossen worden, und zwar

1mo verspricht derselbe, und obligiret sich, mentionirten Saal nach dem vorgelegten Sciço nicht nur schön, undt kunstreich en Fresco, mit lebendig- und dauerhaft coloriten zu mahlen- undt mit veritablen venetianischem feinsten goldschlag zu vergulden, sondern auch alle farben, das gold, handlanger und alle übrige erfordernissen, den gerüst alleinig ausgenommen, auf seine eigene Kösten zu stellen, und beyzuschaffen, unter der gegebenen widerhohlten zusicherung, zur Verguldung kein anderes, als das feinste venetianische Gold zu gebrauchen auch mit dieser Arbeit sogleich den anfang zu machen, undt solche der bevorstehenden Winterszeit ohngeachtet in der Kunst sowohl, als in Dauer zu bewehren= dahero dann derselbe

2do nicht allein die gefahr wegen Verderbung deren Farben sondern auch wegen der Verguldung bey der Winterszeit auf sich genommen, mit der ausdrücklichen Verbindlichkeit, daß wann gegen seine gegebene Zusicherung die Farben entweder abstehen= oder die Verguldung vertosten oder abschießen und verderben solten, Er für alles stehen, den Schaden oder abgang auf seine Kösten ohne den mindesten Ersatz und Vergüthung ausbessern und herstellen, auch zu bezeigung seiner Kunst bey Einlangung des venetianischen Golds die Prob in der Verguldung vodersambst darzulegen, wohingegen

3tio eine hochfürstl. Würtzburg. Hofcammer promittirt und zu gedacht, in dem großen Saal zwey Öffen zu setzen, und solche wehrend diesen Winter hindurch einzuhitzen, und nebst diesen ihme Visconti nach gestellter musterhafften arbeit 4000 Rthlr. nach hiesiger landswehrung zu vergüthen, auch ihme zu anschaffung deren farben und feinen venetianischen golds einen geldvorschuß ad 1000 Rthlr. von hochfürstl. Hofcammer Zahlamt dergestalten thuen zu lassen, daß dieser geldvorschuß an der accordirten Summe deren 4000 Rthlr. successive wider abgezogen, und decortirt werden solle.

Zu Urkund dessen L S

Apprb. in Relae. de 22.8bris 1749«

Literatur: Sedlmaier/Pfister 1923, Anm. 406; von Freeden/Lamb 1956, S. 24, 36, 111, Anm. 36, hat trotz Sedlmaiers Hinweis Zweifel am Thema der Hochzeit.

d) Ebenda, fol. 807r, 20. Oktober 1749

»[. . .] bey welcher gelegenheit referirt worden, daß, nachdeme dem Mahler Visconti für ausmahl=und Vergultung des großen Saals nach dem vorgelegten Sciço 4000 Rthlr. accordiret, er den gerüst alleinig ausgenommen, alle Erfordernussen auf seine Kösten zu bestreiten auch die Handlanger zu bezahlen habe; als ist beschlossen worden, dem Hofcammerzahlamt per Decretio die Nachricht zu ertheilen, mit dem anhang, daß gedachter Mahler zu anschaffung deren nöthigen Erfordernissen 1000 Rthlr. gegen Schein auf Abschlag für diesmahl bezahlet, in Zukunft aber ohne speciale Hofcammerassignation für dise arbeit weiter nichts bezahlet worden.«

Dok. 2 Der Hochstapler Visconti wird entlarvt

StAW, HV M. s. q. 176a, fol. 158v: Tagebuch des Hoffouriers Johann Christoph Spielberger, 16. November 1749

»NB von dem Mahler Fisconte
Auf eines gewissen Herrn recommendation ist im verwichenen Sommer ein italian. Mahler angekommen welcher sich angemeldet, Sr. hochfürstl. Gnaden seine Risse und gemahlte Concepta vorgezeiget, und unterthänigst anbegehret, den Haubt Saal in Würzburg zu mahlen. Weilen dann nun dieser Mahler eine voluble Zung und ein abgeführter Italiener ware, so vertraute mann seiner Kunst diesen Saal an, denn seine Scüzen waren fein gezeignet und wohl coloriret. Es begab sich auch, daß die am 19.ten 8bris 1749 hochfürstl. Hofcammer, um solchen Saal zu mahlen mit diesem Mahler Fisconte accordirte, um 6000 fl rhein. nebst Kost am Cammerdienertisch und für seinen Sohn, boetam, am Cavalierkochtisch, dann für beide Holz, Licht und Quartier am Hof. Er logirte in dem Ingelheim. Cammerdiener Zimmer. Auf dem aufgeschlagene gerüst verschlosse er alles, und ließe niemand dahin, auch nit einmahl den fürsten. Er mahlete aber so elend schlecht, daß ob er S. hochf. Gnaden lauter Apellesstuck mit Worten vorstellete seine ganze arbeit als ein erbärmliche Nichtnuzigkeit nit verdecket bleiben konnte. Es haben es demnach 4 pflichtmäßige Männer als Mahler Högler und Dahlhofer, dann 2 Bildhauer taxiret, und solches nit einen bazen werth befunden. Und es seiner hochf. Gnaden vermög antragung unterth.sten Pflichten eröffnet, und Ihrer ganzen meynung unter Eydsstadt ausgeredet.«

Dok. 3 Taxierung der Malerei Viscontis

StAW, HV M. s. q. 176c, fol. 14v: Tagebuch Spielbergers, 2. März 1750

»Mahler Fisconte, welcher nach seiner schönen vorgezeigten patronen den hauptsaal zu mahlen accordiret hat, hat heüt von darzu verordneten 4 Mahler und Bildhauern seine Mahlerey müssen taxiren lassen. Weilen es aber gar nichts nuz, so ist er in puncto dimittiret worden.
Vide plura in notaminibus ad hanc diem.«

Dok. 4 Viscontis venezianisches Gold

StAW, HKP 1750, fol. 196v, 18. März 1750

»Mahler Visconti. H. Hofcammerrath Ganzhorn produziert 20 Büchlein venetianisches Golds mit dem vermelden, daß dieses alles seye, was vom mahler visconti zur Schadloshaltung zurück verblieben, wannenhero vorgedachte 20 büchlein gold dem Cammerzinnsamt zur Verwahrung übergeben worden.
Approb. in Relae. de 23. Marty.«

Dok. 5 Viscontis Abgang am 2. März 1750

StAW, HV M.s.q. 176a, fol. 168r: Tagebuch Spielbergers, 21. April 1750

»Vom Mahler Fisconte continuatio.

Nachdeme nun die Mahler ihre Gutachten erkläret hatten, so haben Ihro hochfürstl. Gnaden solche verwegene unternehmen des Fisconte nit anders als mit grösten Verdruß ansehen müssen. Sie ließen denselben, ob er gleich höchstdenenselben vieles vorzulügen oftmals die gnad gehabt, als einen Verächter hochfürstl. Milde nit mehr vor sich kommen, sondern gaben dem H. Oberhofmarschall befehl, selben zu dimittiren. Der Hr. Oberhofmarschall ließe dahero den Herrn Hofmarschall, den Cammerfourier und Hoffourier [=Spielberger] in Ihr Marschalls-Zimmer kommen, darauf durch einen Laquay den fisconte beruffen, und redete H. Oberhofmarschall den flegel folgendermassen an: Der H[err] hat sich im vorigen Sommer in Werneck um den Saal zu mahlen angemeldet, und so hochfürstl. Gnaden versprochen, ein solches Werck zu mahlen, daß seine hochfürstl. Gnaden eine Freüd und das ganze Land eine Ehr darob haben sollte. Ihro hochfürstl. Gnaden haben auch seine gemahlten also ausgegebenen Concepten und seine vielen blaudereyen geglaubet, seynd aber von Ihm Fisconte schändlich betrogen worden: weilen die Sach so schlecht gemahlet ist, daß mann es völlig wiederum heraus hauen muß. Ihro hochfürstl. Gnaden lassen Ihn sagen, daß er seine bagage zusammen machete, heüt noch den Hof, und morgen die Stadt meyden sollte. Er hätt zwar viel mehrers verdienet, allein, sie wollte die Milde der Schärpff vorgehen lassen. Würde er aber mit seinen betrügereyen ferner andere Herren auch betrügen, so würde Ihm schon wiederfahren, was er verdienet habe. Er gienge also seines Wegs. 1000 Rthlr. hatte er schon herausgenommen, und vorgestern wiederum 1000 begehrt. Weilen er Mahler und berüchtichter [?] aber lauther Duplonen oder wichtige Ducaten haben, H. Hofcammerzahlmeister aber Ihme lauter Caroliner geben wollte, so nahme es der Narr nit an. Mithin bliebe das Geld der Cammer. Der Vilou aber marchirte ab, am 2ten Merz, 1750.«

Dok. 6 Hilfsarbeiten für Viscontis Fresko

a) StAW, R 39479: Residenz-Baurechnung 1749/50 (Beginn 1. 4.), fol. 32: Ausgabe an die Schreiner (Benedikt Schlecht)

»4 fl ferner für dergleichen bey dem Mahler Visconti demselben zahlt [...]«

b) Ebenda, fol. 47: Ausgabe »Ins gemein«

»2 fl 5b für Taglohn bey dem Mahler Visconti Barbara Sachsin zahlt [...]«

Literatur: Sedlmaier/Pfister 1923, Anm. 406; von Freeden/Lamb 1956, S. 24, Anm. 36.

II Giovanni Battista Tiepolos Fresken im Kaisersaal

Dok. 7 Giovanni Battista Tiepolo ist bereit, nach Würzburg zu kommen

StAW, HKP 1750, fol. 376, 29. Mai 1750

»Auf die aus Venetig durch H. Mehling eingelangte Nachricht, welchergestalten der berühmte Fresco Mahler Sig.r Tiepolo, um seinen Nahmen und Kunst in Teütschland ebenmäßig zu verewigen sich anhero auf Wirtzburg zu begeben sich entschlossen: wurdte concludiret, an ersagten Mehling nacher Venetig zu rescribiren, daß so vergnügt Ihro hochfürstl. Gnaden über diese Nachricht sich bezeiget, so sehnlich und mit einem solchen Verlangen dahingegen ged[achte]r Kunstmahler anjetzo erwarttet werdte, daß je ehenter dessen anherokunft beschehen wird, desto angenehmer solche seyn, und zu diesseitiger beruhigung nicht ein gringes beytragen werdte; Man habe dahero an den augspurg[ischen] Kauffmann H[errn] Johann Obexer die verlangte 3000 fl rhein[isch] zu dero disposition durch allhiesigen handelsburgern Rugamer würcklich übersendet, mit dem verlaß und beding, daß der Herr Mehling an ged[achten] Sig.r Tiepolo zur herausreys 1000 fl sogleich vorschiessen=die übrige 2000 fl aber, sobald derselbe allhier eingetroffen seyn wird, ohne die prob von der arbeit abzuwarten, ohnaushältlich auszubezahlen solle; allermaßen man amtshalber verbunden seye, die rucksicht dahin zu nehmen, daß wann auf der Reys entweder durch sterben oder sonsten ein ohnvermutheter zufall wider verhoffen sich erreichen solte, der Verlust sich nicht allzuhoch belauffen möge.

In ansehung dieser bereitfertigkeit und offenhertzig[en] fürgangs verhofte man, es werde Sig.r Tiepolo mit seinem Sohn und Gehülffen den aufbruch soviel möglich anhero beschleunigen, und dieser Verfügung sich um so mehrers gefallen lassen, als diesseits von dessen angerühmter Conduite, guten Eigenschaften und großen Kunsterfahrenheit vollkommen persuadirt seye, und eben deswegen auf dessen redlichkeit nicht den mindesten Verdacht sitzen könne; Hr. Mehling wird demnach zu diesseitig noch großeren Verbindlichkeit berührten geldvorschuß ad 1000 fl rhein. gegen schein thun, und die eigentliche Zeit wann nemlichen Sig.r Tiepolo heraus zu kommen vermeine, vorlaüffig bemerken, und solche aufs möglichste zu beschleunig[ung] suchen; Immaßen man den H. Tiepolo sowohl als dessen Sohn und gehülffen die Kost undt quartier auf verlangen bey hof anzuweisen nicht entstehen werde.

Indessen könne man ohnerinnert nicht lassen, daß zwar mit dem Mahler *Visconti* der accord der ursachen so hoch eingegang[en] weilen eines theils derselbe für einen deren stärkesten Mahlern von hohen orthen her recommendirt worden, anderntheils aber auf seine Spesen über 1500 fl an venetianischen gold darein zu verwenden sich engagirt hat, dahern also Sig. Tiepolo zu seiner arbeit auch etwas an gold vonnöthen hätte, in ansehung des bekannter maßen das venetianische den Vorzug in der Schönheit vor anderen gemeiniglich erhaltet, derselbe hierwegen in Venetig solche bestellung vorsorglich zu machen hätte, damit, wann das hiesige ihme nicht allerdings gefallen solte, die Erfordernus von dorten her ohnverschüblich beschrieben und erlanget werden könne. Man lege übrigens zu beförderung des Entschlusses den *abriß des Saals*, und *project* in denen zweyen anlagen hierbey, mit der Eröffnung, wie dieses nur die hiesige gedancken Ihro hochfürstl. Gnaden aber keinesweegs gesinnet seye Sig.r Tiepolo, wann er etwas besseres vorzuschlagen weis, in seinen concepten zu hindern, sondern solches auszuführen gnädigst gestatten werden; Inzwisch[en] aber da der Saal wegen deren vielen fenstern, undt anderen cavitäten dergestalt eingekropft und eben so gespitzt, daß in der Zeichnung alles ohnmöglich genug zu exprimiren ist, als wird ohnumgänglich vonnöthen seyn, daß der Sciço dahier in Wirtzburg verfertiget werdte, ansonsten versicherend, daß man

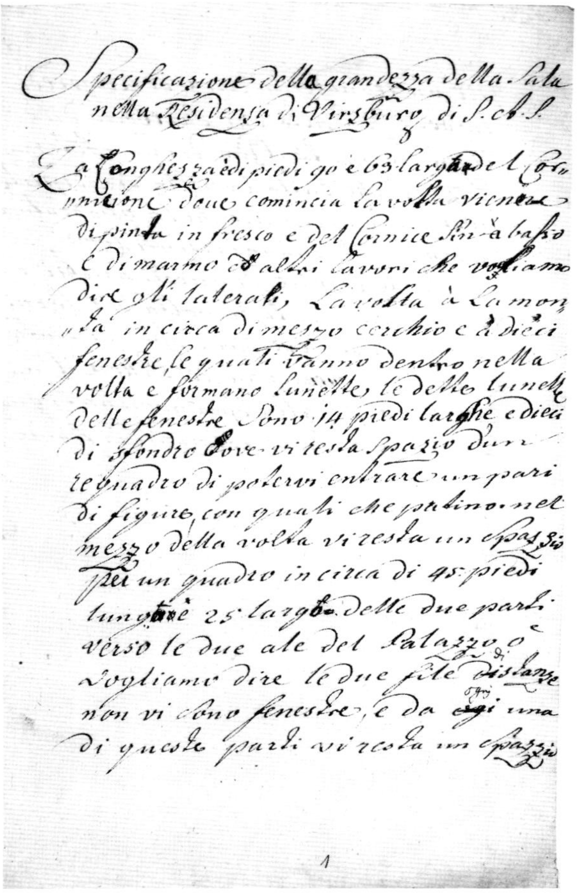
Specificazione della grandezza della Sala
nella Residensa di Virsburg di S. A. S.
La Longhezza di piedi 90 e 63 largha del Cor-
nisione dove comincia la volta viene
dipinta in fresco e del Cornice sin' à basso
è di marmo et altri lavori che vogliamo
dire gli laterali, La volta è la mon-
tà in circa di mezzo cerchio e à dieci
fenestre le quali vanno dentro nella
volta e formano lunette le dette lunette
delle fenestre sono 14 piedi larghe e dieci
di sfondro dove vi resta spazio d'un
regnadro di poterui entrare un pari
di figure, con quali che patino nel
mezzo della volta vi resta un spazio
per un quadro in circa di 45 piedi
lunghe e 25 largho delle due parti
verso le due ale del Palazzo o
vogliamo dire le due fate distanze
non vi sono fenestre, e da ogni una
di queste parti vi resta un spazio

1

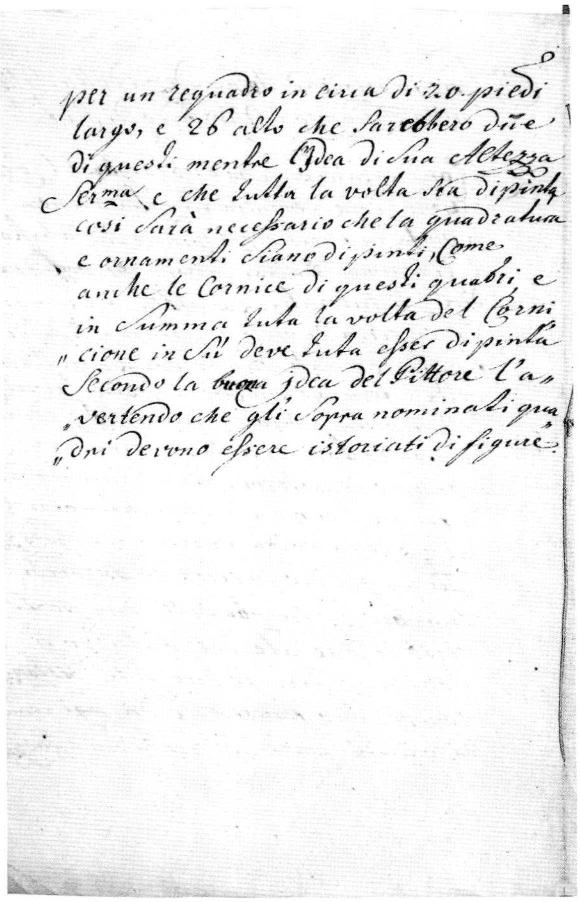
per un regnadro in circa di 20 piedi
largo, e 26 alto che sarebbero due
di questi mentre l'Idea di Sua Altezza
Serma e che tutta la volta sia dipinta
così sarà necessario che la quadratura
e ornamenti siano dipinti, come
anche le Cornice di questi quadri e
in summa tuta la volta del Corni-
cione in sù deve tuta esser dipinta
secondo la buona Idea del Pittore l'av-
vertendo che gli sopra nominati qua-
dri devono essere istoriati di figure.

Abb. 1 und 2 Beschreibung des Kaisersaals (Dok. 9)

in der Zahlung gegen Sig.r Tiepolo sich gewis raisonabel werde finden lassen wann zu mahlen derselbe nach seiner gerühmten stärcke der arbeit die schönheit geben werdte.«

Literatur: Sedlmaier/Pfister 1923, S. 127 f., Anm. 410; von Freeden/Lamb 1956, S. 25–28.

Dok. 8 »Schreiben an H. Mehling nacher Venetig: Mahlern Tiepolo betr[effend] dessen anhero Reys, Reysgelder=gehalt pp. betr.«

StAW, HKP 1751, fol. 104, 25. Januar 1751

»So folget auch das an Hrn. Mehling nacher Venetig erlassene Schreiben des Inhalts de *29.t May 1750* –

Es haben Ihro hochfürstl. Gnaden unser gnädigster Fürst und Herr mit besonderen gnädigsten wohlgefallen sich unterthänigst referiren lassen, welchergestalten der berühmte Fresco-Mahler Sig.r Tiepolo um seinen nahmen, und Kunst in Teütschland ebenmäßig zu verewigen, sich anhero nach Wirtzburg zu begeben entschlossen seye.

So vergnügt nun höchst gedacht S[ei]ne Hochfürstl[iche] Gnaden über diese Nachricht sich bezeiget, so sehnlich und mit einem solchen Verlangen wird dahingegen ged.ter Kunstmahler anjetzo erwartet, daß je ehenter dessen ankunfft beschehen wird, desto angenehmer uns solche seye, und zu unserer beruhigung nicht ein geringes beytragen werdte. Wir haben dahero an den augspurgischen Kauffman Hrn. Johann Obexer die verlangte 3000 fl rhein. zu dero disposition durch allhiesigen handelsburger Rügamer würcklich übersendet, mit dem Verlaß und Beding, daß der Herr Mehling an gedachten Sig.r Tiepolo zur heraus Reys 1000 fl sogleich vorschießen die übrige 2000 fl aber sobald derselbe allhier eingetroffen seyn wird, ohne die prob von der arbeit abzuwarten, ohnaufhaltlich ausbezahlen solle, allermaßen wir amtshalber verbunden seynd, die rucksicht dahin zu nehmen, daß, wann auf der Reys entweder durch sterben, oder sonsten ein ohnvermutheter Zufall wider verhoffen sich erreichen solte, der verlust sich nicht allzu hoch belauffen möge; In ansehung dieser bereitfertigkeit, und offenhertzigen fürgangs verhoffen wir, es werde Sig.r Tiepolo mit seinem Sohn, und gehülffen den aufbruch, so viel möglich anhero beschleunigen, und diese verfügung sich um so mehrers gefallen lassen, als wir von dessen angerühmten Conduite guten Eigenschaften, und grosen Kunsterfahrenheit vollkommener persuadiret seynd, und eben deswegen auf dessen redlichkeit nicht den mindesten Verdacht setzen können.

Der Herr wird demnach zu unserer noch gröseren Verbindlichkeit berührten Geldvorschuß ad 1000 fl rhein. gegen Schein thuen und die eigentliche Zeit wann nemlichen Sig.r Tiepolo heraus zu kommen vermeine, vorlaüffig bemercken, und solche aufs möglichste zu beschleunigen suchen; Immittels wir den H. Tiepolo sowohl, als dessen Söhn, und gehülffe die Kost und quartier auf verlangen bey Hof anzuweisen nicht entstehen werden; Indessen können wir ohnerinnert nicht lassen, daß wir zwar mit dem Mahler Visconti den accord der ursachen so hoch eingegangen, weilen eines theils derselbe für einen deren stärckesten Mahlern von hohen orthen her recommendiret worden andern theils aber auf seine Spesen über 1500 fl an venetianischen Gold darein zu verwenden sich engagiret hat dahern also Sig.r Tiepolo zu seiner arbeit auch etwas an geld vonnöthen hätte, in ansehung, daß bekannter maßen das venetianische den Vorzug in der schönheit vor anderen gemeiniglich erhaltet, derselbe hierwegen in Venedig solche bestellung vorsorglich zu machen hat, damit wann das hiesige ihme nicht allerdings gefallen solte, die erfordernus von dorten her ohnverschieblich beschrieben, und erlanget werden könne. Wir legen übrigens zu beförderung des Entschlusses den *abriß des Saals* und *project* in denen zweyen anlagen hierbey mit der Eröffnung, wie dieses nur die hiesige gedancken Ihro hochfürstl. Gnaden aber keineswegs gesinnet seyen, Sig.r Tiepolo, wann er etwas besseres vorzuschlagen weis, in seinem concept zu hinderen, sondern solches auszuführen gnädigst gestatten werden, inzwischen aber da der Saal wegen deren vielen fenstern und anderen cavitäten dergestalten eingekropfft und oben so gespitzt, daß in der Zeichnung alles ohnmöglich genug zu exprimiren ist, als wird ohnumgänglich nöthig seyn, daß der Sciço dahier in Wirtzburg verfertiget werdte; ansonsten versicheren daß wir in der Zahlung gegen Sig.r Tiepolo uns gewiß resonabel werden finden lassen, wann zu mahlen derselbe nach seiner gerühmten stärcke der arbeit die Schönheit geben werde; In Erwartung baldiger antwort verbleiben wir demselben mit gnaden, und allen guthen wohl bey gethan.«

Literatur: Sedlmaier/Pfister 1923, S. 254, Anm. 410; von Freeden/Lamb 1956, S. 25 ff; Renner 1995, S. 352 f.

Dok. 9 Die in diesem Brief an Mehling erwähnte Beschreibung des Kaisersaals

StAW, Miscellanea 119

»Specificazione della grandezza della Sala nella Residenza di Virzburg di S.A.S. [Sua Altezza Serenissima]

La longhezza è di piedi 90 e 63 larga del cornicione dove comincia la volta vienne dipinta in fresco e del cornice sin a basso e di marmo es altri lavori che vogliamo dire gli laterali, la volta à la monta in circa di mezzo cerchio e à dieci fenestre, le quali vanno dentro nella volta e formano lunette, le dette lunette delle fenestre sono 14 piedi larghe e dieci di sfondro dove vi resta spazio d'un requadro di potervi entrare un pari di figure con quali che patino nel mezzo della volta vi resta un spazzio per un requadro in circa di 45 piedi lunga e 25 largo. delle due parti verso le due ale del Palazzo ò vogliamo dire le due file distanze non vi sono fenestre, e da ogni una di questi parti vi resta un spazzio per un requadro in circa di 20 piedi largo, e 26 alto che sarebbero due di questi mentre l'Idea di Sua Altezza Ser.ma e che tutta la volta sia dipinta cosi sarà necessario che la quadratura e ornamenti sianno dipinti, come anche le cornicione in su' deve tuta esser dipinta secondo la buona idea del Pittore l'avertendo che gli sopra nominati quadri devono essere istoriati di figure.«

Literatur: Sedlmaier/Pfister 1923, Anm. 411; von Freeden/Lamb 1956, S. 26.

Dok. 10 »Ohnmaßgebliche Gedancken für die Mahlerey des größeren hochfürstlichen Speis=Saals«

StAW, Miscellanea 6060

»1) Zum Grund des gantzen Concepts seynd anforderist folgende zwey Historien angewiesen worden.

Erstlich: Wie der Kayser Fridericus Barbarossa zu Wirtzburg mit der Burgundischen Princessin Beatrice vermählet worden.

Zweytens: Wie eben dieser Römische Monarch in einer Reichsversammlung, welche zu Wirtzburg um eben diese Zeit gehalten, das Homagium Solenne von dem Bischoffen zu Wirtzburg und Herzogen zu Francken gnädigst auf=und angenommen, wie dann auch nach ertheilter Investitur aus höchster Neigung jenes Diploma überreichet, crafft dessen nicht allein der Landgerichtliche Obergewaldt, sondern auch alle jemahlen von denen glorreichsten Kaysern und Vorfahrern ergangene Schanckungen, Ehren Vorzüg, und hochfürstliche Jurisdictiones auf das verbindlichste bestättiget werden.

2) Weilen nun diese zwey vorkommende begebenheiten als das Fundament aller anfolglichen gedancken in denen zweyen rechts und lincks über dem oberen gesims sich zimlich breit ausdehnenden feldern müssen entworffen werden, als hat mann dem herrn Künstler zur Erleichterung jedes allhier sonders erclären wollen, und zwar

Erstens, was die Kayserliche Vermählung betrifft, so hat solche aus folgender begebenheit ihren anfang genommen: Der römische Pabst Anastasius IV. soll dem Friderico zugelassen haben, seine erste Gemahlin Adelheidem, Diepholdi Marggrafen in Rohburg Tochter zu verlassen, wie solches bezeüget Otto Frisingensis l:q.c. M.p: 451. dessen ursach gemelter Author aus der garzu nahen Verwandschafft anführet. *Rex per Apostolicae Sedis Legatos ab uxore sua ob Vinculum Consanguinitatij Sepratus fuit.* In der That erfolgte 1153 die völlige Ehescheidung zu Costnitz [= Konstanz], worauf der Kayser 3 Jahr zubrachte, biß er eine gespons sich erwählte, nehmlich Beatricem, welche Graf Reinold mit Herzogs Simonis von Lothringen Princessin gezeüget, das Kayserliche beylager und Vermählung wurde A: 1156 zu Wirtzburg in der wochen nach pfingsten in Gegenward vieler fürstlicher Perßonen gehalten.

[Am Rand] Lit.: A: oder das über dem gesims gesetzte größere feld zur linckhen hand, wann mann in den Saal hineingehet.

Die Mahlerey hat also hier auszudrucken gleichsam in einen Oratorio die Vermählung des Kaysers Friderici mit Beatrice, wobey der Bischoff zu Wirtzburg die Solenne Benediction verrichtet: zur rechten der Kayserliche Gespons erscheinen die beywohnende fürstliche und gräffliche Personen, zu welchen füglich könten Geistliche oder Pabstliche Nuntij hiebey gesetzet werden, um fürzustellen, wie daß solche Ehe nicht wider das gutheißen des Päbstlichen Stuhls fürgenommen worden, wie es etliche, als Dodechinus und andere in MS: affligemensibus, und Aquicintino Auctario haben behaupten wollen. ferner zur linckhen seiten können sich zeigen Rainaldus Burgundischer Graf und Vatter Beatricis samt seiner Hoffstatt: diese aber zu unterscheiden, wären folgende zeichen am dienstlichsten, wann mann bey den Kayserlichen etliche fahnen sehen ließe, in welchen Adler, oder hohenstauffische löwen, als gewöhliche wappen Friderici verzeichnet stünden, wie dann im gegentheil bey dem Burgundischen es ein unterschied machen würde, so allhiesiger seits der Burgundische Schild in 8 Theil oder schrägs aufrecht, theils blau theils gelbe balcken oder fascias abgetheilet würde zum vorschein kommen: Was nun die andere Historien belanget, so hat mann

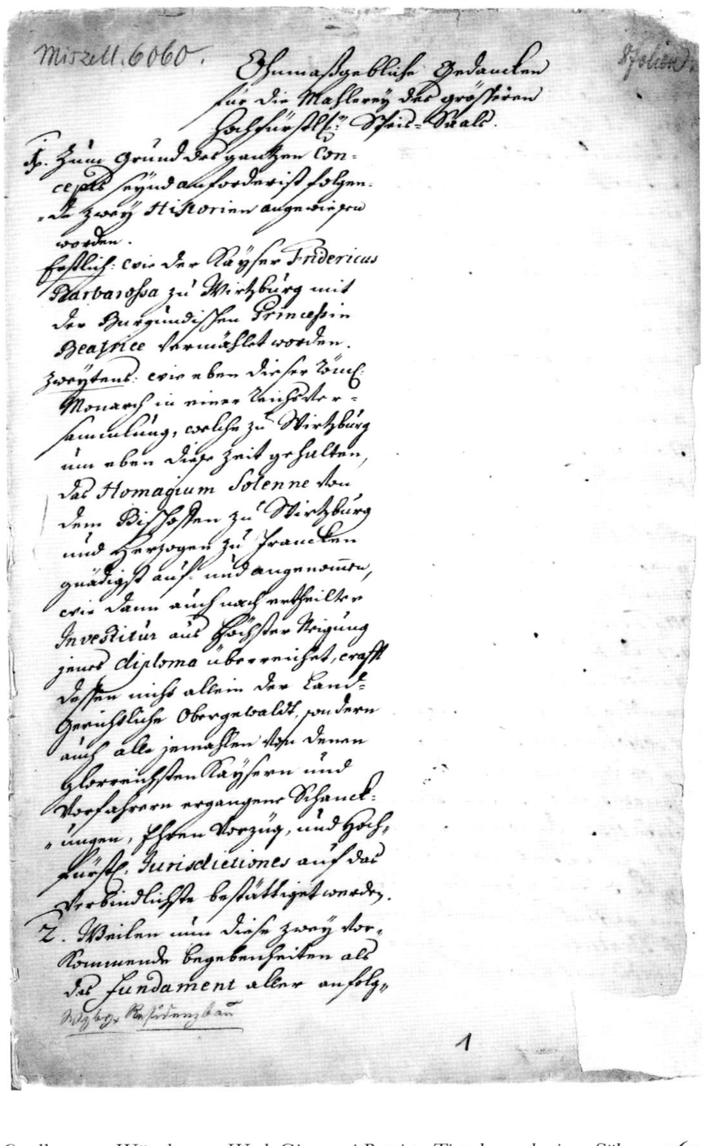

Abb. 3 Programm für die Ausmalung des Kaisersaals (Dok. 10)

3) zu bemerckhen, wie das Heroldo einen aus dem hochadelichen Stammen von Höchheim diese sondere glorie zugewachsen, daß Er in einer von Friderico Barbarossa zu Wirtzburg gehaltenen Reichsversammlung das gewöhnliche Eyd der Treü oder Homagium vor dem Kayser abgeleget, und in anweesenheit so hoher Ständen das Diploma Confirmationis erhalten, durch welches alle von vorigen Kaysern ertheilte Gnaden und Ehren-Zeichen wie dann auch sämtlichst verliehene Privilegia auf das beste verewiget werden; Mann hat zu urkund dessen nur wenige wort aus gemeldeten Diplomate hier anbeyruckhen wollen, ›in generali Curia Wirtzburg celebrata ... Heroldus ejusdem Civitatis venerabilis Episcopus ... Nostram Suppliciter imploravit Clementiam, ut omnem Jurisdictionem, quam antecessores Sui et Ecclesiae et Ducatus Würceburgensis a Carolo M. et omnibus Successoribus suis usque ad praesens tempus justa et quieta possessione sine Diminutione tenuerunt et possederunt, Sibi et Ecclesiae et Ducatui Imperiali authoritate, et Privilegij nostri communitione confirmane dignaremur: quia vero rationalis petitionis supplicam libenter amplectimur, qui et non rogati juxta cogitare debemus, definitas res ab antiquis Imperatoribus quas tamen rationa biliter constat esse decretas, et ab Ecclesia et Ducata Wirceburgensi longissimis possessionibus, uti et hominum memoriam excedant, irrefragabiliter habitas et usitatas, nulla volumus de inceps ambiquitate titubare ... Inde et, quod praefato Heroldo Episcopo Suisque Sucessoribus in perpetuum ... damus et concedimus et praesentis privilegij munimine confirmamas omnem jurisdictionem seu plenam potestatem faciendi justitiam per totum Episcopatum et Ducatum Wirceburgensem, et per omnes Cometias in eodem Episcopatu vel Ducatu Sitas pp.‹

Lit.: B: oder das Feld, welches in den Eingang des Saals zur rechten ist.

Die Mahlerey hat also bey dieser Historie auszudruckhen einen ansehnlichen Fürsten=Saal, wo die Reichsständ sich versamlet befinden, in der mitten erhebet sich ein mit Adlern ausgeziehrter Thron, auf welchen der Kayser Fridericus sitzend den Eyd der Treü oder das homagium von Bischoffen Heroldo empfanget, und zugleich mit einer herzoglichen fahnen die Investitur verleyhet, nechst an den kayserlichen Thron stehen der Reichs-Cantzler und Herolden, welche die Reichskleinodien halten;

4) Aus diesen zweyen gegen hinüber stehenden oder gemahlten Historien seynd zweyerley früchten und Nutzbarkeiten entstanden und zwarn hat das zu Wirtzburg vollzogene beylager Beatricis mit Friderico dem gantzen Reich das entwendete Burgund zurückgestellet, welches Otto Frisingensis I: 2. c. 29. mit folgenden worten bestättiget:

Lit. C: oder der an der oberen Saalsdeck vorkommende Schwibogen. ›Sequenti hebdomada post festus Pentecostes Imperator in Civitate Orientalis Franciae Herbipoli regio apparatu, multa Principum ad stipulatione, juncta sibi Beatrice, Reinaldi Comitis Burgundia filia nuptias celebrat. Reinaldus iste de antiqua et Illustri Burgundiorum prosapia originem trahens ... et Simonis Lotharingiorum Ducis Filiam ducens, ab ea tantum hanc puellam suscepit, ipsamque non multo post moriens ... totius terre sua heredem reliquit.‹ Welches Palatius zu unser fürhaben besser erklähret, da er sagt: ›Hinc Beatricem Imperator Fridericus in Matrimonium sortitus, non solum Burgundiam, sed et Provinciam Imperio alienatam uxorio titulo restitutam accepit.‹ Gleichwie aber das Reich aus dieser Kayserl. Eheverbundnuß ein merckliches wachsthum empfangen, also hat bey dieser Hochzeit das Franckenland nicht weniger glorie und nutzen genossen; Fridericus hatte von dieser Zeit ein sondere liebsneigung zu der Stadt Wirtzburg, allwo Er mehrmahlen sein Hoflager in dem sogenannten Katzen=Weicker gehalten, viele Reichsversammlung hieher beruffen, und letztens jenes Diploma confirmationis Heroldo gnädigst ertheilet, wodurch aller Kayser und Vorfahrer gegebene Freyheiten und Jurisdictiones auf ewig gegen alle widrige praetentiones bevestiget worden.

Dieses alles wird nun die Mahlerey in dem Oberen Schwibogen zusammenfassen, um zwischen denen zu zweyen seiten sub. Lit. A und B unten stehenden Historien fügliches band oder Verknüpfung zu machen, es hat also der Pensel folgendes auf Boetischer Arth auszutrucken, nehmlich in dem mittleren punct des Fornicis muß entworffen werden ein prächtiger Thron, auf welchen der Genius Imperij mit einem Kayserl. Mantel, Scepter und Cron sich niederlasset, zur rechten seiten NB gegen die seiten sub. Lit. A aus einem hellen gewölck bricht hervor der Phoebus Orientalis, welcher auf seinem Sonnenwagen die Kayserl. Braut dem Genio Imperij zuführet, dann weilen in Francia orientali diese heyrath getroffen worden, so kann dieses durch angeregte Poetische Figur bedeütet werden; ferner ist vonnöthen, daß anstatt des Phosphori der Hymenaeus mit einer brennenden Fackel vor dem hochzeitlichen Sonnenwagen voran trethe, und um zu zeigen, was für Vortheil durch diese Eheliche Verbindung dem Reich zugekommen, so praesentirt benenter Hymenaeus oder der Hochzeits gott dem Genio Imperij eine Landcarten mit dem Burgundischen Wappen bezeichnet; übrigens zur prächtigeren begleitschafft der herbey geführten Kayserl. Gespons können jene Personen oder Genij angeführt werden, deren sich Claudianus der Poet in dem Gedicht von der Hochzeit des Kaysers Honorij und Mariae bedienet: die Solennität dieses Festins größer zu machen, lasset er die mit pfeilen und bogen leicht bewaffnete Genios amorum mit allerhand gaben, Cronen hervortretten, die Charites werffen rosen aus, Concordia traget empor einen Ring, andere genioli rühren allerhand Musicalische Instrumenten p. wie solches bey diesem fürnehmen Poeten weiters zu erfahren.

Nachdem nun dieser hochzeitliche Aufzug vor dem Genio Imperij sich darstellet, so stehet zur rechten des Throns die Stadt Wirtzburg, welche diesen freudigen und dem Reich nutzlichen apparatum mit einem anmüthigen Gestu vorführet; der Genius Imperij ab dessen allen erfreüet zeiget gegen den Genium der Stadt Wirtzburg seine danckbahre Neigung, und um dieselbe thätlich zu bewürckhen reichet er dem linckher hand NB gegen die seiten sub. Lit. C an dem Thron knyenden Genio Franconiae das Diploma confirmationis aller Privilegien, so jemahl von denen Carolingischen=Sächsischen=und Fränckischen Kaysern gegeben worden. Dieses in dem Diplomate enthaltene in etwas auszudruckhen, so können eben auf dieser linckhen seiten allerhand Kayserl. Genij in ziemlicher Größe stehen, welche allerhand Insignia oder Ehrenzeichen halten, mit welchen Sie das Franckenland beehret und vermehret oder bereichert haben; als zum Exempel die Herzogsfahnen, das fürstliche Schwerd, den Herzogshuth, den Purpur, ein Cornucopia mit allerhand Müntzen, Landcarten, mit welchen die Erweiterung des Lands verstanden wird.

Solte nun an dem Rand des Schwibogens noch einiger raum vorhanden seyn, so könten die Götter sich über so große gnad des Kaysers danckbarlich verwunderen, alß die fränck. Ceres, Diana, der mit Trauben gezierte Bachus, der Mayn gleich einer Nymphen gekleydet.

Lit. D: oder die an den fensterpilaren 6 übrige felder zu beyden seiten theils gegen den hofgarten, theils gegen den Eingang des Saals über dem gesims.

5.) Letzens seynd noch übrig sechs kleine felder an denen fenster pilaren über dem Gesims, deren drey gegen den Eingang des Saals sich befinden; für diese nun zur Sach dienliche gedancken anzuweißen, findet man für bequem und der Materie=gemäß in denen zwey mittels gesetzten felderen, als nehmlich in den mittleren gegen den Garten sodann gegen den Eingang des Saals diese zwey Stuck fürzustellen die Desponsationem franciae cum Imperio, und die Vermählung des Wirtzburg. Bistums mit der Kirchen in denen 4 übrigen Felderen, als zweyen gegen den Hofgarten, und dann zweyen übrigen gegen den Saals Eingang entworffen die 4 Ertzämter, welche Heroldus zu eben dieser Zeit, da Er das Diploma Confirmationis empfangen, zu größeren Aussehen seines herzoglichen Fürstenthums hat angeordnet; Einem Grafen von Henneberg truge Er auf das Ertzmarschallen=amt, dem Er substituirte einen hochadelichen Herrn von Hohenburg: das Ertzcämmerer=amt vertrate der Graf von Wertheim, deme beygesetzet wurde ein Edler von Zobel. Das Ertzmundschencken=amt wurde zutheil dem Grafen von Castell, diese Stell zu vertretten bestimmet worden ein Edler von Zabelstein. Der Archidapiseratus ist damahls gekommen an den Grafen von Rieneck, dem substituiret worden ein Edler von Rebstock.

Die Mahlerey in diesen sechs feldern mögten mithin auf folgende weis eingerichtet werden;

Erstlich: in der mitte gegen den garten wird fürgestellet die Desponsatio oder Vermählung des Franckenlands mit dem Römischen Reich, weßwegen jenes sonderheitlich auszudrucken ist mit dem Pensel, was Osue cap. 2 geschrieben stehet: Sponsato te mihi in sempiternum et sonsabo te mihi in Justitia et Judicio. Das Franckenland mit einem herzoglichen Kleyd und Huth bekleydet, und aufrecht stehend doch sich etwas neigend tritt mit Füssen den Meyneid, die Ungerechtigkeit, den feuer speyenden Martem, und die Krieg antrohende Bellonam, der Genius Imperij andererseits reichet dem Franckenland das Schwerd auf eben die arth, mit welchen die Kayser die Praefectos praetorios vorzeiten zu investiren und ihnen allen Gerichtbarlichen Gewalt über die Römische provincien zu ertheilen pflegten, crafft welcher sie treülich die Gerechtigkeit zu handhaben, die Gerichtbarkeiten auszuüben, wie dann auch alle dem Reich schädliche feind vertreiben verpflichtet, und dem Kayser auf eine sondere weis verbunden wurden.

Zweytens: In der mitten gegen den Eingang des Saals wird entworffen die Desponsatio Franconici Episcopatus cum Ecclesia; wodurch eben jene Vermählung verstanden wird, welche mit diesen worten Oseas cap. 2 anziehet. Sponsabo te mihi in fide. Es muß anfolglich das Franckenland hier in bischöfflicher Kleydung vor dem Päbstlichen Stuhl niederknyend die Investitura Episcopalem oder Institutionem per annulum et Baculum empfangen. Wann sonst noch parerga vonnöthen, und der raum des feldes es leydet, so können solche noch allzeit angegeben werden: wie dann auch dem Künstler hier die 4 übrige felder überlassen werden, also daß er die Ertz=und unterämter nach beliebiger Kleydung doch mit ihren Insignibus und Wappen entwerffen könne, damit aber wegen den uhralten Wappen kein anstand seyn mögte, so hat man anzeigen wollen.

Drittens: wie daß die grafen von Henneberg in ihren Schild führen eine schwartze henne, in gelben feld, die Edle von Hohenburg haben hingegen in einen rothen feld zwey getheilte und aufrecht stehende weiße flügel.

Viertens: des grafen von Wertheim wappen ist eigentlich viergetheilet: das erste und vierte feld ist ferner in zwey areolas unterschieden, deren das obere stuck in einem gelben feld einer halben geflügelten und schwartzen Adler führet; die nechst untersetzte weiße areola aber ist mit drey himmelblauen Rosten bezeiget. Das zweyte und dritte feld hat zwey weiße Baltheos oder binden im rothen feld. Der Herrn von Zobel ihr Schild ist ein Pferdskopf von rother farb im weißen feld.

Fünfftens: deren Herrn von Castell ist ein viergetheilter Schild eigenthümlich, dessen erstes und drittes feld roth, die übrige von weißer farb seyen: die Herrn von Zabelstein unterscheiden sich durch ihre schilden, welches eine schwartze Scheer in einem gelben feld fürzeiget.

Sechstens: die grafen von Rieneck haben vorzeiten gehabt in ihrem wappenschild sieben schräge binden, also daß die erste roth, die andere gelb, die dritte abermahl roth und die vierte gleichfallß gelb, die übrigen binden seynd mit weißer farb gezeichnet.

Die Herren von Reebstock haben zu jenen Zeiten ein zwey getheiltes schild geführet, dessen oberes rothes feld enthaltet zwey gelbe löwenköpff mit Cronen und ausgereckten brancken: des untern Schildsfeld ist von weißer farb.«

Literatur: von Freeden/Lamb 1956, S. 107–109 vollständig abgedruckt. Hier gelegentlich eine geringfügig abweichende Lesart. Es handelt sich wohl um das dem Brief an Mehling (Dok. 8) beigefügte »Projekt«.

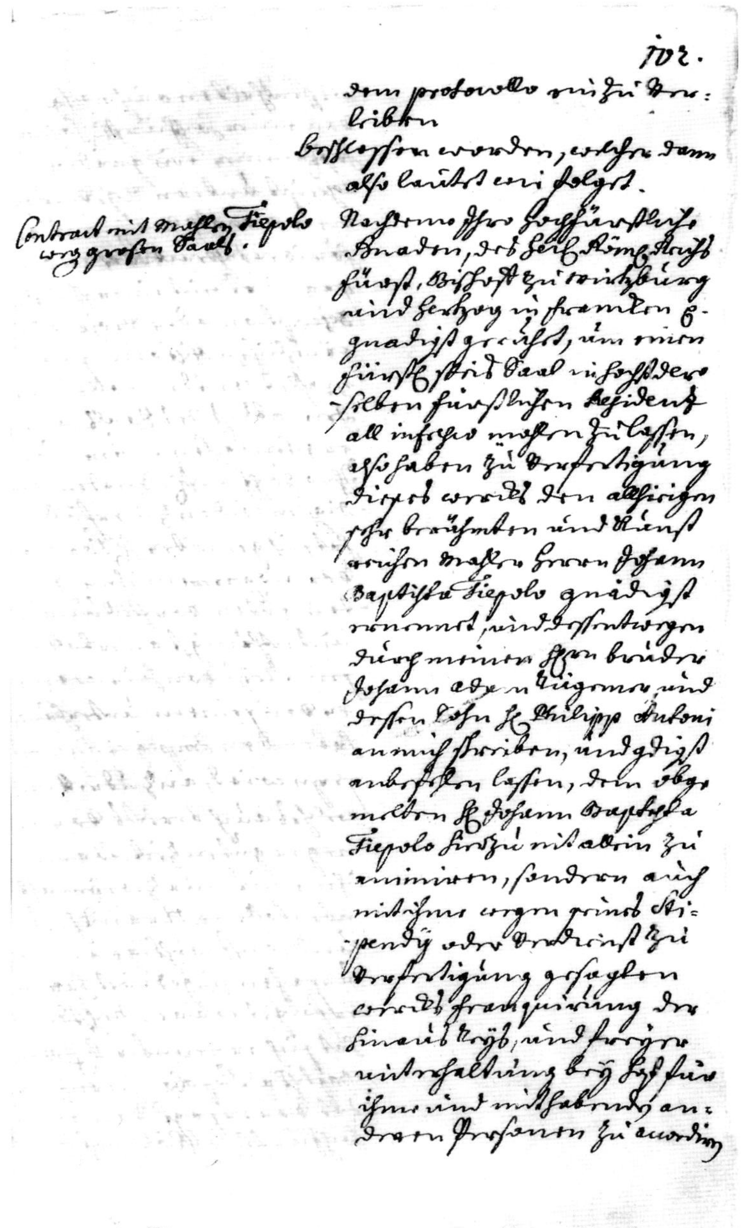

Abb. 4
Vertrag für die Ausmalung des Kaisersaals (Dok. 12)

Dok. 11 Anweisung des Vorschusses an Tiepolo

StAW, HKP 1750, fol. 380, 30. Mai 1750

»Hierauf ist referirt worden, daß Ihro hochfürstl. Gnaden gnädigst anbefohlen hätten welchermaßen an dero dahiesigen handelsburgern Rügamer 3000 fl rhein. von dem Hofcammer Zahlamt ausbezahlet, und sofort von ihme Rügamer an den Johann Obexer Kauffmann zu Augspurg auf disposition und zu beförderung der anhero Reys des berühmten Kunstmahlers Sig.r Tiepolo aus Venetig übermachet werden solte, als wurde beschlossen, dem hochfürstl Hofcammer Zahlamt sothanen gnädigsten befehl dahin per Decretum wissend zu machen, daß daselbe obgedachte 3000 fl rhein. an den handelsburger Rügamer gegen Schein und künftige Verrechnung ohnhinterstellig abzugeben habe.«

Literatur: Renner 1995, S. 350.

Dok. 12 Vertrag mit Giovanni Battista Tiepolo, Venedig, 12. Oktober 1750

a) StAW, HKP 1751, fol. 101, 25. Januar 1751

»Mahlung des großen Saal in der hochfürstl. neuen Residenz und Contract mit Mahler Tiepolo zu Venetig. – Hr. geheimer Rath und Hofcammer Director Heß produciret ein von dem Panquier Lorentz Jacob Mehling d[e] d[at]o. Venetich den 18.te 9bris jüngst verwichenen Jahrs erhaltenes schreiben, mit welchen ged. Banquier den berühmten fresco mahler Johann Baptista Tiepolo unter herausstreichung dessen großen Kunsterfahrenheit besitzenden Spirito, und guthen lebensarth de meliori recommendiret, und den wegen aus mahlung des hochfürstlichen *Speis-Saal* mit ermelten Mahlern abgeschlossen Contract sub Lit. A beyleget, mit dem vermelden, daß oft mentionirter Tiepolo die nöthige farben, Pensel, und dergleichen um 115 fl dortselbst angeschaffet, welche laut des accords ihme besonders zu verguthen seyen ob nun zwarn erwehnten H. Hofcammer Director in diese Sache nichts correspondiret, noch darmit etwas zu thuen gehabt, und dasjenige schreiben welches aus special befehl Sr. Hochfürstl. Gnaden unterm 29. May a. p. [Dok. 7, 8] von Seiten der hochfürstlichen Hofcammer an ermelten Mehling dieser Sachen halber erlassen worden, und sub. Lit. B beygehet, diesen nicht bevollmächtiget, daß er einen Contract abschließen könne;

Indeme nun aber Sr. hochfürstl. Gnaden gnädigst erwogen, daß, wann erwehnten Tiepolo an sothanen accordirten quanto etwas decourtirt würdte, dieser an der arbeit manquirirn und die gehoffte Kunst nicht praestiren dörffte, so haben Ihro hochgräfl. Excell. Hr. Hofcammerpraesident die hochfürstl. Entschließung hierüber in der maas zu erkennen gegeben, daß höchst ged.e S.ne hochfürstl. Gnaden das accordirte zu erfüllen gnädigst gemeinet seyen daher den zwischen ged. Mehling und dem Mahler Tiepolo abgeschlossenen Contract zu diesseitiger Nachricht den protocolle einzuverleiben beschlossen worden, welche dann also lautet wie folget.

Contract mit Mahler Tiepolo weg. großen Saals. [= Brief Mehlings vom 18. November 1750]

Nachdeme Ihro hochfürstliche Gnaden, des heil. Röm. Reichs Fürst Bischoff zu Wirtzburg und Hertzog in Franken gnädigst geruht, um einen fürstl. Speis Saal in hochderoselben fürstlichen Residenz all infresco mahlen zu lassen, also haben zu Verfertigung diese werckes den allhisigen sehr berühmten und kunstreichen Mahler Herrn Johann Baptista Tiepolo gnädist ernennet, und dessentwegen durch meinen Herrn bruder Johann Adam Rügemer und dessen Sohn H. Philipp Antoni an mich schreiben, und gdigst. anbefehlen lassen, dem obgemelten H. Johann Baptista Tiepolo hierzu nit allein zu animiren, sondern auch mit ihme wegen seines Stipendij oder Verdienst zu Verfertigung gesagten wercks franquirung der hinaus Reys, und freyer unterhaltung bey Hof für ihme und mithabend[en] anderen Personen zu accordiren wessenthalben auch nachgehents von einer hochfürstl. hochlöbl[ichen] Hofcammer ein gnädiges Rescript untern 29. verflossenen Monath May [Dok. 8] mit gehöriger Instruction accompagnirt mit einer schriftlichen Description oder Project der gäntzlichen Historie [Dok. 10], so gemahlet werden solle, nebst dem abriß des Saals, an mich ergehen lassen. Um nun Ihro hochfürstl. Gnaden gnädigsten willen zu erfüllen hat sich gemelter H. Tiepolo vermög meinen ihme gemachten guten Vorstellungen unterthänigst anerbotten, seine Reys von hier, wann er von seinen unterhänden habenden Impegni befreyet seyn wird, anzutretten, welches auch bereits vor einiger guten Zeit, wann ihme nit nur zweymahl überfallene Krankheit und sonst wichtige andere ursachen impediret hätten, erfolget wäre. Nachdeme hat sich ernennter H. Johann Baptista Tiepolo in conformität vorersagt von einer hochfürstl. hochlöbl. Hofcammer gnädig erlassenen Rescript und eingeleitem bericht von gemelt meinem H. Bruder Rügamer und dessen Herrn Sohn weiters und in Kraft dies dahin sich obligiret, obangezogenen hochfürstl. Speis Saal mit all möglicher attention, Kunst, und Fleiß nach vorgelegt, und in das welsche traducirter description [Dok. 9] und abriß bevorderist nach dem gnädigsten Willen Sr. hochfürstl. Gnaden außerdenen ornati, so von seinem Thuns nit seynd in gehöriger Zeit all infresco auszumahlen und zu verfertigen, hingegen, und zwar

1 mo für sein Stipendio, oder Verdienst gulden zehentausend rhein. nebst der anhaftnung zu ausfertigung dieses wercks erforderlich, als da seynd, geschlagenes gold, farben, und dergleichen auf unkösten des Hoffs

2 do die Speis Zehrung für ihme und seine mit sich habende Personen, und pro

3 tio für ihme, und gesagten seinen Personen, so lang er in dieser arbeit stehet, die Kost, und allogiament bey hoff accordiret worden, zu dem Ende auf die anordinierte gulden tausent Rhein. für die hinaus Reys von mir an ihme, vermög seiner hiebey gehenden quittung bezahlt worden. Und allemahlen |: so der allerhöchste verleyten wolle :| er in Wirtzburg angelanget seyn wird, auch die restirende Gulden zweytausend simile nach dessen verlangen und disposition, wie bereits von einem theil beschehen, entrichtet werden sollen, und seynd diese fl 2000. rhein. in conto gesagt, sein Stipendio begriffen und zu considerieren.

Gleichwie nun nicht zweifle, daß oftgemelter H. Tiepolo vorderist mit seiner wohl erfahrenen Kunst, als auch seiner sonst habenden Wissenschaft, und guten conduiten alle satisfaction und contento geben werdet, als ist ihme auf gethanes verlangen zu seiner versicherung ein gleich lautendes original zugestellet, und in gleichen eines für eine hochfürstl. hochlöbl. Hofcammer an Tit. Herrn geheimen Rath und Cammer Director von Heß von mir zugesendet worden, zwar von allhiesigen beeden theilen eigenhändig unterschrieben Venedig den 12. 8bris 1750 [= 12. Oktober 1750].

Lorenz Jacob Mehling bekenne, und bestättige gegenwärtigen contract

Johann Baptista Tiepolo affermio [?] per mia parte quanto em riene il presente contratto«

(Unterschriften nicht eigenhändig, da Abschrift; es folgt im originalen Protokoll hier die Abschrift des Briefs an Mehling vom 29. Mai 1750, Dok. 8).

b) Weiter heißt es ebenda, fol. 107:

»Solchem nach haben Ihro hochgräfliche Excellenz Herr Hofcammer Praesident dem Herrn geheimen Rath undt Hofcammer Director übertragen, ein solches dem Kauffmann Rügamer zu eröffnen, mit dem auftrag, daß er es dem Kunstmahler Tiepolo zu hinterbringen habe, mit der weisung, daß besagter Mahler die ausgelegte 115 fl beym Hofcammer Zahlamt nicht nur erheben = sondern auch 2000 fl von denenjenigen 3000 fl welche an Sig.r Mehling übermachet, und wovon 1000 fl zu bestreidung deren Reyskosten ihme überhaupt passiret werden, auf abschlag des gnädigst placidirten quanti zu quittiren habe.«

Literatur: Sedlmaier/Pfister, S. 254, Anm. 410; von Freeden/Lamb 1956, S. 26; Renner 1995, S. 350 ff.

Dok. 13 Bericht des Hoffouriers Spielberger über Tiepolos Ankunft am 12. Dezember 1750

StAW, HV M. S. q. 176 c, fol. 179v: Tagebuch Spielbergers, 13. Dezember 1750

»Gestern ist der Venetianische Mahler Diepolo ankommen. Hat mit gebracht seine 2 Sohn, und einen diener. Ist am Hof in die Eckzimmer in garten am Rhennweg logiret und mit fünff Zimmer versehen word[en]. Die Kost bekame er angewiesen an der Cavalier Tafel, speisete anfangs mit denen Cammerdienern weilen es Ihme comoder ware, endlich aber allein, und bekame zu mittag 8 und abends 7 Speisen. Sonst liese mann Ihme nichts abgehen, und tractierte Ihn in allem herrlich. Den Saal accordirte Er, als nemblich den plavon und fenster Lunetten um 10 000 fl rh. die 3 Supra-porten stuck um« [bricht hier ab].

Literatur: Sedlmaier/Pfister, S. 254, Anm. 410; von Freeden/Lamb 1956, S. 27; Renner 1995, S. 355 (nennt irrtümlich den 12. Dez. als Tagebucheintrag).

Dok. 14 Ball für die Kammerdiener am Fasnachts-Dienstag mit Tiepolo als Gast

StAW, HV M. S. q. 176 c, fol. 217: Tagebuch Spielbergers, 23. Februar 1751

»Ball derer hochfürstl. Cammerdiener. Ihro hochfürstl. Gnaden waren so gnädig und haben für Ihre Cammerdiener einen Ball gegeben. Es ist solcher celebriret worden in der Hoffourier Speiszimmer, und waren 22 ballgäste. Sie haben gehabt 18 Speisen, 5 Confectkörb, Musicanten des Hofs, auf dem Tisch 12 Waxliechter, alles ist vom Hof fourniret worden, mit einer ministermäßigen Magnificenz Persohnen. Waren folgende: H. D. Vogelmann, sein H. Sohn, H. Hofcammerrath Sauer, seine 2 jungfr[äulichen] Döchter, H. D. Boxberger, seine Frau und Fr. Dochter, 2 Mahler Diepolo, Cammerfourier, seine Frau, Cammerdiener Schmiz, seine Frau, H. Cammerdiener Migetti, seine Frau, Cammerdiener Schauer, Kuchenmeisterin, ihr 2 Söhn, und ihr Dochter, M. Andrei Canzlist.

Der Ball dauerte bis um $^1/_2$ 3 Uhr frühe.«

Literatur: von Freeden/Lamb 1956, S. 28, Anm. 13.

Dok. 15 Greiffenclau besichtigt angefangene Zeichnung Tiepolos

StAW, HV M. S. q 176 c, fol. 230v: Tagebuch Spielbergers, 17. April 1751

»Ihro hochfürstl. Gnaden haben sich nach der Tafell in den Cammerflügel begeben, von dem mahler Diepolo die nun angefangene Zeichnung des zu mahlenden Saals zu sehen.«
(Balthasar Neumann speiste an diesem Tag an der mittäglichen Fürstentafel).

Literatur: Sedlmaier/Pfister 1923, S. 254, Anm. 411; von Freeden/Lamb 1956, S. 28; Renner 1995, S. 355.

Dok. 16 Greiffenclau besichtigt den großen Saal

StAW, HV M. S. q. 176 c, fol. 236v: Tagebuch Spielbergers, 23. April 1751

»Nach der Tafel und getrunkenen Caffee seynd Ihro hochfürstl. Gnaden in den großen Saal spaziret.«

Dok. 17 Tiepolo beginnt mit der Ausführung

StAW, HV M. S. q. 176 c, fol. 237v: Tagebuch Spielbergers, 27. April 1751

»Mahler Diepolo hat heüt angefangen den hauptsaal zu mahlen und durchzubauschen.«

Literatur: Sedlmaier/Pfister 1923, S. 254, Anm. 411; von Freeden/Lamb 1956, S. 28; Renner 1995, S. 355.

Dok. 18 Besichtigung des großen Saals

StAW, HV M. S. q. 176 c, fol. 239v: Tagebuch Spielbergers, 28. April 1751

»Nach dem Caffeetrinken, der dem Herrn Grafen [von Öhringen-Weikersheim] von einem H. Page auf einer silbernen Credenz gereichet worden, seynd Ihro hochfürstl. Gnaden mit dem H. Grafen in alle Zimmer, galleriam und den großen Saal gegangen.«

Dok. 19 Namenstag Fürstbischof Greiffenclaus: neues Perlengewand für 10 000 fl

StAW, HV M. S. q 176 c, fol. 241v: Tagebuch Spielbergers, 1. Mai 1751

»[…] unter dem Ambt [= Messe in der Hofkirche] haben Ihro hochfürstl. Gnaden meß gelesen und haben heut das neue perlene=Meßgewand zum ersten mahl angehabt.«

(Die Perlen dieses Gewandes hatten 6000 Rthlr. gekostet, das Gold zur Stickerei 600 fl, die Stickerei hatten die Ursuliner Closterjungfrauen für 400 fl fränk. übernommen. In gleicher Ausstattung kamen hinzu Stola, Manipulus, Kelchtuch, Capsula zum Corporale, Cremiale und 2 Pultdecken).

Dok. 20 Greiffenclau weilt im Mai 1751 in Veitshöchheim, weshalb es in der Residenz Würzburg Probleme am ›Mahlertisch‹ gibt

a) StAW, HV M. S. q. 176 c, fol. 243: Tagebuch Spielbergers, 3. Mai 1751

Greiffenclau geht nach Veitshöchheim, »allwo sich auf etliche Wochen der Landluft zu bedienen«

b) Ebenda, 4. Mai 1751

»Die Kuche ware hier geschlossen. Von dem Mahler und von dem à 7 Personen bestehende H. Page-Tisch hat der Ritterkoch Rimpach kochen sollen, und accordiret für eine Persohn wochentlich 4 fl Rheinisch am Mahlertisch, aber am H. Page-Tisch wochentlich vor eine Persohn 3 fl fränck. nebst Wein, Weißzeug, Brod und Holz vom Hof zu bekommen.«

c) Ebenda, 6. Mai 1751

»Weilen gestern der Ritterkoch Rimpach die Mahler im essen zu gering gehalten, und Sie dessentwegen zu klagen ursach gefunden, so ist der Cavalierkoch Haas befehliget worden, für sie und auch den H. Pagetisch zu kochen, und die Zugehör samt Speisen aus dem Kuchenambt zu nehmen: Dahero dann der Mahler Diepolo wiederum content blieben.«

Literatur: von Freeden/Lamb 1956, S. 28; Renner 1995, S. 356.

Dok. 21 Vergoldung des Plafonds im großen Saal durch Ignaz Roth nach Anleitung Tiepolos

a) StAW, HV M. S. q. 176 c, fol. 243v: Tagebuch Spielbergers, 7. Mai 1751

»Weilen der Mahler Roth wegen der übernommenen Vergoldung im großen Saal beständig am Hof seyn muste, und nit abgehen sollte, so ist Ihme vom H. Oberhofmarschall 1 Maas Wein zum Vespertrunck bis zum End seiner Verguldung erlaubet worden.«

b) Ebenda, fol. 244, 8. Mai 1751

»Nachdeme nun der Mahler Diepolo in seiner Mahlerey zimlich avanciret hatte, so accordirten die hiesige den Saal zu vergolden von unten an bis zum Hauptgesims einschlüssig um 5000 Rthlr., der Mahler Roth aber welcher darum pflichtmäßig befraget würde, erboth sich solchen in der nemblichen Zier und Dauer um 3000 Rthlr. herzustellen, welches auch geschehen. Da nun solcher fertig ware, so accordirte Er den blavon und andere Seithen und übrige Stuck um 2200 Rthlr., und stellete solchen Saal mit seiner Vergoldung her zur höchsten Vollkommenheit S. hochfürstl. Gnaden und des ganzen Staats, brachte solchen zu end, am end 8bris dieses Jahrs.«

Literatur: Sedlmaier/Pfister 1923, S. 254, Anm. 411; von Freeden/Lamb 1956, S. 28; Renner 1995, S. 366.

c) StAW, HKP 1751, fol. 650v, 21. Juli 1751

»Hofmahler Roth übergibt einen Überschlag über die Stucador arbeit der Decke des großen haupt Saals, und solchen auf das reichste […] zu vergolden, als die große Hauptrahm so die vollige Blavon begleitet – 230 Rthlr., die 2 großen Cordinen (Stoffbaldachine über den Seitengemälden?) […] 450 Rthlr. […] Summa 2470 Rthlr. [Greiffenclau bestimmt diesen Kostenvoranschlag zur Ausführung, aber für 2400 Rthlr.] […] so ist auf unterthänigstes ansuchen des Mahler Roths und dessen anzeig, welcher gestalten die vorherige Vergulder Arbeit in dem großen Saal nunmehro gantz fertig, und er die neue zu dem großen Blavon vorhin specificirte arbeit nach Anleitung des Mahlers Tiepolo stellen wolte […]«

Dok. 22 Tiepolos Deckenfresko wird aufgedeckt, Kiliani 1751

StAW, HV M. S. q. 176 c, fol. 268 v: Tagebuch Spielbergers, 8. Juli 1751

(Im Weißen Saal ist die Mittagstafel für 28 Personen in Gala eingerichtet worden). »Musica ist gehalten, und nach der Tafel des welschen Diepolo seine mahlerey in plavon aufgedecket und gesehen worden. […] H. von Greiffenclau, der fürstl. H. Bruder ist heut fruhe um 5 Uhr von Mainz hier angekommen, hat sein abstieg Quartier bey H. Lothario von Greiffenclau genommen [im sogenannten Roten Bau], hat mit sich gebracht den Landdechant Capituli zu Rheingau, und den greiffenclauischen H. Pfarrer zu Winckel, […]«

Literatur: Sedlmaier/Pfister 1923, S. 254, Anm. 411; von Freeden/Lamb 1956, S. 29; Renner 1995, S. 356 (verkürzt).

Dok. 23 Ärger wegen der Geldüberweisung nach Venedig

StAW, HKP 1751, fol. 732, 23. August 1751

»Es wurde ein von den venetianischen Zeitungs Schreiben sub dato Venetig den 30. July nupius a. p. an S.ne hochfürstl. Gnaden erlassenes italienisches Schreiben produciret, wodurch derselbe in gantz vermessentlich=und respectlosen ausdruckungen die Zahlung 50 fl Deserviti abverlangt; Indeme nun aber die anweisung zur Zahlung sothaner gelder vor einem halben Jahr bereits an den Sig. Mehling übermachet worden, als hat man für nöthig angesehen, den allhiesigen Kauffman Rügemer hierwegen zu constituiren, welcher dann zu seiner legitimation von ged. Herrn Mehling ein schreiben de dato Venedig den 14. May nupius überreicht, so nebst anderen folgendes in sich haltet: Indessen ermangle nicht, Sgr. D.n Rinaldo Acciari fl 50- auf dero Conto gegen schein zu bezahlen, und ihmen in Debito zu bringen; mit anderen werde Tit. Hrn. Hofcammerrath selbsten zu schreiben, dann bis dato den unverschämtem, und boshaften geistlichen Rinaldo Acciari nicht habe ansichtig werden können; diesem werdte auf solche arth wegen den nacher costi so infam geschriebene brieff, von welchen mir gar nichts bewust ware, und über dessen Schreibarth, so recht straffmäßig, recht erstaunt begegnen, daran er Zeit seines lebens gedenken solle, habe schon den modum diesen unbesonnenen straffen zu lassen, und solle ihn die angewiesene 50 fl sauer genug werden, worüber beschlossen worden, vorgedachtes importane Schreiben an ged. Mehling durch allhiesigen Kauffman Rügamer, wie ersehen, in originali nacher Venedig abzuschicken, mit der ernstlichen anmahnung, daß in sofern wider verhoffen berührte 50 fl noch nicht bezahlet seyn solten, er nicht nur die Zahlung ohnausgesetzt verfügen und den Schein darüber gebührend einschicken: sondern auch seinen erbiethens gemäs von ersagtem ferkelhaften geistlichen eine hinlängliche Satisfaktion zu verschaffen sich beeyffern möge.«

Dok. 24 Weitere Tagebuchnotizen des Hoffouriers Spielberger

a) StAW, HV M. S. q. 176 d, fol. 305v: Tagebuch Spielbergers, Register »M«

»Mahler Diepolo mit seinigen kommt an, den Saal zu mahlen 13. xbris 1750 mahlt den Saal 27. April […] accordiret die Hauptstiege um 15 000 fl 29. Juli 1752. Fertig gehet ab 8. 9bris 1753.«

b) Ebenda, fol. 307: Index s. v. »Raritäten«
»hauptsaal fertig 4. Juli 1752.«

Literatur: Sedlmaier/Pfister 1923, Anm. 416.

Dok. 25 Die Fresken Tiepolos im Spiegel der Residenz-Baurechnungen 1751–1753

a) StAW, R 39481, 1. April 1751–1. April 1752, fol. 52

»2640 fl für die Stuccatur arbeith der deckhe des großen Hauptsaals zu vergulden nach dem accord Ignati Roth zahlt laut Schein Nro. 165.«

b) Ebenda, fol. 57 ff. »Ins gemein«

»13 fl für zwey quaterthur [= Quadratur?] gesellen Taglohn so dem Mahler im Saal aufgetragen zahlt.«
»15 fl 5 b denen quadrathur Gesellen für Taglohn«
»4 fl 12 b zweyen Taglöhnern bey dem Mahler Dieplo zahlt […]«
(Zahlreiche weitere Nennungen diesbezüglicher Ausgaben, insgesamt rund 280 fl für diese beiden Quadratur-Gesellen. Dazu rund 72 fl Ausgaben für Farben, 810 Pfund Weiß und einen halben Zentner Leim, die der Würzburger Kaufmann Carl Venino erhält.)

c) StAW, R 39482, 1752/53, fol. 44, Ausgabe ›Tüncher‹: Insgesamt 293 fl

»12 fl 12 b für Thüngers bey dem Mahler Dieplo Jacob Pirner zahlt […]«
(Weitere 25 Einträge, die Tiepolo noch zweimal nennen.)

d) Ebenda, fol. 52 »Ins Gemein«

»6 fl 2 b für Taglohn bey dem Mahler Dieplo H. Georg Gäznern zahlt […]«

»20 fl 12 b für 24 Centner weis ad 13 b Johann Wittmann zahlt [...]«
»440 fl für 11 Centner ungarisch Rosseten Kupfer Schiffmann Öhninger zahlt [...]«

Literatur: von Freeden/Lamb 1956, S. 99, berichtet über die nach 1945 aufgefundenen, in den Unterputz geritzten Quadraturnetze ohne Hinweis auf diese Quellen.

III Giovanni Battista Tiepolos Fresko im Treppenhaus

Dok. 26 Fürstbischof Greiffenclau besichtigt am 21. April 1752 Tiepolos Entwurf

StAW, HV M. S. q. 176c, fol. 392: Tagebuch Spielbergers, 21. April 1752

»Freitag, 21. April 1752. Nach dem Speisen sahe Celsissimus mit der Suite das project von der Hauptstiege so der Mahler Diepolo entworffen, und giengen darnach im Garten spazieren.«
(Die 11 Teilnehmer der Mittagstafel sind ausnahmsweise nicht aufgezählt.)

Literatur: Sedlmaier/Pfister 1923, Anm. 416; von Freeden/Lamb 1956, S. 29; Renner 1995, S. 356.

Dok. 27 Greiffenclaus Entschluß, Tiepolo für das Treppenhausfresko zu verpflichten

StAW, HKP 1752, fol. 276a, 30. Juni 1752

»Stiegen Mahlung in der neuen Residenz dahier. Ihro hochgräfl. Excell. Herr Hofcammer Praesident [= A. F. v. Seinsheim] geben zu vernehmen, welchermaßen Sig.r Tiepolo den großen Speis Saal in allhiesiger hochfürstl. Residenz dergestalten kunstreich und zierlich ausgemahlet daß S.ne hochfürstl. Gnaden dero vollkommene Zufriedenheit darob gefunden, und eben deswegen sich gnädigst entschlossen, zu Vergrößerung des Prachts und Zierde in dero fürstl. Palais durch den nemlichen Künstler den Plavon oder gantzen Himmel über der Hauptstiegen oder das gewölb von hauptgesimms hinaus auf gleiche arth al'infresco mahlen zu laßen, undt dann erwehnter H. Johann Baptista Tiepolo sich unterthänigst offeriret, und verbunden hätte, vorgedachte haupt Stiegen nach dem gnädigst approbirten Sciço künstlich, und nach seiner bekannten force und gewohnheit zu mahlen wohingegen höchstgedacht S.ne hochfürstl. Gnaden gnädigst zugedacht, daß in solang diese arbeit andauert, nicht nur mehrged. H. Tiepolo und seiner bey sich habenden famille die Kost, und Quartier, wie zeithero bey Hof abgereichet und gestattet, sondern auch zu seiner belohnung 12 000 fl rhein. gezahlet, und alle zu ausfertigung dieses wercks nöthige Erfordernussen von dero Hofcammer angeschaffet werden solten: Solchem nach [haben] hochgedachte S.ne hochgräfliche Excell. Herr Hofcammer Praesident befohlen, in dessen conformität den contract auszufertigen.«

Literatur: Sedlmaier/Pfister 1923, Anm. 416; von Freeden/Lamb 1956, S. 29, Anm. 20: im Quellennachweis Verwechslung mit Spielbergers Tagebuch.
Abschluß des nicht erhaltenen Vertrags 29. Juli 1752, vgl. Dok. 24

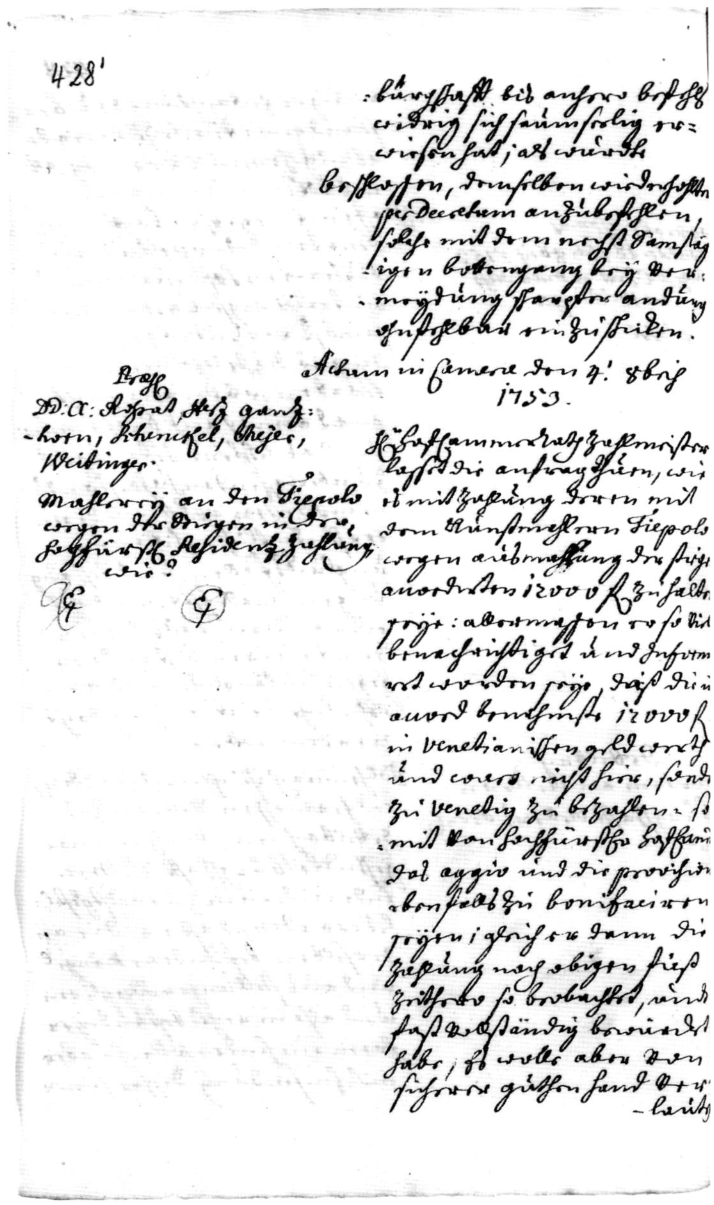

Abb. 5, 6 und 7 Eintrag in den Würzburger Hofkammerprotokollen, die Bezahlung des Treppenhausfreskos betreffend (Dok. 28)

Dok. 28 3000 fl zusätzliches Douceur

StAW, HKP 1753, fol. 428v, 4. Oktober 1753

»Mahlerey Zahlung wegen der Stiegen in der fürstl. Residenz an den Tiepolo und wie? [Index] H. Hofcammerrath Zahlmeister lasset die anfrag thuen, wie es mit Zahlung deren mit dem Kunstmahlern Tiepolo wegen ausmahlung der Stiegen accordirten 12 000 fl zu halten seye allermaßen er so viel benachrichtiget und informiret worden seye, daß die im accord benahmte 12 000 fl in venetianischen geldwerth und cours nicht hier, sondern zu Venetig zu bezahlen = somit von hochfürstl. Hofcammer das aggio und die provision ebenfalls zu bonifaciren seyen; gleich er dann die Zahlung nach obigen Fuß zeithero so beobachtet, undt fast vollständig bewürckt habe, es wolle aber von sicherer guthen hand verlauten, daß nachdeme ersagter Kunstmahler von der Mahlerey über die Stiegen nochmahlen soviel gefordert als ihme wegen ausmahlung des großen Saals gezahlet worden, hätten aus befehl Ihro hochfürstl. Gnaden S.ne hochgräfl. Excell. Hr. Hofcammer Praesident nach langer behandlung, und zureden den accord in ansehung der Stiegen soweit herunter gebracht, daß die haupt obligation, wie vorgedacht in 12 000 fl rhein. bestanden, mit der Zusicherung, daß wann er Tiepolo eine gleiche feine und kunstreiche arbeit, wie im Saal, wohl und meisterhafft verfertigen würdte, man ihme sowohl für diese arbeit als sonsten für höchst gedacht S.ne hochfürstl. Gnaden verfertigte verschiedene andere Stuck noch 3000 fl rhein. zum Douceur abreichen lassen wolte; Es komme also darauf an, ob dieser verlaut das gantze in sich begreiffe, und wie die noch zu zahlen seyende 3000 fl rh. gnädigst gemeinet seyen, allermaßen nicht ohnbekannt, daß der venetianische Cours von den hiesigen zu jetzigen Zeiten mercklich unterschieden seye, wobey dieses noch erinnert worden, da man ged. Tiepolo 1000 fl zur herausreys gezahlet, ob demselben eben auch wann er es fordere

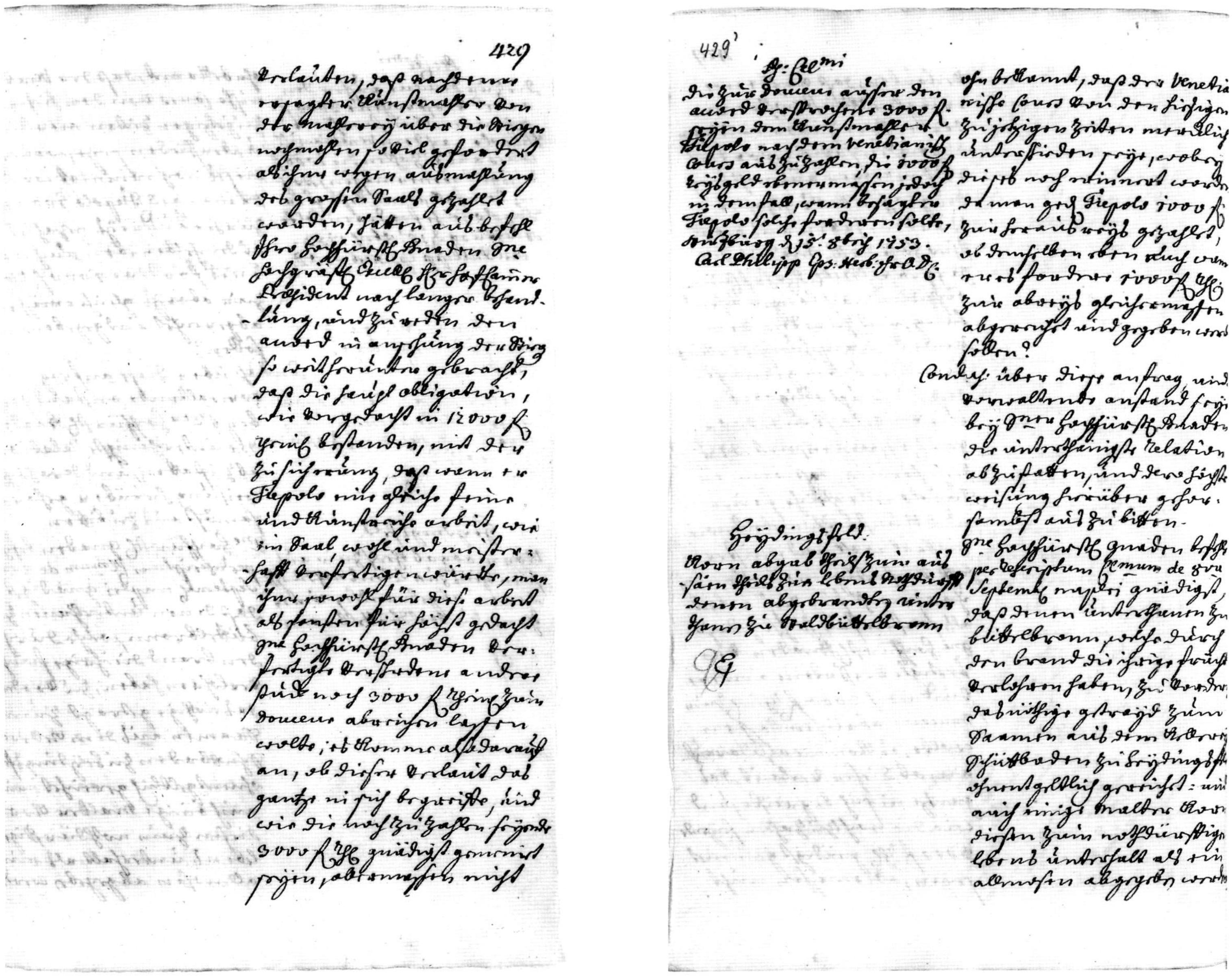

1000 fl rh. zur abreys gleichermaßen abgerichtet und gegeben werden sollen?

Conclus. über diese anfrag, undt vorwaltende anstand seye bey S.ner hochfürstl. Gnaden die unterthänigste Relation abzustatten, und dero höchste weisung hierüber gehorsambst auszubitten.

Rescript Cel.mi die zur Douceur außer den accord versprochene 3000 fl seyen dem Kunstmahler Tiepolo nach dem venetianischen Cours auszuzahlen, die 1000 fl Reysgeld ebenermaßen jedoch in dem Fall, wann besagter Tiepolo solche fordern solte, Wirzburg d. 15.8bris [Oktober] 1753, Carl Philipp Eps. Herb. Fr. O. D. p.«

Literatur: Sedlmaier/Pfister 1923, Anm. 416, verschweigt die anderen Arbeiten für Greiffenclau; von Freeden/Lamb 1956, S. 112, Anm. 32a; Renner 1995, S. 354.

Dok. 29 Entwürfe für die plastischen Gruppen in den Ecken des Treppenhausfreskos

StAW, HKP 1753, fol. 270, 24. Mai 1753

»Hr. Obrist Neumann produciret verschiedene Riß, und zeiget dadurch, was an Stuccador arbeit zu Veitshöchheim an der Stiegen und großen hochfürstl. Audienz-Zimmer, wie auch an der hiesigen Hauptstiegen in denen vier Ecken an gewölb über den hauptgesims zu verfertigen ist. Nun hat man zwar die vorbeschriebene arbeit nacher Veitshöchheim um 100 fl fränk., die hiesige aber um 250 Rthlr. mit dem Stucador Anton Bossi accordiret; nachdeme aber S.ne hochfürstl. Gnaden per Decretum Cel.m de 4. Marty nuperi gnädigst befohlen, vorgedachten Stucador zu gelebung der ihme bey seiner aufnahm beschehener auflag dahin anzuweisen, daß dieser die arbeiten an Statuen, Figuren und basrelieve ohnentgeltlich zu fertigen habe, derselbe hingegen die auslegung und Erleuterung darauf gibt, daß die Meynung weyl. Sr. hochfürstl. Gnaden H. Friedrich Carl höchstseel-gedächtnus nur darin bestanden, daß wann er dergleichen arbeit zur Winterszeit, oder wo er nichts zu thuen habe, oder mit seiner eigenen hand mache, ohnentgeltlich zu verrichten habe keineswegs aber auf derley Vorfälle, wo er anderer leuth Hülf und beystand gebrauche zu verstehen seye, gleich dann die von Zeit seiner aufnahm bis hiehin beschehene Zahlungen ein solches gantz klar bewehrten, so wurde concludirt, Sr. hochfürstl. Gnaden diesen gantzen Vorgang unterthänigst vorzulegen, und höchst deroselben weisung hierüber gehorsambst zu erbitten.

Rescript Cel.mi Camera hätte, um nicht gute arbeit zu verhindern, hierin zu simuliren, jedoch bey dem accord auf dessen zu geniessen habende bestallung eine rücksicht jederzeit zu nehmen, in Rel. de 1. Juny 1753.«

Literatur: Sedlmaier/Pfister 1923, S. 253, Anm. 276. Vgl. Dok. 30.

Dok. 30 Antonio Bossi und Giovanni Battista Tiepolo im Treppenhaus, laut Residenz-Baurechnung 1753/54

a) StAW, R 39483 (1753/54), fol. 37 »Stuckatur«

»300 fl für 4 Eckstuckh in der hauptstiegen über dem hauptgesimbs zu verfertigen Anton Bossi zahlt [...]«

b) Ebenda, fol. 40 »Tüncher«

»11 fl 12 b für Thünger gesellen Taglohn bey dem Mahler Dieplo Meister Birner zahlt [...]«

»25 fl 9 b für Thüngergesellen Taglohn Hans Georg Möhrlein zahlt [...]«

c) Ebenda, fol. 48 »Ins gemein«

»32 fl 4 b 1 x für 3724 Pfund Weis den Centner ad 13 batzen Johann Wittmann zahlt.

14 fl 6 b 3 x für 1970 Pfund Weiß Peter Kropf zahlt.

12 fl für 1 Vaas [Faß] Weis Jacob Pirner zahlt.«

Literatur: Sedlmaier/Pfister 1923, Anm. 367 (nur Bossi).

IV Giovanni Battista Tiepolos Gemälde für die Hofkirche 1752

Dok. 31 Greiffenclau besichtigt die fertigen Altarblätter

a) StAW, HV M. S. q. 176c, fol. 360v: Tagebuch Spielbergers, 7. Februar 1752

»Altarblättr in die Hofkirche. Ihro hochfürstl. Gnaden höreten Meß im Zimmer, und giengen nach solcher mit denen H. Ministern zum Diepolo die bereits fertige neue altarblatt zu sehen. [...]«

b) Ebenda, fol. 377: 10. März 1752

»Celerissimus hat heut um 11 Uhr meß gehöret, und ist um 2 Uhr mit 8 Personen zum Speisen gangen. Nach der Tafel seynd sie zum Mahler Diepolo gangen, die allda gemahlt werdende 2 Altarblätter zu sehen. Feyerabend um 7 Uhr.«

Literatur: Sedlmaier/Pfister 1923, Anm. 416; Renner 1995, S. 356. Unklar, ob a) und b) identisch sind.

V Gemälde Giovanni Battista Tiepolos für Greiffenclaus Schwester, Baronin Anna Sophia von Sickingen, Freiburg im Breisgau

Dok. 32

StAW, HV M. S. q. 176c, fol. 393v: Tagebuch Spielbergers, 23. April 1752

»Sonntag 23. April 1752. Frau von Sickingen haben heut an den Canzlist Andre ein Praesent gegeben, solches dem Mahler Diepolo einzuhändigen für etliche gemahlte Bilder. Es bestunde in 1 Spiegel mit einer silbernen rahmen, 2 silberne Leuchter, 1 dito putzschere, 1 silberne Zahnpulverpüchs, 1 dito für seiffenkugel, 1 dito für Schwamm, 1 silbernes Barbierbecken.«

(Frau »Präsidentin« von Sickingen wohnte für mehrere Monate am Würzburger Hof, wie auch die zweite Schwester Greiffenclaus, Frau von Dalberg.)

Literatur: von Freeden/Lamb 1956, S. 29: kein Hinweis auf Tiepolos Gemälde; Daß sie bei Greiffenclaus Besichtigung des Treppenhaus-Bozzetto dabei war, geht aus Spielbergers Notiz nicht hervor. Es wäre allerdings denkbar, da sie regen Anteil am Hofleben nahm;
Max H. von Freeden (Hrsg.), *Aus den Schätzen des Mainfränkischen Museums*, Würzburg, 3. Aufl. 1976, S. 44

VI Tiepolo und die Benediktinerabtei Münsterschwarzach 1752

Dok. 33: Brief des Antonio Bossi an Abt Christoph Balbus, 23. Februar 1752

Universitätsbibliothek Würzburg, M. ch. f. 636, fol. 695 f.

»Hochwürdiger, hochwohlgebohrener gnädiger Herr Abbt!

Euer Hochwürden und Gnaden werden mir zu keiner ungnad vermerckhen, daß ich auf dero hohe Zeihlen nicht sogleich die unterthänige folge ruckantworttlich geleistet habe, indeme die kleine unpäßlichkeit des Kunstmeisters H. Tiepolo solche zeithero nicht zugelassen; inzwischen solle Hochderoselben hier mit gehorsamst ohn verhalten, was gestalten ich demselben das Concept vorgeleget habe, derselbe aber das maas größer gefunden als der augenschein gegeben, und er sich eingebildet, dahero sein endliche entschließung auf meine persansion und regard meiner, auch etwas an dero berühmten Kirche zu thuen, dahin geben, daß er die 125 Specie Ducaten nehmen wolle, mit dem erbiethen, daß er sich darauff in einen schrifftlichen accord einlassen werde, auch nicht ehenter einiges gelt verlange, biß das werck in seinen standt seye, auch mit der Zahlung nach dero gelegenheit zuwarthen wolle; Solten nun Euer Hochwürden und Gnaden sich hierzu nicht verstehen können, so belieben Sie sich umb einen anderen Künstlern auszusehen, dan ich versichere, daß er sich nach aller gegebener mühe und zureden nicht weiters einlasse, noch zubringen seye. Was übrigens anbelangt das concept wegen der Himmelfarth, so solle weiters berichten, daß er gar keine proportion wegen des platzes finde, dahero er einige concepta selbsten vorschlagen will, wann er die Ehr haben würde solchen zu machen, wovon Euer Hochwürden und Gnaden das gefälligste und angenehmste zu erwehlen belieben können. Der ich nebst unterthäniger Empfehlung zu hoher gnade mich empfehle und verharre

Euer Hochwürden und Gnaden unterthäniger
Wirtzburg den 23. Febr. 1752 Antoni Bossi«

Notiz in anderer Schrift:
»des Bossi hat unrecht verstanden, weilen er von Himmelfahrt meldet. Die aufferstehung Christi war es gemeinet.«

Literatur: Muth 1963, S. 223–252, bes. S. 242 f. und 252, Brief Nr. 10: vollständiger Abdruck; Erich Schneider, *Die barocke Benediktinerabteikirche Münsterschwarzach*, Neustadt an der Aisch 1984, S. 199–203. Laut Abteirechnung 1753/54 (StAW, R 13603, fol. 32) erhält »432 fl ferner für ein altarblatt Herr Dipolo von Venedig«.

VII Gemälde Giovanni Domenico Tiepolos

Dok. 34 Drei Supraporten für den Kaisersaal 1751

StAW, HKP 1751, fol. 809v, 18. September 1751

»Ihro hochgräfl. Excellenz Herr Hofcammerpräsident geben zu vernehmen, welchermaßen der ältere Sohn des Kunstmahlers Tiepolo mit Namen Dominico Tiepolo die 3 Supraporto in den allhiesigen grosen Saal gemahlet, und Ihro Hochfürstl. Gnaden gnädigst befohlen hätten, denselben zu fragen, was er für diese Mahlerey zu haben verlange.

Nachdeme nun derselbe 180 Species Ducaten dafür begehret, so seynd solche nach der hochfürstl. gnädigsten Willensmeynung ermelten jungen Tiepolo ausgezahlet worden.

Rescript Cel.mus Es seye wohl beschehen in Rela. de 8.8bris [Oktober] 1751.«

Literatur: Siehe hier auch Dok. 13. Sedlmaier/Pfister 1923, Anm. 410; von Freeden/Lamb 1956, S. 29; Renner, 1995, S. 353; vgl. Dok. 53d.

Dok. 35 Vier Supraporten für das bischöfliche Lustschloß Veitshöchheim, 1753

StAW, HKP 1753, fol. 381, 4. September 1753

»Mahlerey Zahlung wegen Soupra Porto an den jungen Diepolo mit 100 Ducaten. Ihro hochgräfl. Excell. Hr. Hofcammer Praesident geben zu vernehmen, welchergestalten der junge Tiepolo 4 Soupraporto nacher Veitshöchheim verfertiget, und S.ne hochfürstl. Gnaden gnädigst befohlen hätten, daß demselben 100 Ducaten für sothane arbeit bezahlet werden solten, gleich dann solche dem hochfürstl. Hofcammer Zahlamt wircklich ausbezahlt worden seyen.«

Literatur: von Freeden/Lamb 1956, S. 29; Precerutti Garberi 1960, S. 270 ff.; Max H. von Freeden, ›Tiepolo in Würzburg‹, in: *Main-Post*, Nr. 70, 25. 3. 1970, S. 15; vgl. Dok. 53e.

Dok. 36 Zwei Gemälde für Münsterschwarzach, Martyrium des Hl. Stephanus und Geburt Christi, 1754

a) Archiv der Abtei Münsterschwarzach 1 C 1 f.: Brief Giovanni Domenico Tiepolos an Abt Christoph Balbus, 1. Februar 1754

»J'ai reçu avec toutte la satisfaction, et tout le contentement possible les heureux souhaits que vous avez bien voulu faire pour ma conservation cela m'a doutent plus fait de plaisir que cela me pru ove que vous m'honnorez encore de votre souvenir et que cela me donne occasion, de vous assurer touts les jours par mes lettres de mon sincere devouement pour touts ce qui vous regarde, je vous prie de me continuer toujour les memes marques d'amities ce que je tachererai de meriter ou tent qui dependera de mois.

Je mettais parole de faire un tableau pour votre eglise doutent mieux que j'en avois votre parole, et que la maniere avec la quelle vous voulez vous excuser me fait tort etant une personne qui vous est enteriement devoue et pour vous en donner des prouves vous faites le prix comme vous le voudrez.

Je serai toujour content de quoique vous vouliez bien me donner apres que vous l'aurez vu m'estimant tres heureux de l'avoir servit. J'attens le exactes mesures [...] sujet du tableau et aussi la messure du petit tableau que vous aviez, et le sujet pour faire les compagnons des quells petits tableau je prenderai la liberte de vous en faire un present en reconnoissance de ce que vous me faittes faire le grand tableau pour votre eglise. Soyes persuadé que vous avez ne [?] souffrira rien pour cette tempette. Son Altesse en aura autent de plaisir que mois. Mon cher Pere et mon frere vous assurent de ses respects. Je vous prie de saluer la compagnie de la table. Je suis avec toutte l'estime possible et le plus respectueux attachement Monseigneur Votre tres humble et tres obiisant serviteur.

Le 1. Fevrier 1754 de Venise

Domenique Tiepolo«

Transkription nach Muth 1963, S. 251, Nr. 11.

b) Archiv der Abtei Münsterschwarzach IC 1: Brief von Abt Christoph Balbus an Giovanni Domenico Tiepolo, 14. Februar 1754

»Pour faire au plutot satisfaction aux desirs que vous avez de m'enricher d'un tablette je ne tarde plus de vous en donner la messure et le sujet – la messure pour l'un et l'autre se trouve au papier adjouté. Le glorieux Martyre de St. Etienne dont le 7tiemé Chapitre des actes des Apotres fait une accurate description, vous fournie le sujet pour le tableau, qui aura l'honeur d'etre le compagnon de celui, que Ms. V.trés Cher Pére a tiré – la Naissance de N. Sauveur sera/si vous plait/le sujet pour la tablette dont vous aurez la faveur de rejouir mon Cabinet.

Au reste, comme le n'etait, que par un zele de votre generosité, que vous m'avez donnè la liberté de faire le prix comme il me plaira ainsi je ne manquerois pas de vous en recompenser très gebereusement, si j'etais en état de le faire étant fort épuisé par tant des expenses faites pour notre eglise et pour nos autres edifices très sumptueuses je vous prie de n'attendre qu'un petite recompense.

Si vous aurez la grace de me consoler des dits tableaux je vous assure, que ce sera une occasion de vous faire beaucoup d'honneur et d'augmenter l'estime, que S.A. De Vircebourg a de vous. Ayez, je vous prie, la bonté de faire mon reciproque et tres humble compliment a. Mr. V. tres Cher Per et tres Cher frère tout àfait persuadé, que je suis sans reserve MS, votre très didié et très fidele Amy et

serviteur Christophe Balbus Abbé

Schwarzac en Franconie le 14. Fevrier 1754

P. S. Jesu Christ paraissant à la main droite dans les lieux ouverts l'esprit mourant de St. Etienne lapidé. La fureur de persecuteurs, St. Paul plein des soins de garder les habits de juifs voici 4 points qui meritent la paine d'un grandmaitre.«

Literatur: Muth 1963, S. 252, Nr. 12; Precerutti Garberi 1964, S. 246 u. 249; vgl. Erich Schneider, *Die barocke Benediktinerabtei Münsterschwarzach*, Neustadt an der Aisch 1984, S. 204–208.

VIII Briefe zwischen Würzburg und Venedig 1756–1761

Dok. 37 Briefkonzept des Fürstbischofs Adam Friedrich von Seinsheim an Giovanni Battista Tiepolo, wohl Februar 1756

Stadtarchiv Würzburg, Nachlaß Ziegler 5117, fol. 1 (verso Konzept eines am 11. Februar 1756 abgesandten Briefes an Baron Crosina in Trento wegen einer Empfehlung für ein Kanonikat in Trento oder Brescia)

»Al. Sig. Giovanni Battista Tiepolo (Venezia)
caro e virtuoso Sig. [durchgestrichen] caro Sig.r Tiepolo. e contrasegno dell'affetto di V.S. l'annunzio felice ch'Ella mi hà presentato non solo per quest' anno corrente, mà anche per molti altri in auvenire, ed è parte del mio riconoscimento il Ringraziarnela come fò nel tempo che La prego di suggerirmi i modi di rimostrare a V.S. La mia corrispondenza nell'impiegarmi in di Lei maggior vantaggio. Non [...] voglio poi tacere l'universal' applauso che La Sua bellissima opera fatta in questo Ducal palazzo hà guadagnato, appresso tutti, e particolarmente da appresso quelli, che hanno qualche conoscimento della nobilissima arte di pittura. E in tanto Le riauguro da Dio ogni maggior bene. ben affezzionato [Notiz] colla mano della Segretario ò se piace, colla Clem.ma mano di Sua Altezza«

(Freie Übertragung nach M. von Freeden:

»Lieber Signore Tiepolo!
Die Glückwünsche, die Sie mir nicht nur fürs beginnende Jahr, sondern auch für eine ganze Reihe von Jahren gewidmet haben, sind mir ein neues Unterpfand Ihrer immerwährenden freundlichen Verbundenheit, so bedeutet es mir eine angenehme Pflicht, Ihnen dafür meinen Dank auszusprechen. Seien Sie überzeugt, daß ich immer mit Interesse und Freude Ihren Aufstieg verfolgt habe und Ihre Förderung mir habe angelegen sein lassen. Ich möchte vor allem besonders auf den allgemeinen Beifall hinweisen, den Ihre herrliche Schöpfung in meiner Fürstlichen Residenz überall gefunden hat, insbesondere bei den wirklichen Kennern der schönen Kunst der Malerei. Ich wünsche Ihnen nochmals alles Gute und erflehe vom Allmächtigen für Sie das Beste.

Ihr stets wohlgeneigter«)

Literatur: von Freeden 1951, S. 25, Kat. 13; Precerutti Garberi 1960, S. 282.

Dok. 38 Undatiertes Briefkonzept (A. F. v. Seinsheims?) an Giovanni Domenico Tiepolo, zu Beginn eines Jahres geschrieben

Stadtarchiv Würzburg, Nachlaß Ziegler 5117, fol. 5

»Al Sig. Domenico Tiepolo, Venezia

caro Sig.re Tiepolo

Il presagio di tutte le maggiori felicità avanzato mi da V.S. nella congiontura di quest'anno nuovo, mi persuade pienam ente del Suo leal' affetto che Ella nudrisce verso di Me. Onde ne La ringrazio di buon cuore e le auguro ogni prosperità. Nulla dubitando, ch'Ella atteso il Suo bel talento verrà ad esser'un giorno nella bella arte di pittura una vera copia dell' originale, ciò è del virtuoso Suo Sig. Padre, Di Lei affezzionato

[Notiz] coll mano del Segretario«

(Freie Übertragung nach M. von Freeden

»Lieber Signore Tiepolo
Alle die aufrichtigen Wünsche, die Sie mir beim Eintritt in dieses neue Jahr entgegengebracht haben, sind mir ein neues Unterpfand der steten getreuen Verbundenheit mit meiner Person. Ich sage Ihnen darum von ganzem Herzen Dank und wünsche auch Ihnen Glück und Segen alleweg. Ich hege nicht den mindesten Zweifel, daß Sie auf Grund Ihres hervorragenden Talentes eines Tages in der Kunst der Malerei die Nachfolgerschaft des Meisters, nämlich Ihres Vaters, antreten werden. Ihr getreuer«)

Literatur: von Freeden 1951, S. 25, Kat. 12; Precerutti Garberi 1960, S. 269.

Dok. 39 Briefkonzept, wohl von Fürstbischof Adam Friedrich von Seinsheim, an Lorenzo Tiepolo, 1. Februar 1756

Stadtarchiv Würzburg, Nachlaß Ziegler 5117, fol. 3

»Al Sig.re Lorenzo Tiepolo a Venezia

Car mio Sig.re

Incontro con singolar mio compiacimento nella Sua compita lettera del primo di Luglio passato la buona memoria, che essa tiene di me, e nel medemo tempo con ammiratione nella unita [iunta?] sua opera di pastelle sua già avanzata virtù emola di quella del celebre suo padre, e con renderlene le distinte gratie, io in contrasegno di mia vera stima e constante affetto verso di Lei, le mandrò – per la direzzione del Canonico Sama [Sauer?] – una medaglia d'oro, ed assieme il mio ritratto per il sudetto Sig.Suo padre, il quale unà con di lei fratello affettuosamente saluto, e per fine pregando da Dio a tutta Sua casa ogni bene, resto di V.S. Erbipoli il primo di Decembre 1756

Affettionato di cuore«

(Freie Übertragung nach M. von Freeden:

»Mein lieber Herr!
Mit besonderer Freude habe ich aus Ihrem freundlichen Brief vom letztverflossenen ersten Juli ersehen, welch liebenswürdiges Gedenken Sie mir bewahrt haben und habe gleichzeitig aus dem mitgesandten Pastell den außerordentlichen Fortschritt bewundert, den Sie in Ihrer Kunst gemacht haben, eine Kunst, die bereits mit der Ihres Vaters in Wettbewerb tritt. Indem ich Ihnen dafür meinen ganz besonderen Dank ausspreche, wiederhole ich den Ausdruck meiner aufrichtigen Wertschätzung und ständigen Verehrung und übersende Ihnen – auf dem Weg über den Kanonikus Sama – eine goldene Medaille und gleichzeitig mein Bild, das für Ihren Vater bestimmt ist, den ich samt Ihrem Bruder herzlichst grüßen lasse. Vom allmächtigen Gott für Ihr Haus alles Gute erflehend, verbleibe ich Ihr Ihnen von Herzen wohlgeneigter.«)

Literatur: von Freeden 1951, S. 25, Kat. 17; Sack 1910, S. 343 mit abgedrucktem Wortlaut.

Dok. 40 Brief Giovanni Domenico Tiepolos an Johann Baptist Broili in Würzburg, 11. März 1757

Mainfränkisches Museum Würzburg, Lg. 40016 (ehemals Slg. von Bechtolsheim, Mainsondheim)

»Caro Amico Venezia s. 11. Marzo 1757
Qual motiva sia, che io non posso ottenere risposta delle mie in più volte scritagli; io non lo comprendo, n'credo vi posse essere causa legitima, che ingombri la di Lei mano; Se poi proviene dei presanti affari io me ne consolo. Io deciderarei, che una volta finissimo li nostri conti e che V. S. mi rimandasse le mie stampe bene condizionato cosi 10 [?] quintermi di carta d'Olanda biancha di mediocre grandezza inclusa nella medema cassetta, con il dare ad l'avere acciò non vi resti altri disturbi per mio conto. Il Sig. Padre Lo riverisse distintamente, unito con il Fratello Lorenzo quale si ritrova avere la ferza. Il Sig. Padre a due mesi che se la passa male con la di lui gotta, ed s'atende la buona staggione per portarci a Vicenza al travaglio del Fresco ad un'opera di grande conseguenza che s'obbligerà tutta l'intiera staggione. Io desiderò sapere se vi sia alcun Broilietto qual piu volte gl'ho augurato sapendo esser cosa grata si à lei come alla dig. consorte che umilmente facio riverenca. Qui non vi è alcuna novità solo d'un orido freddo qual credo non averà invidia al nostro Amico. Accertate vi d'una vera corispondenza, ed vi giuro, accertate vi di un cincero cora. Non manchi de miei cinceri e cordiali salutti alla casa Platti, e Michetti, ed alles gutt Fraint Addio, Add. Add.
di V. S. suo A.. A.. di cora
Gian. Do.co Tiepolo
p. s. Li miei complimenti alla Cav. Quaglia«
[verso die Adresse] »D' Ill.mo [?] Rev..mo......
prod.
.. Batt. Broili, e Quaglia a Wirzburg
[seitlich in anderer Schrift] Tiepolo 1757 Venetia 11
Marto
2 18 dz«

(Freie Übertragung nach M. von Freeden, mit Änderungen d. A.:

»Venedig am 11. März 1757
Verehrtester Freund!
Ich weiß ja nicht, was für ein Grund es sein möge, daß ich auf meine mehrfachen Zuschriften an Sie keine Antwort erhalten kann. Aber ich glaube schon, daß es ein schwerwiegender Grund ist, und ich tröste mich dann damit, daß wohl dringende Geschäfte die Ursache sein mögen. Ich hätte den Wunsch, daß wir endlich einmal unsere Abrechnung regeln und abschließen mögen und das Euer Wohlgebohren mir meine Stiche gut verpackt zusenden wollten, zusammen mit 10 Lagen weißem holländischen Papiers mittlerer Größe in der gleichen Kassette, um Soll und Haben auszugleichen. Auf diese Weise würden keine weiteren Forderungen zu meinen Lasten bestehen bleiben. Mein Vater läßt Sie verehrungsvollst durch mich grüßen und auch mein Bruder Lorenzo, welcher die Geißel hat (s. ferza = Geißel, eine Krankheit?). Mein Vater hat seit zwei Monaten an seiner Gicht zu leiden und erwartet mit Sehnsucht die bessere Jahreszeit, um sich nach Vicenza zu begeben, zur Arbeit am dortigen Fresco, eine Arbeit von großer Wichtigkeit, die ihn während der ganzen Saison beschäftigen wird. Ich möchte gerne wissen, ob es inzwischen einen kleinen Broili gibt, was ich begrüßen würde, da ich weiß, wie willkommen er Ihnen und Ihrer würdigen Gattin wäre, der ich meine ergebenste Verehrung sende. Von hier wüßte ich keine Neuigkeiten zu berichten, außer daß wir eine schreckliche Kälte haben, um die wir nicht zu beneiden sind, mein Freund. Seien Sie meiner aufrichtigen Brieffreundschaft versichert, ich schwöre es Ihnen und versichere es Ihnen aufrichtigen Herzens. Versäumen Sie nicht, meine aufrichtigen und herzlichen Grüße an das Haus Platti und Michetti auszurichten, und an *›alles gutt Fraint‹!* Leben Sie wohl, mein liebster und bester! Ihr ganz ergebener Diener Gian Domenico Tiepolo.
p. s. Meine Grüße auch an Herrn Quaglia.«)

Literatur: von Freeden 1951, S. 25, Kat. 14; Precerutti Garberi 1960, S. 282, Anm. 31, verweist auf diesen Brief, meint aber Dok. 42; dieselbe 1964, S. 249, Anm. 11, zitiert aus diesem Brief, den sie 1758 datiert, gibt aber das falsche Archiv an. Das Briefdatum könnte auch als 21. März 1758 gelesen werden, wogegen auf der Rückseite des Briefes eindeutig 1757 steht, vielleicht ein italienischer Postvermerk. Giovanni Benedetto Platti war Musiker am Würzburger Hof, vgl. Klaus Hinrich Stahmer, *Musik in der Residenz. Würzburger Hofmusik*, Würzburg 1983, S. 43, 86: Tiepolo hat vielleicht im Treppenhausfresko das Ehepaar Platti porträtiert. Theresa Platti war Sängerin am Hof. Nach dem Bericht des Hoffouriers Spielberger vom 16. 9. 1749 verlegte Bischof Greiffenclau den Beginn der Morgenmesse auf 1/2 10 Uhr, weil sich die »Sängerin Blatti« bei dem sonst sehr frühen Termin erkältet hatte. Michetti könnte jener Hofdiener gewesen sein, den Tiepolo auf der Faschingsfeier am 23. 2. 1751 kennen gelernt haben mag, hier Dok. 14. In Vicenza sind wohl die Fresken für die Villa Valmarana gemeint.

Dok. 41 Brief Lorenzo Tiepolos an Fürstbischof Adam Friedrich von Seinsheim, 1. Juli 1757

Stadtarchiv Würzburg, Nachlaß Ziegler 5117, fol. 4:

»Altezza
Bramato io pure averei Alt.za Rev.ma nel'tempo in cui soggiornavo in cotesta Sua Reggia Resiidenza unito al Padre, e Fratello sotto l'alta Sua prottezione dar ingenui contrassegni di dovere per le tante beneficenze prodigamente in noi diffuse, e per meritarmi il grande onore che venne di ricevere il Fratello, e la tenera mia capacità permesso in avesse di convenientemente produrmi, al che per altro sia d'allora supplij con vivo animo di una volta poterlo fare. Recone per tanto Alt.za Rev.ma in una mia piccola opera di Pastelle le primizie di quel innocente fervido dessiderio che molto bramava ma che nulla prometer si poteva. Resta solo che la di lei clemenza sorpassando il coraggio con cui mi presento discenda à non sdegnarla mentre che consendo trovarsi d'accoglierla riceverà qualità talle e ben sufficiente a colmar di consolazione l'osseqio mio umillss.mo et inanimarmi al prosseguimento di mie fatiche per meritarmi viepiù col compati.mo gl'auspicij d'un cosi Ill.mo Mecenate. Accolga la supplico Alt.za Rev.ma questi qualli si siano inoportuni ma ingenui sentimenti dell'animo mio obbligato e mi conceda il somo onore d'umiliarmi al bacio della sacra porpora
di V.a Alt.ma Rev.ma Umil.mo Dev.mo et Obs.mo servo Lorenzo Tiepolo
Venezia lo primo Luglio 1757«

Verso schlecht lesbare Notiz, wohl Autograph Fürstbischof Seinsheims, was B. v. Roda brieflich (15. 11. 1995) bestätigte.

»dankhsagung vor den überschickten heilig[en] Franciscum en pasteille. Zur Dankhsagung folget ein praesent, weithers das porträt vor den alt[en] Tiepolo, welcher neben seinem ältesten Sohn gegrüßet wird.«

Zu dem hier erstmals identifizierten Pastell eines Hl. Franziskus siehe das Gemäldeinventar von 1778, hier Dok. 53c

(Freie Übertragung, wie sie im Nachlaß Eduard Sack vorgefunden wurde, Martin von Wagner-Museum Würzburg, S. 786:

»Eure Hoheit!
Es war mein sehnlichster Wunsch Eure Hoheit in der Zeit, zu welcher ich in der dortigen königlichen Residenz mit meinem Vater und Bruder zusammen unter Ihrem hohen Schutze weilen durfte, ein bescheidenes Zeichen des Dankes für die vielen in verschwenderischer Fülle über uns ausgestreuten Wohltaten abstatten und mir die große Ehre, welche mein Bruder wie auch mein eigenes zartes Können empfangen haben, verdienen zu können, indem es mir erlaubt gewesen wäre, mich gebührend vorzuführen, was einmal ausführen zu können bis heute noch mein lebhafter Wunsch geblieben ist. Somit überreiche ich Eurer Hoheit in einer kleinen Pastellmalerei von mir die Erstlinge dieses harmlosen glühenden Wunsches, welcher viel Wollen aber nicht ebenso viel Können aufzuweisen vermag. Es bleibt nur zu wünschen, daß Ihre Güte über den Mut, mit dem ich an Sie herantrete, hinwegsehen und sich herablassen möge, meine Gabe nicht zurückzuweisen, die erst dadurch ihren Wert empfangen wird, daß sie angenommen ist. Dies wird auch meine tiefste Ergebenheit mit Trost erfüllen und dazu dienen, mich in meinen Studien anzufeuern, damit ich mich immer mehr der Gunst eines so gerühmten Mäcens würdig zeige. Nehme Eure Hoheit diese bescheidenen Gefühle, selbst wenn sie ungelegen kommen sollten, gnädigst von mir entgegen und gewähren Sie mir die höchste Ehre, den heiligen Purpur unterthänigst küssen zu dürfen. Eurer fürstlichen Hoheit untertänigster, dankbarster und gehorsamster Diener Lorenzo Tiepolo.«)

Literatur: von Freeden 1951, S. 26, Kat. 16.

Dok. 42 Brief Giovanni Domenico Tiepolos an einen Würzburger Domherrn von Groß, wohl Otto Philipp E. E. Groß von Trockau (1710–1779), Venedig, 13. Juli 1761 (1781?)

Mainfränkisches Museum Würzburg, Lg. 46540, ehemals Slg. Broili.

Alte, unzulänglich gelesene Abschrift des verlorenen (?) Originals. Notiz des Kopisten: »Original befindet sich im Besitze des Freiherrn St. v. Gross. Brief vom berühmten Maler Dominicus Tiepolo an einen großen Herren, es wird hierin der Name meines Großvaters [= J. B. Broili] genannt.«

»Très Révérend Pere

Je ne puis vous éxprimer la [?] joye que je ressens d'être [?] parvenu à la glorieuse fin qui m'animait à servir Vôtre Révérenie avec tout le zêle et l'óttochemene [l'attachment], qu'il m'a eté possible enfin après avoir terinine [terminé] le Dobleau (tableau), je l'oi [d'oi; l'ai] exposé en place St. Marc a la critique, où au condraire [contraire] il a aite [été] aplaudi géneralment ce qui me fait conjechirai [?] qu'il ovia [aura] ausi [aussi] le bonheur de meriter les suffrages de Vôtre Réváionee [Révérence].

Jo [Je] n'anvoye [envoye] point le quadre qui doit l'accompagner me reservant à vous l'expedir avec l' estampa du tableau, qua [que] j'oi [j'ai] gravé. Je suplie ...fort Vôtre Révérenee, qu'elle veille bien doigner [daigner] recevoir indulgeamment.

Ce facit [fait ?] de mes movaux [?] que je prans [prens] la liberté d'accompagnes[r] de mes ... humbles respects et devoir en meme tems [temps] persuadé que si je n'ai point mieux reussi, c'est plutôt, faute de talent que manque de bonne volonté, car j'y ai non seulement employe toutes les poines [paines] et tout les soins imaginables, mois meme n'ai rien épargnai[eé] pour correspondre au moins en partie au gout superieur, et au sublime mérite de Votre Révérence, J'ai douvent [souvent] désiré d'etre un aure [autre] Titier [Titien], ou un Paul Varenesee [Veronese] et tant d'ounaes [d'autre ?] fameux Paintres, seulement bien. Demain je consigne le Tableau pour Wirzburgo addresse a Monsieur Jean Babtiste Broili marque T IBB [= Tiepolo, Joh. Baptist Broili?] vous aves [?] s'il vous plais le Copté [bonté ?] de l'envoyer prandre avec la presente lettre dauc [?]. Mon Cher Per vous presént bien les respect, oinsi [ainsi] que mon frére. Je vous prie de présents mes compliment à tous les Reverand Peres que je salue bien. J'ai honeur et l'avantage de me dévouer avec une déference [?] mes respectueuese et une estime au de la de toute expression [?].

Très Révérend Pere

de Venise le 13 Juily 1761 [1781 ?]

Votre très humble ed plus obeysant Serviteur Domenique Tiepolo«

(Freie Übertragung nach M. von Freeden, mit Änderungen d. A.:

»Hochwürdigster Herr und Vater!
Ich kann Ihnen gar nicht genügend die Freude schildern, die ich empfand, endlich zum ersehnten Ziel gekommen zu sein und mit all meinem Eifer und all meiner Anhänglichkeit Euer Hochwürden zu Diensten stehen zu können und das Gemälde nun doch fertig zu wissen. Ich habe das Bild auf dem Markusplatz der Öffentlichkeit zur Kritik unterstellt; aber es hat ganz im Gegenteil dort statt Kritik allgemeinen Beifall gefunden; so daß ich mich der freudigen Erwartung hingebe, daß es gewiß auch das Glück haben wird, den Beifall Euer Hochwürden zu erringen.

Ich sende nun das Bild, nicht ohne Begleitung, und erbitte mir die Gunst, Ihnen auch den Stich des Gemäldes, von meiner Hand gefertigt, mitsenden zu dürfen. Ich gebe ihm den Wunsch mit auf den Weg, daß ein gütiges Geschick ihm die Gnade gewähre, mit Nachsicht von Euer Hochwürden aufgenommen zu werden. Das ermuntert mich, mir die Freiheit zu nehmen, es auf seinem Weg begleiten zu lassen vom Ausdruck meiner tiefsten Verehrung und gleichzeitig Euer Hochwürden dabei die Überzeugung festigen zu dürfen, daß eher Mangel an Talent, als Mangel an gutem Willen der Grund ist, warum es nicht besser ausgefallen ist. Denn ich habe ja nicht nur alle Mühe und jede erdenkliche Sorgfalt darauf verwendet, sondern ich habe auch wirklich nichts gespart, um wenigstens zu einem kleinen Teil dem überlegenen Geschmack und dem erhabenen Verdienst Euer Hochwürden Genüge zu tun. – Oft habe ich dabei den Wunsch gehegt, ich möchte doch ein zweiter Tizian oder Paolo Veronese sein oder einer der ganz berühmten Maler, und das nur aus allerbester Absicht. – Morgen verpacke und versende ich das Gemälde nach Würzburg an die Adresse des Herrn Johann Baptist Broili, unter der Signatur T JBB. Nehmen Sie bitte die Abschrift (?) dieser Zusendung mit dem gegenwärtigen Brief entgegen. – Ich entbiete Ihnen Hochwürdigster Vater, den Ausdruck meiner höchsten Verehrung, dem sich auch mein Bruder anschließt. Und ich darf Sie bitten, meine Empfehlungen all den ehrwürdigen Herren übermitteln zu wollen, denen ich beste Grüße bestellen lasse. Ich habe die Ehre und fühle aufs lebhafteste die Gnade, mich mit dem Ausdruck verbindlichster Hochachtung und Schätzung empfehlen zu dürfen.

Hochwürdigster Herr und Vater als Ihr stets ergebener gehorsamster Diener Domenico Tiepolo.«)

Literatur: von Freeden 1951, S. 25, Kat. 15; Precerutti Garberi 1960, S. 269, 282: die Herkunft dieses Briefes dort nicht klar angegeben. Ehemals Slg. Broili, jetzt Mainfränkisches Museum.

IX Tiepolo im Spiegel der Korrespondenz Adam Friedrich von Seinsheims und Joseph Franz von Seinsheims, 1750–1753

Dok. 43 Brief Adam Friedrich von Seinsheims an Joseph Franz von Seinsheim, 16. Dezember 1750

»Von hier aus weis nichts besonderes zu berichten, dann wir unseren Tratto so forth leben; vorgestern haben wir den famosen Mahler Tieppolo aus Venedig hier zu sehen bekommen, welcher berufen worden, den Saal und die Stiegen hier zu mahlen, er ist ein wackherer Mann und ungemeiner Künstler, er wird uns aber auch ein Loch in den Beitel machen; die Kunst mues bezahlt seyn.«

Literatur: Diese Quelle wird Burkard von Roda verdankt; jetzt Renner 1995, S. 346.

Dok. 44 Brief Adam Friedrich von Seinsheims an Joseph Franz von Seinsheim, 9. Juli 1751

»Heith glaube ich werden wir unseren Reichstag [Generalkapitel] schließen, vorgestert ware das ganze Dombcapitl bey Hof, der famose Mahler Tieppolo hat das Gerüst hinweck thuen lassen, das wir den Plafon in dem Saal von unten sehen können, welches was unvergleichliches, und dessen Arbeit der Residenz erst die Zierd geben mues; wie auch der Saal ein magnifiques Piece wird und künftiges Jahr Kyliani [= 8. Juli] in dem Stand seyn wird.«

Literatur: Diese Quelle wird Burkard von Roda verdankt; jetzt Renner 1995, S. 346; vgl. Dok. 22.

Dok. 45 Brief Adam Friedrich von Seinsheims an Joseph Franz von Seinsheim, 14. November 1751

»[...] der Saal, welcher vast fertig, hat ihm (Prinz Carl v. Lothringen) ungemein wohlgefallen, wie er auch sehenswürdig ist, und wegen der Mahlerey vielleicht der schönste weith und breith ist.«

Über diesen Besuch des Prinzen Carl berichtet ausführlich Hoffourier Spielberger in seinen »Notamina Aulica«, StAW, HV, Ms.q. 176c, fol. 315, 8. Nov. 1751: Bischof Greiffenclau empfing den Prinzen unten im Vestibül und hat ihn dann »[...] über die haupstiege hinauf, durch den neuen großen Saal, welcher allerdings fertig ware, in die kayserlichen Parade Wohnzimmer eingeführet [...]«.

Literatur: Burkard von Roda, *Adam Friedrich von Seinsheim. Auftraggeber zwischen Rokoko und Klassizismus*, Neustadt an der Aisch 1980, S. 134, Anm. 713 (irrtümlich Juni statt November); jetzt Renner 1995, S. 346.

Dok. 46 Brief Adam Friedrich von Seinsheims an Joseph Franz von Seinsheim, Würzburg, 21. Januar 1753

Betrifft Frage der Geldüberweisung an G. B. Tiepolo; Adam Friedrich läßt dem Grafen Chotek auf dessen Verlangen die Akkorde mit Tiepolo mitteilen, da der Wiener Hof offenbar Interesse an dem Maler hat.

Literatur: von Roda 1980 (wie Dok. 45), Q 10.

Dok. 47 Brief Adam Friedrich von Seinsheims an Joseph Franz von Seinsheim, Würzburg, 8. November 1753

»Nachdeme der allhier durch seine kunstreiche Ausmahlung des Saals so wohl alls der Stiegen in der hiesigen Fürstlichen Residenz so berühmt gemachte Sig[no]re Tiepolo aus Venedig mit seinen beeden Söhnen nach München sich zu begeben gesinnet seynd, und mich um ein Vorschreiben an den Herrn Bruder angelegentlichst ersuchet, um mittl desselben Protection das merkhwürdigste in München zu sehen, also wird der Herr Bruder mich besonders verbinden, denenselben an Handen zu gehen, um die schöne Residenz und das weithere so merkhwürdig betrachten zu können. Ich versichere, das der ältere Sig. Tiepolo, welcher bey der Republique in einem besonderen Ansehen stehet, so geschickt alls derselbe in der Malerey ist, so angenehm auch in seinem Umbgang sich bezeiget, wie wir ihne nit gern hier verlohren; von demselben einen Schatz an Mahlereyen aufweisen können, wie ich besonders auch in Öhlfarb 2 schöne Stuckh von demselben zeigen kan; er ist [m?]ein besonderer guter Freind, welchem mit Freiden Merckmahl meiner Freindschaft gegeben [...]«

Literatur: von Roda 1980 (wie Dok. 45), Q 13; Renner 1995, S. 347.

Dok. 48 Brief Joseph Franz von Seinsheims an Adam Friedrich von Seinsheim, München, 23. November 1753

»Seit meines aus Geisenfeld vom 15. 11. an den Herrn Brudern erlassenen Schreibens habe 3 Dero wehrteste erhalten, deren eines durch Signore Tiepolo, und die andere 2 mitls der Post geschehen. Diesen Künstler [Tiepolo] habe gern angehöret und über verschiedene Dinge mit ihm gesprochen, des H. Bruder Gnaden und Protection hat er ongemein angerühmet, er hat einen Sohn, so ein artiger Mensch zu seyn scheinet; ich habe selbe einem hiesigen Mahler nahmens Gaspari übergeben, daß er Sorg für sie haben und sie alles sehenswürdiges in und außer München zeigen solle, zu diesem Ende auch einen churfürstlichen Postzug angeschaffet; seit der Zeit habe nichts mehr von ihnen gehöret; ich zweifel nit, daß sie über all schon gewesen sind, und da heut eine Academie gehalten wird, so werden sie auch dieses Fest nebst unserer Musique sehen und hören können [...]«

Literatur: von Roda 1980 (wie Dok. 45), Q 14 (Adressat und Absender irrtümlich vertauscht); Renner 1995, S. 347.

Dok. 49 Brief Adam Friedrich von Seinsheims an Joseph Franz von Seinsheim, 24. November 1753

»Ist Sig[nor]e Tieppolo der gute Venetianische Mahler in München gewesen? Ich habe demselben auf sein Bitten ein Recomendations-Schreiben an den Herrn Bruder gegeben, damit er alles sehen könne.«

Literatur: Renner 1995, S. 347: Adam Friedrich schreibt von seinem Jagdaufenthalt aus Röttingen an der Tauber.

Dok. 50 Brief Adam Friedrich von Seinsheims an Joseph Franz von Seinsheim, Würzburg, 29. November 1753

»Dem H. Bruder bin unendlich verbunden für die erwiesene Gnaden dem Sig. Tiepolo, welcher mit seinen Söhnen ein wackherer Mann ist, derselbige wird sich sehr über die schöne sachen in München verwunderet haben, kan nunmehro von einem weltlichen und geistlichen Hof in Teitschland sprechen, er ist ein wackherer Mann im Umbgang und ein grosser Künstler, wie mann solches an dem Saal und der besonders wohl gerathenen Stiegen sehen mues, daß ich glaube demselben mit Ehren meine Protection erzeiget zu haben, er hat uns mit seinem Verdienst Reys Geld und Unterhaltung diese 3 Jahr bey Hof gegen 40 000 fl gekostet, wir können nun widrum ausruhen, welches umso notwendiger ist, alls wir ein übles Jahr auf der Cammer haben werden, zumahlen die wenigste leith bis aufs neie Jahr Brod haben werden, weilen gar wenig bey uns gewachsen ist, daß allso die Camer ihe Böden eröffnen und denen Unterthanen vorschiessen mues, mithin wir wenig verkaufen werden können, wir müssen dieses Jahr alles Bauen einstellen und nur trachten, wie wir hinaus langen, derowegen nun beschäftiget bin unseren Plan auszumachen wo ich mir Tabellen lasse machen, das alle Dicasterien, den Hof und das ganze Militare in kleinen Tabellen in einem Buch besammen 2 Finger dickh in 8° in dem Sakh bey mir tragen kan, um auf alle Fragen gleich antworten zu können.«

Literatur: von Roda 1980 (wie Dok. 45), Q 16; Renner 1995, S. 347 f.

Dok. 51 Brief Joseph Franz von Seinsheims an Adam Friedrich von Seinsheim, München, 30. November 1753

»[...] Sig. Tiepolo ist glaublich ganz vergnügt von hier abgereiset, ich habe selben alles sehen machen und auch Gelegenheit verschaffet mit Serenissimo in der Academie zu reden, wo er unsere ganz Musique gehöret und die meiste Noblesse beysamen gesehen [...]«

Literatur: von Roda 1980 (wie Dok. 45), Q 17; Renner 1995, S. 348.

Dok. 52 Brief Adam Friedrich von Seinsheims an Joseph Franz von Seinsheim, 5. Dezember 1753

»Für die dem Sig[no]re Tieppolo erwiesene Gnaden dankhe dem Herrn Bruder; mich erfreiet es, das diesem wakheren Mann habe können meine Protection hie erweisen, der Saal und die Stiegen seynd chef d'œuvres und werden mit der Zeit noch höher geschäzet werden.«

Literatur: Diese Quelle wird Burkard von Roda verdankt; jetzt Renner 1995, S. 348. Zitiert nach von Roda 1980 (wie Dok. 45), S. 10, 134, 208 f., Q 10, 13, 14, 16, 17, mit Ergänzungen nach Renner 1995.

X Gemälde Tiepolos in der fürstbischöflichen Sammlung

Dok. 53 Das Inventar der fürstbischöflichen Gemäldesammlung in der Residenz, Veitshöchheim und Werneck von 1778

a) StAW, Rösnerbuch 215, fol. 11: »In dem neuen Speiszimmer«

»2 Stück, das eine die Füßwaschung von Magdalena, und das andere, wie Christus denen Jüngern das Abendmahl reichet, in geschnitten verguldeten Rahmen, von Domenico Tiepolo.
Breit 5 Schue 8 Zoll, und 4 Schue 2 Zoll hoch.
Fürstl Privat.«

(Die Gemälde gehören also dem damals regierenden Fürstbischof Adam Friedrich von Seinsheim, der unter Greiffenclau Präsident der Hofkammer gewesen war. Vgl. hierzu besonders von Roda 1980 [wie Dok. 45], S. 10, Anm. 40, und S. 208, Q 13; Renner 1995, S. 349.)

b) Ebenda, fol. 19: »In dem neuen Speiszimmer«

»2 Fabel-Stuck aus dem Tasso, vom alten Tiepolo, in geschnittenem verguldeten Rahmen, 5 Schue 8 Zoll breit, 4 Schue 2 Zoll hoch, fürstl. Privat.«

(Auch diese Gemälde gehören Bischof Seinsheim, wahrscheinlich identisch mit den beiden *Rinaldo-und-Armida*-Szenen in der Würzburger Residenz, siehe die Bemerkung zum letzten Eintrag: Seinsheim rühmt sich am 8. November 1753 – dem Abreisetag Tiepolos – von dem älteren Tiepolo »2 schöne Stuckh« zu besitzen, vgl. Dok. 47. Renner 1995, S. 349.)

c) Ebenda, fol. 41: »In dem hochfürstlichen Wohnzimmer«

»1 Stuck, der h. Franciscus in Pastell gemahlt, in einer glatt verguldeter Rahmen mit einem Glas, 2 Schue breit, und 2 Schue 6 Zoll hoch von Tiepolo.«

(1757 kündigt Lorenzo Tiepolo in seinem Brief an Bischof Seinsheim ein Pastell an, das auf der Briefrückseite in einer Notiz A. F. v. Seinsheims als Franziskus bezeichnet wird, hier Dok. 41 und Renner 1995, S. 349.)

d) Ebenda, fol. 109: »In dem Haupt= oder Kaiser-Saal«

»3 Supraporten, die erste im Eingang von dem weisen Saal, stellet vor, wie Justianus die Rechte gegeben hat. Die zweyte von dem Hauptsaal in die Antichambre, wie Constantinus magnus Bellisarum überwunden hat, wo dessen Kopf zu füsen lieget. Die dritte, wie der Hl. Ambrosius bischoff zu Mayland dem Theodosio, wegen seinem übereilten Zorn die Kirch versperret hat; Alle drey von Dominico Tiepolo auf Tuch gemahlet, 7 Schue 3 Zoll hoch, und 5 Schue 7 Zoll breit.«

e) Ebenda, fol. 359: »In dem hochfürstlichen Speise Saal« von Veitshöchheim

»4 Supraporten mit vielen Figuren, von Dominico Diepolo 3 Schue hoch, und 4 Schue 6 Zoll breit.«

Literatur: Heinrich Kreisel, *Die Künstlerischen Ausstattungen des Hauptstockes der fürstbischöflichen Residenz zu Würzburg*, ms. Dissertation Würzburg 1922, S. 54, 68, 69, 112, hier Dok. 35. Vgl. den Beitrag von Cornelia Syre, S. 80 ff.

f) StAW, Miscell, 1297: Geschenk eines Marienbildes Giovanni Battista Tiepolos an Carl Philipp von Greiffenclau

In diesem 1945 verbrannten Verlassenschaftsakt Fürstbischof Greiffenclaus wurde ein Marienbild als Geschenk G. B. Tiepolos an Greiffenclau erwähnt. Einige Bilder aus diesem Nachlaß wurden dann für die Hofhaltung angekauft.

Literatur: Kreisel 1922 (wie Dok. 53e), S. 152; von Freeden/Lamb 1956, S. 112, Anm. 31.

Dok. 54 Vier Gemälde aus dem Besitz Adam Friedrich von Seinsheims werden 1754 an das Hochstift Würzburg verkauft

Nachlaßakt Fürsbischof Adam Friedrich von Seinsheim, Schloßarchiv Sünching, Fasz. 251, Nr. 27: »Auszug deren samtlichen Mahlereyen welche Adam Friedrich [...] sowohl erkauft als Geschenke erhalten haben«

»Erstlich 4 große Stuck von Tiepolo jetzo in neuen Speiszimmer sind in Dombherrenstand privat gewesen. [Mit roter Tinte:] Hochstiftisch vide 1754er Cammer Rechnung fol. 377 pos. 2«

Literatur: Renner 1995, S. 348. Dieser Autor vermutet, daß Seinsheim die Gemälde Tiepolos an das Würzburger Hochstift nach dem Tod Bischof Greiffenclaus verkaufte, um seine eigene Kandidatur für dessen Nachfolge finanzieren zu können. Das Inventar der Gemälde in der Würzburger Residenz von 1778 (Dok. 53a, b) vermeldet diesen Besitzwechsel allerdings nicht. Mit Hilfe dieses Inventars identifiziert Renner diese Tiepolo-Gemälde richtig, gibt allerdings deren heutigen Aufbewahrungsort nicht ganz korrekt an. Die Rechnungen der Würzburger Hofkammer haben sich nicht erhalten. Sie hätten auch die Ausgaben an Tiepolo verzeichnet. Renner, S. 349 f., unternimmt den Versuch, ein Gemälde »den Samson vorstellend«, das sich der Domherr Johann Philipp von Fechenbach (1708–1779) für 200 fl »erschlichen« habe, um es Bischof Greiffenclau dann 1754 für 1 Fuder Stein-Wein wieder zu verkaufen, ebenfalls mit Tiepolo in Verbindung zu bringen. Möglicherweise handelt es sich jedoch um den großen Samson von Rembrandt (heute in Frankfurt am Main, Städelsches Kunstinstitut), der sich laut Protokoll der Würzburger Hofkammer vom 12. Juli 1749 seit Friedrich Carl von Schönborns Regierungszeit mit etwas unklaren Besitzverhältnissen in der Residenz-Galerie befand. Kreisel 1922 (wie Dok. 53e), S. 137, meint eine verkleinerte Kopie.

XI Restaurierung von Deckengemälden in der Residenz 1805

Dok. 55 Biographische Notizen zu dem Hofmaler Caspar Carl Fesel, geb. 1775, seit 1803 am Hof

Universitätsbibliothek Würzburg, M. ch. f. 636, fol. 217v (K. G. von Scharold, Materialien zu einer fränkischen Kunstgeschichte)

»Die Deckengemälde in der Residenz und der v. Schönbornischen Todtencapelle zu Würzburg wurden durch seine Hand neuerlich übermalt und aufgefrischt mit belobter Geschicklichkeit.«

(Unklar bleibt, ob in der Residenz Fresken oder die zahlreichen Deckengemälde auf Leinwand gemeint sind.)

XII Tiepolos Rezept für die Farbe Rot

Dok. 56 Notizbuch Martin von Wagners, um 1797 geschrieben

Martin von Wagner Museum der Universität Würzburg, Notizbuch M. v. Wagners, S. 16

»Ein Kunstgriff den Tiepolo gebraucht hat, um mit Zinober auf Fresco zu malen. Mit gemeinem Zinober kann man gar nicht auf Fresco malen, aber doch mit chinesischem wenn man zuvor den Kalch dazu zubereitet auf folgende Art, man bewirft nemlich den Ort, wo man seinen Zinober malen will, die deile [Teile] mit Gibs der nur wenig mit Kalch vermischt ist. Dann heftet das Zinober seine Farb darauf.«

An anderer Stelle ohne ausdrücklichen Hinweis auf Tiepolo:

»Der Zinober. Diese Farbe ist die allerhellste, dabey aber dem Kalch im höchsten Grad zuwider: absonderlich wann sie an der Luft stehen muß. Ich habe mich demnach desselben, wenn nemlich die Mahlerey bedeckt und beschlossen gewesen, öfters zu vielerley Gewendten bedient: sintemalen ich erdeutete Farbe vorhero folgender Gestalten purgiert habe: man nimmt einen gestossenen feinen Zinober, und thut ihn in ein Geschirr von Buchbaum; schüttet hernach ein siedent Wasser, darein ein lebendiger Kalch gelassen worden, darüber, doch soll man das aller klareste und reinste Wasser so man haben kann, darzu nehmen. Hernach daselbe wieder davon abgießen und solches etlich mahlen also wiederhohlen: dadurch dann geschiehet, daß der Zinober die Eigenschaften des Kalchs an sich ziehet, und auch dieselbe nimmer mehr verliehrt.«

Wagner übernimmt hier Gehörtes oder schreibt es ab.

Literatur

Alpers/Baxandall 1994
Alpers, Svetlana, und Michael Baxandall, *Tiepolo and the Pictorial Intelligence*, New Haven und London 1994

Andersson 1984
Andersson, Ulrike, *Giovanni Battista Tiepolo in der Villa Valmarana ai Nani*, (Diss.) München 1984

Andersson 1985
Andersson, Ulrike, ›Techniken der Verfremdung im Werk Giovanni Battista Tiepolos‹, in: *Städel-Jahrbuch*, 1985, S. 199–230

Ashton 1978
Ashton, Mark, ›Allegory, Fact, and Meaning in Giambattista Tiepolo's Four Continents in Würzburg‹, in: *Art Bulletin*, 58, 1978, S. 109–125

Ashton, Iconographic Asterisks, 1978
Ashton, Mark, ›Iconographic Asterisks to two works of the Tiepolos‹, in: *Zeitschrift für Kunstgeschichte*, 41, 1978, S. 160–161

Augusti 1992
Augusti, Adriana, ›Deckengemälde von Tiepolo in der Scuola dei Carmini in Venedig‹, in: *Restauro*, 98/3, 1992, S. 157–163

Ausst. Kat. Basel 1978
Zeichnungen des 18. Jahrhunderts aus dem Basler Kupferstichkabinett, Ausst. Kat. Basel 1978

Ausst. Kat. Birmingham 1978
The Tiepolos: Painters to Princes and Prelates, Ausst. Kat. Birmingham 1978

Ausst. Kat. Canterbury 1985
Guardi, Tiepolo and Canaletto from the Royal Museum, Canterbury and elsewhere, Ausst. Kat. Canterbury 1985

Ausst. Kat. Fort Worth 1993
Brown, Beverly Louise (Hrsg.), *Giambattista Tiepolo. Master of the Oil Sketch*, Ausst. Kat. Fort Worth, Texas, 1993

Ausst. Kat. Gorizia/Venedig 1983
Succi, Dario (Hrsg.), *Da Carlevarijs ai Tiepolo. Incisori veneti e friulani del Settecento*, Ausst. Kat. Gorizia und Venedig 1983

Ausst. Kat. Hannover/Düsseldorf 1991/92
Venedigs Ruhm im Norden. Die großen venezianischen Maler des 18. Jahrhunderts, ihre Auftraggeber und ihre Sammler, Ausst. Kat. Hannover und Düsseldorf 1991/92

Ausst. Kat. London/Washington 1994
Martineau, Jane, und Andrew Robinson, *The Glory of Venice. Art in the Eighteenth Century*, Ausst. Kat. London und Washington 1994/95

Ausst. Kat. Mirano 1988
Succi, Dario (Hrsg.), *I Tiepolo. Virtuosismo e ironica*, Ausst. Kat. Mirano, Turin 1988

Ausst. Kat. New York 1971
Drawings from New York Collections III, The Last 18th Century in Italy, Ausst. Kat. The Metropolitan Museum of Art, New York 1971

Ausst. Kat. New York 1990
18th Century Italian Drawings in the Metropolitan Museum of Art, Ausst. Kat. New York 1990

Ausst. Kat. Paris 1971
Le dessin vénetien au XVIIIe siècle, Ausst. Kat. Paris, Vicenza 1971

Ausst. Kat. Stuttgart 1970
Knox, George, und Christel Thiem, *Tiepolo. Zeichnungen von Giambattista, Domenico und Lorenzo Tiepolo aus der Graphischen Sammlung der Staatsgalerie Stuttgart, aus württembergischem Privatbesitz und dem Martin von Wagner-Museum der Universität Würzburg*, Ausst. Kat. Stuttgart 1970

Ausst. Kat. Udine 1970
Rizzi, Aldo (Hrsg.), *Le acqueforti dei Tiepolo*. Ausst. Kat. Udine, Mailand 1970

Ausst. Kat. Udine 1971
Rizzi, Aldo (Hrsg.), *Tiepolo Dipinti*, Ausst. Kat. Udine 1971

Ausst. Kat. Vancouver 1989
18th Century Venetian Art in Canadian Collections, Ausst. Kat. Vancouver 1989

Ausst. Kat. Venedig 1951
Lorenzetti, Giulio (Hrsg.), *Tiepolo*, Ausst. Kat. Venedig 1951

Ausst. Kat. Venedig 1985
Disegni veneti di collezioni Olandesi, Ausst. Kat. Venedig 1985

Barcham, 1989
Barcham, William L., *The Religious Paintings of Giambattista Tiepolo. Piety and Tradition in Eighteenth-Century Venice*, Oxford 1989

Barcham 1992
Barcham, William L., *Giambattista Tiepolo*, London 1992

Bauer 1984
Bauer, Hermann, ›Einige Bemerkungen zur Ölskizze im venezianischen Settecento‹, in: Klessmann, Rüdiger, und Reinhold Wex (Hrsg.), *Beiträge zur Geschichte der Ölskizze vom 16. bis zum 18. Jahrhundert*, Braunschweig 1984, S. 89–93

Bauer 1990
Bauer, Hermann, ›Tiepolos monumentale Capricci‹, in: Andreas, Christoph, und Andreas Dorn (Hrsg.), *Festschrift für Hartmut Biermann*, Weinheim 1990, S. 171–180

Bjurström 1979
Bjurström, Per, *Drawings in Swedish Public Collections, 3. Italian Drawings. Venice, Brescia, Parma, Milan, Genoa*, Stockholm 1979

Boeck 1971
Boeck, W., ›Tiepolo-Zeichnungen in Stuttgart‹, in: *Kunstchronik*, März 1971, S. 57–60

Bonicatti 1971
Bonicatti, Maurizio, ›Il problema dei rapporti tra Domenico e Giovanbattista Tiepolo‹, in: *Atti del Congresso internazionale di Studi sul Tiepolo*, Mailand 1971, S. 24–38

Borries 1971
Borries, J. E. von, ›Bemerkungen zu den Kreidezeichnungen von Giambattista und Domenico Tiepolo‹, in: *Zeitschrift für Kunstgeschichte*, 1971, S. 135–146

Bott 1963
Bott, Gerhard, *Giovanni Battista Tiepolo. Das Fresko im Treppenhaus der Würzburger Residenz*, Stuttgart 1963

Bott 1965
Bott, Gerhard, ›Zur Ikonographie des Treppenhausfreskos von Giovanni Battista Tiepolo in der Würzburger Residenz‹, in: *Anzeiger des Germanischen Nationalmuseums Nürnberg*, Nürnberg 1965, S. 140–164

Brunel 1991
Brunel, Georges, *Tiepolo*, Paris 1991

Büttner 1979
Büttner, Frank, ›Die Sonne Frankens. Ikonographie des Freskos im Treppenhaus der Würzburger Residenz‹, in: *Münchner Jahrbuch der bildenden Kunst*, 30, 1979, S. 159–186

Büttner 1980
Büttner, Frank, *Giovanni Battista Tiepolo. Die Fresken in der Residenz zu Würzburg*, Würzburg 1980

Byam Shaw 1962
Byam Shaw, James, *The Drawings of Domenico Tiepolo*, London 1962

Byam Shaw 1971
Byam Shaw, James, ›Tiepolo Celebrations: Three Catalogues‹, in: *Master Drawings*, 3, 1971, S. 264–276

Byam Shaw 1983
Byam Shaw, James, *The Italian Drawings from the Frits Lugt Collection*, Paris 1983

Byam Shaw/Knox 1987
Byam Shaw, James, und George Knox, *The Robert Lehman Collection, VI. Italian Eighteenth-Century Drawings*, New York 1987

Cailleux 1974
Cailleux, J., *Giambattista, Domenico et Lorenzo Tiepolo*, Paris 1974

Fehl 1978/79
Fehl, Philipp P., ›A Farewell to Jokes: The Last Capricci of Giov. Domenico Tiepolo and the Tradition of Irony in Venetian Paintings‹, in: *Critical Inquiry*, 1978/79, S. 761–791

Fogolari 1911
Fogolari, Gino, ›Dipinti veneziani settecenteschi della Galleria del conte F. Algarotti‹, in: *Bolletino d'arte*, 5, 1911, S. 311–317

von Freeden 1951
Freeden, Max H. von, *Tiepolo in Würzburg 1750–1753*, Ausst. Kat. Würzburg 1951

von Freeden/Lamb 1956
Freeden, Max H. von, und Carl Lamb, *Das Meisterwerk des Giovanni Battista Tiepolo. Die Fresken in der Würzburger Residenz*, München 1956

Gealt 1986
Gealt, Adelheid (Hrsg.), *Domenico Tiepolo's Punchinello Drawings*, London 1986

Gemin/Pedrocco 1993
Gemin, Massimo, und Filippo Pedrocco, *Giambattista Tiepolo. I dipinti. Opera completa*, Venedig 1993

Gemin/Pedrocco 1995
Gemin, Massimo, und Filippo Pedrocco, *Giambattista Tiepolo: Leben und Werk*, München 1995

Gerstenberg 1946
Gerstenberg, Kurt, ›Die Fresken Tiepolos in der Residenz zu Würzburg‹, in: *Das Kunstwerk*, 1, 1946, Heft 1, S. 7–16, und Heft 2, S. 9–13

Goering 1939
Goering, Max, ›Tiepolo, G. B.‹, in: Thieme, Ulrich, und Felix Becker (Hrsg.), *Allgemeines Lexikon der bildenden Künstler von der Antike bis zur Gegenwart*, vollendet von Hans Vollmer, Leipzig, Bd. 33, 1939, S. 145–159

von Hadeln 1927
Hadeln, Detlev von, *Handzeichnungen von G. B. Tiepolo*, Florenz 1927

Haskell 1963, 1980
Haskell, Francis, *Patrons and Painters, A Study in the Relations between Art and Society in the Age of Baroque*, London 1963, 2. Aufl. 1980

Heine 1974
Heine, Barbara, ›Tiepolos Dreifaltigkeitsbild in der Klosterkirche zu Nymphenburg‹, in: *Pantheon*, 32, 1974, S. 144–152

Hertwig 1952
Hertwig, Otto, ›Die Wiederherstellung der Tiepolo-Fresken in der Residenz Würzburg‹, in: *Österreichische Zeitschrift für Kunst und Denkmalpflege*, 6, Heft 3–5, 1952, S. 57–63

Hetzer 1943
Hetzer, Theodor, *Die Fresken Tiepolos in der Würzburger Residenz*, Frankfurt am Main 1943

Höper 1992
Höper, Corinna, *Italienische Zeichnungen 1500–1800. Bestandskatalog der Graphischen Sammlung der Staatsgalerie Stuttgart*, Stuttgart 1992

Hubala/Mayer 1984
Hubala, Erich, und Otto Mayer, *Die Residenz zu Würzburg*, Würzburg 1984

Keith 1994
Keith, Larry, ›Giovanni Battista Tiepolo's Saints Maximus and Oswald: Conservation and Examination‹, in: *National Gallery Technical Bulletin*, 15, 1994, S. 37–41

Knorn 1994
Knorn, Nicola, *Tiepolos Rinaldo und Armida-Szenen in der Würzburger Residenz*, (ms. Magisterarbeit) Würzburg 1994

Knorn 1995
Knorn, Nicola, ›Tiepolos 'Rinaldo und Armida'-Szenen in der Würzburger Residenz‹, in: *Pantheon*, 53, 1995, S. 93–107

Knox 1960
Knox, George, *Catalogue of the Tiepolo Drawings in the Victoria and Albert Museum*, London 1960

Knox 1968
Knox, George, ›A sketchbook of Lorenzo Tiepolo at Würzburg‹, in: *Bolletino dei Musei Civici Veneziani*, 13/1, 1968, S. 7–30

Knox 1978
Knox, George, ›The Tasso Cycles of Giambattista Tiepolo and Gianantonio Guardi‹, in: *Museum Studies, Art Institute Chicago*, 1978, S. 49–95

Knox 1979
Knox, George, *Tiepolo. Tecnica e immaginazione*, Venedig 1979

Knox 1980
Knox, George, *Giambattista and Domenico Tiepolo. A Study and Catalogue Raisonné of the Chalk Drawings*, Oxford 1980

Kultzen 1975
Kultzen, Rolf, *Italienische Malerei*, München 1975

Kultzen/Reuß 1991
Kultzen, Rolf, und Matthias Reuß, *Venezianische Gemälde des 18. Jahrhunderts* (Gemäldekataloge der Bayerischen Staatsgemäldesammlungen x,2), München 1991

Lachenmann 1995
Lachenmann, David, *Fünfzig italienische Zeichnungen des 16.–18. Jahrhunderts aus der Stiftung Ratjen, Vaduz*, Bern 1995

Levey 1957
Levey, Michael, ›The modello for Tiepolo's Altarpiece at Nymphenburg‹, in: *The Burlington Magazine*, 99, 1957, S. 256–261

Levey 1960
Levey, Michael, ›Two Paintings by Tiepolo from the Algarotti Collection‹, in: *The Burlington Magazine*, 102, 1960, S. 250–257

Levey 1971
Levey, Michael, ›The paintings of Domenico Tiepolo‹ (Rezension Mariuz 1971), in: *Arte Veneta*, 25, 1971, S. 312–313

Levey 1978
Levey, Michael, ›A wrongly identified commission‹, in: *Arte Veneta*, 32, 1978, S. 420–421

Levey, Three Slight Revisions, 1978
Levey, Michael, ›Three Slight Revisions to Tiepolo Scholarship, in: *Arte Veneta*, 32, 1978, S. 418–422

Levey 1986
Levey, Michael, *Giambattista Tiepolo. His Life and Art*, New Haven und London 1986

Lorenzetti 1946
Lorenzetti, Giulio, *Il Quaderno del Tiepolo al Museo Correr di Venezia*, Venedig 1946

Mariuz 1971
Mariuz, Adriano, *G. D. Tiepolo*, Venedig 1971

Mariuz 1978
Mariuz, Adriano, ›La 'Lapidazione di Santo Stefano' di Giandomenico Tiepolo ritrovata‹, in: *Arte Veneta*, 32, 1978, S. 412–417

Mena Marqués 1990
Mena Marqués, Manuela, Museo del Prado. *Catalogo de Dibujos VII – Dibujos Italianos del Siglo XVIII*, Madrid 1990

Molmenti 1909
Molmenti, Pompeo, *G. B. Tiepolo. La sua vita e le sue opere*, Mailand 1909

Morassi 1941
Morassi, Antonio, ›Domenico Tiepolo‹, in: *Emporium*, 93, 1941, S. 265–281

Morassi 1943
Morassi, Antonio, *Tiepolo*, Bergamo, Mailand und Rom 1943

Morassi 1955
Morassi, Antonio, *G. B. Tiepolo, his life and work*, London 1955

Morassi 1962
Morassi, Antonio, *A Complete Catalogue of the Paintings of G. B. Tiepolo*, London 1962

Morassi 1970
Morassi, Antonio, ›Sui disegni del Tiepolo nelle recenti mostre di Cambridge, Massachusetts e Stoccarda‹, in: *Arte Veneta*, 24, 1970, S. 294–304

Mueller 1995
Mueller, Carla Th., *Giovanni Battista Tiepolos Fresken im ehemaligen Patriarchenpalast zu Udine*, Worms 1995

Muth 1963
Muth, Hanswernfried, ›Die künstlerische Ausstattung der Neumannkirche zu Münsterschwarzach‹, in: *Würzburger Diözesangeschichtsblätter*, 25, 1963, S. 223–252

Nützmann 1992
Nützmann, Hannelore, ›Das 'Tiepolo-Zimmer' im Kaiser Friedrich-Museum – eine Rekonstruktion‹, in: *Jahrbuch Preußischer Kulturbesitz*, 29, 1992, S. 173–187

Pallucchini/Piovene 1968
Pallucchini, Anna, und Guido Piovene, *L'opera completa di Giambattista Tiepolo*, Mailand 1968

Pedrocco 1990
Pedrocco, Filippo, *Disegni di Giandomenico Tiepolo*, Mailand 1990

Pérez Sanchez 1978
Pérez Sanchez, Alfonso, *I grandi disegni italiani nelle Collezioni di Madrid*, Mailand 1978

Pignatti 1967
Pignatti, Terisio, *Giambattista Tiepolo a Würzburg (1750–1753)* (Quaderni dell' Istituto di Cultura di Monaco di Baviera), München 1967

Pignatti 1976
Pignatti, Terisio, *La ›Fuga in Egitto‹ di Giandomenico Tiepolo*, Venedig 1976

Piovene 1968
Piovene, Guido, *L'opera completa di Giambattista Tiepolo*, Mailand 1968

Poeschel 1985
Poeschel, Sabine, *Studien zur Ikonographie der Erdteile in der Kunst des 16. und 18. Jahrhunderts* (Beiträge zur Kunstwissenschaft, Bd. 3), München 1985

Precerutti Garberi 1958
Precerutti Garberi, Mercedes, ›Di alcuni dipinti perduti del Tiepolo‹, in: *Commentari*, 9/1, 1958, S. 110–123

Precerutti Garberi 1960
Precerutti Garberi, Mercedes, ›Asterischi sull' attività di Domenico Tiepolo a Würzburg‹, in: *Commentari*, 11, 1960, S. 267–283

Precerutti Garberi 1964
Precerutti Garberi, Mercedes, ›Segnalazioni tiepolesche‹, in: *Commentari*, 15, 1964, S. 246–261

Rasch 1970
Rasch, Luitgarde, ›Sind Jacob von der Auwera, der bekannte Würzburger Bildhauer, und seine Frau Christina von Lorenzo Tiepolo gemalt?‹, in: *Erlanger Bausteine zur fränkischen Heimatforschung*, 17, 1970, S. 40–43

Renner 1995
Renner, Michael, ›Giovanni Battista Tiepolo und Adam Friedrich Graf von Seinsheim‹, in: *Würzburger Diözesangeschichtsblätter*, 57, 1995, S. 345–356

Rizzi 1970
Rizzi, Aldo, *Le acqueforti dei Tiepolo*, Venedig 1970

Rizzi 1971
Rizzi, Aldo, *L' opera grafica dei Tiepolo. Le acqueforti*, Mailand 1971

Rossi Manaresi/Tucci/Nonfarmale 1990
Rossi Manaresi, Raffaela, Antonella Tucci und Ottorino Nonfarmale, ›Examination and Cleaning of Paintings by Giambattista Tiepolo in the Scuola Grande dei Carmini, Venice‹, in: *Cleaning, Retouching and Coatings, Technology and Practice for Easel Paintings and Polychrome Sculpture*, IIC Preprints 1990, S. 13–15

Russell 1972
Russell, H. Diane, *Rare Etchings by Giovanni Battista and Giovanni Domenico Tiepolo*, Washington 1972

Sack 1910
Sack, Eduard, *Giambattista und Domenico Tiepolo. Ihr Leben und ihre Werke*, Hamburg 1910

Santifaller 1971
Santifaller, Maria, ›Il continente Asia degli affreschi del Tiepolo a Würzburg e alcuni fogli degli scherzi di Fantasia‹, in: *Arte Veneta*, 25, 1971, S. 205–211

Santifaller 1975
Santifaller, Maria, ›Die Gruppe der Pyramide in Tiepolos Treppenhausfresko der Residenz zu Würzburg. Versuch einer neuen Deutung‹, in: *Münchner Jahrbuch der bildenden Kunst*, 26, 1975, S. 193–207

Santifaller 1978
Santifaller, Maria, ›L' Abbazia di Münsterschwarzach in Franconia e le pale d'altare dei Tiepolo‹, in: *Arte Veneta*, 32, 1978, S. 405–411

Schmidt 1974
Schmidt, Volkmar, ›Zu Tiepolos Asien-Darstellung in Würzburg‹, in: *Zeitschrift für Kunstgeschichte*, 37, 1974, S. 52 ff.

Sedlmaier/Pfister 1923
Sedlmaier, Richard, und Rudolf Pfister, *Die fürstbischöfliche Residenz zu Würzburg*, München 1923

Simon 1971
Simon, Erika, ›Sol, Virtus und Veritas im Würzburger Treppenhausfresko des Giovanni Battista Tiepolo‹, in: *Pantheon*, 6, 1971, S. 483–496

Succi 1983
Succi, Dario (Hrsg.), *Da Carlevarijs ai Tiepolo. Incisori veneti e friulani del Settecento*, Ausst. Kat. Gorizia und Venedig 1983

Thiem 1993
Thiem, Christel, ›Lorenzo Tiepolos Position innerhalb der Künstlerfamilie Tiepolo‹, in: *Pantheon*, 51, 1993, S. 138–150

Thiem 1994
Thiem, Christel, ›Lorenzo Tiepolo as a Draftsman‹, in: *Master Drawings*, 32, Nr. 4, 1994, S. 315–350

Thiem 1995
Thiem, Christel, ›Giovanni Battista Tiepolos Gemälde 'Die Heiligen der Familie Grotta'. Kritische Anmerkungen zur Forschung‹, in: *Städel-Jahrbuch*, Bd. 15, 1995

Vigni 1955
Vigni, Giorgio, ›Note sull' attività del Tiepolo a Madrid ed a Würzburg e sul Quaderno Correr‹, in: *Atti del congresso di storia dell' arte*, Venedig 1955, S. 363–365

Vigni 1972
Vigni, Giorgio, *Disegni del Tiepolo*, 2. Aufl. Triest 1972

Whistler 1993
Whistler, Catherine, ›Aspects of Domenico Tiepolo's early Career‹, in: *Kunstchronik*, 46, 1993, S. 385–398

Whistler 1994
Whistler, Catherine, ›Domenico Tiepolo and his Contemporaries‹, in: *The Glory of Venice*, Ausst. Kat. London/Washington 1994, S. 329–360

Personen- und Werkregister

Die Werktitel finden sich unter den jeweiligen Künstlern; Vorzeichnungen, Entwürfe, Kopien und Ricordi zu Gemälden sind den ausgeführten Werken zugeordnet. Zeichnungsblätter, die Motive von verschiedenen Gemälden enthalten, sind dementsprechend mehrfach zitiert.
Verweise auf Katalognummern (immer mit Abbildung) und Vergleichsabbildungen sind getrennt von den Texterwähnungen aufgeführt.

A

B

C

Photonachweis

Die Reproduktionsvorlagen wurden uns von den in den Bildlegenden genannten Besitzern der Werke zur Verfügung gestellt oder stammen aus den Archiven der Autorinnen und Autoren. Sofern nicht anders vermerkt, beziehen sich die untenstehenden Nachweise auf alle Abbildungen der angegebenen Seiten.

Jörg P. Anders, Berlin: 50, 51 rechts, 117
Bayerische Staatsgemäldesammlungen, München: 75, 161 oben
Bayerische Verwaltung der staatlichen Schlösser, Gärten und Seen: 11 (Photo: L. Weiss), 12 (Photo: Schwenk / von Plate), 13–18, 19 oben (Photo: Toni Schneider, Lindau), 19 unten (Photo: Massimo Torello), 20, 22, 23 (Photo: Nietmann), 24, 25, 27 oben (Photo: Robert Braunmüller, Baldham), 28, 125, 126 unten, 128, 161 unten
Bildarchiv Foto Marburg: 32, 33, 46
Osvaldo Böhm, Venedig: 68, 80, 88 oben
Achim Bunz, München: 59, 129, 130, 131, 133, 134 oben, Mitte und unten rechts, 135, 136, 137, 142 unten, 143–146
Courtesy of Christie's Ltd: 107
Kunsthistorisches Institut der Universität Würzburg: 29 (Photo: Gundermann), 30 (Photo: Zwicker), 31 (Photo: Gundermann)
Wolf-Christian von der Mülbe, Dachau: Umschlagvorderseite, Frontispiz, 40, 41, 72, 96
Tom Haartsen, Ouderkerk an der Amstel: 105
Donald Macbeth, London: 86 unten, 87
The Nelson Gallery Foundation, Kansas City, Missouri: 116
Edith Schmidmaier-Kathke, München: 37
Service photographique de la RMN, Paris: 84
Soprintendenza Gallerie Napoli, Neapel: 78
Staatsarchiv Würzburg: 168, 169, 171, 174, 175
Jim Strong, Hempstead, New York: 106
Joseph Szaszfai, Branford, Conn.: 85
Würzburg, Eberhard Zwicker: 55